数据探索与分析
——基于 JMP 软件的医学应用

主　编　冯国双

编　者　(按姓名汉语拼音排序)

蔡思雨　冯国双　聂晓璐

石　瑀　王心雨

北京大学医学出版社

SHUJU TANSUO YU FENXI——JIYU JMP RUANJIAN DE YIXUE YINGYONG

图书在版编目（CIP）数据

数据探索与分析 —— 基于JMP软件的医学应用 / 冯国双主编. 北京 : 北京大学医学出版社, 2025. 8. -- ISBN 978-7-5659-3396-7

Ⅰ. R195.1-39

中国国家版本馆CIP数据核字第2025NK0666号

数据探索与分析——基于 JMP 软件的医学应用

主　　编：冯国双

出版发行：北京大学医学出版社

地　　址：（100191）北京市海淀区学院路 38 号　北京大学医学部院内

电　　话：发行部 010-82802230；图书邮购 010-82802495

网　　址：http: //www.pumpress.com.cn

E-mail：booksale@bjmu.edu.cn

印　　刷：北京信彩瑞禾印刷厂

经　　销：新华书店

策划编辑：董采萱

责任编辑：靳　奕　　**责任校对**：靳新强　　**责任印制**：李　啸

开　　本：787 mm × 1092 mm　1/16　　**印张**：17　　**字数**：435 千字

版　　次：2025 年 8 月第 1 版　2025 年 8 月第 1 次印刷

书　　号：ISBN 978-7-5659-3396-7

定　　价：85.00 元

前　言

我从事数据分析工作大概 20 年了，其间自然免不了接触各种统计软件。在我的记忆中，最初使用的统计软件应该是 SAS 6.12，很古老的一个 SAS 版本。在使用过 SAS 6.12 之后，我又慢慢接触了其他软件，如 SPSS、Stata；后来 R 和 Python 流行，我也都通过自学了解了一些。这之后我接触了 JMP 软件，这也是我目前使用频率最高的统计软件。在接触各种统计软件的过程中，我深深感觉到，不同年龄对软件的认识和需求是不同的。我年轻时痴迷于统计软件编程（当时主要是 SAS）。尽管当时关于 SAS 的参考书凤毛麟角，但我依然乐在自己摸索的过程中。然而随着年龄渐增，我发现我对软件编程的热情已明显不如以前，或者说，我将更多的精力放在了对统计学本身的思考上，软件只是一个实现工具。

这种对统计软件的认知转变，用《神雕侠侣》中独孤求败用过的四柄剑比喻比较恰当。第一柄是青光利剑，凌厉刚猛，无坚不摧；第二柄是紫薇软剑，灵活迅捷；第三柄是玄铁重剑，重剑无锋，大巧不工；第四柄是木剑，因为在独孤求败 40 岁后已不滞于物，草木竹石均可为剑。如果把统计软件作为统计学家所用的“剑”，其实是一个道理。当年的我和现在的我对统计软件的看法已经有所不同，尽管我尚达不到使用“木剑”的程度，但也不再追求“利剑”。

医学统计学工作者，不应仅是简单帮助临床医生处理数据，这只是给予他们“鱼”，也应同时授之以“渔”。然而这并不容易，很大一个阻碍就是统计软件的使用问题。让临床医生花大量时间学习编程，这是很困难的事情，如果有一个简便易用的工具，就会容易很多，而 JMP 软件正是这样一个值得推广的统计分析工具。在我使用过的多种统计软件中，我认为 JMP 非常适合非统计学专业人士。原因有几点：

第一，JMP 软件上手非常容易，半天即可轻松了解软件中的绝大部分功能。

第二，JMP 软件操作简单，全部基于菜单式操作，无需任何编程基础，非统计学专业者也可以轻松掌握。

第三，JMP 软件输出结果整齐美观，既可以通过简单拖拽快速绘制各种漂亮的图形，也可以将统计结果直接保存成表格，非常适合发表文章。

第四，JMP 包含了绝大多数的常见统计方法，完全可以满足日常所需。

第五，JMP 初步具备了交互性和半智能化的特点（详见书中介绍），对初学者非常友好。

第六，JMP 在数据探索方面十分高效，可以帮助用户快速发现数据中隐藏的规律，这也是我经常使用 JMP 的主要原因。

当然，除了上述几条原因，JMP 还有很多值得推荐的理由，这里不再一一赘述，具体可详见书中介绍。

尽管 JMP 软件有诸多优点，但由于其进入中国市场较晚，不少人对该软件并不熟悉。

此外，影响 JMP 软件推广的一个更重要的问题是，国内缺乏介绍 JMP 软件使用的参考书。有不少使用过 JMP 软件的人曾对我说，希望能出版一本 JMP 使用方法的教材，这样便可以真正学习使用该软件了。为了让大家更好地了解该软件，我们特地编写本书，以提供 JMP 软件的学习资料。

本书面向的读者（包括但不限于）

- 有统计分析需求但又不想学习编程软件的科研人员；
- 想找一款适合教学、可动态展示各种统计学原理的统计软件的教师；
- 羡慕别人可以绘制出各种炫酷、漂亮的图形，但又不会使用编程软件的非统计学人员；
- 需要经常进行海量数据的探索和挖掘、快速发现数据中隐藏规律的工作人员；
- 长期有数据分析与论文写作需求，但又对统计方法了解不甚深入的科研人员。

本书的主要内容

本书是一本介绍统计软件操作的教程，但并非死板地逐一介绍软件功能，而是结合作者多年的使用经验，将实际案例分析过程融于其中。相信读者从本书中不仅可以学到 JMP 软件的操作，也可以了解一些常用统计方法的分析思路。本书的主要内容如下：

第一，详细介绍了数据探索与清洗、管理的内容。在这部分内容中，你会感受到 JMP 软件在数据探索中的便捷与高效，也会发现缺失值探索与填补原来是如此简单。如果你真的熟练掌握了这部分内容，那你数据分析的效率会突飞猛进。

第二，以大量篇幅介绍了可视化内容。在这部分内容中，你会发现原来绘制一幅炫酷的图形仅需几下拖拽便可实现，这也是让绝大多数 JMP 初学者最为惊叹之处。

第三，介绍了目前常见的组间比较方法。书中根据不同的数据类型，展示了各种组间比较方法如何实现。而且你会发现，软件竟然智能化地阻止了你可能会犯的低级错误，这简直是非统计学专业者的福音。

第四，介绍了常见的回归方法。主要是线性回归和 logistic 回归，以及数据不符合上述两种统计方法的要求时采用的替代方法。这些内容不是简单地介绍如何输出参数估计值，更主要的是介绍数据分析思路，即拿到一份数据后，应该怎样一步步做，怎么在 JMP 中实现。尽管这些步骤并非固定的，但可以作为实际分析中的参考。实际上，这也是作者自身多年统计分析经验的介绍。

关于本书中采用的 JMP 软件的说明

JMP 软件包括多个版本，目前主要是 JMP、JMP Pro、JMP Clinical 和 JMP Genomics。其中 JMP 版本是基础版，包含了常见的各种统计分析功能，其他 3 个版本分别在 JMP 版本的基础上增加了相应功能，侧重于满足不同领域的需求。JMP Pro 增加了预测建模的深入内容，JMP Clinical 增加了临床试验的标准功能，JMP Genomics 增加了基因数据分析的功能。

本书撰写时使用的是 JMP Pro16.0 版本，但书中并未专门介绍预测建模的内容。因此，尽管本书中软件名称写的是 JMP Pro，但读者如果使用的是 JMP，会发现书中涉及的绝大部分功能也可实现。

本书是作者基于多年的使用经验撰写而成，书中有些软件使用细节（尤其是数据探索和可视化方面）甚至在 JMP 软件的操作手册中都没有介绍，因为这些都是在实战中发现的小技巧，可以提高软件使用的效率以及数据探索和分析的效率。这也是本书撰写的主要目的：让更多的非统计学专业人员不再受限于复杂的统计软件，利用 JMP 软件轻松实现各种功能，从而更好地专注于自己的专业。

北京儿童医院大数据中心的徐会博士和梅亚园博士对本书中的全部案例结果都进行了核查，以保证结果的可靠；北京大学医学出版社的董采萱副编审在本书出版过程中多次提出修改建议，在此一并感谢！

当然，由于作者水平所限，书中的内容难免存在疏漏，还请读者不吝指出（可在“小白学统计”公众号留言），我们会不断改进。

冯国双

2024 年 12 月

目 录

1 数据分析概述与 JMP 软件简介 …… 1
1.1 数据收集与管理 …… 1
1.1.1 数据的来源 …… 1
1.1.2 数据的类型 …… 2
1.1.3 数据编码、录入与核查 …… 3
1.2 数据分析思路及常用统计分析方法 …… 5
1.2.1 数据分析目的 …… 5
1.2.2 关于对比的数据分析思路及统计分析方法 …… 6
1.2.3 关于探索原因的数据分析思路及统计分析方法 …… 6
1.2.4 关于验证原因的数据分析思路及统计分析方法 …… 10
1.3 JMP 系列软件及其特色 …… 11
1.3.1 专业的菜单式操作 …… 11
1.3.2 丰富的结果选项 …… 11
1.3.3 半智能化操作 …… 13
1.3.4 全交互式操作 …… 14
1.4 JMP 系列软件的主要功能 …… 16
1.4.1 数据探索 …… 17
1.4.2 数据可视化 …… 17
1.4.3 单因素分析 …… 18
1.4.4 多因素分析与回归模型 …… 18
1.4.5 多变量分析 …… 19
1.4.6 聚类分析 …… 20
1.4.7 质量控制分析 …… 21
1.4.8 可靠性或生存分析 …… 21
1.4.9 实验设计 …… 21
1.5 本书中用到的几个实际案例 …… 22
1.5.1 临床试验数据 …… 22
1.5.2 躯体健康分析数据 …… 23
1.5.3 儿童 OSAS 分析数据 …… 23
1.5.4 妊娠结局分析数据 …… 23
1.6 本书结构 …… 24

2 JMP 基本操作与数据清洗 …… 25
2.1 数据导入 …… 25

2.1.1 直接打开 …… 25
2.1.2 复制和粘贴 …… 26
2.1.3 利用Excel中的JMP选项卡 …… 28
2.2 变量的基本设置 …… 29
2.2.1 变量名的设置与修改 …… 30
2.2.2 变量类型的设置 …… 30
2.2.3 变量输出格式 …… 32
2.2.4 添加变量标签 …… 32
2.2.5 修改分类变量取值的顺序 …… 33
2.3 生成新变量 …… 35
2.3.1 插入空白列并设置初始值 …… 35
2.3.2 根据已有变量计算生成新变量 …… 36
2.3.3 对已有变量进行变换生成新变量 …… 38
2.4 生成数据子集 …… 41
2.4.1 保留部分变量（列）的子集 …… 41
2.4.2 保留部分观测（行）的子集 …… 42
2.4.3 隐藏和排除不需要的观测 …… 43
2.5 列的堆叠与拆分 …… 44
2.5.1 重复测量的多列指标堆叠为一列 …… 45
2.5.2 将一列指标拆分为多列 …… 46
2.6 缺失值的查找与填补 …… 46
2.6.1 缺失值的查找 …… 47
2.6.2 缺失值的填补 …… 49
2.7 异常值的查找与处理 …… 51
2.7.1 查找异常值 …… 51
2.7.2 异常值处理 …… 56

3 数据可视化 …… 57
3.1 常见统计图及其应用场景 …… 57
3.2 JMP图形生成器及基本操作 …… 58
3.3 JMP图形生成器的特色与优势 …… 60
3.3.1 不同统计图之间可即时切换 …… 60
3.3.2 丰富的图形参数设置选项 …… 63
3.3.3 便捷的图形样式修改选项 …… 63
3.3.4 轻松实现多个图形的叠加 …… 65
3.3.5 方便的变量切换、叠加与分层 …… 65
3.3.6 图形与数据的关联和交互 …… 67
3.3.7 坐标轴可随意拖拽 …… 67
3.3.8 随时在图中添加文本说明 …… 69
3.4 图形生成器的通用设置 …… 70

3.4.1 标题设置 …… 70
3.4.2 坐标轴设置 …… 71
3.4.3 图例设置 …… 71
3.5 类别比较型统计图 …… 75
3.5.1 箱线图和小提琴图 …… 75
3.5.2 饼图、马赛克图和堆积柱形图 …… 76
3.6 关系型统计图 …… 83
3.6.1 两个连续变量关系的散点图 …… 83
3.6.2 3 个连续变量绘制三维散点图 …… 86
3.6.3 反映分类变量层次关系的矩形树图 …… 88
3.7 时间序列型统计图 …… 91
3.7.1 线图和柱形图 …… 91
3.7.2 展示时空变化的热图 …… 96
3.8 其他特定用途的统计图 …… 100
3.8.1 词云图 …… 100
3.8.2 动态气泡图 …… 107
3.9 个性化绘制图形 …… 110
3.9.1 金字塔图 …… 110
3.9.2 森林图 …… 116
3.9.3 双坐标轴图 …… 120
3.10 统计图的输出与保存 …… 123
3.10.1 统计图的复制、粘贴 …… 123
3.10.2 统计图另存为其他文件 …… 125

4 数据初步探索 …… 127
4.1 数据探索常用指标和方法 …… 127
4.1.1 常用描述指标 …… 127
4.1.2 直方图、密度曲线和茎叶图 …… 128
4.1.3 正态分位数图 …… 129
4.2 基于 JMP 的数据探索 …… 130
4.2.1 基础统计描述 …… 130
4.2.2 数据分布检验 …… 132
4.2.3 变量交互式探索 …… 136
4.2.4 统计表格制作 …… 139

5 组间比较分析 …… 148
5.1 连续变量组间比较方法的选择 …… 148
5.1.1 判断数据是否满足方差齐性 …… 148
5.1.2 组间比较方法的选择 …… 149
5.2 分类变量组间比较方法的选择 …… 149

5.3 多组两两比较方法的选择 …… 149
5.4 重复测量数据组间比较方法 …… 149
5.5 多指标的组间比较方法 …… 150
5.6 基于 JMP 的组间比较分析 …… 150
5.6.1 样本均值与总体均值的比较 …… 151
5.6.2 两组正态资料比较——t 检验与 t' 检验 …… 152
5.6.3 两组非正态资料比较——Wilcoxon 检验 …… 155
5.6.4 定量资料的配对比较——配对 t 检验与 Bland-Altman 图 …… 157
5.6.5 多组非正态资料比较——Kruskal-Wallis 秩和检验及两两比较 …… 159
5.6.6 多组正态资料比较——方差分析、Welch 检验及两两比较 …… 162
5.6.7 多指标的组间比较 FDR 法 …… 164
5.6.8 样本率与总体率的比较 …… 164
5.6.9 两组率的比较——χ^2 检验与精确检验 …… 167
5.6.10 多组率比较——χ^2 检验及趋势 χ^2 检验 …… 172
5.6.11 两组有序资料的比较——秩和检验 …… 174
5.6.12 分类资料的配对比较——配对 χ^2 检验 …… 175
5.6.13 重复测量方差分析 …… 177

6 变量间的相关分析 …… 183
6.1 连续资料的相关系数 …… 183
6.2 分类资料的相关系数 …… 183
6.2.1 Lambda（λ）系数 …… 184
6.2.2 Gamma（γ）系数 …… 184
6.2.3 Kendall Tau-b（τ_b）系数 …… 184
6.3 连续变量相关系数的 JMP 实现 …… 185
6.3.1 Pearson 相关和 Spearman 相关 …… 185
6.3.2 多变量的偏相关 …… 186
6.3.3 多变量相关分析及可视化 …… 187
6.4 分类资料相关系数的 JMP 实现 …… 192

7 线性回归分析及其扩展 …… 194
7.1 线性回归分析思路 …… 194
7.1.1 判断能否采用线性回归的几个条件 …… 194
7.1.2 单因素分析与多因素分析的关系 …… 195
7.1.3 如何比较哪个模型更好 …… 196
7.2 线性回归案例分析 …… 196
7.2.1 正态性判断与 Box-Cox 变换 …… 197
7.2.2 连续和等级变量的线性关系判断 …… 199
7.2.3 分类变量的线性判断和虚拟变量化 …… 204
7.2.4 单因素线性回归 …… 204

7.2.5 多因素线性回归 …… 206
7.3 变量的逐步筛选法与最优子集法 …… 212
7.3.1 几种变量筛选方法介绍 …… 212
7.3.2 逐步回归案例分析 …… 213
7.3.3 最优子集案例分析 …… 215
7.4 利用刻画器动态展示变量间关系 …… 218
7.5 非线性拟合案例分析 …… 219
7.5.1 简单非线性关系拟合 …… 220
7.5.2 S 形曲线拟合 …… 222
7.6 中位数回归与案例分析 …… 224
7.7 小结 …… 226

8 logistic 回归分析 …… 228
8.1 logistic 回归分析前的准备 …… 228
8.1.1 明确研究目的和类型 …… 228
8.1.2 线性关系判断 …… 228
8.1.3 自变量的预处理 …… 229
8.2 危险因素筛选的 logistic 回归案例分析 …… 229
8.2.1 连续型自变量的处理 …… 229
8.2.2 等级自变量的处理 …… 235
8.2.3 单因素二分类 logistic 回归 …… 237
8.2.4 多因素二分类 logistic 回归 …… 240
8.3 混杂因素校正的 logistic 回归案例分析 …… 244
8.4 logistic 回归中的交互效应案例分析 …… 248
8.5 多分类 logistic 回归案例分析 …… 252
8.5.1 设置参照类 …… 253
8.5.2 多项 logit 模型的单因素分析 …… 253
8.5.3 多项 logit 模型的多因素分析 …… 255
8.6 利用刻画器动态展示变量间关系 …… 256
8.7 小结 …… 257

S01u

部分案例数据库

1 数据分析概述与JMP软件简介

在“大数据”“人工智能”等词汇已经充斥着各个领域的时代，数据分析几乎已成为一项不可或缺的技能。“数据挖掘”一词形象地反映了数据分析的状态。数据如此之多，如果不会分析，只是堆放在某个角落，那无异于垃圾；只有从中挖掘，找出有价值的信息，才算是对它们的真正利用，这些数据才变得有意义。

然而，数据分析并非如此简单，不少人都试图寻找数据分析的规律，大多无果而终。因为数据分析过程太过复杂，需要考虑的因素太多，如研究目的、数据类型、设计方式、变量间关系。不少人曾问我数据分析有没有什么固定的步骤，我只能说，如果非要说一个通用的规律，那就是“具体问题具体分析”。

当然，有些简单的数据分析，其实还是有一些特定的模式可以遵循的，即使是较为复杂的数据，也不是说一点规律没有。本章内容主要是根据作者十多年来的数据分析经验，试图从一个大的体系来阐述数据分析的一些思路，以期能帮助读者形成自己的统计方法体系。

1.1 数据收集与管理

1.1.1 数据的来源

想要分析数据，首先要了解数据。数据从何而来，如何变成了你看到的样子，这中间要经历一定的收集和加工过程。尽管本书主要介绍数据分析过程，然而，数据收集过程也是一个非常关键的开端，其重要性怎么强调都不为过。任何复杂的方法都无法弥补一份有问题的数据所带来的缺陷，“亡羊补牢”在统计分析中往往并不起作用。所以，了解一下数据从何而来是很有必要的。

首先，你要有明确的研究目的。你想要研究的问题决定了你要收集的数据。例如你想了解为什么有的人血糖高，有的人血糖低（说得专业一些即为，研究导致血糖高的危险因素），那需要收集的数据至少应该包括一个人的血糖值以及各种可能与血糖有关的因素（如身高、体重、运动、饮食）。

其次，你要确定研究对象。所谓收集数据，收集的是某一对象（可以是人，也可以是动物、植物甚至细胞分子等）的数据。要想了解血糖高的原因，理想的情况当然是调查地球上所有人，看看哪些人血糖高，哪些人血糖低，然后比较一下他们的不同之处，就可以发现一些与血糖高有关系的因素。然而这太过于理想化而难以实现，实际中往往是调查一部分人群。这种调查通常需要采用特定的抽样方式，随机抽取一定数量的人群，抽取的人群叫作样本。通过收集样本人群的数据，来观察你的结果。

最后，你要有测量工具。确定了样本人群后，如何从这些人获取数据？这需要一定的测量工具。常见的测量工具可以大致分为三大类：一是客观工具，主要是各种简单或复杂的仪器，如血压计、体重秤、体温计，这些工具可以直接测得血压值、体重、体温等客观指标；二是相对客观的工具，如调查问卷（questionnaire），它主要用来测量一些日常行为，如运动频率、吸烟饮酒状况、饮食方式；三是相对主观的工具，如量表（scale），它主要是用来测量一些心理、态度等问题，如是否有焦虑、抑郁，生存质量有多高，对某种疼痛的耐受程度多大。

1.1.2 数据的类型

变量（variable）和数据（data）可以看作皮和毛的关系，数据是对变量的测量值。如身高是一个变量，170 cm 则是身高的测量值，是一个数据；性别是一个变量，“男”是对性别的测量值，是一个数据。所以变量的类型，实际上也就是数据的类型。本书后面章节并不刻意区分这两个概念，有时可能会用变量类型，有时可能用数据类型。

我们收集的数据通常包含不同的类型，需要先有一个简单的了解。总的来说，数据可以分为两大类：定量数据（quantitative data）和定性数据（qualitative data）。

定量数据是有实际意义的数据，而且带着单位。如身高 170 cm 和 175 cm，它们的单位都是 cm，数值 175 和 170 有实际意义，175 实际上就是比 170 要大。而定性数据没有实际意义，只是一种标识，而且不带单位。如性别男女分别用 0 和 1 表示，0 和 1 是没有单位的，而且这里的 1 和 0，并不表示 1 比 0 大。事实上，你可以用任意的数值来代表男女，如 5 和 3、7 和 9，只不过我们习惯于用最简单的 0 和 1 这种方式。

定量数据又分为连续型（continuous）数据和离散型（discrete）数据。它们形式上的区分主要在于数据是否有小数点。离散型数据是整数，没有小数点，如疼痛评分只能是 0，1，2，……10 分，不能取 1.6、4.2 等带小数点的分值。而连续型数据可以取任意值，可以有小数点，如身高 170.2 cm、体重 68.6 kg 等。

定性数据又分为无序分类数据（nominal data）和有序分类数据（ordinal data）两种。有序分类数据存在一种天然的等级关系，如评价一项服务的 3 个选项：非常满意、满意、一般，我们会认为“非常满意”比“满意”的满意程度要更高一些，然而到底高多少，我们无法像定量数据那样用一个数值表示出来。无序分类资料则不存在这种等级关系，各类别都是平行的，如血型的 A、B、O、AB 都是并列、平行的，没有什么等级高低。

定性数据也可以根据类别数分为二分类数据和多分类数据，二分类数据一定是无序的，因为两个类别谈不上有序；有序一定指多分类数据。

还有一种比较特殊的变量叫作虚拟变量（dummy variable），也叫哑变量，它其实并不是一种变量类型（如果说是的话，那它是一个二分类变量）。由于虚拟变量在后面的统计分析中会用到，因此这里先简单介绍一下。

简单来说，虚拟变量是一种把多分类变量转换为二分类变量的一种形式，为什么要把多分类变量转换为二分类变量？因为目前我们用到的大多数回归模型，都是线性模型。例如，你要用 logistic 回归分析妊娠次数与乳腺增生的关系，一旦用了 logistic 回归，就默认了妊娠次数与乳腺增生是线性关系。然而现实中它们是不是线性关系，这很难说。如果不是，那就会得到一个错误的结果。如图 1.1.1 中，如果使用 logistic 回归，默认的是虚线所示的直线关系，但实际中二者是实线所示的非线性关系，这时候估计结果就会有偏倚。

为了更客观、准确地展示多分类变量与结局的关系，就需要用到虚拟变量。虚拟变量把原来的一个多分类变量转化为多个二分类变量。对于一个 k 类的多分类变量，将其转化为

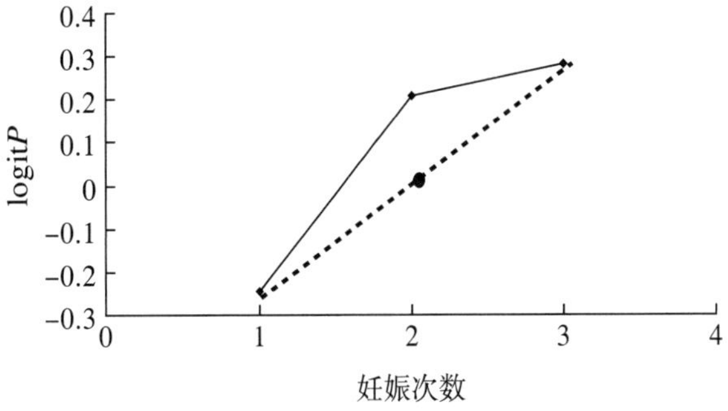

图 1.1.1　非线性关系示意图

$k-1$ 个二分类变量，每个二分类变量均为 0 和 1 变量（即分别用 0 和 1 表示“是”和“否”两类）。如变量 x 为赋值 1、2、3、4 的四分类变量，就可以转换为 3 个赋值为 0 和 1 的二分类变量。

以妊娠次数（三分类变量，分别赋值为 1、2、3）为例来说明虚拟变量的设置步骤。首先，将原变量中的某一类作为参照类（这由研究者自己决定），这里将妊娠次数为 1 设为参照类。其次，根据以下原则产生 2 个虚拟变量 x_1 和 x_2（命名由自己决定）：如果妊娠次数为 2，则 $x_1=1$，否则（即妊娠次数为 1 或为 3），$x_1=0$；如果妊娠次数为 3，则 $x_2=1$，否则（即妊娠次数为 1 或为 2），$x_2=0$。最终生成的结果如表 1.1.1 所示。当类别数更多时，以此类推。最后，虚拟变量的含义是：x_1 表示妊娠次数为 2 与妊娠次数为 1 相比，发生乳腺增生的风险；x_2 表示妊娠次数为 3 与妊娠次数为 1 相比，发生乳腺增生的风险。

表 1.1.1　虚拟变量生成示例

妊娠次数	虚拟变量 x_1	虚拟变量 x_2
1	0	0
2	1	0
3	0	1

通过生成虚拟变量，把原来的一个多分类变量变成了多个二分类变量，每个二分类变量都是线性关系（两点之间是一条直线），这样就避免了非线性所带来的问题。因此，当你遇到多分类变量的时候，可以考虑一下是否需要将其转换为虚拟变量。

1.1.3　数据编码、录入与核查

数据收集通常需要先记录在一定的介质上，如在纸质问卷填写相应的选项，最后再将纸质问卷中的选项录入电脑。当然，现在也已经有不少电子问卷，直接利用手机或电脑填写内容，无需二次录入。

不管是纸质版的二次录入，还是电子版的直接导入，都要涉及一个数据编码的问题。对于定量数据，其数值的含义是显而易见的，无需编码，如年龄 35 岁，直接录入 35 即可。但对于分类数据，其数值含义并不明显，如是否合并用药，录入 0 和 1，如果没有说明，你无法了解它们所代表的含义。

对于分类数据，其编码是带有随意性的，如性别，你可以用 0 和 1 表示，也可以用 2 和 3 表示，没有强行规定。然而，实际中我们确实有一些自觉遵守的习惯，如二分类数据一般习惯用 0、1 表示，有序多分类数据习惯根据其等级顺序依次用 0，1，2，……表示。数据分析时可以 0 作为参照，给出其他类别与 0 相比的结果。无序多分类数据则更为复杂，假定将职业分为农、林、牧、副、渔 5 类，用 0、1、2、3、4 分别表示，然而在数据分析时你会发现，把不同类别作为参照，采用虚拟变量得到的结果会差别较大。这种情况下，如果没有更好的专业指导，一般建议将参数估计值最低的一类赋值为 0，作为参照类。

数据录入通常如表 1.1.2 的二维结构，即行与列结构的数据集形式。其中，每一行称为一个记录（record），或一例观测对象（case）；每一列称为一个变量（variable），表示变量或观察指标等。表 1.1.2 是一个由 240 例观测对象和 5 个变量组成的数据集。

习惯上，一个数据集中可包含标识变量和分析变量。标识变量通常是编号、学号、工号等，主要用于数据管理，如数据的核对、增删、关联，如表 1.1.2 中的患者编号。分析变量则是用于研究分析的，表 1.1.2 中除患者编号外的其他 4 个变量皆为分析变量。标识变量尽管不用于分析，然而却必不可少，尤其当你有很多想法并需要多次分析的时候。

表 1.1.2　某病患者两种治疗方式的疗效评价

患者编号	性别	年龄	治疗方式	疗效评价
001	1	56	0	1
002	0	63	1	4
003	0	72	1	3
⋮	⋮	⋮	⋮	⋮
⋮	⋮	⋮	⋮	⋮
240	1	78	0	2

大多数情况下，分析变量可分为因变量（dependent variable）和自变量（independent variable），因变量又称为结局变量或反应变量（response variable），自变量又称为解释变量（explanatory variable）。因变量和自变量的设定主要根据研究目的而定，如表 1.1.2 中，疗效评价是因变量，治疗方式、性别、年龄是自变量。其中，治疗方式是主要的研究变量，而性别、年龄可以看作协变量（covariate）。它们不是主要研究变量，但可能会影响主要研究变量与结局变量的关系，因此通常需要对其进行校正。

数据录入电脑后，在分析之前一定要进行核查。根据本人 10 多年的分析经验，大多数的数据在录入后总是存在一定的录入错误（除非样本量很小的数据），如果直接就开始分析，有时会导致错误的结果。数据核查至少应包括以下几点：

数据核对　数据核对的概念是检查有无录入错误。将录入数据与原始数据一一核对，更正错者。目前最常用的方法是采用双人独立录入，再利用统计软件对两次录入进行对比，如发现不一致的记录或指标，说明有录入错误。

逻辑检查　逻辑检查主要是检查有无明显的逻辑错误，如年龄为 170，性别出现了 3 类。通常专业的数据库可以在录入之前对变量录入范围进行设置，一旦超出录入范围便无法录入。如可将年龄范围设置为 18 ~ 70，性别设定只能录入 0 和 1，一旦超出这一范围，会提示不可录入，这就避免了逻辑错误。如果事先未能预防，也可事后利用统计软件进行核查。如分类资料可列出每一变量的类别数，如发现性别是 3 类，说明有问题；连续变量可列出最大值和最小值，观察是否有问题。

异常值检查 主要是针对定量资料而言，如某一指标大多数都集中在 0.5 ~ 2.5 之间，如果某观测值是 5.5，就需要考虑是否有问题。这种检查最简单的方式可利用点图结合箱线图，可以很容易地发现每一指标的异常值。

1.2 数据分析思路及常用统计分析方法

数据确定后，就可以进行统计分析了。统计分析方法很多，很容易让人眼花缭乱，但我们并不需要掌握所有统计方法。事实上，即便是资深统计学家，也不可能精通所有统计方法。而且，不同研究领域各自的侧重方向也都不同，如教育学领域、经济学领域、医学领域中的方法各有侧重点和深度。

另外，非常重要的一点是，统计分析思路需要结合研究目的和研究设计，绝不能脱离一开始的研究目的和设计类型，而只考虑数据本身。简单地把数据录入统计软件，然后点击运行，得出结果，这是不可取的分析方式。例如，在 logistic 回归分析中，当数据收集完后，只从数据角度来分析，无法分清这些数据是来自病例对照研究还是队列研究，数据格式都是一个因变量和多个自变量。统计软件并不清楚你的研究目的是想探索危险因素还是要验证危险因素，所有的软件操作基本相同，都是指定因变量和自变量，然后给出参数估计值。然而，统计分析并不是简单地对参数求解，更重要的是结合前期设计，实现自己的研究目的。

1.2.1 数据分析目的

数据分析方法虽然很多，但从分析目的来看，大致可归纳为：描述现象、对比、分析原因、预测未来。

描述现象主要是对数据现象进行描述，从宏观的角度来说，如国内人均收入、北京市的高血压患病率；从微观的角度来说，如一个月平均消费水平、每周运动次数。描述现象有很多种方式，如通过均值、中位数等指标，或通过各种统计图表。描述现象通常是对数据的第一印象，有时并不是很可靠，就像对一个人的初次见面，只能对其相貌、穿着等进行简单描述，尚无法对这个人本身做出判断。尽管如此，通过数据描述仍可初步了解一定的信息。本书的第 3 章和第 4 章分别从数据可视化、数据探索角度详细介绍了描述现象的一些工具。

对比是发现规律的很重要的一类方法，没有对比就没有鉴别，通过对比才能发现事物的优劣。例如，一种新的降压药是否有效，必须与安慰剂或已有的降压药进行对比，才能说明问题；接受高等教育的人其收入是否比没有接受高等教育的人高，必须找到两类人群调查各自收入，通过对比才能发现。用于对比的方法很多，如 t 检验、方差分析等组间比较方法，本书的第 5 章详细地介绍了实际中各种常见的组间比较方法。

分析原因主要是针对发现的现象或前期的初步探索进行更为深入的原因分析。如通过观察不同地区的胃癌患病率，发现有的地区高发，该地区高发的原因就值得进行原因分析。分析原因不仅需要统计学方法，也需要一定的流行病学设计，如常见的病例对照研究、队列研究。分析原因可以是探索性的，也可以是验证性的，探索往往是在发现某问题的初期，验证则通常是在探索的基础上进行。例如，在某胃癌高发区调查该地区高发的原因，一开始并无明确原因，只能初步探索，发现一些可能与胃癌高发相关的因素，如饮食习惯、幽门螺杆菌感染；在此基础上，结合专业知识初步确定某一怀疑因素，再进行验证性的分析。本书的第 6 章介绍了初步原因分析的相关分析方法，第 7 章和第 8 章介绍了常见的用于分析原因的回归方法，并结合案例给出了详细的分析过程和思路。

预测未来是根据发现的原因对未来的发展趋势进行预测。例如，通过前期分析，发现年龄、吃酸性食物、幽门螺杆菌阳性等是胃癌发生的主要原因，便可通过这些因素对某个体发生胃癌的概率进行预测。一旦有了预期概率和预测因素，可有针对性地进行干预，从这一角度来讲，未来是一直改变的。预测包括一系列的方法，从传统的回归分析到机器学习和深度学习，涵盖的方法非常多。本书限于篇幅，并未介绍这部分内容，感兴趣的读者可以参阅其他相关书籍。

1.2.2 关于对比的数据分析思路及统计分析方法

从统计学的角度，对比主要是组间比较，即根据某一指标分组，比较各个组别之间的均值、率等是否有统计学差异。组间比较的数据分析，可以认为是最简单的一种分析目的，它属于单因素分析，只有“组别”这一个因素。对于这种分析目的，只要确定了数据类型、组别数等因素，通常可以找到对应的方法。对于这类分析目的，需要考虑以下几个因素：

1.2.2.1 设计类型 需要确定是平行对照比较还是自身前后比较。平行对照比较通常采用常规方法，如成组 t 检验、Pearson χ^2 检验、方差分析；自身前后比较由于数据可能存在一定相关性，因此有专门的统计分析方法，如前后两个时间点的比较一般采用配对 t 检验、配对 χ^2 检验，前后多个时间点比较可考虑重复测量方差分析、广义估计方程等方法。

1.2.2.2 数据类型 组间比较的数据是定量的还是分类的，这决定了采用的不同分析方法。定量数据的比较可以考虑 t 检验、方差分析、秩和检验等，而分类数据的比较通常可从 Pearson χ^2 检验、秩和检验中选择相应的方法。

1.2.2.3 组别数目 组间比较是两组还是多组，采用的方法也不尽相同。两组比较的方法相对简单，常见的是 t 检验、Pearson χ^2 检验、Wilcoxon 秩和检验等；多组比较常用的是方差分析、Pearson χ^2 检验、Kruskal-Wallis 秩和检验等。

1.2.2.4 数据分布和方差大小 这主要是针对定量数据而言，通常情况下，如果数据满足正态分布且各组间方差大小基本相同，可以考虑 t 检验、方差分析等，如果呈偏态分布或各组间方差明显不同，则可以考虑 Wilcoxon 秩和检验、Kruskal-Wallis 秩和检验等。

图 1.2.1 和图 1.2.2 分别给出了平行对照比较和自身前后比较的常用统计方法。

1.2.3 关于探索原因的数据分析思路及统计分析方法

探索原因常见于研究初期，此时研究者并不清楚哪些因素可能会影响结局的发生，因此先进行初步探索。通常做法是根据专业知识和经验，采用调查问卷或其他方式收集数据，然后从中寻找可能对结局影响较大的因素。例如，探索高血压患者药物治疗依从性的影响因素，研究者并无太多的前期基础，只是为了发现可能与依从性有关的因素，这种情况下，可能会根据文献报道、专业经验等收集一些可能有关的指标，如年龄、性别、收入、教育水平诸多因素，并从中找出与依从性有关的部分因素。

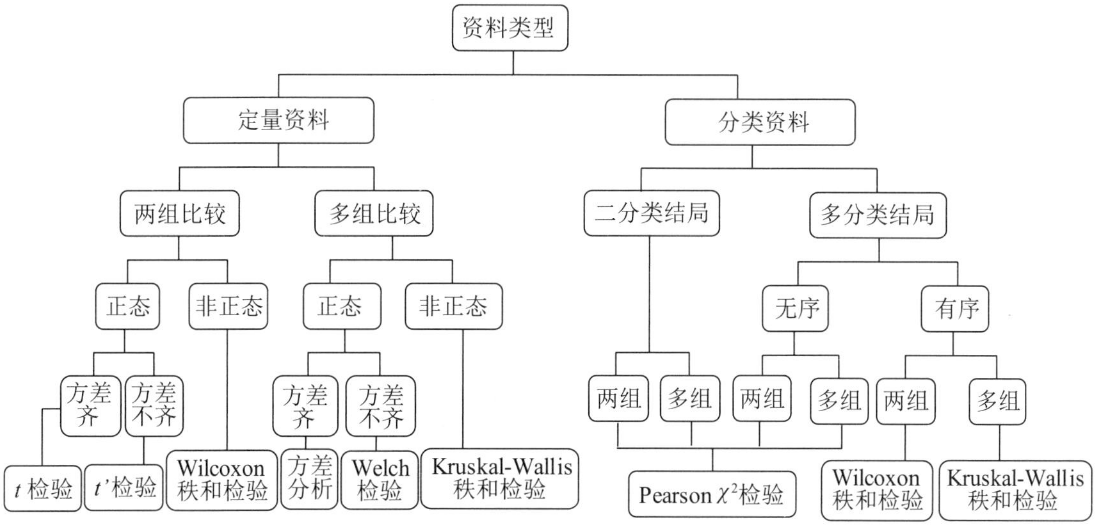

图 1.2.1　平行对照比较的常用统计分析方法

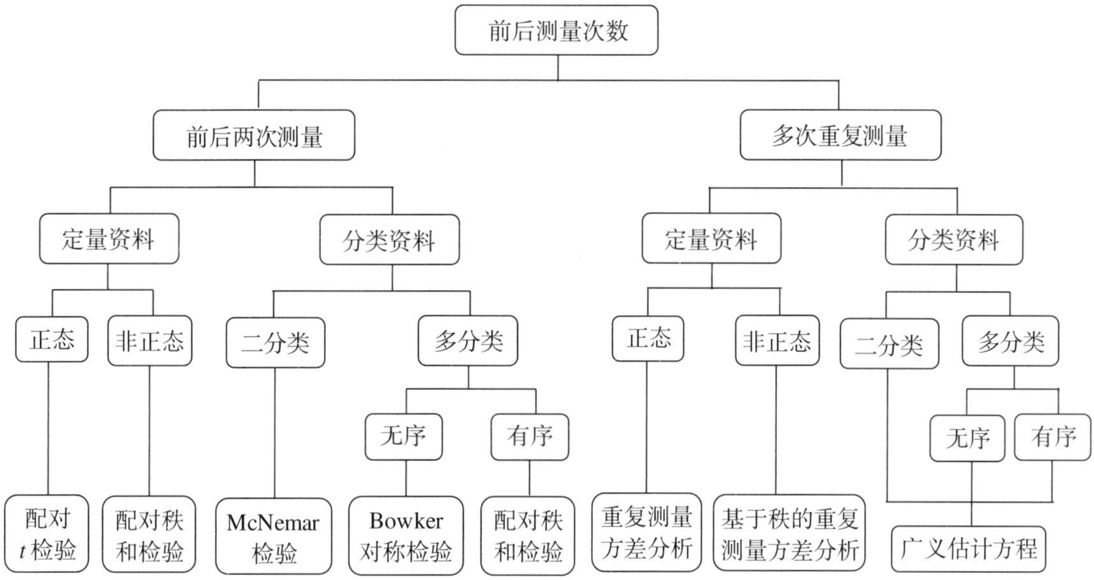

图 1.2.2　自身前后比较的常用统计分析方法

这类研究目的通常采用回归分析，但需要根据不同的结局类型、数据分布等考虑相应方法。如果结局是连续变量，通常可考虑线性回归，但有时连续变量不一定符合正态分布或方差齐性等假定，因此也有相应的替代方法，如中位数回归、加权最小二乘回归；如果结局是分类变量，通常可考虑 logistic 回归；如果结局是计数资料，Poisson 回归或负二项回归较为常用；如果结局是生存资料，一般可考虑 Cox 回归或 Weibull 回归等。

原因探索往往需要有较多的分析经验和技巧，否则很容易导致错误的分析结论。然而实际情况是，很多人只是简单地模仿已有文献的分析步骤，将数据录入统计软件，直接运行给出参数估计值。这种简单的分析方式容易出问题，有时甚至会导致错误的结论。根据作者多年的分析经验，在探索原因过程中，至少有几个问题需要注意：

1.2.3.1　明确自变量与因变量的线性关系　线性回归、logistic 回归等探索原因的方法本质上属于“线性模型”，因此一定要确认自变量与因变量之间是否呈线性关系。如果不是，需要考虑进行相应的变换，或采用其他非参数方法等方法，否则可能会产生错误结果。关于线性关系的具体探索过程，可参见本书的第 7 章和第 8 章。下面这一案例就充分说明了忽视线性关系的后果。

某研究分析老年人高血压（二分类变量，是或否）的危险因素，研究因素包括 sex、age、ox-LDL、ox-LDL IgM、Adiponectin、ox-LDL IgG 共 6 个指标。其中 sex 为二分类变量，其余变量均为连续变量。如果把这 6 个自变量直接纳入统计软件分析，所得结果如表 1.2.1 所示。

表 1.2.1　统计软件直接给出的老年人高血压影响因素分析结果

指标	参数估计值	标准误	t 值	P 值
sex	−0.51331	0.55460	−0.93	0.3580
age	0.00963	0.03831	0.25	0.8023
ox-LDL	0.00119	0.01217	0.10	0.9223
ox-LDL IgM	0.04296	0.03284	1.31	0.1952
Adiponectin	−0.00836	0.02605	−0.32	0.7492
ox-LDL IgG	−0.74496	0.47059	−1.58	0.1181

可以看出，这 6 个变量均无统计学意义。然而实际上并非这些变量真的无统计学意义。对这几个变量与结局的线性关系探索发现，age 和 ox-LDL IgM 对结局的影响是有统计学意义的，但不是线性影响，而是二次项关系。当把这两个变量以二次项的形式纳入模型重新分析，结果变得有统计学意义（表 1.2.2）。

表 1.2.2　高血压影响因素重新分析后的结果

指标	参数估计值	标准误	Wald χ^2 值	P 值
age	2.1573	0.6082	12.58	0.0004
age*age	−0.0201	0.0057	12.57	0.0004
ox-LDL IgM	0.4627	0.1826	6.42	0.0113
ox-LDL IgM*ox-LDL IgM	−0.0073	0.0030	5.84	0.0157

1.2.3.2　变量之间是否存在共线性　共线性即自变量之间存在高度相关，从而导致结果不可靠。共线性问题在很多回归分析中都会出现，尤其在医学研究中，不少指标之间都存在或多或少的相关性。共线性通常表现为：单因素分析结果和多因素分析结果差别太大，如单因素分析的参数估计值为正值，而多因素分析中变成了负值；标准误明显增大；多因素分析的参数估计值明显有悖于常识。如果发现共线性问题，较为简单的解决方法是将相关性较强的其中某一自变量删除，也可采用其他统计学方法，如采用主成分分析将相关性较强的多个自变量综合为 1 个或 2 个主成分。下面这一例子简单说明了共线性的问题。

在一次关于乳腺增生危险因素的分析中，自变量同时包括妊娠次数（三分类变量，用 1、2、3 表示相应次数）和流产次数（三分类变量，用 0、1、2 表示相应次数）。

表 1.2.3 给出了妊娠次数在单因素分析和多因素分析（纳入流产次数后）中的比值比（odds ratio，OR）及其 95% 置信区间（confidence interval，CI），可以看出，纳入流产次数后，妊娠次数的 OR 值发生了非常大的变化，尤其是妊娠 3 次与 1 次相比。

表 1.2.3 乳腺增生危险因素的单因素和多因素分析结果

	单因素分析 OR（95%CI）	多因素分析 OR（95%CI）
妊娠次数 1	参照类	参照类
妊娠次数 2	1.576（1.003 ~ 2.475）	1.266（0.777 ~ 2.062）
妊娠次数 3	1.693（0.999 ~ 2.868）	0.858（0.438 ~ 1.681）

仔细分析发现，主要是由于妊娠次数和流产次数有较强的共线性，二者相关系数高达 0.55，从而导致妊娠次数变得无统计学意义。尽管相关系数并非判断共线性的主要标准，但仍能说明一定问题。对于这一案例，解决方案采用了删除法，删除了妊娠次数变量，保留了流产次数变量。当然，删除或保留哪一变量，一定要结合临床实际，综合统计学结果和专业一起考虑。

1.2.3.3 谨慎使用“先单因素，后多因素”的筛选方式 对于危险因素筛选，通常的分析思路是：先进行单因素分析，再将单因素分析中有统计学意义（如 $P < 0.05$）的变量纳入多因素分析，选出最终有统计学意义的变量作为危险因素。这种思路很流行，在不少文章中都有见到。然而这一思路是否可靠，则需要斟酌考虑。有些分析中，可能会出现单因素分析无统计学意义而多因素分析有统计学意义的情况，此时如果按这种分析思路，就很容易漏掉某些重要的因素。

例如，某研究分析两个血清学指标（分别用阳性和阴性表示）对胃癌的影响，数据结果如表 1.2.4 所示。

表 1.2.4 不同血清学指标的胃癌发生情况

x_1	x_2	非胃癌	胃癌
阳性	阳性	2	18
	阴性	14	4
阴性	阳性	12	14
	阴性	12	2

该数据采用单因素分析的话，可以发现 x_1 并无统计学意义（$P = 0.114$），而在多因素分析中却变得有统计学意义（$P = 0.018$）。如果只将单因素分析中有统计学意义的变量纳入多因素分析的话，就会漏掉 x_1 变量。

为什么会出现这种情况？本例中主要是因为 x_1 和 x_2 之间存在负相关，而 x_1、x_2 与结局之间均为正相关。由于 x_1 和 x_2 之间的负相关，在单因素分析时，x_1 由于掺杂了 x_2 的效应，从而导致本来有意义的变量变得无统计学意义；而将 x_1 和 x_2 放在一起执行多因素分析时，

由于校正了 x_2 对 x_1 的负相关作用，从而真正显示了 x_1 对结局的影响。

因此，在多因素分析中，自变量之间的关系是很复杂的，不是仅依靠统计软件就能得到合理的结果，而是需要专业知识和统计学分析经验的结合。在数据分析过程中，不要盲目套用所谓的“分析套路”，而应结合实际情况具体问题具体分析。

1.2.4　关于验证原因的数据分析思路及统计分析方法

验证原因，说明研究者在研究开始时已经有明确的主要研究因素，主要目的是验证该因素是不是真正影响结局的原因。基于这种目的，研究者在设计时会突出主要因素，但同时也会收集其他可能的混杂因素。例如，探索肺癌与吸烟的关系，吸烟是主要研究因素，因此问卷调查中会详细设置各种与吸烟有关的问题。考虑到其他因素可能也会影响肺癌发生，因此调查时也会加入其他有关因素的调查，但这些因素不是研究者关心的，只是为了校正它们，以便真正明确吸烟与肺癌的关系。

验证原因这类目的的分析方法，如果只从数据本身而言，与探索原因并无不同，都是将各因素作为自变量，执行多因素分析。因此常用的也是线性回归、logistic 回归、Cox 回归等方法，然而其分析思路与探索原因不同，这是需要注意的。

对于验证原因这一研究目的，主要的问题就是如何校正混杂因素，以便真正明确主要研究因素与结局的关系。从数据分析的角度来看，要判断一个因素是否为混杂因素，可以从两个方面来考虑：第一，分析该因素是否对结局有较大影响，通常可采用 χ^2 检验或单因素 logistic 回归来实现；第二，分析该因素在主要研究因素中的分布情况，通常采用 χ^2 检验来实现。此处通过一个简单的案例数据展示如何判断混杂因素及其对结果造成的偏倚。

某研究分析性别与幽门螺杆菌（Hp）的关系，现在考虑饮酒是否为影响二者关系的混杂因素。具体数据见表 1.2.5。

表 1.2.5　不同性别、饮酒状况者的 Hp 感染情况

性别	饮酒	Hp 阴性	Hp 阳性
男	否	258	64
	是	343	146
女	否	530	110
	是	61	18

根据混杂因素的定义，首先分析饮酒对结局（Hp 感染）的影响，采用 χ^2 检验或单因素 logistic 回归不难发现，饮酒人群与不饮酒人群相比，Hp 阳性的风险更高（OR = 1.84，95%CI：1.44 ～ 2.35）。

其次分析饮酒在分析因素（性别）中的分布，χ^2 检验结果显示，男性和女性中饮酒的比例差异有统计学意义（$\chi^2 = 396.97$，$P < 0.001$），男性的饮酒比例远高于女性。

由此可以看出，以性别作为主要分析变量，在分析性别与 Hp 感染时，饮酒很可能是影响二者关系的混杂因素，必须加以校正，否则二者的关系很可能是虚假结果。

现在对比一下不校正饮酒和校正饮酒的两个结果。如果不校正饮酒这一因素，性别对 Hp 的影响有统计学意义，男性有更高的 Hp 阳性风险（OR = 1.62，95%CI：1.26 ～ 2.07）；

如果校正了饮酒因素，性别对 Hp 的影响则无统计学意义（OR = 1.26，95%CI：0.94 ~ 1.68），两个结果差别非常大。由此可以看出，在这种验证性的分析中，如何确定是否存在混杂因素是很关键的，一旦怀疑某一因素可能是混杂因素，建议对其校正，否则可能会导致结果产生偏倚。

验证原因与探索原因不同，探索原因没有明确的主要研究因素，也谈不上混杂因素，研究者主要是探索哪些因素可能对结局有一定的影响；而验证原因的分析中，通常有明确的主要研究因素，而其他因素有可能构成混杂，研究者主要是明确哪些因素可能是混杂因素并加以校正，以发现主要研究因素与结局的真实关系。读者在实际分析中一定要明确自己的研究目的，采用合理的分析思路，这样才能得出可靠的结论。

1.3 JMP 系列软件及其特色

JMP 软件有多个系列版本，包括 JMP、JMP Pro、JMP Clinical 和 JMP Genomics，这些不同版本主要针对不同应用领域而有所侧重。其中 JMP 版本为基础版，包含了绝大多数 JMP 软件的功能，而其他 3 个版本则分别在 JMP 版本的基础上增加了相应分析模块。JMP Pro 主要是针对预测建模方面的扩展，增加了部分预测建模方法和功能，如各种机器学习方法、交叉验证、Lasso 技术。JMP Clinical 主要是针对临床试验的扩展，增加了标准化数据库、数据管理、临床试验结果输出等内容。JMP Genomics 主要侧重基因数据的分析，如探索差异表达、发现基因标记信息。

本书主要以 JMP Pro 16.0 为分析工具，介绍 JMP Pro 的一系列功能和特色。实际上，JMP 系列软件的绝大多数功能是相同的，只是不同版本各有侧重而已。因此，尽管本书介绍的是 JMP Pro，但仍可作为其他版本（JMP、JMP Clinical、JMP Genomics）应用的参考。另外，由于 JMP 系列软件升级较快，本书采用的是 JMP Pro 16.0 版本，可能部分功能在以前的版本（如 version 15、14）并没有出现，读者需要注意。

下面以 JMP Pro 为例，简单介绍一下 JMP 系列软件的特色和功能。

1.3.1 专业的菜单式操作

JMP 系列软件是菜单式操作（图 1.3.1），这对非统计学专业人员来说是个好消息，这样无需考虑编程学习问题，把精力重点放在解决专业问题上即可。

JMP 系列软件的菜单布局方式更符合统计方法的结构。从图 1.3.1 可以看出，JMP 系列软件的菜单归类简洁明了，先将统计方法归为几个大类，然后每一大类中有更详细的具体方法。以**以 X 拟合 Y** 这一菜单为例，统计学中习惯将自变量作为 x，因变量作为 y，因此**以 X 拟合 Y** 这一菜单包含了分析 x 对 y 影响的多种方法，当 x 是分类变量而 y 是连续变量，相当于方差分析、t 检验等组间比较方法；当 x 是连续变量且 y 是连续变量，相当于单因素线性回归等。总而言之，**以 X 拟合 Y** 这一菜单涵盖了大多数的单因素分析方法（具体介绍详见第 5 章）。

1.3.2 丰富的结果选项

以往大多数的菜单式统计软件，进行统计分析时，主要操作是在菜单的选项部分，打开菜单后有很多选项需要做出选择，完全确定后便给出相应的结果。JMP 系列软件则不同，

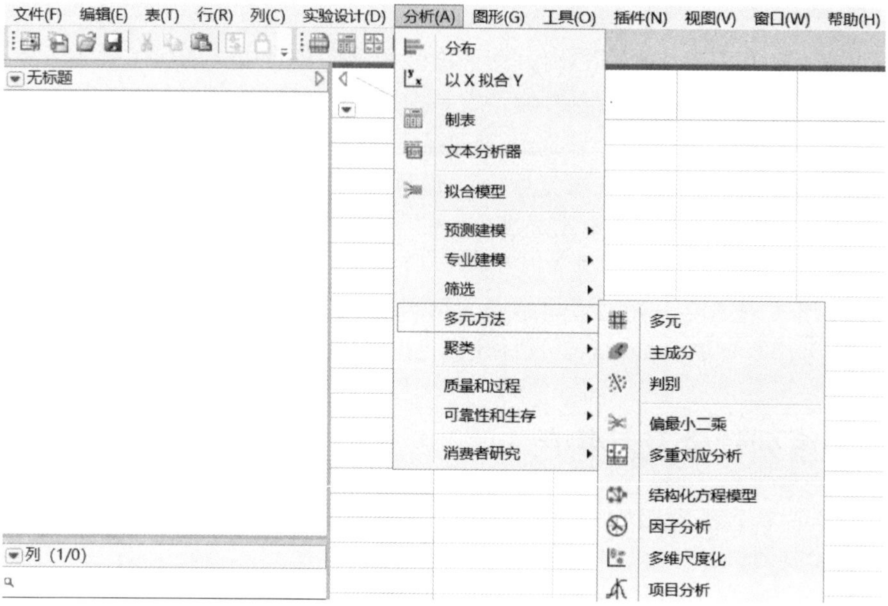

图 1.3.1　JMP 系列软件菜单示意图

其菜单选项非常简洁，如**以 X 拟合 Y** 这一菜单打开后需要确定的内容非常简单，只需明确哪一变量是自变量 x，哪一变量是因变量 y 即可（图 1.3.2）。

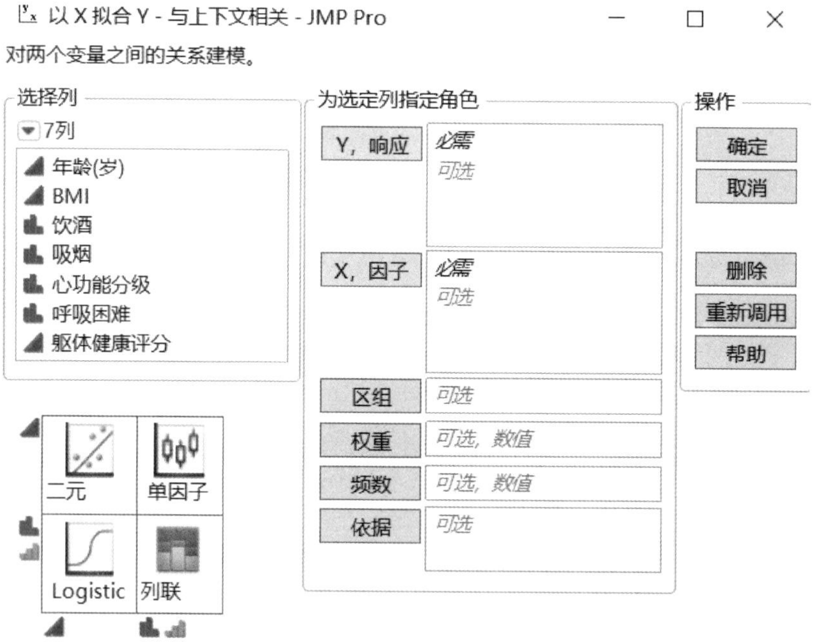

图 1.3.2　JMP 系列软件菜单选项示意图

那么更具体的方法和选项在哪里呢？主要都在结果界面中。例如，以图 1.3.2 中的躯体健康评分作为因变量 y（连续变量），以饮酒作为自变量 x（二分类变量），JMP 系列软件的结果界面有非常多的可选项。如图 1.3.3 给出的结果界面，该结果相当于比较饮酒和不饮酒两组人群的躯体健康评分，在这一分析过程中，需要考虑的因素很多，如两组的方差是否相等、是否需要采用非参数检验、是否需要可视化结果。这些均可在结果界面中进行选择，通过勾选相应的选项即可显示对应结果，而且也可以将已显示的结果勾选掉，从而使其不显示。

这种结果展示方式更有利于数据探索。例如，在图 1.3.3 的组间比较结果界面中，如果想做方差分析，在结果界面中勾选**均值 / 方差分析 / 合并的 t** 这一选项即可；如果同时还想进行非参数检验，观察两种方法的不同，此时只需在结果界面菜单中再次勾选**非参数**这一选项即可。而在其他菜单式软件中，需要重新操作一遍非参数检验的菜单，较为繁琐。

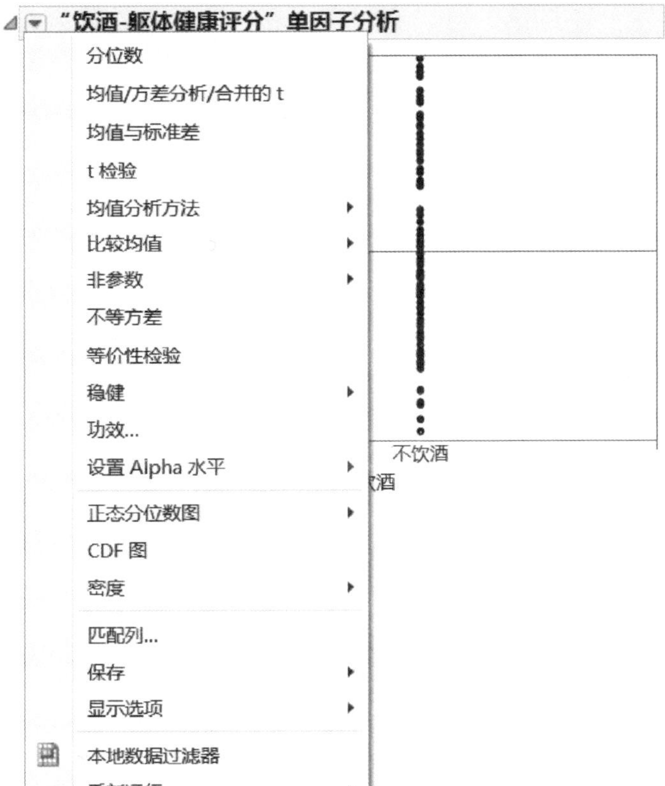

图 1.3.3 JMP 系列软件两组比较结果界面选项示意图

1.3.3 半智能化操作

为什么叫半智能化？因为目前的统计软件尚达不到主动替我们选择方法这种智能化程度，但 JMP 系列软件却可以根据变量类型和分析目的，帮我们初步筛选方法，所以作者称之为半智能化。

我们仍以**以 X 拟合 Y** 这一菜单为例说明，当以躯体健康评分作为因变量 y，以饮酒作为自变量 x 时，y 为连续变量，x 为分类变量，相当于均值的组间比较。因此图 1.3.4A 中可以看到在左下角的图上方显示**单因子**，即单因子方差分析。如果以呼吸困难作为因变量 y，以饮酒作为自变量 x，此时 y 为分类变量，x 为分类变量，相当于比例的组间比较。因此图 1.3.4B 中可以看到在左下角的图上方显示**列联**，即列联表分析（如 χ^2 检验）。尽管都执行了**以 X 拟合 Y** 这一菜单，但结果界面的选项却截然不同，图 1.3.4A 给出的结果主要是针对均值组间比较的选项，而图 1.3.4B 给出的结果主要是针对比例组间比较的选项（详见第 5 章各节）。

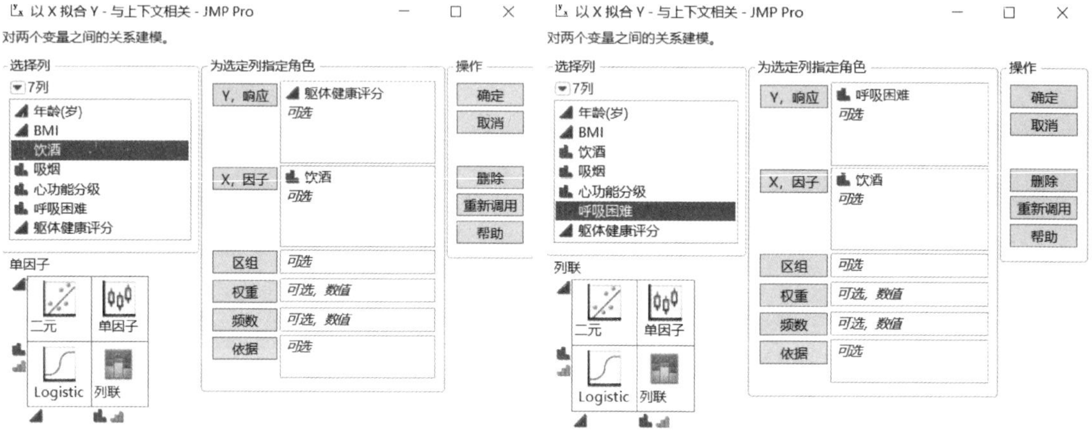

A　　　　　　B

图 1.3.4　JMP 系列软件基于变量类型确定方法示意图

A．针对均值组间比较的选项；B．针对比例组间比较的选项。

再举一个例子，图 1.3.3 中给出了饮酒和不饮酒两组人群比较的结果选项。现在把自变量 x 换为心功能分级（四分类），因变量 y 不变，仍为躯体健康评分，此时相当于多组均值比较，其结果界面如图 1.3.5 所示。

注意对比图 1.3.3 和图 1.3.5，你会发现第二行有所不同。图 1.3.3 的第二行是**均值 / 方差分析 / 合并的 t**，而图 1.3.5 则变为**均值 / 方差分析**，而且图 1.3.3 中第四行的 **t 检验**在图 1.3.5 中也不见了。看似不起眼的小细节，却很关键。为什么图 1.3.5 中没有了 t 检验结果？因为图 1.3.5 的结果针对多组均值比较，多组均值比较不能采用 t 检验，但可以使用方差分析。因此 JMP 系列软件相当于从根本上避免了犯低级错误（如采用 t 检验进行四组均值比较），这对非统计学专业人员非常友好，可以避免不少类似错误的发生。

当然，上述内容只是介绍了**以 X 拟合 Y** 这一菜单中的特色。其他菜单中到处充满了这种看似不起眼却非常实用的细节，在本书后续章节中会分别介绍，从这一点可以看出其对非统计学专业人员的诚意。

1.3.4　全交互式操作

绝大多数统计软件都是从数据表通过菜单选项到结果输出，这是一个单向操作过程。JMP 系列软件则不同，从数据到结果是一个双向过程。JMP 系列软件的结果输出仅仅是分析的开始，而不是终点。JMP 系列软件中的结果始终与数据是关联的，是一个全交互式的分析过程。

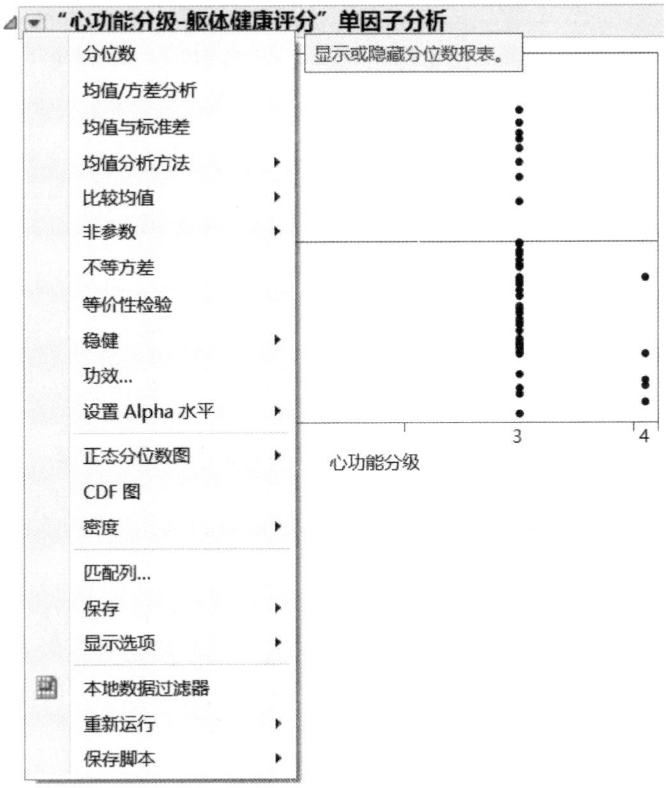

图 1.3.5　JMP 系列软件多组比较结果界面选项示意图

可能这么说有点抽象，我们通过一个例子来说明这种交互的含义。假定我们利用箱线图展示了呼吸困难轻和重两组人群的躯体健康评分的分布情况（图 1.3.6），此时我们利用鼠标选中呼吸困难重的人群，可以看出图中被选中的变黑，未被选中的呈灰色。

此时返回 JMP 数据集，可以发现，在图 1.3.6 中被选中的观测，同时在数据集中也被选中（图 1.3.7）。

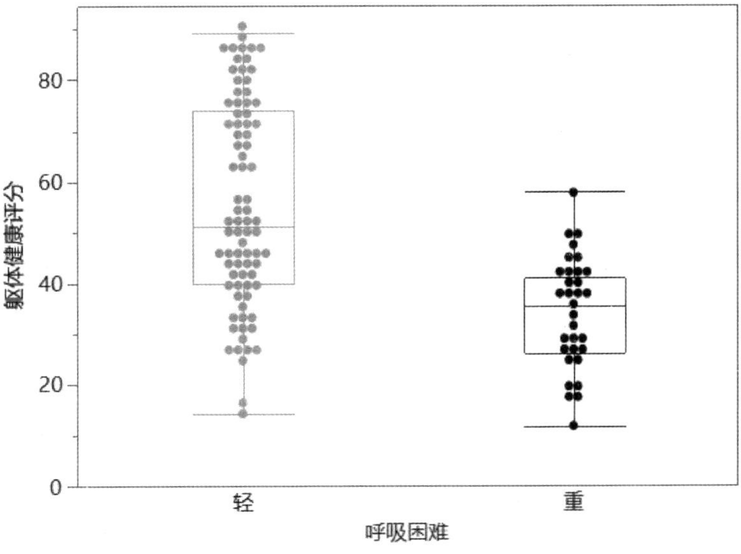

图 1.3.6　JMP 系列软件在图形中选中数据示意图

	年龄(岁)	BMI	饮酒	吸烟	心功能分级	呼吸困难	躯体健康评分
1	56	23.66	饮酒	吸烟	3	重	26.75
2	46	27.68	饮酒	吸烟	2	轻	41.75
3	68	20.18	饮酒	吸烟	3	轻	74.75
4	62	23.83	饮酒	吸烟	1	轻	85.25
5	63	27.10	饮酒	吸烟	4	重	41.25
6	61	21.26	饮酒	吸烟	3	轻	16
7	67	22.99	饮酒	吸烟	3	轻	71.25
8	30	20.83	饮酒	吸烟	3	轻	24.75
9	60	18.08	不饮酒	吸烟	3	重	32.25
10	66	25.95	不饮酒	吸烟	2	重	41.75

图 1.3.7　JMP 系列软件中结果与数据交互关联示意图

这种结果与数据间的交互关联非常有利于数据探索。例如，图 1.3.8A 显示了 BMI 与躯体健康评分的拟合线，如果想观察呼吸困难轻的人群中二者的关系，此时无需在数据中进行分割操作。通过在图 1.3.6 中选中呼吸困难重的人群（此时图 1.3.8A 中被选中的点显示黑色），然后在数据集中通过**隐藏和排除**这一功能将选中的呼吸困难重的人群排除在分析人群之外（具体操作详见第 2 章），并重新拟合线性模型，此时会给出呼吸困难轻的人群的拟合线（图 1.3.8B 中的虚线拟合线）。

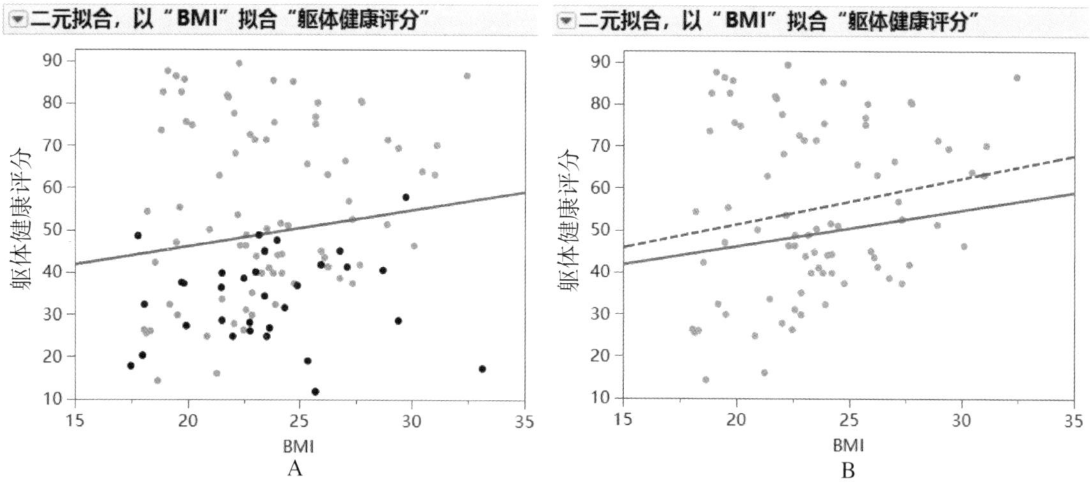

图 1.3.8　JMP 系列软件中交互探索功能示意图

A．BMI 与躯体健康评分的拟合线；B．增加了在呼吸困难轻的人群中，BMI 与躯体健康评分的拟合线（虚线）。

在上述例子中，综合展示了 JMP 系列软件的交互探索功能，即同一批数据的多个结果之间、结果与数据之间，都是相互关联的，这对数据探索非常有效。当然这里只是简单举例，其他更为丰富的内容在后续章节中会分别介绍。

1.4　JMP 系列软件的主要功能

前面提到，JMP Pro、JMP Clinical 和 JMP Genomics 在 JMP 版本的基础上对相应功能进

行了扩展和深入，除了这些额外增加的功能，其余大部分功能都是相同的。下面介绍一下 JMP 系列软件的一些特色功能，以便读者对该软件有初步了解。

1.4.1 数据探索

数据探索是 JMP 系列软件的特色，利用前面介绍的交互式操作以及特定菜单，JMP 系列软件可以非常方便地进行数据探索，为后续的统计分析提供参考。尽管很多统计软件都可以不同方式进行数据探索，但从直观、灵活、交互的角度来看，JMP 系列软件的数据探索功能独具特色。

JMP 系列软件中，主要可通过**分布**菜单和**筛选**菜单进行数据探索（图 1.4.1），**分布**菜单可对每一变量的分布情况进行详细描述，还可利用交互功能实现多个变量的关联探索。**筛选**菜单包含了异常值查找、缺失值查找与填补等内容，是数据前期处理的有力工具。在本书后续章节中，经常会用到数据探索功能，这是数据分析必不可少的一个环节。

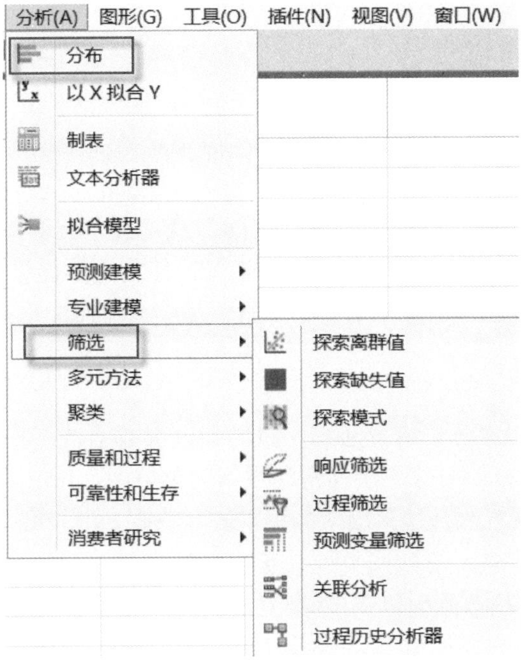

图 1.4.1 JMP 系列软件中的分布与筛选功能

1.4.2 数据可视化

数据可视化在 JMP 系列软件中是一个单独的菜单，多数图形均可通过**图形**菜单的**图形生成器**来完成。**图形生成器**是 JMP 系列软件中非常有特点的一个功能，它与大多数其他统计软件的绘图方式均不同。在其他统计软件中，绘图的方式通常是先进入选项，指定图形并设置好坐标轴、图例等相关内容，然后生成相应图形。如果对图形不满意，则需要返回重新设定参数。而 JMP 系列软件的**图形生成器**则不同，它是一个交互式的绘图工具，无需事先设定任何内容，一开始只是一张白板（图 1.4.2），你可以根据需求在这张白板上生成任意想要的图形，所有的操作只需简单地拖拽或点击。

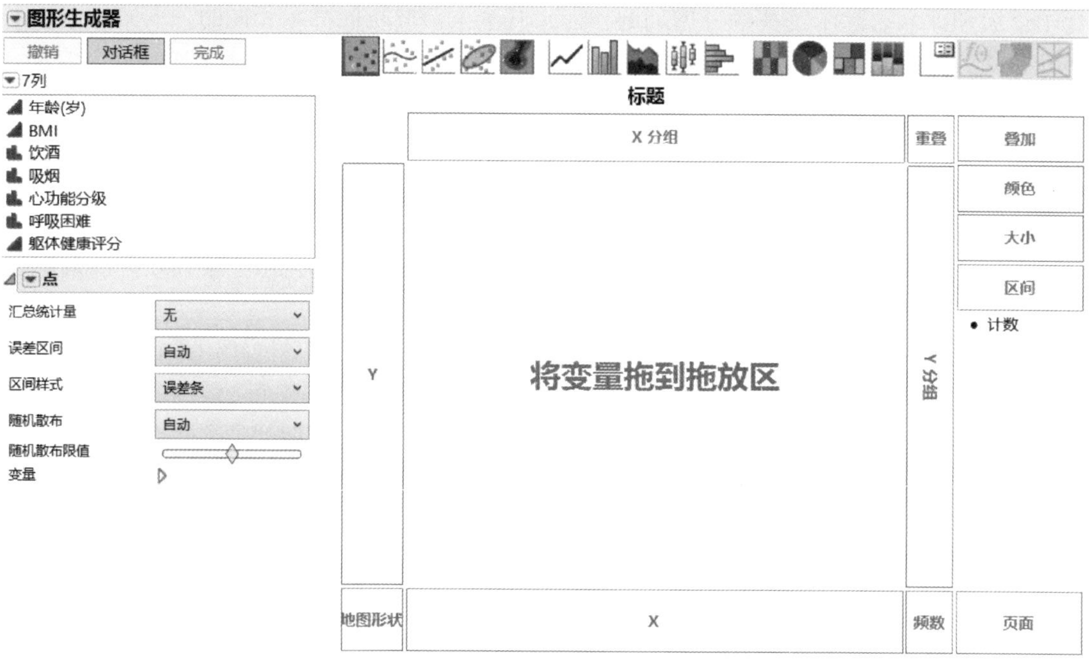

图 1.4.2　JMP 系列软件中的图形生成器界面

此外，**图形生成器**可以在不同的统计图之间随意切换，如两组均值大小的展示，可以从柱形图随时切换到箱线图或小提琴图，无需重新操作（具体详见第 3 章）。而且图形的辅助设置选项（如图例、颜色、字体）也十分丰富，足够支持专业论文发表的需求。

1.4.3　单因素分析

JMP 系列软件将单因素分析的方法统一归类到**以 X 拟合 Y** 这一菜单中。在其他的菜单式统计软件中，t 检验、χ^2 检验等方法通常是在不同菜单中，JMP 系列软件则是将它们归类在一起，主要原因是这些方法都是单因素分析方法，只有一个自变量 x 和一个因变量 y。

根据自变量 x 和因变量 y 的数据类型（连续变量或分类变量），可以有 4 种组合：① x 是分类变量，y 是连续变量，此时**以 X 拟合 Y** 界面显示为**单因子**（图 1.4.3A），对应统计方法为 t 检验、方差分析、秩和检验等连续资料的组间比较方法；② x 是分类变量，y 是分类变量，此时**以 X 拟合 Y** 界面显示为**列联**（图 1.4.3B），对应统计方法为 χ^2 检验等分类资料的组间比较方法或相关分析方法；③ x 是连续变量，y 是连续变量，此时**以 X 拟合 Y** 界面显示为**二元**（图 1.4.3C），对应统计方法为单因素线性回归或非线性回归等方法；④ x 是连续变量，y 是分类变量，此时**以 X 拟合 Y** 界面显示为 **Logistic**（图 1.4.3D），对应统计方法为单因素 logistic 回归。

无论哪种方法，当进入结果界面后，都会有非常丰富的选项可供选择。如单因子的结果中，可以选择方差分析或非参数检验、各种两两比较方法、各种图形展示等；再如二元的结果中，可以选择线性回归、非线性回归、正交回归、样条回归等各种方法。

1.4.4　多因素分析与回归模型

多因素分析与回归模型主要都包含在**拟合模型**这一菜单中。这一菜单包含了各种回归

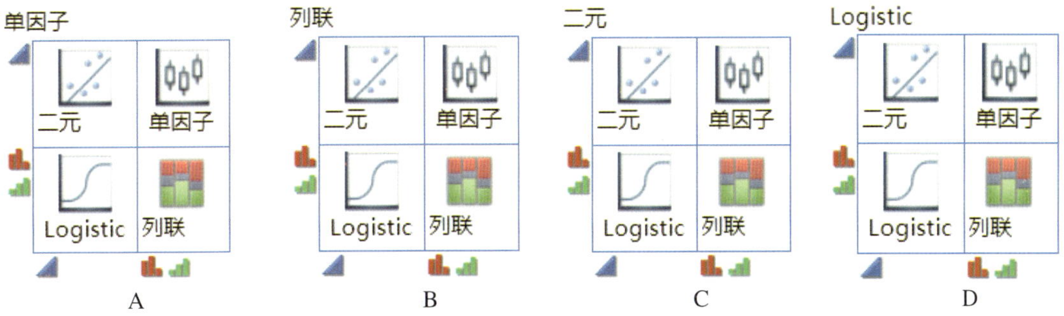

图 1.4.3 以 X 拟合 Y 菜单中不同变量类型组合下的方法

A．单因子“以 X 拟合 Y”界面；B．列联“以 X 拟合 Y”界面；
C．二元“以 X 拟合 Y”界面；D．logistic“以 X 拟合 Y”界面

分析方法，如常见的线性回归、logistic 回归、Cox 回归、偏最小二乘回归（图 1.4.4）。而且还可通过**广义线性模型**和**广义回归**这两个选项拟合更多的回归模型，包括 Poisson 回归、负二项回归、Weibull 回归、Gamma 回归等，几乎包含了绝大多数的回归模型。

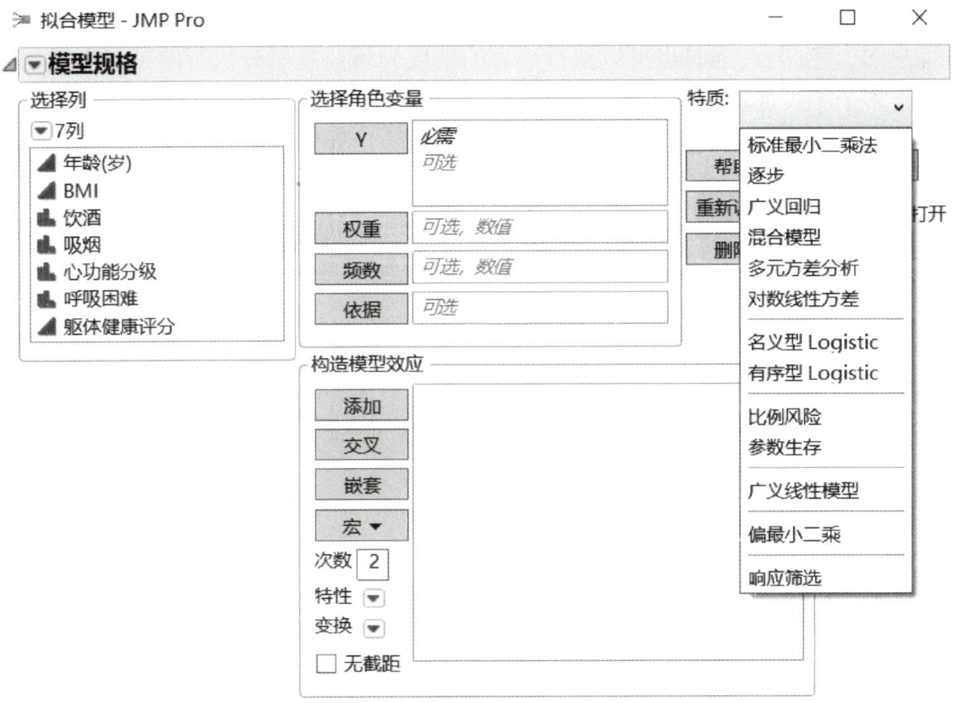

图 1.4.4 拟合模型菜单中的各种可选方法

此外，这一菜单还提供了针对重复测量数据的**多元方差分析**方法，可执行重复测量的方差分析；以及**混合模型**，可执行混合效应模型。可以说，**拟合模型**这一菜单提供了几乎可以满足任意分析场景的回归模型。

1.4.5 多变量分析

多变量分析也称多元分析，与多因素分析不同，多因素是指多个自变量，而多变量是

指多个因变量或结局变量。JMP系列软件将这类多个结局的方法统一归类到**多元方法**这一菜单中（图1.4.5）。

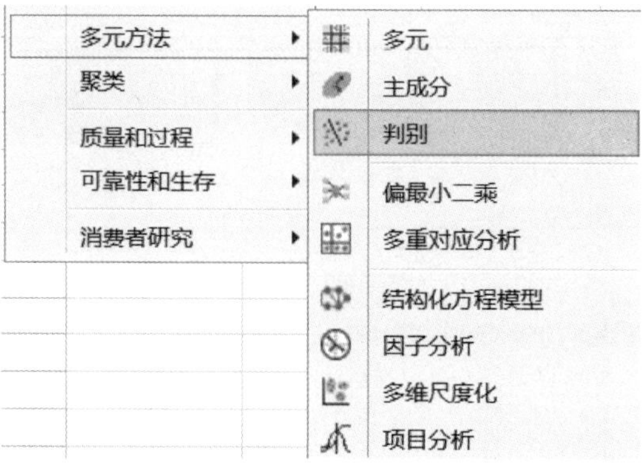

图1.4.5　多元方法菜单中的各种可选方法

多元方法这一菜单中的方法都是针对多结局的分析，如**多元**执行的是多变量之间的相关分析，包括各种相关系数（如Pearson相关、Spearman相关、Kendall相关）、各种可视化图形（如热图、色图），同时也可以执行量表的信度分析；**主成分**执行的是多变量的主成分分析，即把多个相关性较强的变量综合为少数几个主成分，提取这些变量的公共信息；**结构化方程模型**执行的是结构方程模型，可以看作是因子分析与路径分析的结合，可以同时探索潜变量或中介效应；**项目分析**执行的是项目反应理论（Item Response Theory，IRT），这是量表分析的常用方法。这类方法在社会和心理学领域应用可能更为广泛，尤其是结构方程模型和项目反应理论等，但在医学中的应用也在逐渐增多。

1.4.6　聚类分析

聚类分析在JMP系列软件中单独作为一个菜单（图1.4.6），因为这类方法的确与其他方法不同，聚类分析属于无监督方法，即数据中没有明确的因变量作为分类，只是根据变量之间的距离探索如何将数据归类。

JMP系列软件中除了提供传统的各种聚类方法（如*K*均值聚类、层次聚类），还提供了一些更为复杂的聚类方法。如**K均值聚类**子菜单中的自组织图（self-organizing map，SOM），它可以看作是人工神经网络方法与聚类分析的结合，可以实现聚类问题；再如**潜在类分析**选项可执行潜类别分析（latent class analysis，LCA），这是将潜变量与分类技术相结合的方法，探索可观察的分类变量背后的潜在分类。

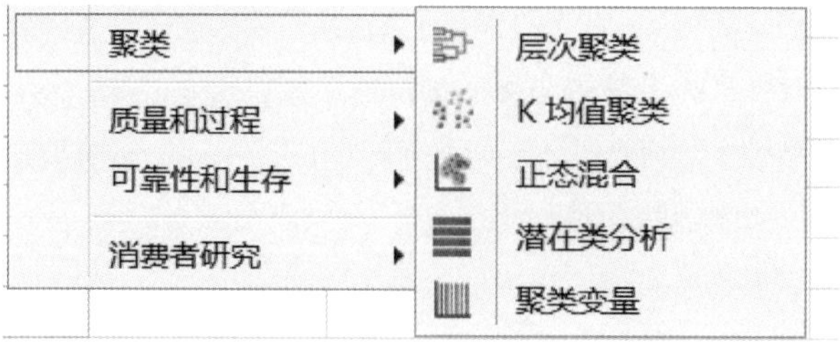

图1.4.6　聚类菜单中的各种可选方法

1.4.7 质量控制分析

质量控制分析是 JMP 系列软件非常关注的一部分，主要集中在**质量和过程**这一菜单中（图 1.4.7）。这一菜单包含了各种质控图和分析方法，在六西格玛管理项目中的应用已经十分成熟。其中**控制图生成器**子菜单包含了绝大多数的常用控制图（如 c 控制图、CUSUM 控制图），配合 JMP 系列软件的交互性，可以快捷地探索质量控制中的问题；**过程能力**子菜单则提供了各种过程能力指数（如 C_p、C_{pk}、C_{pm}），可以观察过程是否受控；通过**测量系统分析**和**变异性 / 计数量具图**子菜单还可进一步对质量控制中的问题进行分析，找出关键原因，提出解决方案。

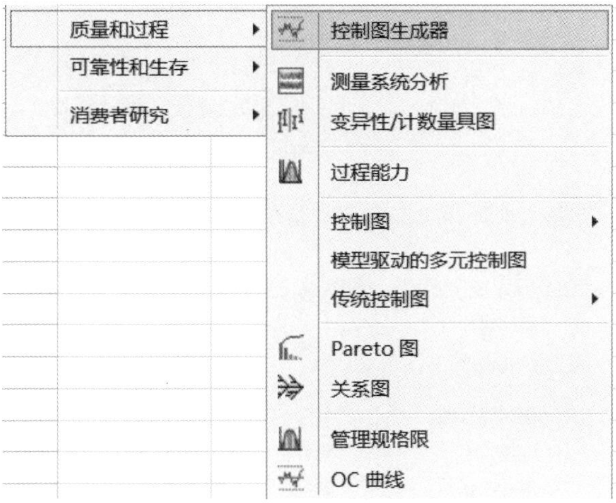

图 1.4.7 质量和过程菜单中的各种可选方法

1.4.8 可靠性或生存分析

可靠性分析或生存分析在不同领域称谓不同，在医学或社会学中通常称为生存分析，而在制造业产品领域一般称为可靠性分析。这一类分析在 JMP 系列软件中单独作为一个菜单，涵盖了各种可靠性或生存数据的描述与分析方法（图 1.4.8）。尤其是**寿命分布**这一子菜单，包含了多种分布拟合，如 Weibull 分布、对数 logistic 分布、广义 Gamma 分布、对数正态分布，可以有效探索并比较数据的不同分布情况。

1.4.9 实验设计

JMP 系列软件中的实验设计内容十分丰富。在**实验设计**这一菜单中，包含了工业、制造业、医药行业等多个行业的常用实验设计方法（图 1.4.9）。从简单的随机分组设计、析因设计到复杂的正交设计、混料设计，JMP 系列软件提供了丰富的设计工具，而且无需复杂操作，只需输入相应的参数即可（如分组数、区组数）。此外，这一菜单还提供了可视化的样本量和功效（power）估算工具，可以在图形中动态观察不同参数下样本量与功效的关系。

总之，不管是复杂的工业领域还是相对简单的医药领域，**实验设计**这一菜单提供了足够的设计工具，可以辅助进行合理、科学的设计规划。

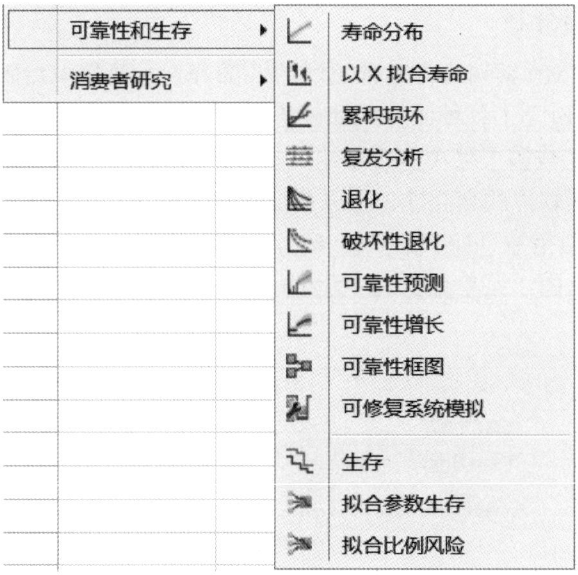

图 1.4.8　可靠性和生存菜单中的各种可选方法

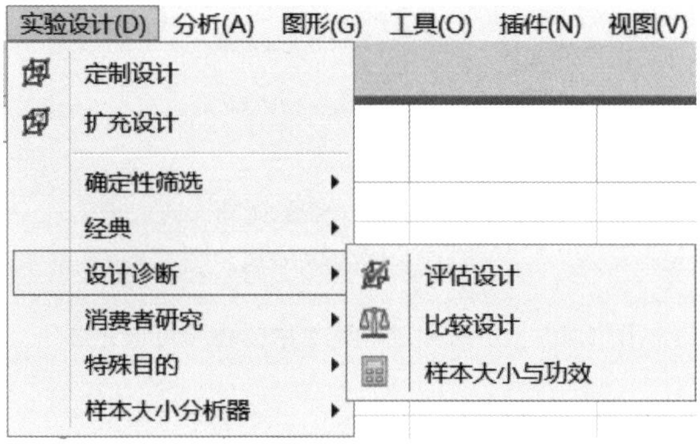

图 1.4.9　实验设计菜单中的各种可选方法

1.5　本书中用到的几个实际案例

本书主要用到了 4 个实际案例，它们是作者在工作中遇到且挑选出的有一定代表性的案例，本书后面章节主要以这几个案例进行说明。

1.5.1　临床试验数据

在一个治疗关节炎的中医临床试验中，研究者将参与者随机分为两组，分别接受试验药和对照药。研究者共观察了 3 个疗程，每个疗程记录其关节功能并计算疗效；同时研究者也测了一些白细胞介素（如 il-1a）、肿瘤坏死因子（如 tnfa）作为次要研究指标。研究者欲评价这些指标在两组间的差异。部分数据见图 1.5.1，具体数据见二维码。

中心	药物	il-1a	il-1b	il-6a	il-6b	il-10a	il-10b	tnfa	tnfb	infa	infb	性别	年龄	关节功能0	医生评价0	关节功能1	医生评价1	疗效1	关节功能2	医生评价2	疗效2	关节功能3	医生评价3	疗效3
1	A	2.331	4.798	0	15.333	9.84	73.54	84.618	109.372	44.037	40.01	女	26	2	8.5	1	1	有效	1	10	无效	1	9	无效
1	A	1.1	0	0	0	62.44	88.79	84.618	77.198	760.882	37.996	女	40	2	5	1	2	无效	1	4.8	无效	1	4.6	无效
1	B	2.085	0	0	3.819	29.19	7.08	671.764	618.38	37.996	46.052	女	48	2	6.5	1	1	有效	1	2.5	有效	1	1	有效
1	A	8.262	7.1	6.577	89.521	48.58	31.96	171.386	0	67.552	67.552	男	39	2	6	1	1	有效	2	2.2	有效	1	1.5	有效
1	B	0	0	44.146	6.117	32.65	77.6	221.13	96.992	20.562	25.924	女	39	2	8.2	1	0.8	有效	2	7.5	无效	1	4.5	无效

图 1.5.1　治疗关节炎的临床试验数据

1.5.2 躯体健康分析数据

某一研究中，研究者的目的之一是了解女性躯体健康评分的相关因素，研究者评价了 113 名女性的躯体健康评分，并对心功能和呼吸情况进行了评价，同时调查了一些基本概况，希望了解这些指标对躯体健康评分的影响。其中，饮酒变量以 1 表示饮酒，2 表示不饮酒；吸烟变量以 1 表示吸烟，2 表示不吸烟；心功能分级为 4 个级别，分别用 1–4 表示；呼吸困难症状的轻和重分别用 0 和 1 表示。部分数据见表 1.5.1，具体数据见二维码。

表 1.5.1 躯体健康评分及其相关因素数据

年龄（岁）	BMI（kg/m^2）	饮酒	吸烟	心功能分级	呼吸困难症状	躯体健康评分
56	23.66	1	1	3	1	26.75
46	27.68	1	1	2	0	41.75
68	20.18	1	1	3	0	74.75
62	23.83	1	1	1	0	85.25
63	27.1	1	1	4	1	41.25

1.5.3 儿童 OSAS 分析数据

儿童阻塞性睡眠呼吸暂停综合征（obstructive sleep apnea syndrome，OSAS）是一种儿童睡眠障碍。为了解 OSAS 的发生原因，某医院对 157 名儿童通过多导睡眠监测进行了 OSAS 的诊断，同时调查或检测了其他相关指标，欲分析这些指标与儿童 OSAS 的关系。其中，OSAS 分别以 0 和 1 表示无和有，腺样体大以 0 和 1 分别表示否和是，性别以 1 和 2 分别表示男和女，肥胖分别以 0 和 1 表示正常和肥胖，是否足月出生分别以 0 和 1 表示否和是，扁桃体炎发生频率分别为 0、1、2，分别表示不发生、偶尔发生、经常发生。部分数据见表 1.5.2，具体数据见二维码。

表 1.5.2 儿童 OSAS 结果及其相关因素数据

OSAS	年龄（岁）	腺样体大	性别	肥胖	是否足月出生	扁桃体炎发生频率
1	13.39	0	1	1	1	1
0	11.33	1	1	1	1	1
0	12.56	0	1	0	1	2
1	6.91	0	1	1	1	1
1	13.00	0	1	0	0	1

1.5.4 妊娠结局分析数据

某医院对 283 名因不孕而就诊的女性，分别采用 3 种治疗方式（以 A、B、C 表示），欲观察不同治疗方式对妊娠结局的效果。为保证各治疗组的均衡，研究者同时调查了年龄、流产史等个体情况。研究者的目的是考察在校正了混杂因素后，不同治疗方式的治疗效果是否有差异。其中，治疗方式的 0、1、2 分别表示 A、B、C 3 种方式，年龄的 0 和 1 分别表示< 25 岁和≥ 25 岁，流产史的 0 和 1 分别表示无和有，妇科手术史的 0 和 1 分别表示否和是，梗阻程度的 1 和 2 分别表示部分梗阻和完全梗阻，梗阻部位的 1 和 2 分别表示近端和远端，妊娠结局的 0、1、2 分别表示未妊娠、异位妊娠和正常妊娠。部分数据见表 1.5.3，具体数据见二维码。

表 1.5.3　妊娠结局及其相关因素数据

治疗方式	年龄	流产史	妇科手术史	梗阻程度	梗阻部位	妊娠结局
1	1	0	0	1	2	0
1	0	0	0	1	2	0
1	1	0	0	2	1	0
1	0	0	0	1	1	0
1	1	0	0	1	1	0

1.6　本书结构

本书的内容主要包含了前面介绍的描述现象、对比和分析原因这三大部分的相应方法，并结合 JMP Pro 软件对这些方法的选择和分析思路进行说明。

第 2 章主要介绍 JMP Pro 软件的一些基本操作，以及在数据管理、数据清洗方面的一些实用操作。这一章介绍了很多医学数据分析中的实用技能，如快速的数据整理、缺失值查找和填补、异常值查找。

第 3 章介绍了 JMP Pro 软件的作图部分。作图是 JMP Pro 软件的一大亮点，与其他软件不同，JMP Pro 软件采用的是交互式的作图方式，类似 Excel 中的透视表和透视图，可以通过鼠标拖拽，快速实现各种常见图形的输出，而且可以随时随意在各种图形之间切换。

第 4 章介绍的是数据探索有关的内容，包括分布描述、数据交互式探索、统计制表等各种功能。

第 5 章主要介绍了医学研究中常见的组间比较方法，这一章几乎囊括了所有常见组间比较方法，对每一种情形均详细说明如何操作及结果解读。

第 6 章主要是针对相关分析，不仅介绍了连续资料的相关系数，而且对分类资料的相关系数也进行了说明。

第 7 和 8 章分别介绍了线性回归和 logistic 回归及其扩展方法，这两种回归可以说是医学研究中最常用的两种回归方法。这两章不仅是方法和操作的介绍，更主要是结合实例说明实际的分析思路，教给我们遇到问题应该如何处理。

2 JMP 基本操作与数据清洗

尽管多数临床医生最关心统计分析结果，但从统计学家的角度来看，统计分析之前的数据整理反而是最关键的。一个再好的厨师，如果原材料都存在各种问题，怎么也不可能做出美味佳肴。同样，一份漏洞百出的数据，再高明的统计学家也无能为力。所以数据整理决定了后期统计分析的质量，这是非常关键的一步。

数据整理工作包括多个环节，如数据拆分、变量转换、缺失值、异常值，如果这些前期工作做得好，后期的统计分析就会事半功倍，否则会导致数据分析过程中来回返工，耽误大量时间，甚至造成错误的结果。

很多非统计学专业人士往往对数据整理很头疼，面对一堆杂乱的数据，不知道从何下手。这种情况下，一个界面和功能都友好的统计软件就会起到很重要的作用，JMP Pro 软件恰好同时具备这两个特点，可以很轻松地帮助我们快速、高效地整理数据。

本章将详细介绍 JMP Pro 软件一些最基本和最实用的操作，从简单的数据导入、设置变量类型和标签，到生成新变量、新的数据子集，以及更为复杂的缺失值和异常值的查找与处理等各方面，全面介绍数据整理的一系列过程。本章内容可以帮助大家实现高效的数据整理过程。

2.1 数据导入

数据导入是统计软件操作的第一步，JMP Pro 软件提供了多种数据导入方式，而且几乎可以实现目前所有主流数据库的导入。下面我们主要介绍 3 种将数据导入 JMP Pro 软件的方式。

2.1.1 直接打开

这种数据导入方式与大多数统计分析软件类似，操作简单，是实际中最常用的方法。点击 JMP Pro 软件左上角**文件**＞**打开**，然后在弹出的文件浏览窗口中选择恰当的数据类型。目前，JMP Pro 软件支持的数据文件类型见图 2.1.1，可以看到，绝大多数的数据文件类型均包括在内。

以常用的 Excel 为例简要说明这一导入方式。当选择某 Excel 文件时，文件名上方会出现一行小字和一个选项，问是否强制使用 Excel 的第一行作为标签（图 2.1.2），通常选择**最佳推测**即可，JMP Pro 软件可以正确判断出数据第一行是不是变量名，也可根据具体情况选择**始终**或者**从不**。

点击**打开**后，进入导入数据的预览界面，如图 2.1.3。左上角是数据的预览，可以通过拖拽滚动条，看观测和变量的数量是否正确。如果要导入的 Excel 有多个工作表，可在右上方的工作表选择框中进行选择，否则 JMP Pro 软件默认导入 Excel 中的所有工作表，每个工作表对应一个 JMP Pro 软件数据表。左下方是单个工作表的设置，可以设定数据的起始位

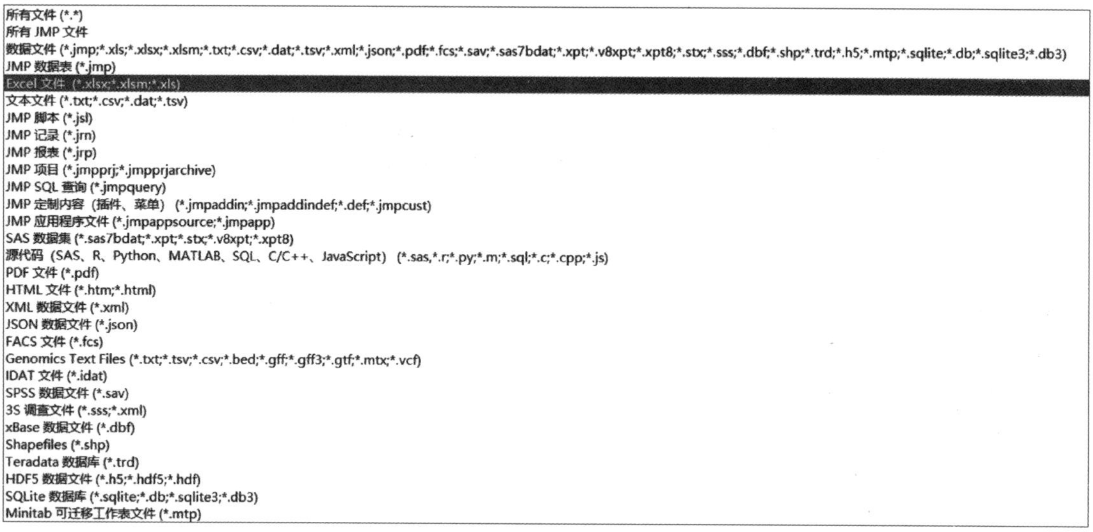

图 2.1.1　JMP Pro 软件支持的导入数据文件类型

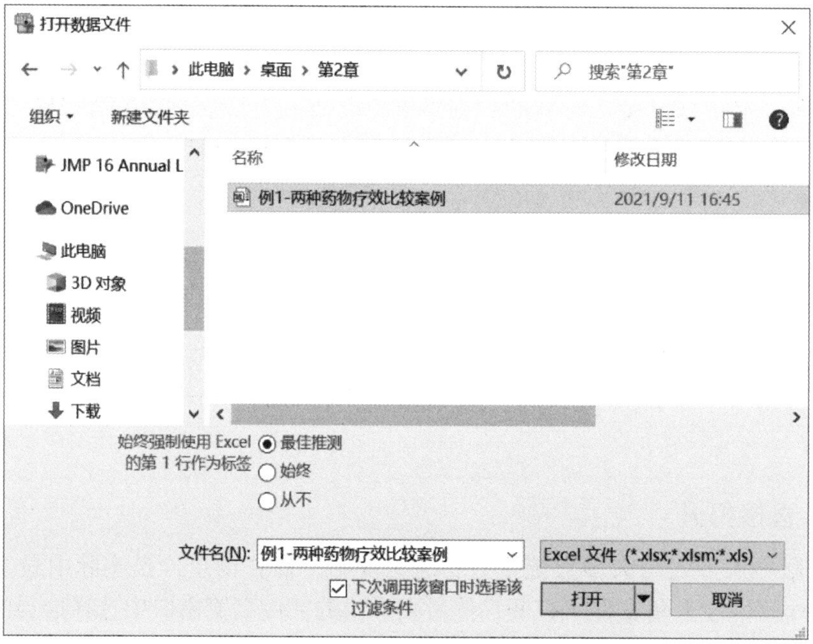

图 2.1.2　JMP Pro 软件导入 Excel 文件界面

置，如果没有特殊情况，建议选择默认设置。

预览窗口这里还有另一个比较实用的功能，你可以选中某个列，单击右键指定数据的输入格式（图 2.1.4），比如更改数值型变量的小数位，改成百分比形式或者更改成日期格式。不过也可以不在此处修改，将数据导入后仍可根据实际情况进行相应设置。

2.1.2　复制和粘贴

复制和粘贴这种方式跟我们在两个 Excel 之间复制和粘贴基本相同，首先在 Excel 文件

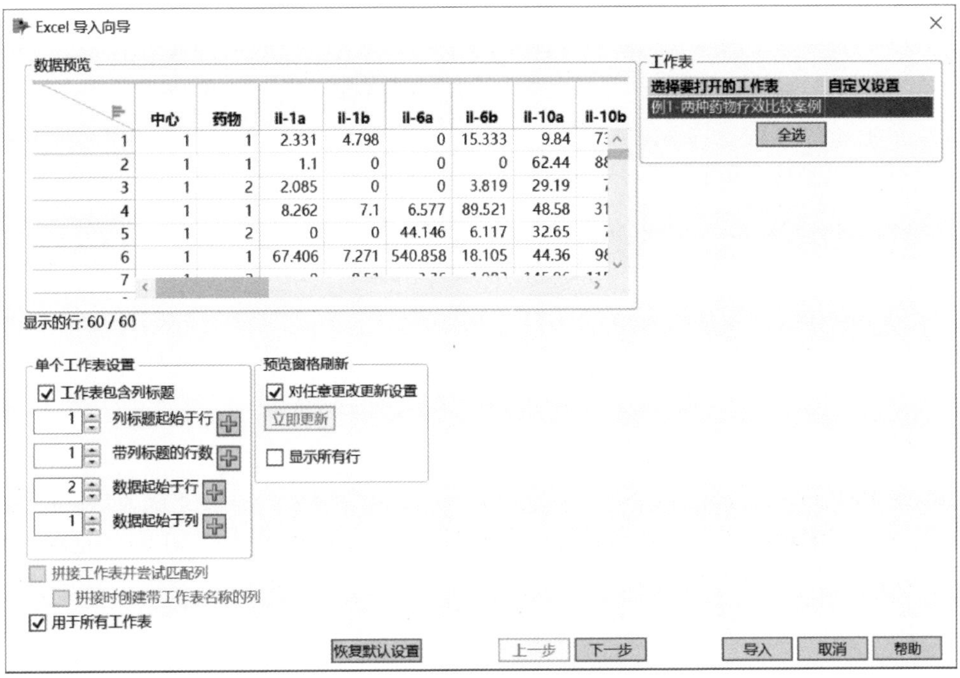

图 2.1.3　JMP Pro 软件导入数据预览界面

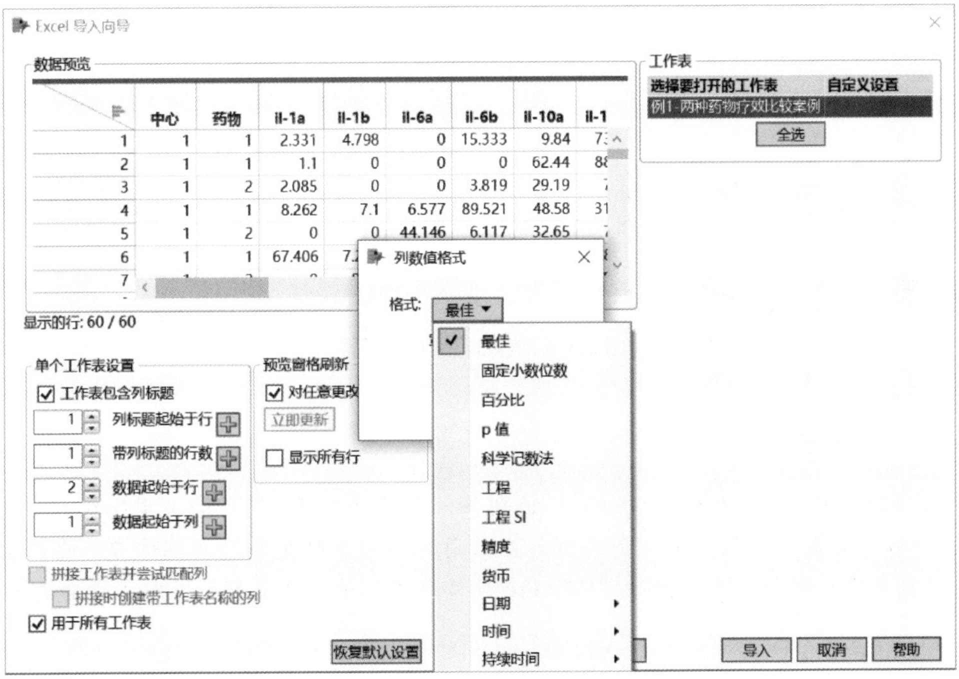

图 2.1.4　JMP Pro 软件导入数据过程中修改数据格式的操作界面

中复制数据，然后在 JMP Pro 软件中新建一个空的数据表（图 2.1.5），将数据粘贴到该数据表中，这种方式依然可以用我们熟悉的 Ctrl+C 和 Ctrl+V。

但需要注意一点，如果复制 Excel 数据时包含了第一行的变量名，此时不能直接用**粘贴**

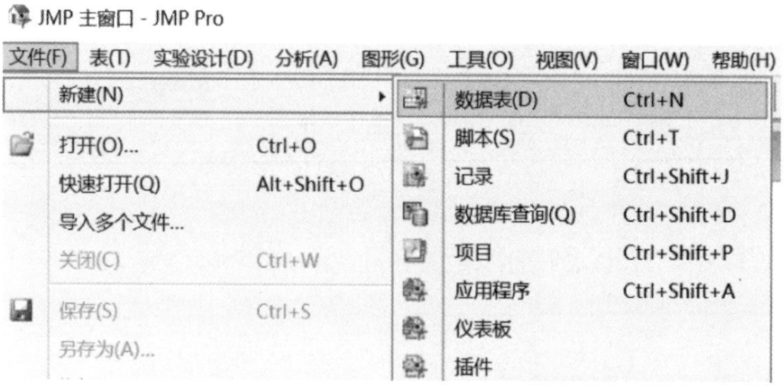

图 2.1.5　JMP Pro 软件新建空数据表界面

菜单粘贴到 JMP Pro 软件数据表中，否则 JMP Pro 软件会将第一行的变量名默认作为数据。正确的做法是在**编辑**中选择**带列名粘贴**或用快捷键 Ctrl+Shift+V（图 2.1.6），这样 JMP Pro 软件会自动识别第一行作为变量名。

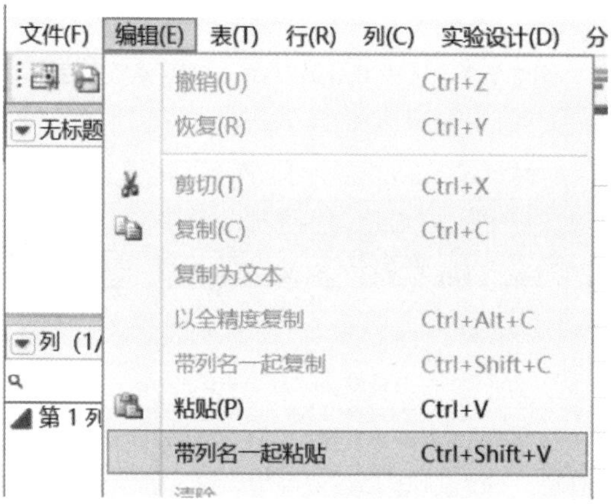

图 2.1.6　粘贴数据操作界面

小提示

在 Excel 中，如果你的变量（列）特别多，或者观测（行）很多，用拖拉的方式进行选中有点麻烦，不妨点击一下表格最左上角的小三角将整个页面都选中，再到 JMP Pro 软件里进行复制，不要担心，JMP Pro 软件可以准确识别出有数据内容的单元格。

2.1.3　利用 Excel 中的 JMP 选项卡

如果原始数据保存在 Excel 中，还有一种非常简便的方式将数据导入 JMP Pro 软件，那就是利用 Excel 中的 JMP 插件。一般情况下，安装 JMP Pro 软件时会默认在 Excel 中安装 JMP 插件，随后在 Excel 数据表中可以看到 JMP Pro 软件的选项卡（图 2.1.7）。

在 Excel 数据集中，点击 JMP 插件的**数据表**，便可启动 JMP Pro 软件并将 Excel 中的数据转换为 JMP Pro 软件数据表。但在使用前需要先进行简单设置，先点击 JMP 插件中的**首选项**，勾选**使用首行作为列名**，否则 JMP Pro 软件会默认为第一行也是数据行。

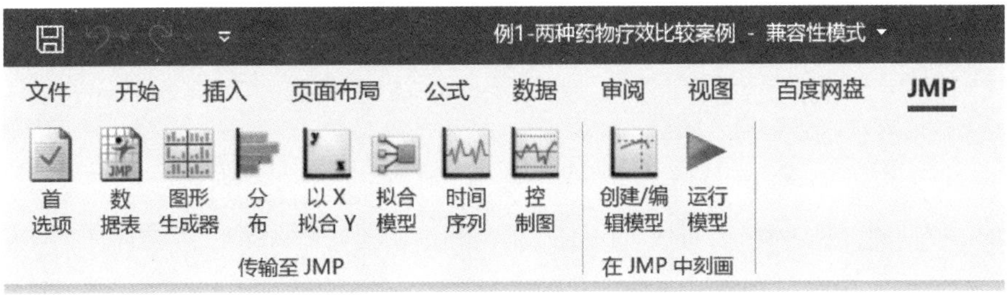

图 2.1.7　Excel 中的 JMP 选项卡

小提示

JMP Pro 软件数据表的一个优势是它对变量名无限制，无论变量名是纯数字、纯字母、特殊符号还是各种组合，JMP Pro 软件都可识别。

2.2　变量的基本设置

例 2.2.1　以“1.5.1 临床试验数据”为例说明常见的变量基本操作与设置。

该数据集导入 JMP Pro 软件后如图 2.2.1 所示。其中左侧为变量列表，右侧为数据。对变量名及其类型的修改，可简单地在左侧变量列表修改，也可通过点击右侧数据集上方的变量名进行更详细的设置。

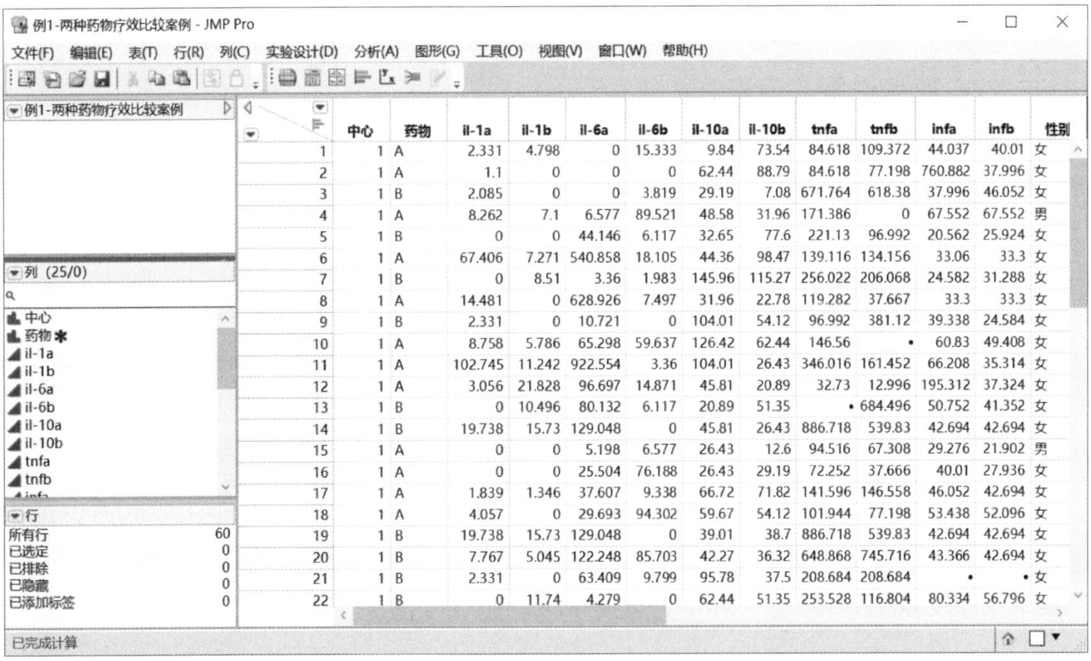

	中心	药物	il-1a	il-1b	il-6a	il-6b	il-10a	il-10b	tnfa	tnfb	infa	infb	性别
1	1	A	2.331	4.798	0	15.333	9.84	73.54	84.618	109.372	44.037	40.01	女
2	1	A	1.1	0	0	0	62.44	88.79	84.618	77.198	760.882	37.996	女
3	1	B	2.085	0	0	3.819	29.19	7.08	671.764	618.38	37.996	46.052	女
4	1	A	8.262	7.1	6.577	89.521	48.58	31.96	171.386	0	67.552	67.552	男
5	1	B	0	0	44.146	6.117	32.65	77.6	221.13	96.992	20.562	25.924	女
6	1	A	67.406	7.271	540.858	18.105	44.36	98.47	139.116	134.156	33.06	33.3	女
7	1	B	0	8.51	3.36	1.983	145.96	115.27	256.022	206.068	24.582	31.288	女
8	1	A	14.481	0	628.926	7.497	31.96	22.78	119.282	37.667	33.3	33.3	女
9	1	B	2.331	0	10.721	0	104.01	54.12	96.992	381.12	39.338	24.584	女
10	1	A	8.758	5.786	65.298	59.637	126.42	62.44	146.56	•	60.83	49.408	女
11	1	A	102.745	11.242	922.554	3.36	104.01	26.43	346.016	161.452	66.208	35.314	女
12	1	A	3.056	21.828	96.697	14.871	45.81	20.89	32.73	12.996	195.312	37.324	女
13	1	B	0	10.496	80.132	6.117	20.89	51.35	•	684.496	50.752	41.352	女
14	1	B	19.738	15.73	129.048	0	45.81	26.43	886.718	539.83	42.694	42.694	女
15	1	A	0	0	5.198	6.577	26.43	12.6	94.516	67.308	29.276	21.902	男
16	1	A	0	0	25.504	76.188	26.43	29.19	72.252	37.666	40.01	27.936	女
17	1	A	1.839	1.346	37.607	9.338	66.72	71.82	141.596	146.558	46.052	42.694	女
18	1	A	4.057	0	29.693	94.302	59.67	54.12	101.944	77.198	53.438	52.096	女
19	1	B	19.738	15.73	129.048	0	39.01	38.7	886.718	539.83	42.694	42.694	女
20	1	B	7.767	5.045	122.248	85.703	42.27	36.32	648.868	745.716	43.366	42.694	女
21	1	B	2.331	0	63.409	9.799	95.78	37.5	208.684	208.684	•	•	女
22	1	B	0	11.74	4.279	0	62.44	51.35	253.528	116.804	80.334	56.796	女

图 2.2.1　数据导入后的界面

2.2.1　变量名的设置与修改

如果想更改某个变量的名称，例如将本例中的性别改为 Gender，有两种方式可以做到。第一种方式是在右侧变量名上点击右键选择**列信息**（图 2.2.2A）在弹出窗口中更改。另一种方式是在窗口左侧的变量列表中单击想更改的变量名，在呈现的编辑模式中（图 2.2.2B）更改即可。

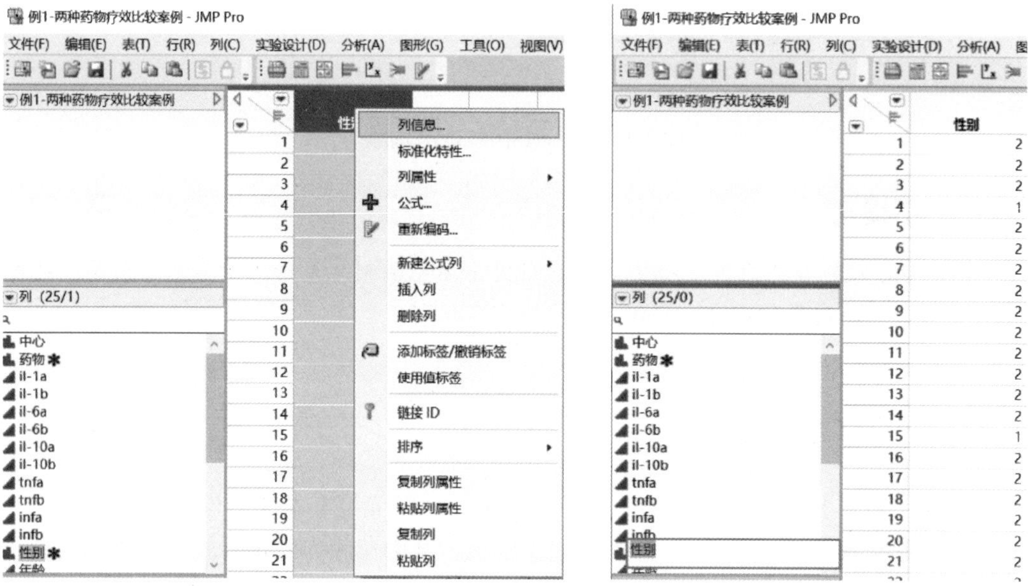

A　　B

图 2.2.2　修改变量名的两种方式

A．在右侧变量名上点击右键选择列信息；B．在窗口左侧变量列表中单击想更改的变量名。

2.2.2　变量类型的设置

在 JMP Pro 软件中，变量类型有两种含义，一是变量本身的类型，简单来说就是这个变量是不是数字，是数字的就是数值型，不是数字的就是字符型；二是变量参与数据分析时的类型，也就是通常意义上的变量类型，包括连续型、名义型、有序型 3 种，其中名义型和有序型都是分类变量，名义型是无序分类变量，有序型是有序分类变量。

对某一变量名点击右键，在出现的**列信息**中可以看到该变量的两种类型（图 2.2.3），其中数据类型就是变量本身的类型，建模类型就是变量用于数据分析时的类型。如例 2.2.1 数据中的年龄这一变量，本身是数字，因此数据类型为**数值型**，在数据分析中我们将其作为连续变量而不是分类变量，因此建模类型为**连续型**。

数据类型和建模类型之间的关系如图 2.2.4 所示，很容易理解。如果一个变量本身是数字，此时数据类型就是数值型，在数据分析时，该数字可以作为连续型变量，也可以作为名义型或有序型变量。如例 2.2.1 中，年龄和性别都是数字，年龄作为连续型变量，而性别作为名义型变量。如果一个变量本身就是字符，如药物这一变量，其值为 A 或 B，很明显不是数字，所以是字符型变量。字符型变量不能作为连续变量来分析，只能作为分类变量，要么是名义型，要么是有序型。

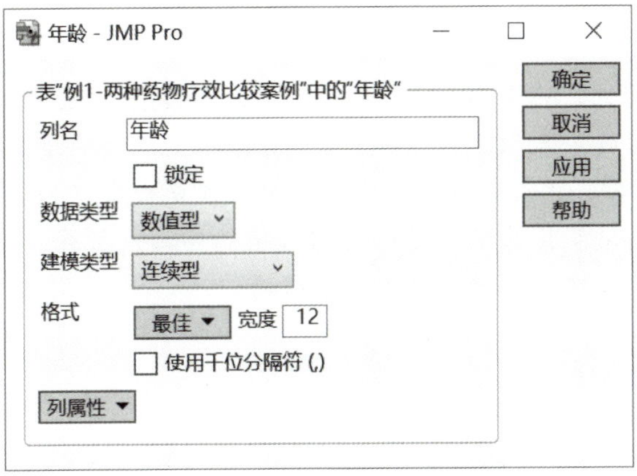

图 2.2.3 列信息中的变量类型

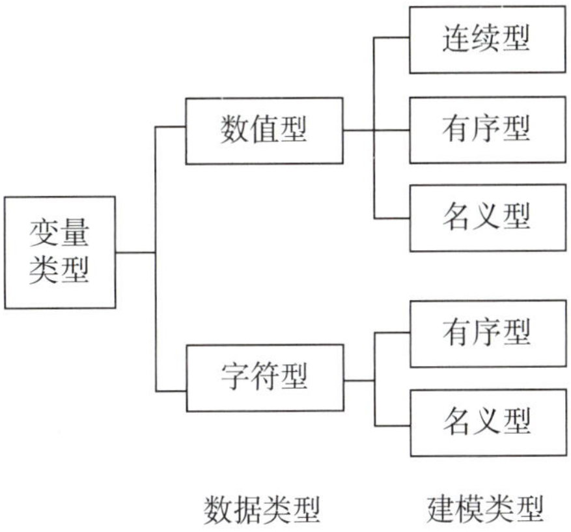

图 2.2.4 数据类型和建模类型的关系

我们在录入数据时，即使变量本身是字符，也经常会以数字形式录入。如性别的取值本身应该是“男”和“女”，但为了分析方便，我们习惯录入为 1 和 2。因此，绝大多数情况下，数据都是以数字形式存储在数据表中。在后续的内容中，我们提到的变量类型，如无特殊说明，都是指数据在分析时的变量类型（即建模类型）。

左侧的变量列表中通过不同颜色和形状显示了每一变量的类型，**连续型**的变量名称前显示为蓝色三角，**名义型**的变量名称前显示为红色柱状，**有序型**显示为绿色柱状，见图 2.2.5。

更改变量类型有两种方式，一种方式是在**列信息**中进行修改（图 2.2.3），另一种方式是在变量列表中点击变量名称左侧图标（注意不是点击变量名）进行更改（图 2.2.6）。

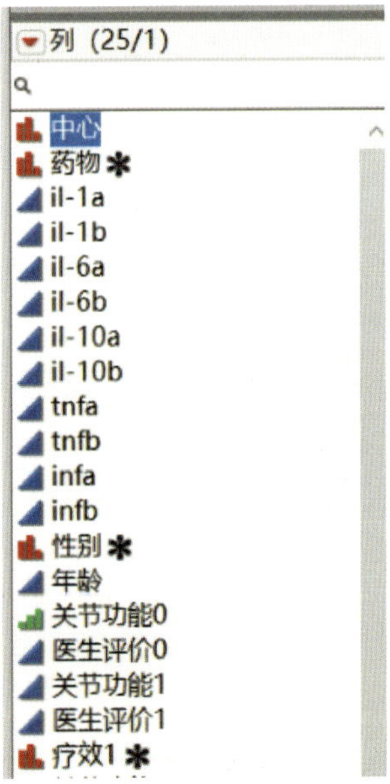

图 2.2.5 不同变量类型的图标

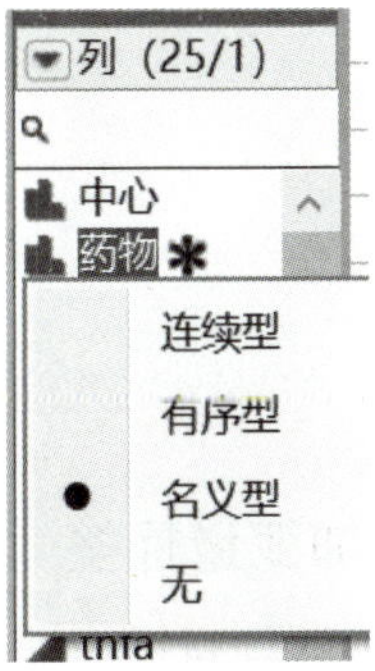

图 2.2.6 修改变量类型

小提示

正常情况下，如果导入的变量是数字形式，JMP Pro软件默认变量为**连续型**，凡是变量中有任意的非数值（如不小心把8.6写成了8。6，或者某个单元格有“+”“#”等各种非数字的符号），导入时均默认为**名义型**。因此，如果某变量本来应该是数字（如年龄、身高），但导入后发现是**名义型**，则说明该变量一定存在非数值的字母或符号，此时需要检查原始数据，否则名义型的变量是不能当作连续型来分析的。

2.2.3　变量输出格式

正常情况下，我们定义了变量的类型，便可以做相应的分析了。但在实际中，我们还经常需要对变量做一些格式上的设定。例如，显示多少位小数、日期显示为何种形式、是否显示为百分比形式。这就需要对格式设置有一定了解。

在变量名处点击右键，选择**列信息**，在出现的界面中点击**格式**右侧的下拉菜单，便可出现该变量的格式（图2.2.7）。默认为**最佳**，即JMP Pro软件自动判断的最佳格式。实际中可以根据数据情况进行设定，如某变量虽然显示为数字，但应该是日期（大多数的统计软件均将日期作为数值型），此时可以选择日期中的相应格式。

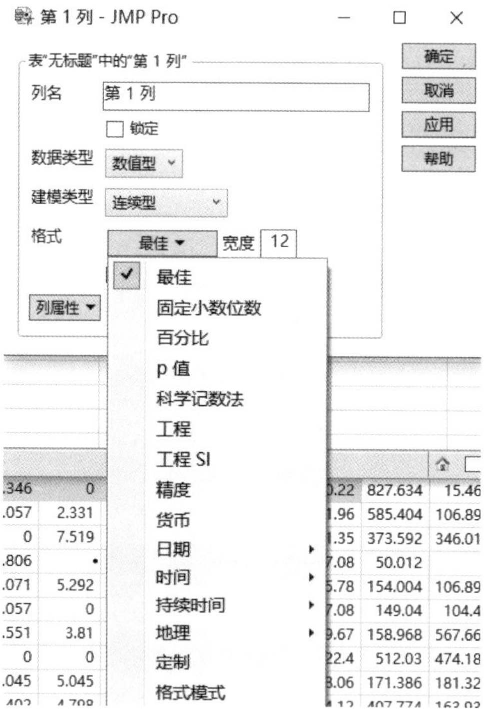

图2.2.7　修改变量格式

2.2.4　添加变量标签

变量标签主要针对分类变量。前面提到，为了分析方便，我们通常将分类变量的取值以数字形式录入，如将性别的男和女录入为1和2。这种方式的一个缺点就是，在后期分析中，很可能会忘记当时的 1 和 2 分别代表什么。因此，为变量取值加个标签是一个良好的习惯。如图 2.2.1 数据中，性别变量显示的是“男”和“女”，但实际上该变量的取值是 1 和 2，“男”和“女”只是显示的标签。

JMP Pro 软件对变量值添加标签的操作如下：右键点击某列变量名，选择**列属性＞值标签**，进入值标签设置界面（图 2.2.8）。将**值**与其对应的**标签**分别填入，点击**添加**，便为该变量设置了相应的标签。此时数据表中该变量不再显示原始数值，而是显示该变量的标签。在后续对该变量的作图或分析过程中，均显示标签，而不是原始数值。

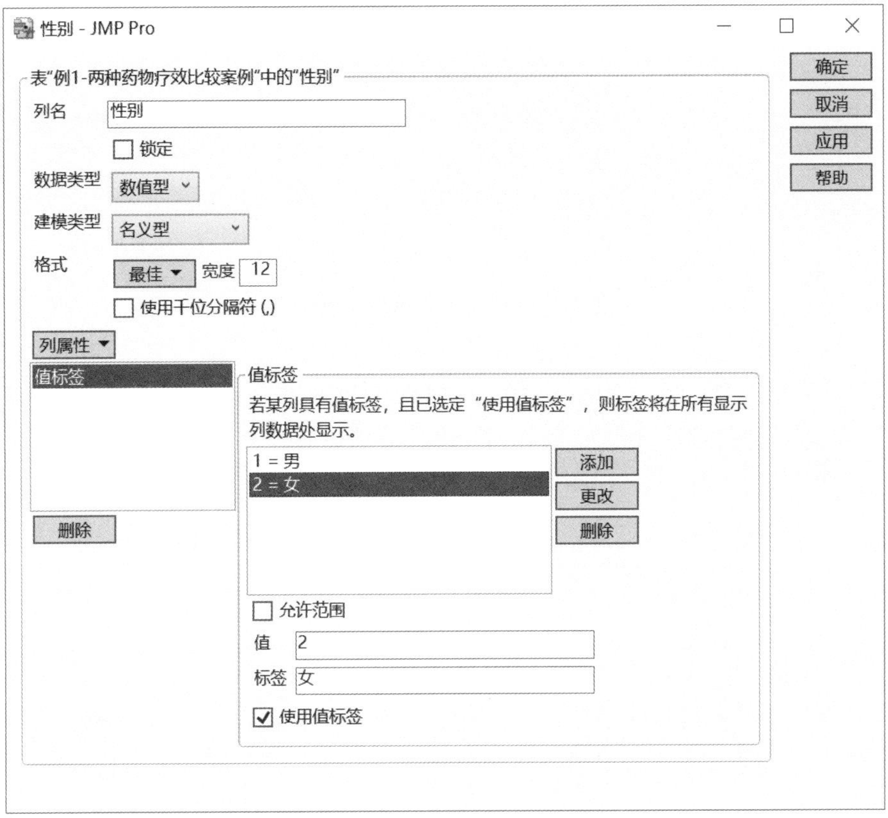

图 2.2.8　给变量值添加标签

若要在数据表中不显示值标签，仍显示原始数值形式，可右键点击该变量名，取消勾选**使用值标签**选项，如图 2.2.9。

2.2.5　修改分类变量取值的顺序

变量值顺序是指分类变量（名义变量或有序变量）中值的顺序。JMP Pro 软件对分类变量的默认值顺序是这样的：如果变量值是数字（如 0，1，2，3……），默认的值顺序是数字从小到大的顺序；如果变量值是英文字母或单词（如 high、medium、low），默认的值顺序是英文字母表顺序，即 high、low、medium；如果变量值是中文（如男、女），默认的值顺序是拼音顺序，即男、女；如果变量值包括特殊符号（如＜ 20、20 ~ 30、＞ 30），则特殊符号在前，即＜ 20、＞ 30、20 ~ 30。

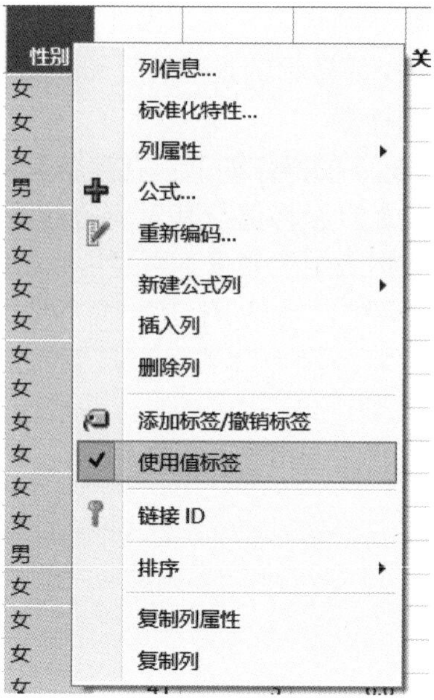

图 2.2.9　使用或取消使用值标签

分类变量的值顺序决定了其在 JMP Pro 软件中的图表、统计分析等结果中的显示顺序。例如，假定某数据集中年龄变量分为 3 类，其值直接用年龄范围表示，分别为 < 40、40 ~ 50、> 50，如果以该变量作图和制表，结果分别如图 2.2.10A 和 2.2.10B 所示：

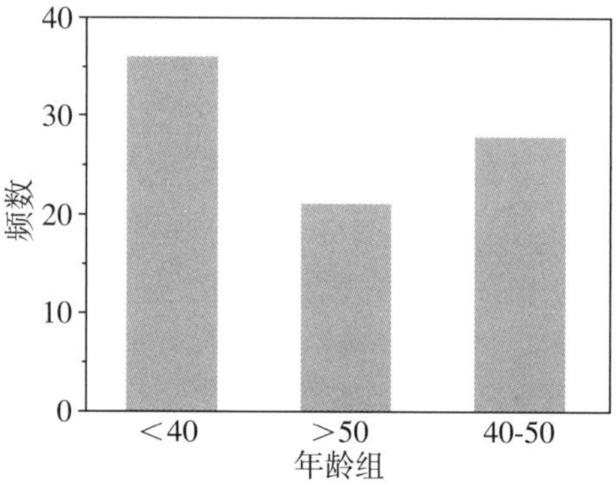

A

	频数
年龄组	总和
<40	36
>50	21
40-50	28

B

图 2.2.10　默认变量值顺序

A．以年龄组 < 40、40 ~ 50、> 50 作图；B．以年龄组 < 40、40 ~ 50、> 50 制表。

可以看出，不管是在图中还是表格中，显示的顺序都是 < 40、> 50、40 ~ 50。而这一顺序并不是我们期望看到的，因此需要对此进行调整。

要调整变量值顺序，可在变量名点击右键，选择**列属性 > 值顺序**，进入图 2.2.11 所示界面。可以看到目前默认的值顺序是 < 40、> 50、40 ~ 50，如果要调整成自己所需的顺序，通过点击右侧的上下箭头即可实现。

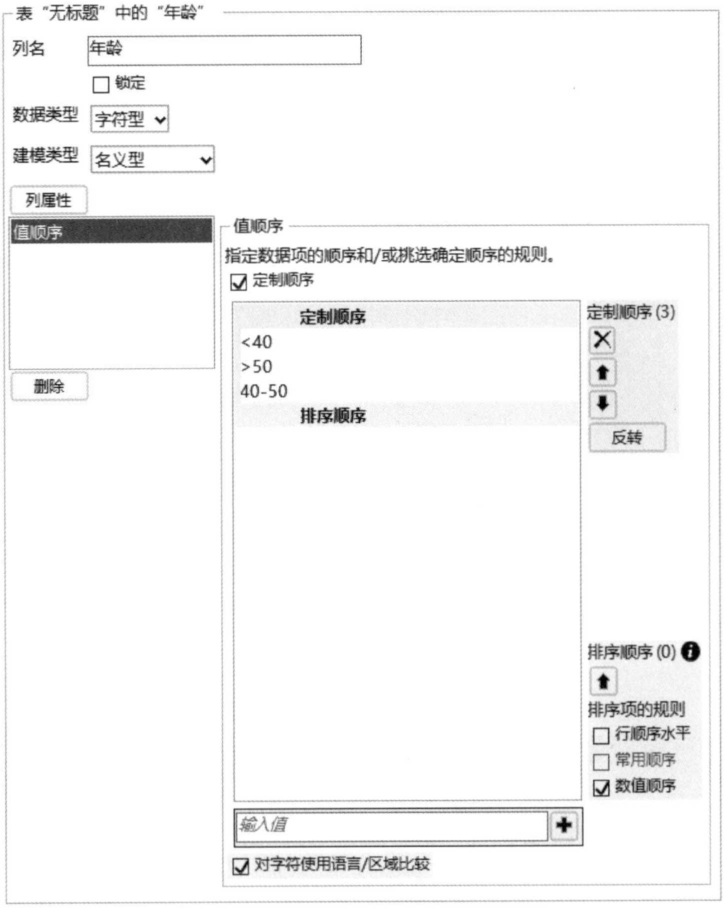

图 2.2.11　调整变量值顺序的操作界面

2.3　生成新变量

2.3.1　插入空白列并设置初始值

生成一列或多列空白新变量的操作很简单，只需在数据集的空白列点击鼠标右键，选择**新建列**，然后在出现的界面中进行变量设置即可（图 2.3.1）。

图 2.3.1 中，可以设置新变量的类型、格式、初始值及插入的列数。默认的初始值是**缺失 / 空**，即空白列。也可以根据实际情况设置其他初始值。其中**常数**是一个固定值；**序列数据**产生一个 1，2，3，……依次排序的序列值；**随机**可以产生随机数，可以设置随机整数（如 1 ~ 100 之间的随机数字）、随机均匀（即 0 ~ 1 之间均匀分布的随机数字）、随机正态（即根据指定的均值和标准差产生的工态分布数据）、随机指示符（即根据指定的比例产生的分类变量）。

还可在已有变量列的上方变量名处点击右键，选择**插入列**，直接生成一个新的空白列，然后在该空白列名处单击右键，点击**列信息**，进入设置界面。

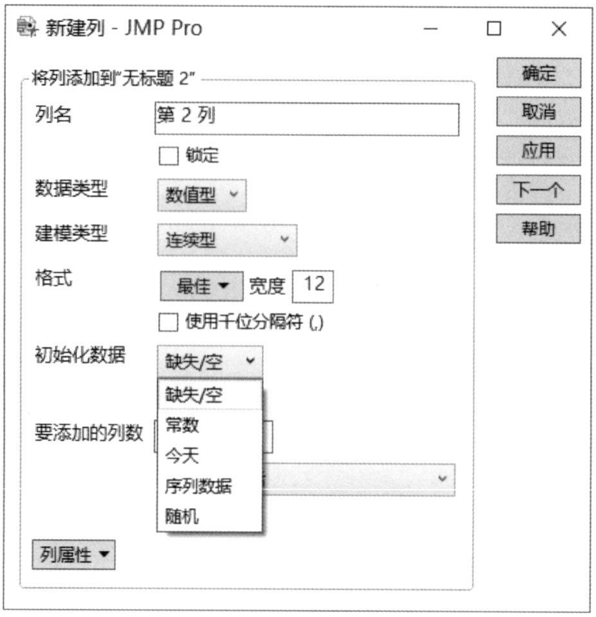

图 2.3.1　设置新建列

2.3.2　根据已有变量计算生成新变量

上面介绍的方式是产生一个空白列，并根据研究目的填充一定的初始值。现实中还有一种很常见的方式是将已有变量通过一定的公式或判断条件生成其他变量，如将原始年龄划分为几个年龄段，将 BMI 的具体值转换为是否肥胖，将日期变量中的年份提取出来作为一个新变量。

在 JMP Pro 软件中，可利用公式编辑器来实现这一功能。这一方式与其他软件一样，把所需要的公式写出来即可，可根据实际情况生成任意想要的新变量。

例 2.3.1　在"1.5.2 躯体健康分析数据"中，拟根据变量 BMI 产生一个新变量 BMI 分组，新变量为分类变量，根据 BMI 值分为偏瘦、正常和超重 3 类。

第一步：插入新列　首先，需要在数据表中插入新列，可在 BMI 变量列上点击鼠标右键选择**插入列**。插入新列后，在该列名处单击右键进行**列信息**的设置，包括变量名称及类型等，这里将该变量命名为 BMI 分组，变量建模类型设置为名义型。然后点击**列属性**中的**公式**（图 2.3.2），弹出公式编辑对话框（图 2.3.3）。也可以直接对新变量名点击右键，选择**公式**。

公式编辑窗口左侧是公式的类别，如**数值**包括绝对值、小数点等处理方式；**超越**（中文版翻译不是很直观）主要包括对数、指数等变换方式；**字符**主要是对字符的处理，如截取、替换、拼接；**条件**主要是执行 if-then、and、or 之类；**概率**主要包括各种概率分布；**统计**主要是均值、标准差等的计算；**日期时间**主要是针对日期变量的处理，如提取年月日（图 2.3.3）。

第二步：对新生成的变量进行公式编辑　本例拟生成的 BMI 分组主要用到**条件**这一类，如果 BMI $<$ 18.5，赋值"偏瘦"；如果 BMI $\geq$ 18.5 且 $<$ 24，赋值"正常"；如果 BMI $\geq$ 24，赋值"超重"。

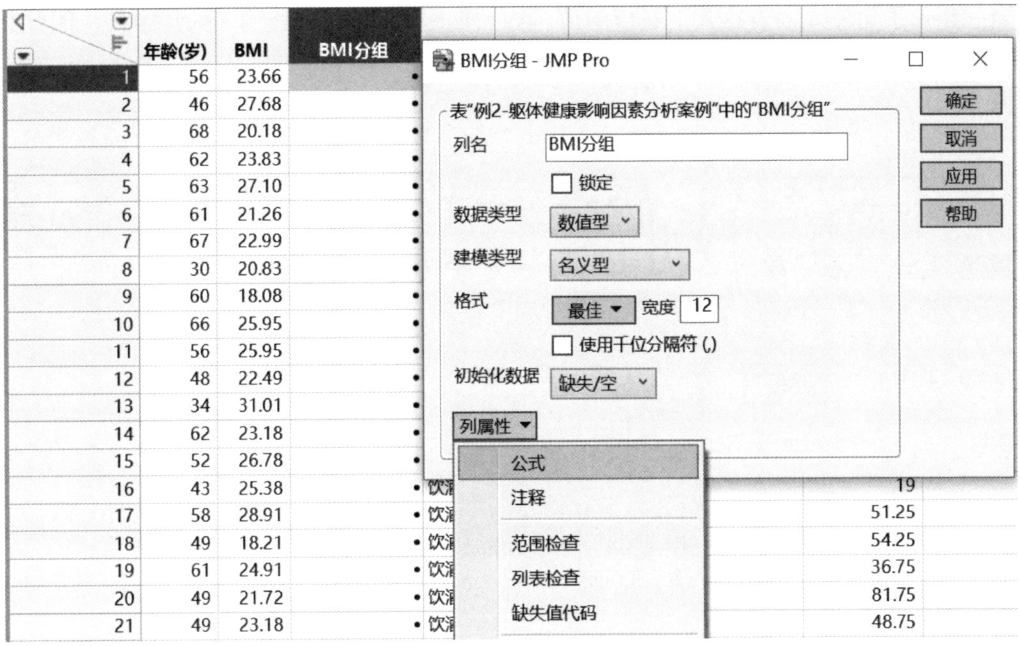

图 2.3.2 打开公式编辑的操作界面

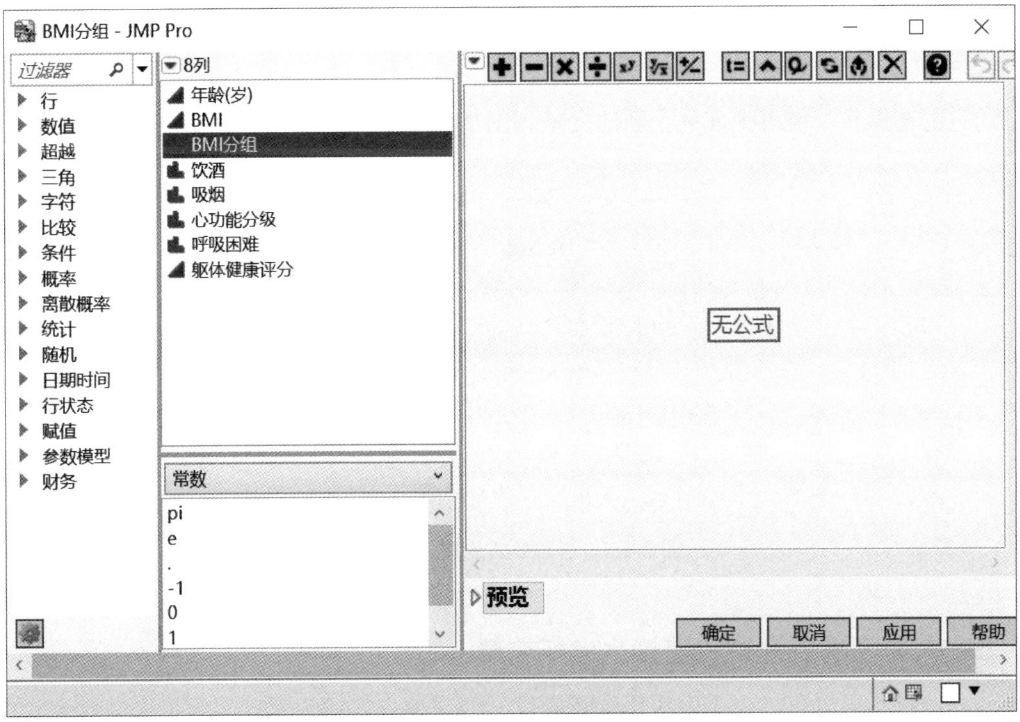

图 2.3.3 公式编辑界面

具体公式构造，主要通过点击的方式。点击左侧**条件**中的 **if**，此时右侧公式框中便会自动生成一个 if-then 条件框架（图 2.3.4A）；在公式中的**表达式**部分可输入相应表达式，如 BMI ＜ 18.5（图 2.3.4B、图 2.3.4C），其中 BMI 变量通过点击左侧的变量名可进入表达式中；在 **then 子句**输入该表达式下对应的值，如“偏瘦”，由于此处输入的是字符，因此必须将其置于英文引号中（图 2.3.4D）；依次写第 2 个表达式和相应的输出值，最终表达式如图 2.3.4E 所示。

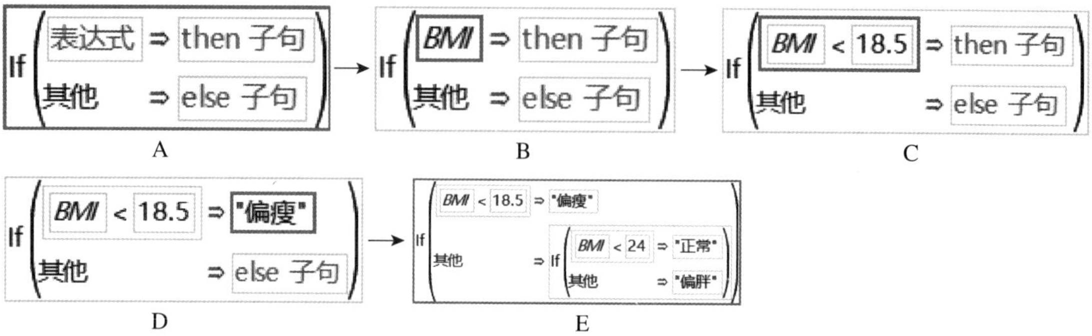

图 2.3.4　利用 if-then 生成新变量

A．自动生成 if-then 条件框架；B、C．在表达式部分输入相应表达式；D．在 then 子句输入对应的值；E．最终表达式。

当然，如果你对公式比较熟悉，也可以直接双击图 2.3.3 中的公式框，输入下面公式：

```
If(:BMI < 18.5,
    " 偏瘦 ",
    If(:BMI < 24," 正常 "," 偏胖 ")
)
```

通过上述操作，便可生成一个新的变量（图 2.3.5）。

	年龄(岁)	BMI	BMI分组
1	56	23.66	正常
2	46	27.68	超重
3	68	20.18	正常
4	62	23.83	正常
5	63	27.10	超重
6	61	21.26	正常
7	67	22.99	正常
8	30	20.83	正常

图 2.3.5　通过公式生成的新变量

2.3.3　对已有变量进行变换生成新变量

公式编辑器可以通过公式生成任意新变量，但这种方式较为繁琐。为了提高效率，JMP Pro 软件还提供了另外一种更为快捷的方式，即**新建公式列**。这种方式直接内嵌了一些常用的固定公式，无需手动编写，只需点击相应的菜单便可生成相应变换（图 2.3.6）。尽管这种方式无法完成复杂的公式计算（如前面介绍的根据条件分组），但基本可以完成实际中常见的各种数值变换（如对数变换、差值计算）。

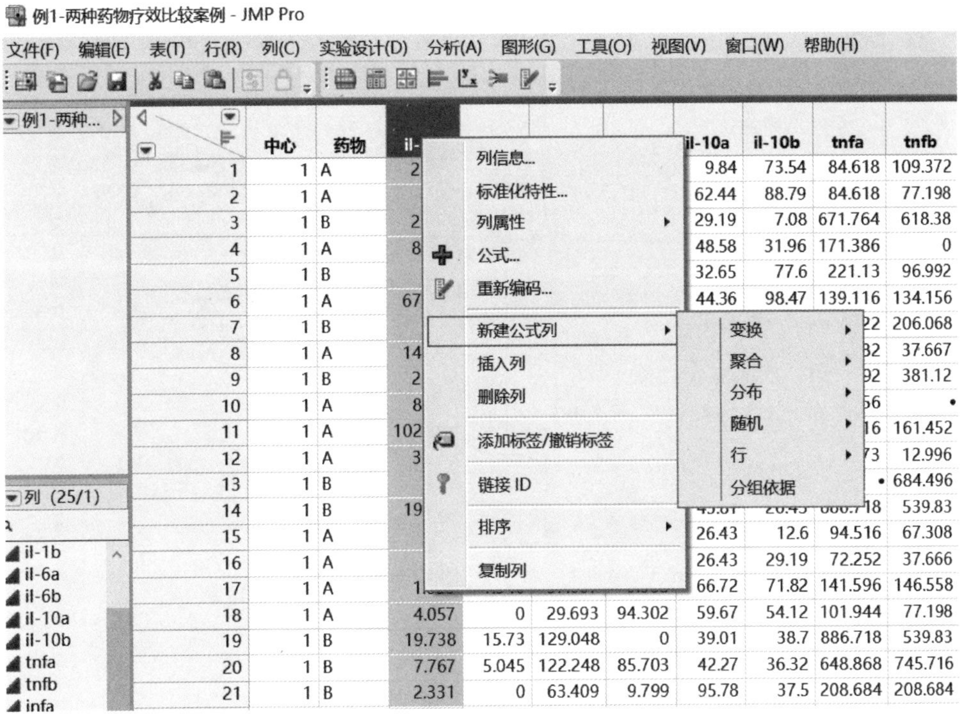

图 2.3.6 新建公式列操作界面

新建公式列主要包括**变换**、**聚合**、**分布**、**随机**、**行**这几种公式，其中**变换**主要包括常见的数值变换，如四舍五入、指数变换、对数变换、求绝对值；**聚合**可以生成一列常数，计算指定列的均值、中位数、标准差等；**分布**主要是对变量的分布转换，如中心化、标准化、Box-Cox 变换、生成秩次；**随机**主要是生成随机数字；**行**主要可实现时间序列相关的转换，如滞后、移动平均。下面通过几个例子简要介绍**新建公式列**的用法。

例 2.3.2 在“1.5.1 临床试验数据”中，发现 il-1a 明显偏态，拟将其进行对数变换。

在 il-1a 变量名处点击右键，出现的菜单中点击**新建公式列＞变换**，可以发现这里提供了各种常见的变量变换。本例本来应该选择对数变换，但由于 il-1a 变量含有不少的 0 值，因此可选择 **log *x*+1**（图 2.3.7），即先对原始数据 +1 再执行对数变换。此时可看到数据集中多了一列变换后的变量。

例 2.3.3 在“1.5.1 临床试验数据”中，拟生成 il-1a、il-1b 这两个变量的均值。

首先选中需要进行计算的列，如图 2.3.8 选中了两列，然后在变量名点击鼠标右键，**新建公式列**，可以看到新增了针对多列计算的功能**合并**。这里给出了常见的统计指标，如**求和**、**差值**、**乘积**、**比率**、**平均值**、**标准差**、**中位数**。点击**平均值**，便可插入一列均值新变量，变量名自动生成，如图 2.3.9 所示。

上述两例简要介绍了**新建公式列**的功能和操作，还有一些统计分析中较为常见的变换，如中心化、标准化、Box-Cox 变换（详见第 7 章），读者可自行尝试。

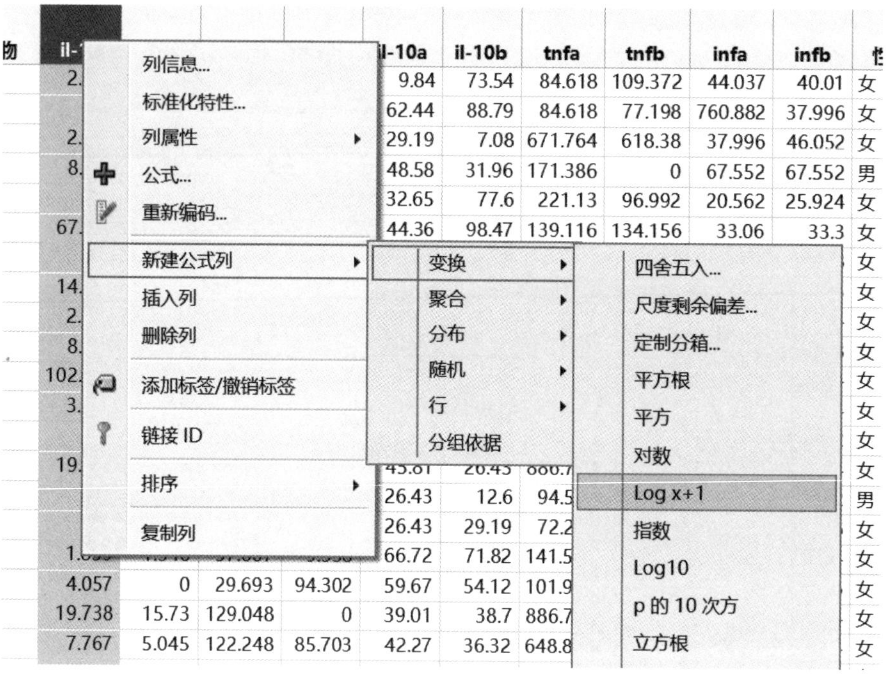

图 2.3.7　基于新建公式列的对数变换操作

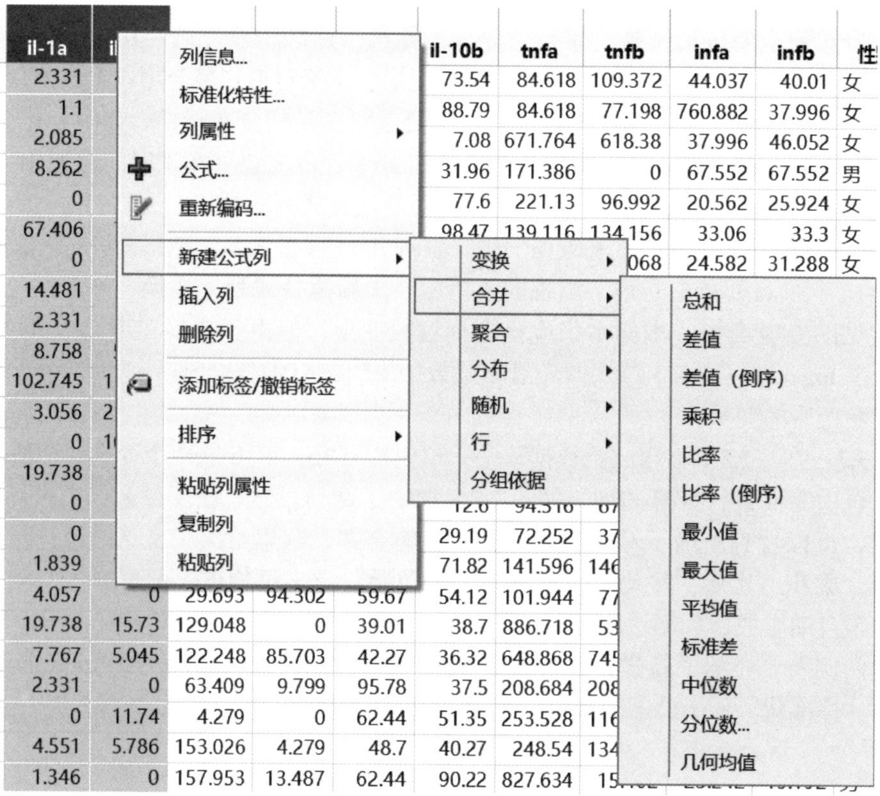

图 2.3.8　基于新建公式列的求均值操作

中心	药物	il-1a	il-1b	平均值[il-1a,il-1b]
1	A	2.331	4.798	3.5645
1	A	1.1	0	0.55
1	B	2.085	0	1.0425
1	A	8.262	7.1	7.681
1	B	0	0	0
1	A	67.406	7.271	37.3385
1	B	0	8.51	4.255
1	A	14.481	0	7.2405
1	B	2.331	0	1.1655
1	A	8.758	5.786	7.272
1	A	102.745	11.242	56.9935
1	A	3.056	21.828	12.442
1	B	0	10.496	5.248
1	B	19.738	15.73	17.734
1	A	0	0	0
1	A	0	0	0
1	A	1.839	1.346	1.5925
1	A	4.057	0	2.0285
1	B	19.738	15.73	17.734
1	B	7.767	5.045	6.406

图 2.3.9 基于新建公式列生成的均值列

小提示

如果某一变量的格式为**日期型**，此时在该变量点击右键，**新建公式列**会多出一个功能，即**日期时间**，可对日期型变量进行一些提取等操作。其他格式则不显示。

2.4 生成数据子集

在分析数据的过程中，有时需要从整个数据集中提取一部分行或列进行分析，这称为数据子集，如单独把男性数据提取出来，或单独把某几个变量提取出来。JMP Pro 软件可以很快捷地生成子集，首先在数据集中选定想要的行或列，然后点击菜单栏的**表>子集**即可实现（图 2.4.1）。

2.4.1 保留部分变量（列）的子集

例 2.4.1 在“1.5.1 临床试验数据”中，拟将性别和 3 次疗效结果这 4 列变量提取出来，生成一个新数据集。

首先利用 Ctrl 键选中拟提取的多个列，然后打开**表>子集**对话框，选择**所有行**和**选定列**，并给即将生成的数据集命名，这样就得到了由所有观测（行）和选定变量（列）组成的新数据集。

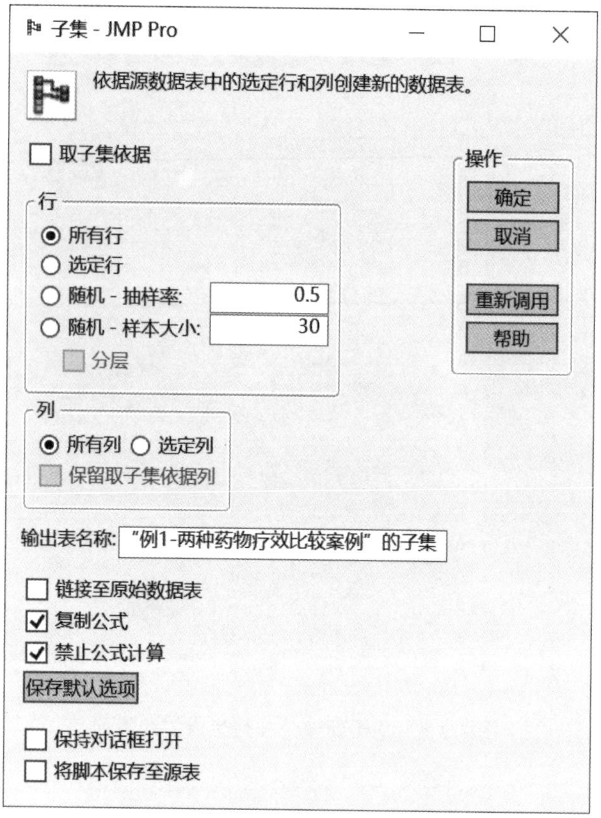

图 2.4.1　生成数据子集的操作界面

小提示

列子集生成通常用于变量特别多的情形（如数百个变量），为了有针对性地分析特定的变量之间的关系，可以提取部分感兴趣的变量。如果变量很少，通常没有必要构建新的列子集。

2.4.2　保留部分观测（行）的子集

例 2.4.2　在“1.5.1 临床试验数据”中，选择年龄＞30 岁且为女性（性别 = 2）的观测，对这部分人单独进行分析。

首先选择符合条件的行，点击**行**＞**行选择**＞**选择符合条件的行**，进入**行选择**界面（图 2.4.2）。在该界面中分别指定性别 =2 和年龄＞30 这两个条件，点击**添加条件**。由于两个条件需要同时满足，因此在**选择行**右侧选择**若符合所有条件**。点击确定，数据中符合条件的观测就会被选中，本例中选中 46 行观测。

点击**表**＞**子集**，选择**选定行**和**所有列**，确定后便生成符合条件的新数据集。

如果只需部分变量，需要在数据集中提前选定所需列，然后在子集界面同时选择**选定行**和**选定列**。

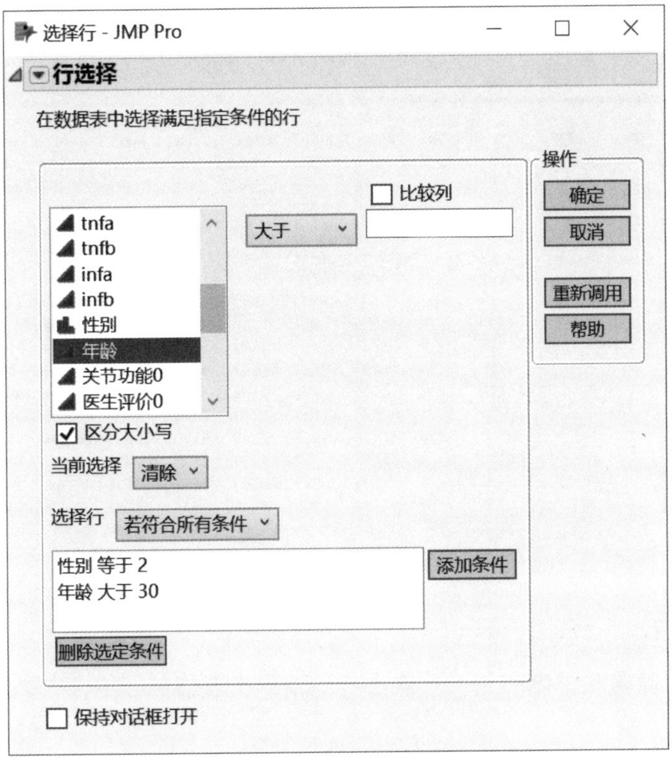

图 2.4.2 按条件进行行选择的操作界面

小提示

当根据多个条件选择观测时，如果多个条件之间的关系是"和（and）"，则在行选择的对话框中选择**若符合所有条件**；如果多个条件之间的关系是"或（or）"，则在行选择的对话框中选择**若符合任意条件**。

2.4.3 隐藏和排除不需要的观测

上述介绍的是常规的保留数据子集的方法，JMP Pro 软件还有一个独特功能，无需新生成数据子集，仍可保留符合条件的观测。这就是**隐藏和排除**功能。被隐藏或排除的观测尽管仍显示在数据集中，但不参与任何数据统计分析，相当于没有这部分数据。

隐藏和排除功能在数据探索中非常实用，如在作图或数据分析时，我们可以先隐藏部分观测，只展示符合条件的观测的结果。然后可以取消隐藏状态，展示所有观测的结果。这样可以对比增加或减少部分观测后对结果的影响。

下面利用**隐藏和排除**功能对例 2.4.2 的条件重新选择。

首先仍通过**行选择**界面选中符合条件的行，然后点击**行**>**反转行选择**，再点击**行**>**隐藏和排除**。此时不符合条件的行左侧出现了隐藏和排除的标记，提示这些数据不再参与运算（图 2.4.3）。

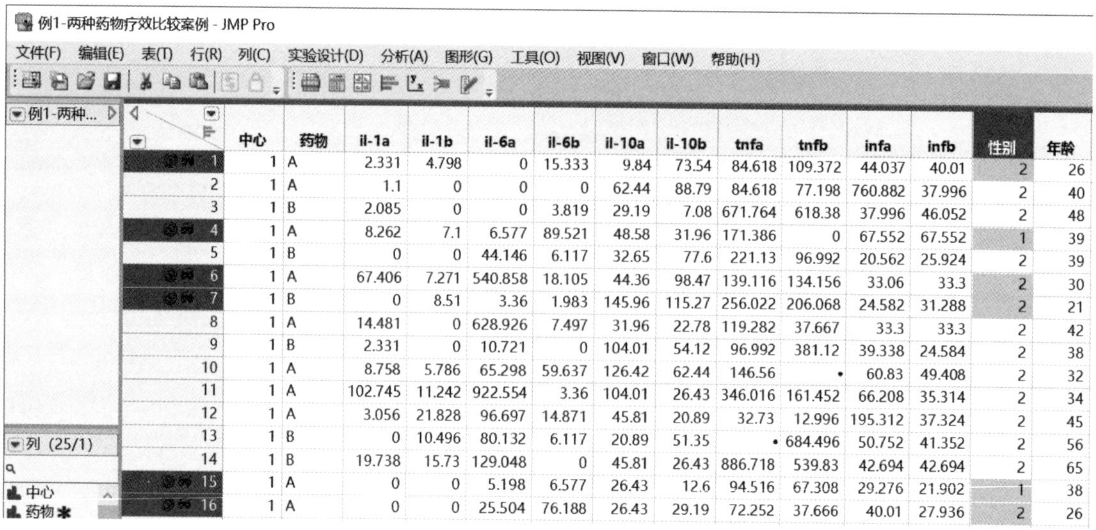

	中心	药物	il-1a	il-1b	il-6a	il-6b	il-10a	il-10b	tnfa	tnfb	infa	infb	性别	年龄
1	1	A	2.331	4.798	0	15.333	9.84	73.54	84.618	109.372	44.037	40.01	2	26
2	1	A	1.1	0	0	0	62.44	88.79	84.618	77.198	760.882	37.996	2	40
3	1	B	2.085	0	0	3.819	29.19	7.08	671.764	618.38	37.996	46.052	2	48
4	1	A	8.262	7.1	6.577	89.521	48.58	31.96	171.386	0	67.552	67.552	1	39
5	1	B	0	0	44.146	6.117	32.65	77.6	221.13	96.992	20.562	25.924	2	39
6	1	A	67.406	7.271	540.858	18.105	44.36	98.47	139.116	134.156	33.06	33.3	2	30
7	1	B	0	8.51	3.36	1.983	145.96	115.27	256.022	206.068	24.582	31.288	2	21
8	1	A	14.481	0	628.926	7.497	31.96	22.78	119.282	37.667	33.3	33.3	2	42
9	1	B	2.331	0	10.721	0	104.01	54.12	96.992	381.12	39.338	24.584	2	38
10	1	A	8.758	5.786	65.298	59.637	126.42	62.44	146.56	•	60.83	49.408	2	32
11	1	A	102.745	11.242	922.554	3.36	104.01	26.43	346.016	161.452	66.208	35.314	2	34
12	1	A	3.056	21.828	96.697	14.871	45.81	20.89	32.73	12.996	195.312	37.324	2	45
13	1	B	0	10.496	80.132	6.117	20.89	51.35	•	684.496	50.752	41.352	2	56
14	1	B	19.738	15.73	129.048	0	45.81	26.43	886.718	539.83	42.694	42.694	2	65
15	1	A	0	0	5.198	6.577	26.43	12.6	94.516	67.308	29.276	21.902	1	38
16	1	A	0	0	25.504	76.188	26.43	29.19	72.252	37.666	40.01	27.936	2	26

图 2.4.3　隐藏和排除部分行

小提示

如果想取消**隐藏和排除**状态，可点击**行**>**清除行状态**。

2.5　列的堆叠与拆分

堆叠是指将多列变量合并为一列，拆分是指将一列变量拆分为多列。很多人可能会觉得，这种操作似乎没什么意义，但在一些特定数据中这就很实用了。最常见的情形是重复测量数据。重复测量数据通常有多个观测点，数据有两种展示形式：一是每一人作为一行观测，每次观测值分别作为不同列；二是每一时间点作为一行观测，不同时间点观测值在同一列。如图 2.5.1 分别显示了重复测量 3 次疗效的两种展示方式。

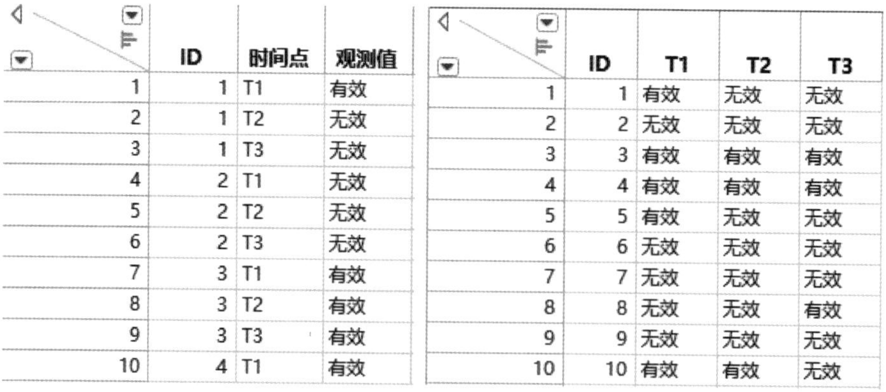

	ID	时间点	观测值
1	1	T1	有效
2	1	T2	无效
3	1	T3	无效
4	2	T1	无效
5	2	T2	无效
6	2	T3	无效
7	3	T1	有效
8	3	T2	有效
9	3	T3	有效
10	4	T1	有效

	ID	T1	T2	T3
1	1	有效	无效	无效
2	2	无效	无效	无效
3	3	有效	有效	有效
4	4	有效	有效	有效
5	5	有效	无效	无效
6	6	无效	无效	无效
7	7	无效	无效	无效
8	8	无效	无效	有效
9	9	无效	无效	无效
10	10	有效	有效	无效

图 2.5.1　重复测量数据的两种展示方式

不同的统计方法需要的数据分析形式不同，如重复测量方差分析需要的数据形式是每人一行观测，可以有多列观测结局；而多水平模型需要每一时间点作为一行观测，只能有一列观测结局。而且不同数据形式的作图也会有差异。

由于每个人的录入习惯不同，如果按一行多列结局的形式录入，当需要做多水平模型时就需要将其转换为多行一列的形式，反之亦然。

不少人在这两种数据形式之间转换时，主要采取手工调整的方式，费时且容易出错。而 JMP Pro 软件的堆叠和拆分功能则提供了一种快捷方式。下面分别介绍。

2.5.1　重复测量的多列指标堆叠为一列

例 2.5.1　在“1.5.1 临床试验数据”中，有 4 次关节功能的观测值，分别作为 4 列显示，现拟将这 4 列堆叠到一列中，并增加一列新变量表示 4 次观测时间点。

点击**表**>**堆叠**，打开图 2.5.2 所示对话框，将 4 个时间点的关节功能变量拖入到右侧的**堆叠列**框中。**输出表名称**可以指定新数据表的名称（如不指定则默认为“无标题”），**堆叠数据列**填入新合并成的一列的变量名（默认名为“数据”），**源标签列**填入表示时间点的变量名（默认为“标签”）。对于非堆叠列（如性别、年龄等其他变量），可以在**非堆叠列**选择全部保留或全部删除，也可根据实际情况**选择**保留部分变量。本例为了简化输出，我们仅选择了药物这一变量。

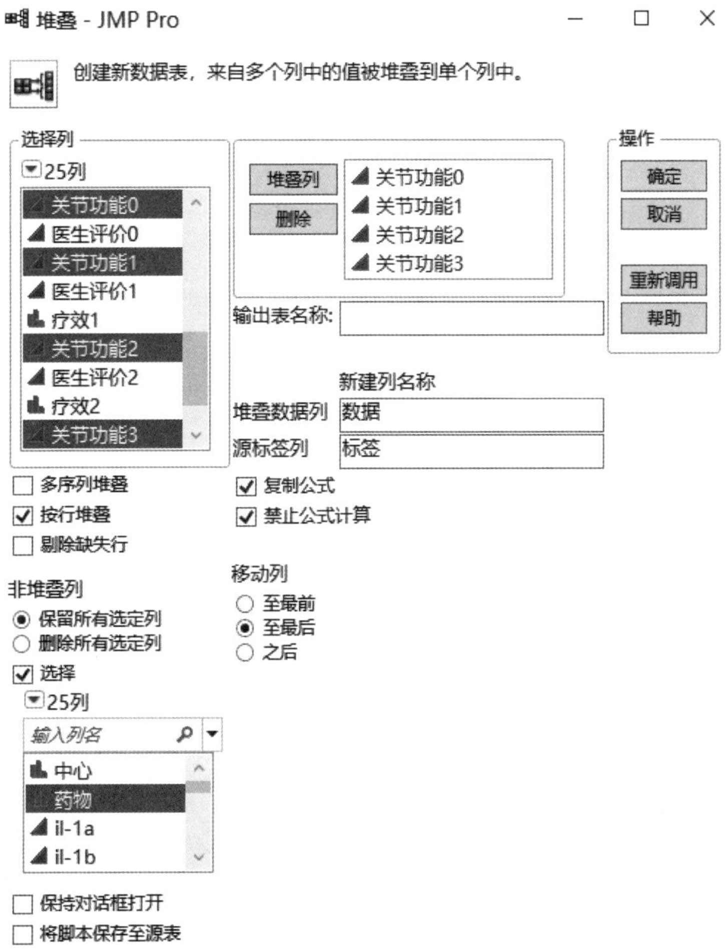

图 2.5.2　列的堆叠操作界面

堆叠后的数据如图 2.5.3 所示。由于图 2.5.2 中没有对变量名做任何修改，因此数据中默认以“数据”作为关节功能的变量名，其值为每一时间点的关节功能评分；以“标签”作为时间点的变量名，其值为原有的列变量名（即关节功能 0、关节功能 1、关节功能 2、关节功能 3）。

	药物	标签	数据
1	A	关节功能0	2
2	A	关节功能1	1
3	A	关节功能2	1
4	A	关节功能3	1
5	A	关节功能0	2
6	A	关节功能1	1
7	A	关节功能2	1
8	A	关节功能3	1

图 2.5.3　堆叠后的数据形式

小提示

实际的数据分析中，建议将“标签”和“数据”改为含义明确的变量名，并将“标签”变量中的值改为数值，如 0、1、2、3，然后根据分析目的将变量类型设为相应的数值型变量或名义型变量。

2.5.2　将一列指标拆分为多列

拆分功能是堆叠的逆操作，将一列数据中的多行观测根据一定条件拆分为多列。除了重复测量数据外，还有很多情形需要这种拆分，如绘制性别的金字塔图（详见第 3 章），需要男性和女性的变量值各自作为一列，这就需要将性别变量拆分为两列。

例 2.5.2　在“1.5.1 临床试验数据”中，拟按性别条件，将不同性别的 il-1a 变量分别显示，即男性的 il-1a 为一列，女性的 il-1a 为一列。

点击**表**>**拆分**，打开图 2.5.4A 所示对话框，将性别拖入到右侧的**拆分依据**框中，将 il-1a 拖入到右侧的**拆分列**框中。**输出表名称**可以指定新数据表的名称（如不指定则默认为“无标题”）。对于非拆分列（如年龄等其他变量），可以在**其余列**选择**全部保留**或**全部删除**，也可根据实际情况**选择**保留部分变量。本例为了简化输出，我们选择**全部删除**，得到拆分后的数据如图 2.5.4B 所示。

2.6　缺失值的查找与填补

缺失值在数据整理与分析中是一个普遍存在的问题，不管是回顾性调查还是追踪随访调查，都有可能出现数据缺失的情况。如果对缺失值不做任何处理（即将其作为空白值放在数据集中），大多数统计软件在执行统计分析时会默认将含缺失值的整个观测删除，这有可能会对结果造成较大偏倚。因此实际中我们通常需要对缺失值的模式有一定了解，并根

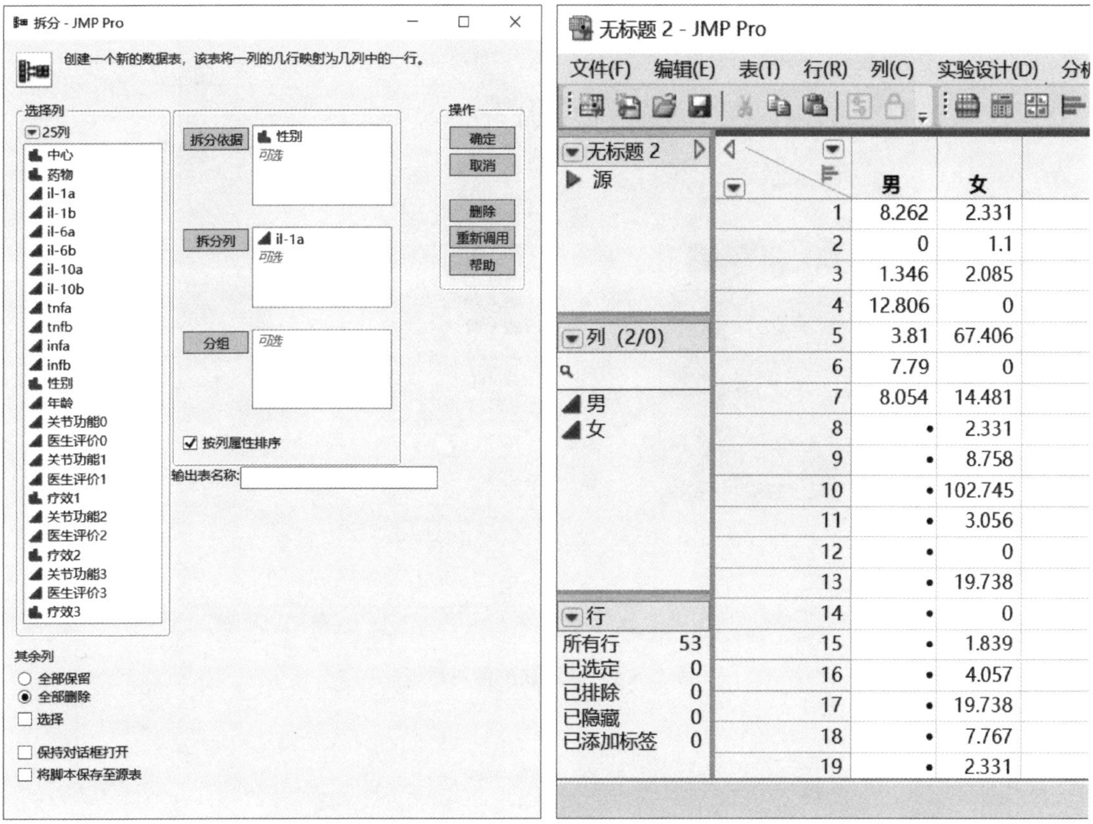

A B

图 2.5.4 数据表拆分的操作界面（A）及拆分结果（B）

据实际情况进行相应处理。

JMP Pro 软件不仅提供了缺失值查找的快捷手段，而且可以图形方式展示缺失值的模式，并对缺失值采用不同方法进行填补。

2.6.1 缺失值的查找

例 2.6.1 在“1.5.1 临床试验数据”中，查找 il-1a，……infb 这 10 个变量是否有缺失值。

点击**分析＞筛选＞探索缺失值**，弹出窗口如图 2.6.1 所示。将 10 个变量拖入到右侧的 **Y, 列**中，点击**确定**，即弹出图 2.6.2 所示的缺失值探索报表。

图 2.6.2 显示的界面中，上方提供了缺失值展示模式和填补方法，下方显示了数据缺失列表。可以看出，il-1a 无缺失值，il-1b 有 2 个缺失值，……infb 有 2 个缺失值。当变量较多时候，可勾选**仅显示带缺失值的列**，此时可隐藏无缺失值的变量，以简化结果。

如果想在数据表中快速发现缺失值位置，可先选中图 2.6.2 右下角的所有变量，再点击左侧的**为单元格着色**，此时数据表中对每一缺失的格子标记颜色，如图 2.6.3 所示。也可点击**为行着色**，对含有缺失值的观测进行整行着色。

此外，图 2.6.2 上方的**缺失值快照**可以通过图形方式显示所有缺失值在数据集中的位置，以便观察缺失是否存在某种规律性。读者可自行尝试。

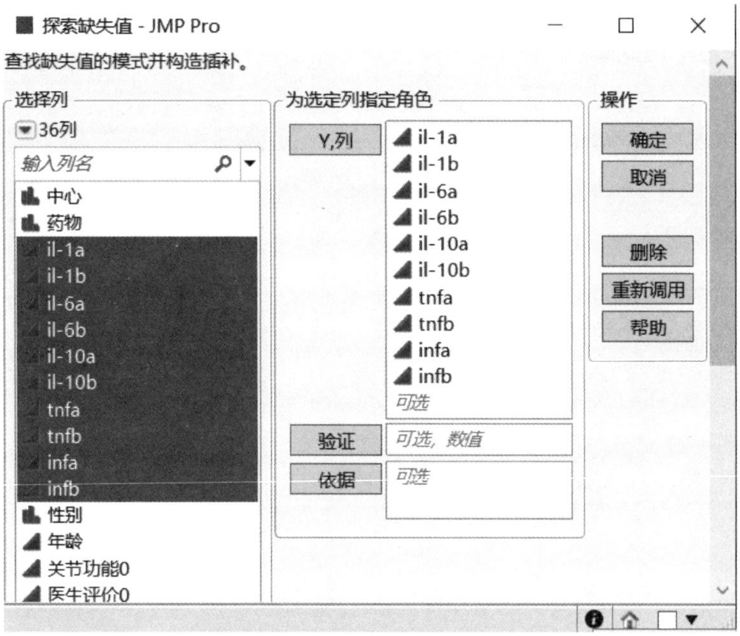

图 2.6.1　探索缺失值对话框

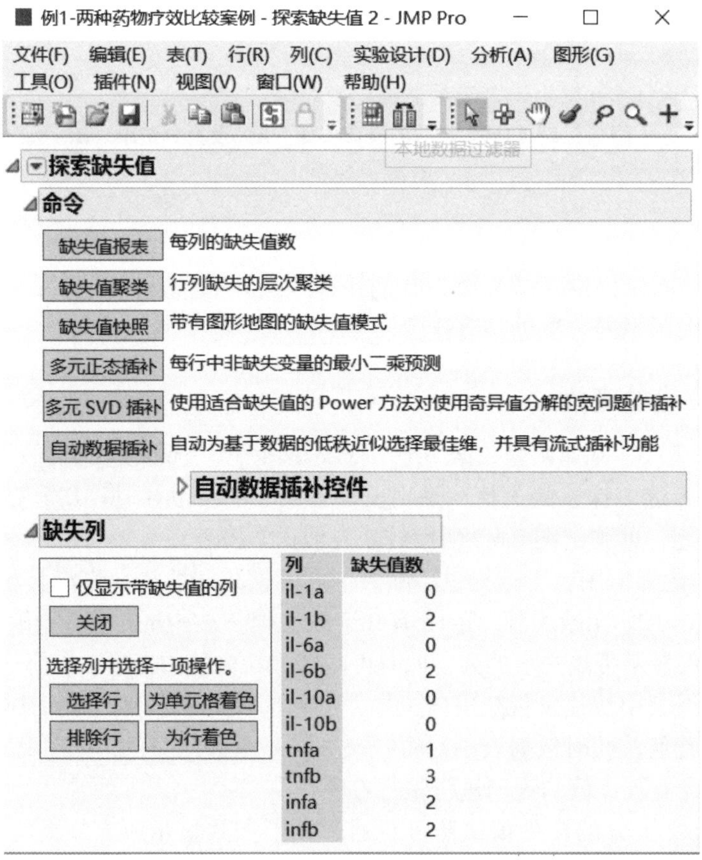

图 2.6.2　探索缺失值的结果界面

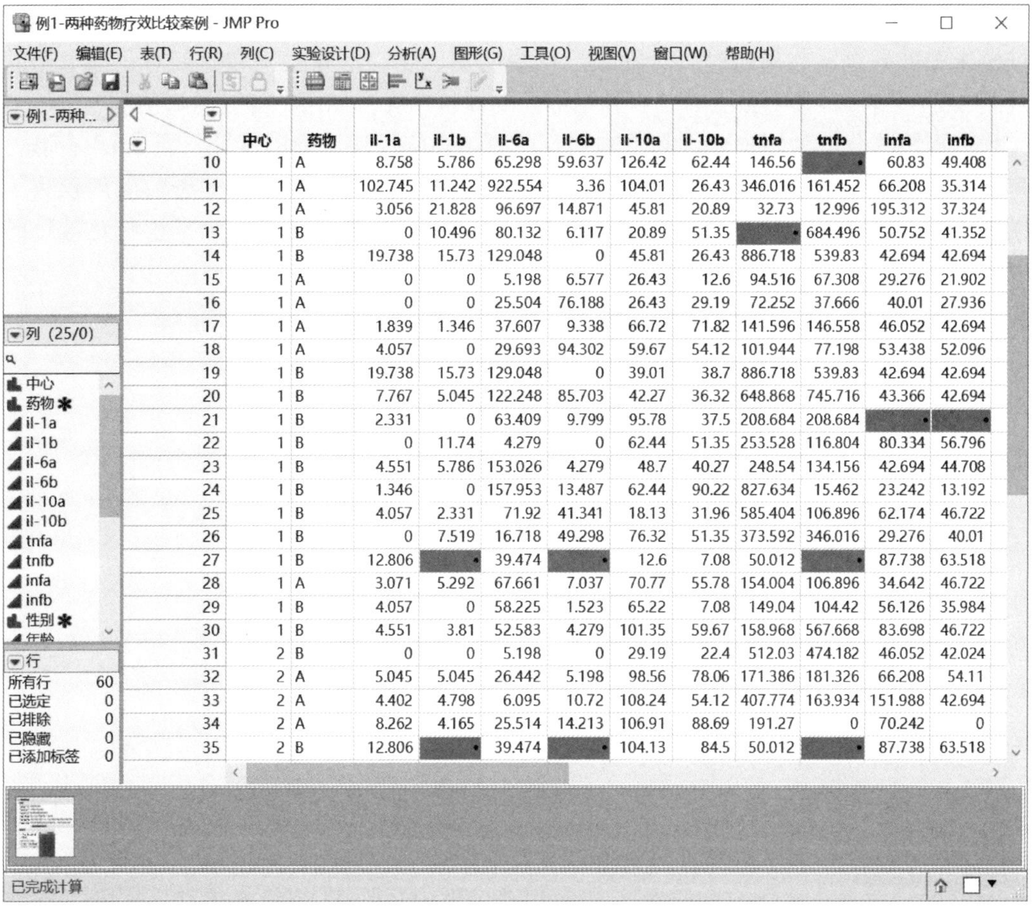

	中心	药物	il-1a	il-1b	il-6a	il-6b	il-10a	il-10b	tnfa	tnfb	infa	infb
10	1	A	8.758	5.786	65.298	59.637	126.42	62.44	146.56	•	60.83	49.408
11	1	A	102.745	11.242	922.554	3.36	104.01	26.43	346.016	161.452	66.208	35.314
12	1	A	3.056	21.828	96.697	14.871	45.81	20.89	32.73	12.996	195.312	37.324
13	1	B	0	10.496	80.132	6.117	20.89	51.35	•	684.496	50.752	41.352
14	1	B	19.738	15.73	129.048	0	45.81	26.43	886.718	539.83	42.694	42.694
15	1	A	0	0	5.198	6.577	26.43	12.6	94.516	67.308	29.276	21.902
16	1	A	0	0	25.504	76.188	26.43	29.19	72.252	37.666	40.01	27.936
17	1	A	1.839	1.346	37.607	9.338	66.72	71.82	141.596	146.558	46.052	42.694
18	1	A	4.057	0	29.693	94.302	59.67	54.12	101.944	77.198	53.438	52.096
19	1	B	19.738	15.73	129.048	0	39.01	38.7	886.718	539.83	42.694	42.694
20	1	B	7.767	5.045	122.248	85.703	42.27	36.32	648.868	745.716	43.366	42.694
21	1	B	2.331	0	63.409	9.799	95.78	37.5	208.684	208.684	•	•
22	1	B	0	11.74	4.279	0	62.44	51.35	253.528	116.804	80.334	56.796
23	1	B	4.551	5.786	153.026	4.279	48.7	40.27	248.54	134.156	42.694	44.708
24	1	B	1.346	0	157.953	13.487	62.44	90.22	827.634	15.462	23.242	13.192
25	1	B	4.057	2.331	71.92	41.341	18.13	31.96	585.404	106.896	62.174	46.722
26	1	B	0	7.519	16.718	49.298	76.32	51.35	373.592	346.016	29.276	40.01
27	1	B	12.806	•	39.474	•	12.6	7.08	50.012	•	87.738	63.518
28	1	A	3.071	5.292	67.661	7.037	70.77	55.78	154.004	106.896	34.642	46.722
29	1	B	4.057	0	58.225	1.523	65.22	7.08	149.04	104.42	56.126	35.984
30	1	B	4.551	3.81	52.583	4.279	101.35	59.67	158.968	567.668	83.698	46.722
31	2	B	0	0	5.198	0	29.19	22.4	512.03	474.182	46.052	42.024
32	2	A	5.045	5.045	26.442	5.198	98.56	78.06	171.386	181.326	66.208	54.11
33	2	A	4.402	4.798	6.095	10.72	108.24	54.12	407.774	163.934	151.988	42.694
34	2	A	8.262	4.165	25.514	14.213	106.91	88.69	191.27	0	70.242	0
35	2	B	12.806	•	39.474	•	104.13	84.5	50.012	•	87.738	63.518

图 2.6.3　缺失值单元格着色

2.6.2　缺失值的填补

在进行缺失值填补之前，首先了解一下数据缺失的 3 种类型。假定有教育程度和收入两个变量，收入变量存在缺失值。如果缺失值与教育程度和收入高低均无关，即理论上任何人都有相同的概率发生缺失，这种称为完全随机缺失（missing completely at random，MCAR）；如果缺失值与教育程度有关，但与收入高低本身无关，即不同教育程度的人缺失概率不同，这种称为随机缺失（missing at random，MAR）；如果缺失值与收入本身有关，即收入高和收入低的人缺失概率不同，这种称为非随机缺失（missing not at random，MNAR）。

目前统计学中关于缺失值的填补方法大都是基于随机缺失的假定，JMP Pro 软件提供的多种处理缺失值的方法也是主要用于随机缺失的情形，非随机缺失的填补方法需要更为专业的软件。JMP Pro 软件主要提供了回归填补法、奇异值分解（singular value decomposition，SVD）法和矩阵补全（matrix completion）法等几种方法。

2.6.2.1　回归填补法　即以未缺失的变量作为自变量，以含缺失值的变量作为因变量，建立回归模型，利用回归模型估计缺失值。如收缩压含缺失值，但 BMI 未缺失，此时可建立 BMI 对收缩压的回归模型，然后将 BMI 代入模型，得到收缩压的缺失值填补。

2.6.2.2 奇异值分解法 奇异值分解可以看作是一种信息提取的方法，根据已有的数据来推测未知的数据。这里通过一个简单示例说明其思路。已知张三和李四对几部电影的评分（图 2.6.4 上表），其中张三对“少林足球”的评价缺失，如何估计该缺失值呢？

我们将矩阵分解为用户矩阵和事物矩阵，事物矩阵反映电影的特征（图 2.6.4 右下表），用户矩阵反映用户喜好（图 2.6.4 左下表）。不难发现“少林足球”和“唐伯虎点秋香”属于同一类，而张三对这一类电影喜好程度较低，因此可以想象，张三对“少林足球”的评分应该也较低。

	复仇者联盟	唐伯虎点秋香	少林足球
张三	8	3	?
李四	4	7	8

用户矩阵

	科幻	喜剧
张三	1	0.2
李四	0.3	1

事物矩阵

	科幻	喜剧
复仇者联盟	1	0
唐伯虎点秋香	0	1
少林足球	0	1

图 2.6.4 奇异值分解法示例

2.6.2.3 矩阵补全法 矩阵补全思路上与奇异值分解相似，也是通过矩阵分解（matrix factorization），将一个含缺失值的矩阵 X 分解为两个（或多个）矩阵，然后将分解后的矩阵相乘就可以得到原矩阵的近似 X'，我们用这个近似矩阵 X' 的值来填补原矩阵 X 的缺失部分。

这几种方法（尤其后两种方法）均涉及较为复杂的数学原理，作为应用的话，大致理解其思路即可。这些方法本身虽然复杂，但在 JMP Pro 软件中的实现却非常简单。下面通过案例介绍这几种方法的实现。

例 2.6.2 在“1.5.1 临床试验数据”中，对含缺失值的 IL-1β、IL-6β、TNF-α、TNF-β、TNF-α、TNF-β 这 6 个变量进行缺失值填补。

在图 2.6.5 界面中，可选择**多元正态插补**、**多元 SVD 插补**、**自动数据插补**，分别对应回归填补、奇异值分解、矩阵补全 3 种方式。我们分别采用这三种方式尝试填补。

点击**多元正态插补**，会出现一个提示，问是否使用收缩估计量。收缩是一种提高协方差估算的技术，实际中选择**是，收缩**即可。

点击**多元 SVD 插补**，会出现一个提示，可设定奇异值向量和迭代次数，绝大多数情况下，直接用默认的数值即可，直接点**确定**。

点击**自动数据插补**，会基于软件默认的参数直接填补缺失值，如果想修改这些参数，可展开**自动数据插补控件**进行设置，一般情况下无需修改。

小提示

如果缺失变量与未缺失变量有较好的线性关系，通常选择**多元正态插补**便可得到较好的填补效果。如果纳入的变量特别多，如几百或几千个，通常**多元 SVD 插补**有较好的效果。**自动数据插补**在很多情况下与**多元 SVD 插补**的填补结果差不多。

以奇异值分解法为例，点击**多元 SVD 插补**，出现的界面中点击**确定**，此时数据集中对缺失值进行自动填补（图 2.6.5 中深灰底单元格），同时结果界面给出了填补的基本情况说明。如果想再用其他方法填补，可先点击结果中的**撤销**，将填补的数据恢复为缺失值，然后使用其他方法再次填补。

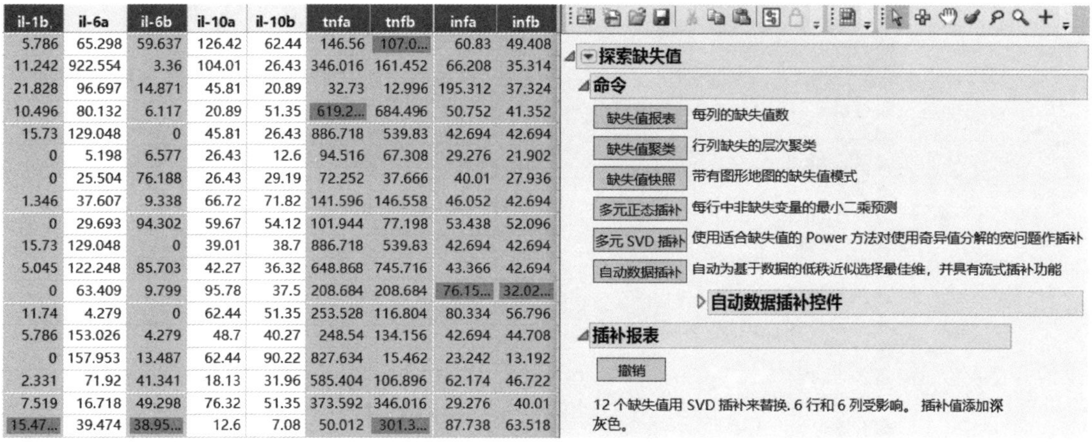

il-1b	il-6a	il-6b	il-10a	il-10b	tnfa	tnfb	infa	infb
5.786	65.298	59.637	126.42	62.44	146.56	107.0...	60.83	49.408
11.242	922.554	3.36	104.01	26.43	346.016	161.452	66.208	35.314
21.828	96.697	14.871	45.81	20.89	32.73	12.996	195.312	37.324
10.496	80.132	6.117	20.89	51.35	619.2...	684.496	50.752	41.352
15.73	129.048	0	45.81	26.43	886.718	539.83	42.694	42.694
0	5.198	6.577	26.43	12.6	94.516	67.308	29.276	21.902
0	25.504	76.188	26.43	29.19	72.252	37.666	40.01	27.936
1.346	37.607	9.338	66.72	71.82	141.596	146.558	46.052	42.694
0	29.693	94.302	59.67	54.12	101.944	77.198	53.438	52.096
15.73	129.048	0	39.01	38.7	886.718	539.83	42.694	42.694
5.045	122.248	85.703	42.27	36.32	648.868	745.716	43.366	42.694
0	63.409	9.799	95.78	37.5	208.684	208.684	76.15...	32.02...
11.74	4.279	0	62.44	51.35	253.528	116.804	80.334	56.796
5.786	153.026	4.279	48.7	40.27	248.54	134.156	42.694	44.708
0	157.953	13.487	62.44	90.22	827.634	15.462	23.242	13.192
2.331	71.92	41.341	18.13	31.96	585.404	106.896	62.174	46.722
7.519	16.718	49.298	76.32	51.35	373.592	346.016	29.276	40.01
15.47...	39.474	38.95...	12.6	7.08	50.012	301.3...	87.738	63.518

探索缺失值
命令
缺失值报表　每列的缺失值数
缺失值聚类　行列缺失的层次聚类
缺失值快照　带有图形地图的缺失值模式
多元正态插补　每行中非缺失变量的最小二乘预测
多元 SVD 插补　使用适合缺失值的 Power 方法对使用奇异值分解的宽问题作插补
自动数据插补　自动为基于数据的低秩近似选择最佳维，并具有流式插补功能
自动数据插补控件
插补报表
撤销
12 个缺失值用 SVD 插补来替换. 6 行和 6 列受影响。插补值添加深灰色。

图 2.6.5　自动插补结果

2.7　异常值的查找与处理

异常值简单来说就是偏离其他观测较远的值。异常值通常与以下原因有关：一是数据源头上的错误，如仪器故障、调查对象填写问卷时错填，这种系统误差通常难以纠正；二是数据录入错误，如将身高 170 cm 录入为 107 cm，这种问题发现后一般有希望改正；三是实际中真实存在异常值，如尽管 10 岁以下儿童身高 170 cm 不多见，但仍有可能存在，这种情况没有必要改正。

查找异常值最简单的方式是利用散点图，看哪几个点比较偏远，便可以怀疑是异常值。但散点图过于主观，有时不同分析者会有不同看法。为此，JMP Pro 软件还提供了几种查找异常值的专业方式，利用一定的统计方法进行探查。

2.7.1　查找异常值

例 2.7.1　在“1.5.1 临床试验数据”中，查找 il-1a，……infb 这 10 个指标是否有异常值。

点击**分析**＞**筛选**＞**探索离群值**，弹出窗口如图 2.7.1 示，将变量拖入右侧的框中，注意这里要求变量必须为连续型数值变量，点击**确定**，即可显示图 2.7.2 所示的探索离群值界面。

JMP Pro 软件中提供了 4 种探索离群值的统计方法，下面分别简要介绍。

2.7.1.1　分位数范围离群值　是指利用分位数设定上下限，超过界限一定倍数的值被定义为离群值。这种方式通过两个参数来调整异常值的界定：尾分位数用来调整四分位数间

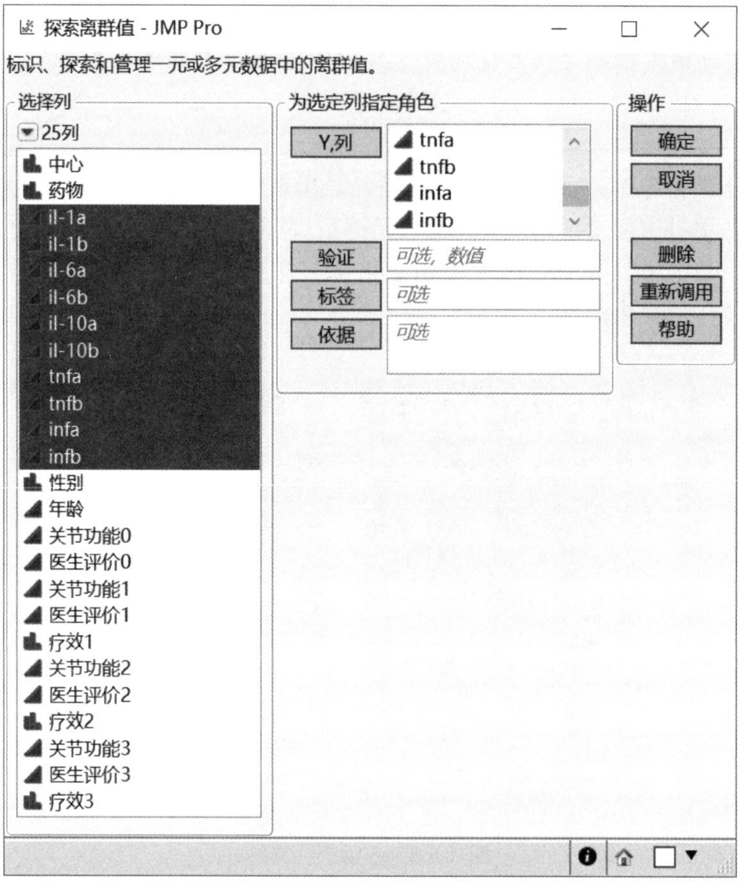

图 2.7.1　探索离群值对话框

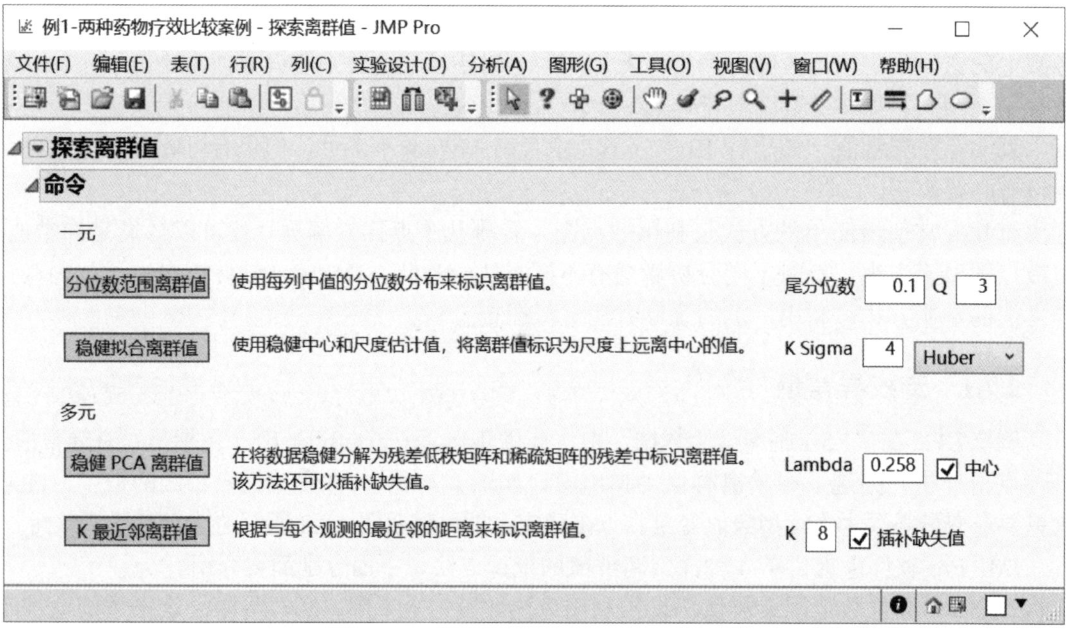

图 2.7.2　探索离群值的 4 种方法

距，Q 用来设定超过界值的多少倍。箱线图就是利用这种方式显示异常值，在箱线图中，分位数为 0.25，Q 为 1.5，其含义是：将第一四分位数和第三四分位数定义为上下限，超过该上下限 1.5 倍的值被认为是异常值。

当**尾分位数**设置很小，或 **Q** 值设置很大，此时只有明显偏离的点才会被认为是异常值。图 2.7.3 显示了将**尾分位数**定为 0.1，**Q** 定为 3 时，软件找到的异常值。读者可尝试其他组合值，不难发现其中规律。找出异常值后，仍然可以对其进行单元格着色或整行着色。

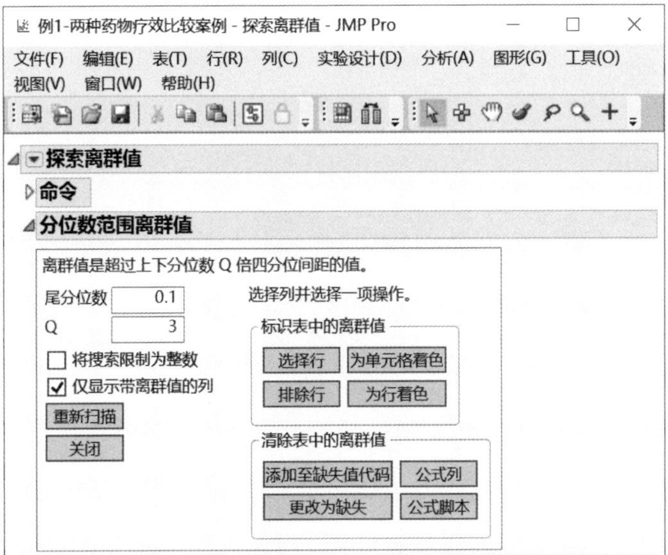

列	10% 分位数	90% 分位数	低阈值	高阈值	离群值数目	离群值(计数)
il-1a	0	17.3682	-52.105	69.4728	1	102.745
il-6a	2.5338	153.026	-448.94	604.503	2	628.926 922.554
infa	32.6816	106.111	-187.61	326.401	2	350.076 760.882

图 2.7.3　分位数范围离群值探索的结果

2.7.1.2　稳健拟合离群值　这种方式可以类比为利用均值和标准差查找异常值，在正态分布数据中，我们通常会定义偏离均值多少个标准差为异常值。只不过这里用的集中和离散指标不是均值和标准差，而是其他更为稳健的指标。统计学中的稳健，意思是不容易受个别值的影响。如 1、2、3 的均值和中位数都是 2；如果换成 1、2、30，此时中位数仍为 2，但均值变为 11，因此均值不如中位数稳健。

图 2.7.4 中显示的 **Huber**、**Cauchy** 等估计量都是比均值更为稳健的指标，关于这些指标这里不做过多介绍，感兴趣的读者可以查阅相关文献。尽管这些指标不同于均值，但查找异常值的思路仍是基于“偏离中心估计量多少倍的离散度”这一思想。只不过中心估计量换成了 **Huber**、**Cauchy** 等，离散度的倍数主要通过图 2.7.4 中的 **K** 值来指定。**K** 值越大，对离群值的定义越严格，越是只能找到很明显的异常值。

2.7.1.3　稳健 PCA 离群值　PCA，即主成分分析，是一种降维技术，可以将多个相关变量的信息提取出来，综合为较少的几个变量。利用稳健 PCA 方法查找异常值的思路较为复杂，涉及的数学知识较多，这里不做介绍。只要记住一点，稳健 PCA 主要可用于多个相关性较强的变量的异常值查找，该法主要通过一个参数来调整异常值的定义，即 lambda（λ）

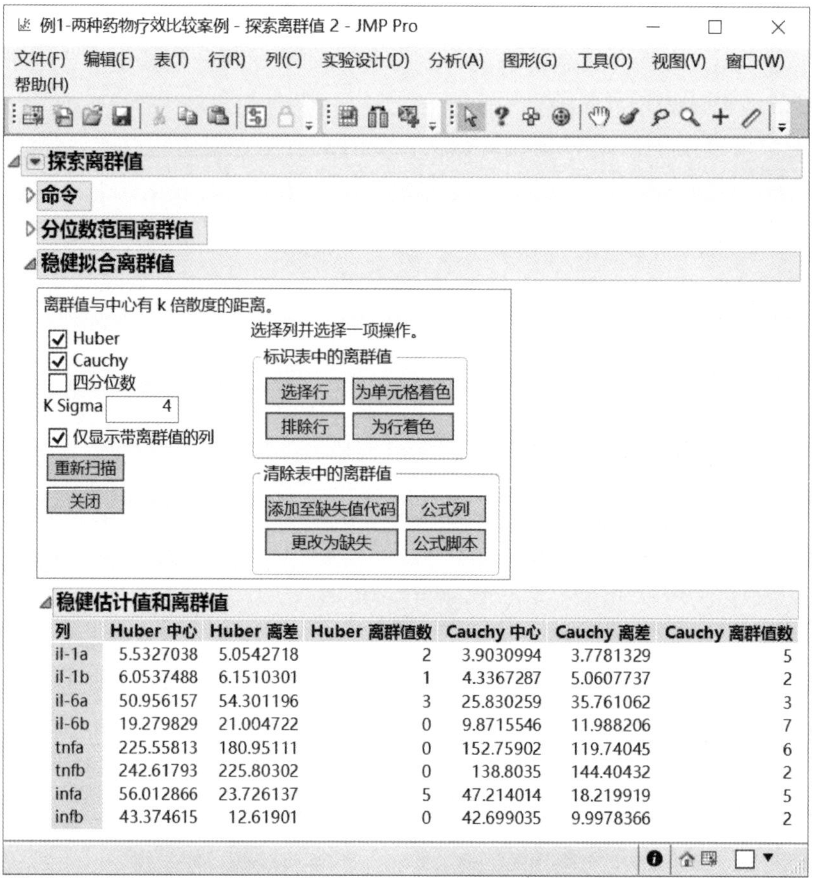

列	Huber 中心	Huber 离差	Huber 离群值数	Cauchy 中心	Cauchy 离差	Cauchy 离群值数
il-1a	5.5327038	5.0542718	2	3.9030994	3.7781329	5
il-1b	6.0537488	6.1510301	1	4.3367287	5.0607737	2
il-6a	50.956157	54.301196	3	25.830259	35.761062	3
il-6b	19.279829	21.004722	0	9.8715546	11.988206	7
tnfa	225.55813	180.95111	0	152.75902	119.74045	6
tnfb	242.61793	225.80302	0	138.8035	144.40432	2
infa	56.012866	23.726137	5	47.214014	18.219919	5
infb	43.374615	12.61901	0	42.699035	9.9978366	2

图 2.7.4　稳健拟合离群值探索的结果

值。λ 值越大，越是只有非常明显的异常值才能被发现；λ 值越小，被定义为异常值的观测越多。图 2.7.5 显示了定义 λ 值为 0.4（A）和 0.5（B）时找出的异常值。此外，稳健 PCA 的运行中包含了奇异值分解过程，因此在查找离群值时同时也执行了缺失值填补，但并不会直接将填补值替换到原始数据中，需要手动保存。

2.7.1.4　*K* 最近邻离群值　*K* 近邻法的思路较为朴素，是通过距离（欧氏距离）远近来决定是否异常，如果某个值距离大多数值都较远，则被划归为离群值。*K* 近邻法的参数主要是 *K* 值，表示周围 *K* 个数据点，例如指定 $K = 1$，表示基于最近距离的 1 个数据点，$K = 2$ 表示基于最近距离的 2 个数据点，以此类推。*K* 近邻法判断异常值，主要通过欧氏距离展示每一点距离它 *K* 个最近邻值的平均距离，因此 *K* 值的指定会影响到异常值的判断，*K* 值过小容易检测不到异常值，*K* 值太大容易导致检测的异常值过多。JMP Pro 软件默认指定 *K* 值为 1、2、3、5、8。

图 2.7.6 显示了 $K = 1$、2、3、5、8 时的异常值情况，尽管几个图并不完全相同，但确定的异常值个数基本差不多。

图 2.7.7 给出了最大离群值结果，该结果显示了 20 个观测值，它们与 *K* 个最近邻数据点的距离最大（*K* 与前面的指定有关），其中第 1 列**行**指离群值所在的行，第 3 列**近邻**显示了距离该行最近邻的 8 个数据所在的行，第 2 列**距离**则显示了它们之间的欧氏距离。

单元格大残差

列	行	统一尺度的残差	残差
infa	2	26.40022	684.459
il-1a	11	14.10659	78.08414
il-6a	11	13.15063	684.589
infa	52	10.11707	262.298
il-1a	6	8.99802	49.8067
il-6a	8	7.749208	403.4044
il-6a	6	5.691293	296.2745
infa	56	5.179262	134.2789
infa	12	5.074247	131.5563
tnfa	19	2.756108	498.8693
tnfa	14	2.724149	493.0845
tnfa	24	2.515668	455.3484
il-1b	39	2.482766	18.57041
infa	33	2.473225	64.12149

A

单元格大残差

列	行	统一尺度的残差	残差
infa	2	25.82977	669.6694
il-1a	11	12.0015	66.43182
il-6a	11	9.697181	504.811
infa	52	9.689924	251.2235
il-1a	6	6.78105	37.53512
il-6a	8	5.854399	304.7654
infa	56	4.665788	120.9664
infa	12	4.534901	117.5731
il-6a	6	2.404292	125.1614
il-1b	39	2.313045	17.30095
infa	33	2.224837	57.68172

B

图 2.7.5 稳健 PCA 离群值方法中 λ 值为 0.4（A）和 0.5（B）的异常值情况

K 最近邻

排除选定行 散点图矩阵 保存近邻距离 关闭

已分析 60 行。 “稳健 PCA” 插补了 12 个缺失值。

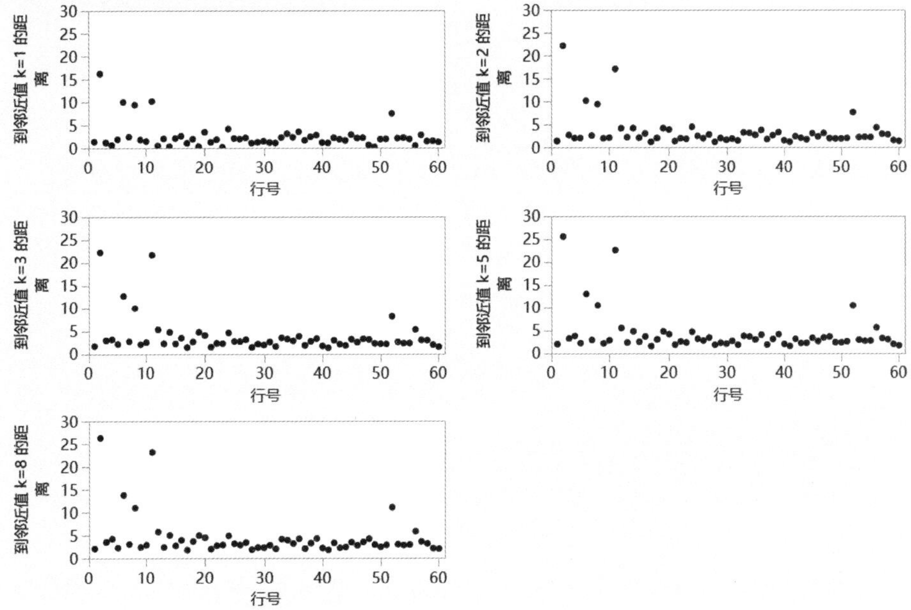

图 2.7.6 *K* 最近邻离群值方法中 *K* = 1、2、3、5、8 时的异常值情况

来自 8 个最近邻的最大离群值

行	距离	近邻	最大近邻差值 列1	RMS1	列2	RMS2	列3	RMS3	列4	RMS4	列5	RMS5
2	26.3679	52 12 56 33 55 30 35 27	infa	23.539	il-1b	1.72	il-10b	1.3885	infb	1.2682	il-1a	1.1706
11	23.16621	6 8 14 19 47 42 49 23	il-1a	15.079	il-6a	14.03	tnfa	1.7182	il-10a	1.0345	infa	0.9342
6	13.80151	8 11 19 14 47 42 23 49	il-1a	9.2475	il-6a	7.7875	tnfa	2.1489	il-10b	1.8894	il-1b	0.979
52	11.09521	12 56 33 55 30 35 22 50	infa	9.036	tnfb	1.8089	il-10a	1.452	infb	1.4265	il-1b	1.1304
8	10.99829	49 23 45 6 24 14 19 53	il-6a	8.7835	il-1a	3.8199	tnfa	2.5611	il-10b	1.3595	il-1b	1.1899
56	5.905729	12 33 27 22 30 55 35 46	infa	3.7488	il-1b	1.8069	il-10a	1.3212	il-6a	1.318	infb	1.2906
12	5.814105	56 33 27 30 22 55 35 46	infa	3.7488	il-1b	1.8069	il-6a	1.318	infb	1.2906	tnfa	1.1194
14	5.054467	19 47 3 49 23 38 25 42	tnfa	2.7629	il-1a	2.2904	il-6a	1.5934	il-1b	1.4437	il-6b	0.988
19	5.02369	14 47 38 23 49 3 25 42	tnfa	2.7629	il-1a	2.2904	il-6a	1.5934	il-1b	1.4437	il-6b	0.988
24	4.964836	5 38 23 25 49 21 43 31	tnfa	2.6784	infb	2.3023	il-6a	2.0821	il-10b	1.4475	infa	1.0508

图 2.7.7 *K* 最近邻离群值得出的最大离群值情况（*K* = 8）

上述几种方法都不免带有一定的主观性，事实上，异常值本身就无严格定义，其判断与研究目的有关，需要结合专业而定。实际应用中，建议利用上述 4 种方法再结合散点图等综合判断。尽管不同方法确定的异常值并不一定完全相同，但多数情况下是一致的，综合几种方式不难确定。

2.7.2　异常值处理

异常值的处理需要结合实际情况，具体问题具体分析。一般来说，针对不同问题可以有不同的处理方式。如果是录入错误，溯源改正即可。但如果确实为异常值，需要根据具体情况处理：

如果是特殊原因引起的偶尔情况，不代表一般情况，可以考虑删除。例如，欲调查某班级学生的考试成绩，可能该班级平时成绩较为稳定，平均在 90 分左右，但如果恰好其中有一名尖子生当天感冒，只考了 30 分。这种情况下，尽管该数值是真实的，但它反映了极其特殊的情况，可以考虑删除。

如果该异常值并不代表研究者打算推论的总体情况，也可以考虑删除。例如，欲分析身高与收缩压的关系，多数人身高都在 1.6 ~ 1.8 之间，但有个别人身高为 2.2。如果研究者打算推论的总体是正常身高人群，则可以将该值删除。

如果研究者拟推论的总体中也存在一定比例的类似异常值，将其删除则未必合适，很可能会造成结果的偏倚。但也不能直接采用传统的方法（如一般线性模型）来处理，否则会造成结果的异常。一般情况下，可以考虑稳健的统计方法，如稳健回归。

3 数据可视化

数据可视化主要是借助图形化手段，清晰直观地展示有效信息。所谓“一图胜千言”，好的可视化图形，可以让人快速抓住想要表达的重点。而一幅表达不清的图形，容易让人不知所云。图形的展示需要结合研究目的、数据类型等多个因素来考虑，医学研究中常见的图形的用途包括描述数据分布、多组间的比较、变量之间的关系、时间序列变化等。还有一些用于特殊目的的图形，如统计地图、森林图、金字塔图、词云图、气泡图。

数据可视化是 JMP Pro 软件的重要特色之一，在大数据时代，图形展示是快速探索数据的重要手段，而且随着计算机软件的发展，图形不仅要表达出研究目的，还在美化方面提出了更高需求。JMP Pro 软件恰好满足了这几点，不仅可以快速地切换图形类型，同时还为使用者提供了众多的图形细节修饰工具，无需编程便可生成一幅令人满意的图形。

本章主要基于 JMP Pro 软件在统计制图方面的优势和特色，从研究目的入手，对常见的一些统计图形的绘制进行详细介绍。同时，也穿插了各种 JMP Pro 软件在绘图方面的特色，利用这些修饰技巧，几乎可以满足任意想要实现的常用图形绘制。

3.1 常见统计图及其应用场景

柱形图（column chart）：常用于展示多组数值的大小情况，如均值、发生率。柱形图中，通常横坐标为组别变量，纵坐标为拟展示的结局变量，柱形的高度可直观反映不同组别间的数值大小。柱形图常见类型有单组数据柱形图、多组数据柱形图、堆积柱形图、双 Y 轴柱形图等。

条形图（bar chart）：条形图与柱形图类似，两者区别在于横纵坐标位置调换了一下，条形图的纵坐标是组别变量，横坐标是结果变量，通过条形长度反映数值大小。通常，当组别分类较多，同时组别名较长时，可选择条形图，因为条形图是横向布局，有更多的空间可以显示变量名。在 JMP Pro 软件中，柱形图和条形图都统一称为条形图，但研究者可自行选择将组别变量放在横坐标还是纵坐标。

线图（line chart）：常用于描述某指标随时间变化的趋势，一般横坐标为时间变量，纵坐标为拟观察的指标。

饼图（pie chart）：常用于展示某分类变量的各类比例。除了传统的饼图外，还有一些变体，如环形图、风玫瑰图。环形图是在饼图基础上，将其中间区域挖空，以圆环来展示比例；风玫瑰图也叫鸡冠花图，也是将每一类作为一小块扇形区域，但每块扇形区域的直径不同，这样展示效果更为震撼。严格来说，饼图不算统计图，专业的学术类文章中一般不用。

马赛克图（mosaic plot）：与饼图类似，也用于展示各类比例，只不过不是用圆形，而是用矩形展示各类比例大小。将一个大的矩形分为若干小矩形，以小矩形的面积表示各类的比例大小。由于是矩形，在分组展示方面比饼图更方便做比较。

矩形树图（treemap）：即矩形式树状结构图，它也是基于矩形面积大小反映指标的数值大小，但同时可以加入层次结构。当数据本身具有一定层次结构（如医院—科室），且类别数较多时，矩形树图尤为实用。

散点图（scatter plot）：常用于展示两个连续变量间的关系。实际中散点图经常用于初步探索两个连续变量间是否呈线性关系，在本书的第 7 章中有更详细的应用介绍。

气泡图（bubble chart）：气泡图是在散点图基础上增加一个维度，即用气泡大小表示第 3 个变量的变化。气泡图可以观察随着横坐标的变化，纵坐标和气泡大小这两个变量的综合改变。气泡图还经常配合地图使用，如可反映随着时间变化，不同地区的某疾病例数（气泡大小）变化，且可以做成动态图用以展示。

直方图（histogram）：常用于展示某变量的分布情况，实际中经常用于观察某连续变量是否满足正态分布，在本书的第 4 章中有详细的应用介绍。

箱线图（box plot）：也称箱须图（box-whisker plot）。它利用 5 个统计量：最小值、第一四分位数、中位数、第三四分位数、最大值来描述数据分布。箱线图经常用于专业论文中，既可以比较组间数值大小，还可以同时展示各组的数据分布情况。

小提琴图（violin plot）：用来展示多组数据的分布情况及概率密度。它主要是利用密度来展示数据的大小和分布，因其形状类似小提琴而得名。小提琴图集实用性与美观性于一体，近几年在论文中经常出现，实际中经常与点图或箱线图结合展示。

词云图（word cloud）：是文本数据的可视化展示，以字体大小或颜色深浅反映词频，可初步展示文本中的关键词。

热图（heat map）：是一种用颜色表示指标数值大小的可视化方法。在生物信息分析中常用于展示基因聚类等，在流行病学中常以时间作为横坐标、以某指标作为纵坐标，可显示指标随时间变化的情况。

统计地图（statistical map）：通常采用不同的颜色深浅来展示某指标在不同地区的高低变化，如全球 COVID-19 患者例数分布。

复合图形：即多种图形的组合，如箱线图与小提琴图的组合，气泡图与地图的组合。

3.2 JMP 图形生成器及基本操作

图形生成器是一个交互绘图平台，也是 JMP Pro 软件的强大功能之一，它可以真正实现交互式的数据可视化，绝大多数的图形均可通过该平台完成。图形生成器平台可通过选择**图形**＞**图形生成器**进入（图 3.2.1）。

图 3.2.2 是图形生成器平台的基本界面。左侧上方区域（下文简称“变量选择区”）为当前数据集中所包含可选变量的展示区，可显示变量名及其类型。左侧下方区域（下文简称“参数设置区”）是统计图相关选项，可以根据研究目的对统计图进行详细的设置，不同图形会显示不同的设置选项，例如图 3.2.2 中默认为点图，显示了**汇总统计量**、**误差条**、**随机散布**等选项。中间上方区域（下文简称“图形选择区”）列出了常见的几种统计图，依次为点图、平滑线拟合、直线拟合、椭圆拟合、等高线图、线图、条形图、面积图、箱线图、直方图、热图、饼图、矩形树图、马赛克图和标签框等。这些图形之间可以任意切换，也可以进行两个或多个图形的叠加。中间下方区域（下文简称“图形输出区”），输出相应的图形，结合**重叠**等功能，可以实现分组显示等功能。右侧区域（下文简称“属性设置区”），此区域功能分为两部分：**叠加**、**颜色**、**大小**和**区间** 4 个是针对图形本身的设置；图例部分

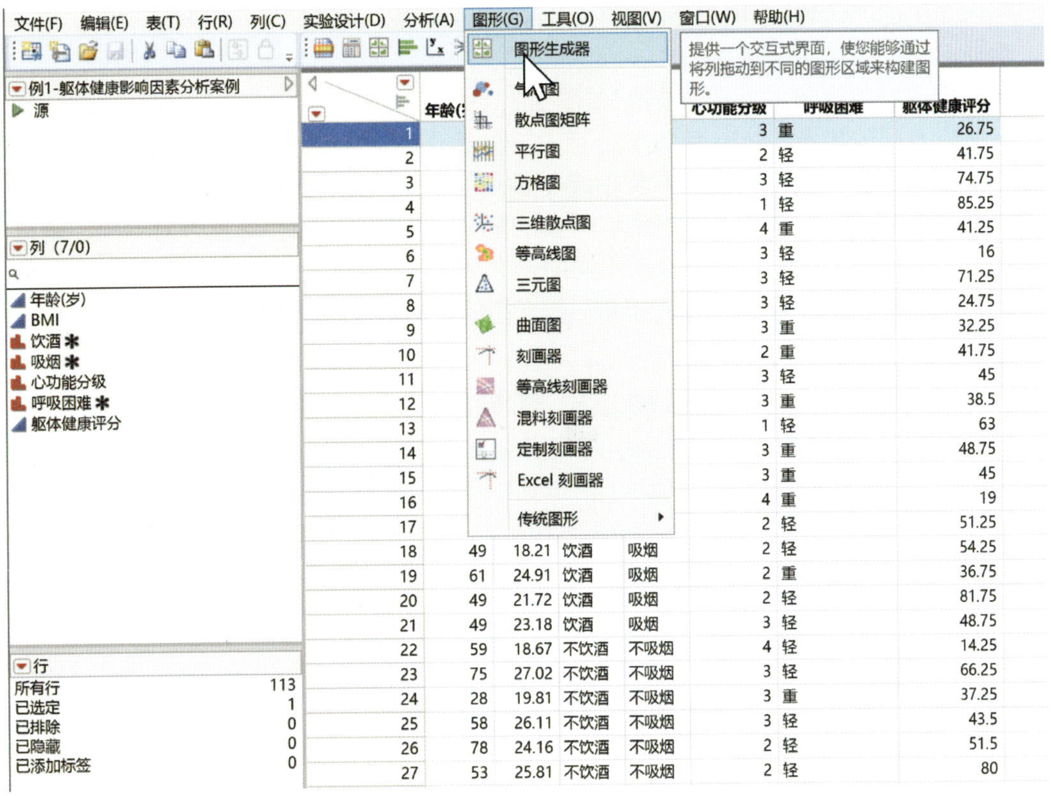

图 3.2.1 通过菜单选择进入图形生成器界面

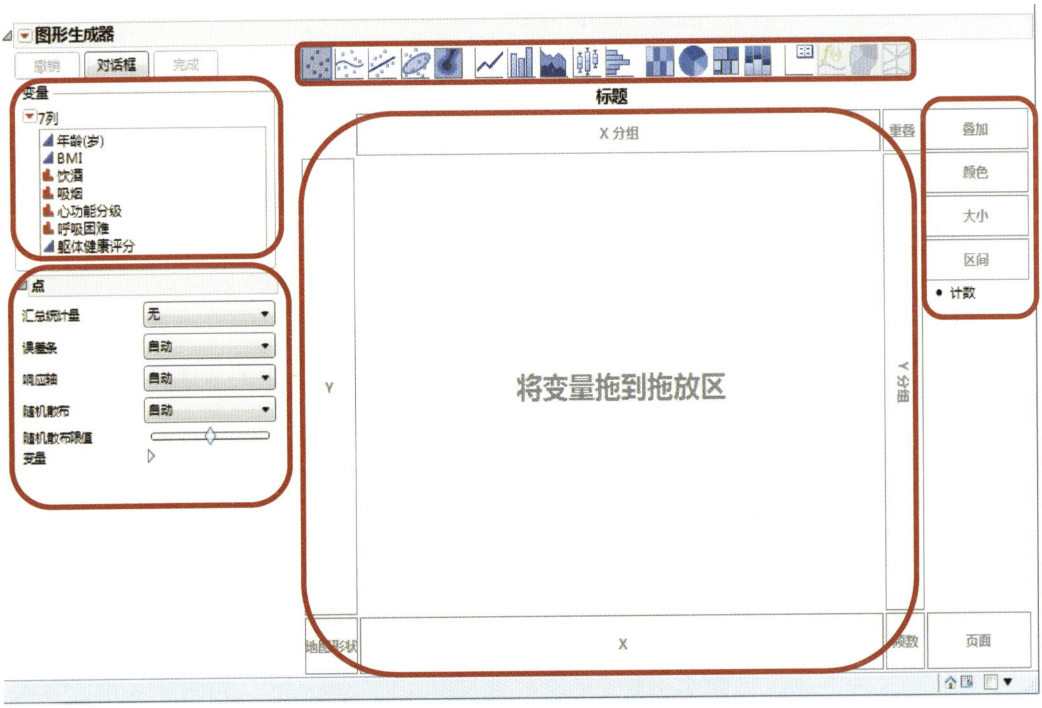

图 3.2.2 图形生成器平台的基本界面

（如图3.2.2中的“计数”）则主要用于对图形的细节设置，如点的形状、图形颜色、线条粗细、填充形状。

图形生成器的操作主要靠“拖拽”，图3.2.3中蓝色阴影区域均可拖放变量，拖拽至不同位置对应不同的功能。其中**X**和**Y**分别表示自变量和因变量，根据具体问题的不同目的而定；**X分组**和**Y分组**分别表示按**X**轴或**Y**轴划分不同面板，**重叠**可用于对多类别划分多个面板，**叠加**可用于将多类别数据用不同颜色显示在同一面板中，**颜色**可对不同类别显示不同颜色，**大小**可针对不同类别显示不同的点大小，**区间**可显示某值的区间（如参数值及其置信区间）。各模块具体功能将在本章后续介绍的案例中进行详细讲解。

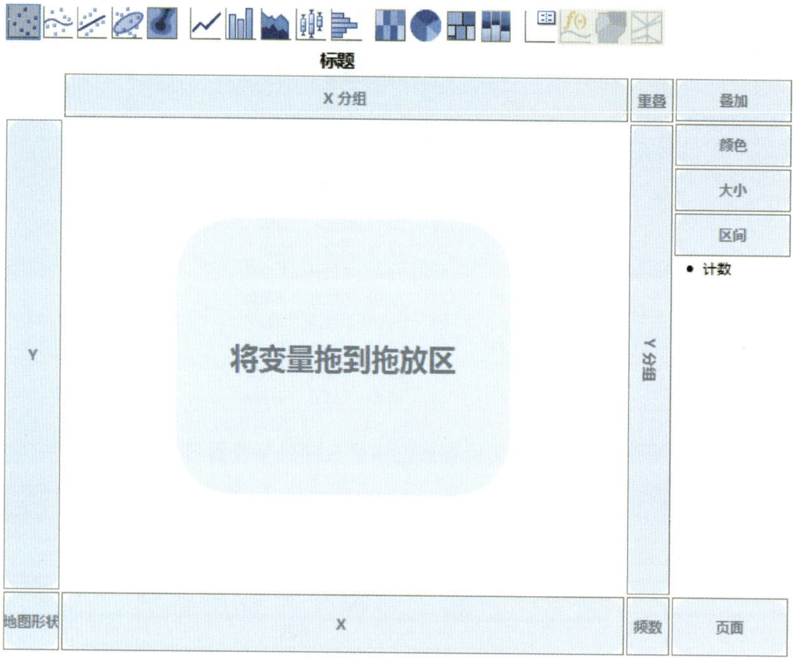

图3.2.3　图形生成器的可拖拽区域

3.3　JMP图形生成器的特色与优势

3.3.1　不同统计图之间可即时切换

这里通过“1.5.2躯体健康分析数据”中的年龄变量来说明。年龄为连续变量，通常可采用直方图、箱线图等进行分布描述。

首先打开图形生成器，在左侧的“变量选择区”**列**中选择年龄（岁）变量，并且将其拖拽至“图形输出区”**X**轴处（图3.3.1），此时在“图形输出区”默认展示年龄的点图分布。与此对应，“图形选择区”中的点图显示为选定状态（图3.3.1中变为蓝底）。

小提示

当只拖入一个连续变量或分类变量至“图形输入区”时，默认图形是点图，且点图默认自带随机散布效果。

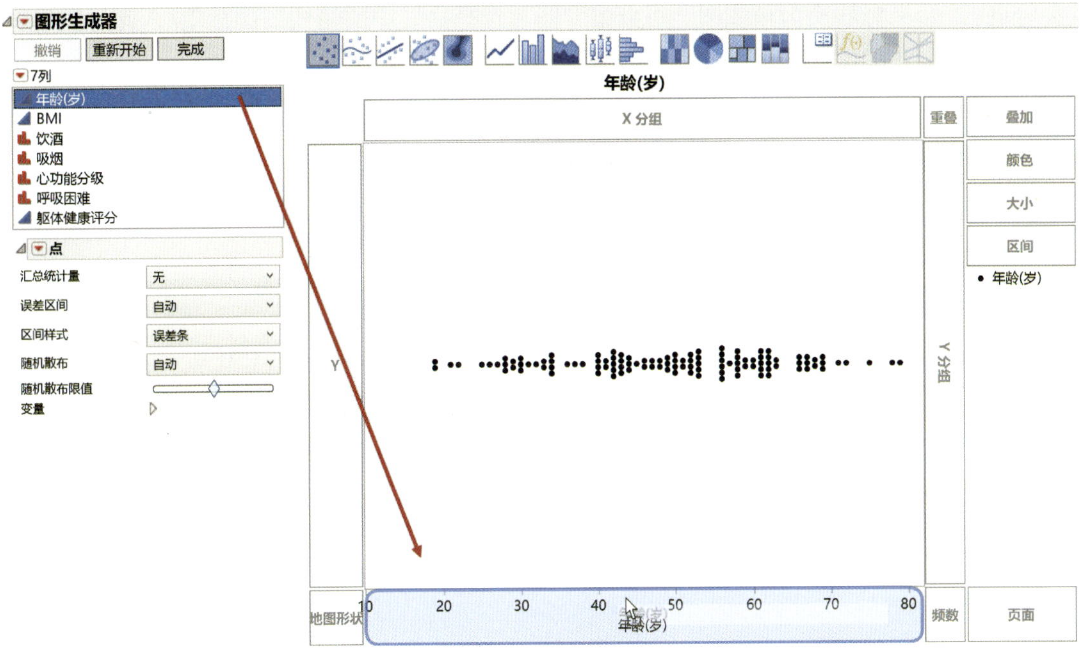

图 3.3.1 年龄变量点图

如果我们想展示年龄的直方图效果，无需重复操作，只要点击“图形选择区”中的相应图形即可实现快速切换。点击直方图图标，即可从点图切换至直方图（图 3.3.2）。直方图显示，年龄分布大体呈两边低中间高的钟形分布。

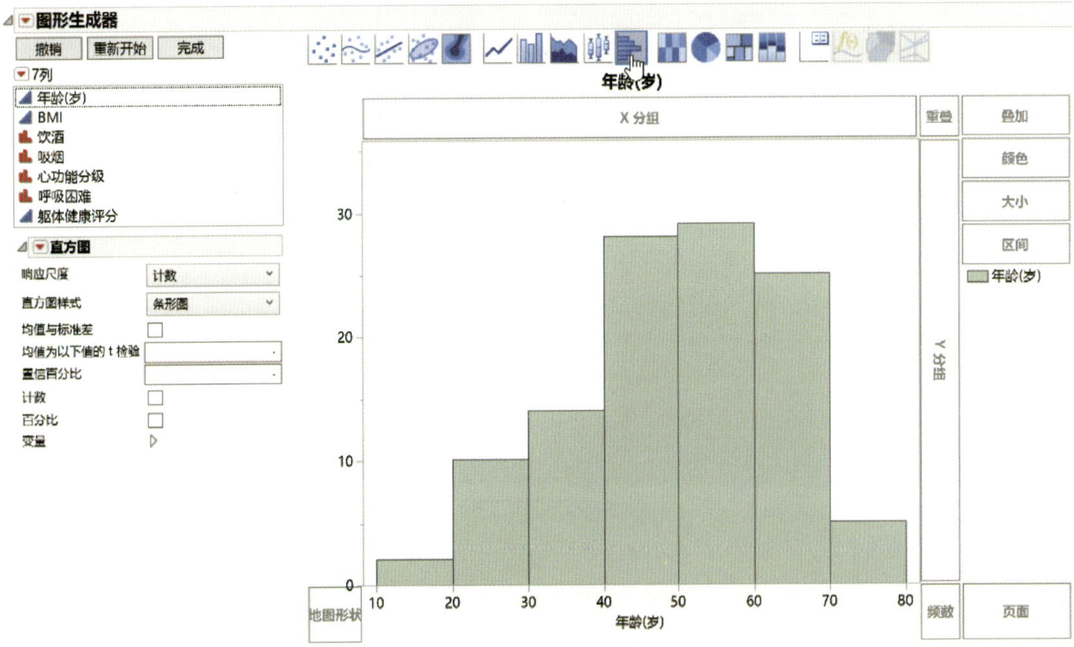

图 3.3.2 年龄变量直方图

同样，如果想切换为箱线图，可点击“图形选择区”中的箱线图图标，此时图形变为图 3.3.3 所示的箱线图。

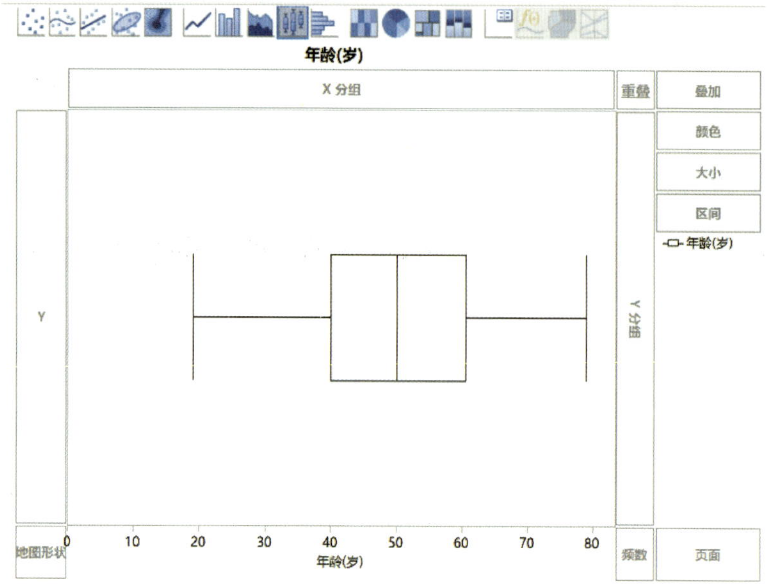

图 **3.3.3**　年龄变量的箱线图（横向）

在医学论文报告和数据可视化展示的时候，我们更习惯用竖向的箱线图。将年龄变量从 **X** 轴拖拽至 **Y** 轴，即可显示竖向箱线图，如图 3.3.4 所示。

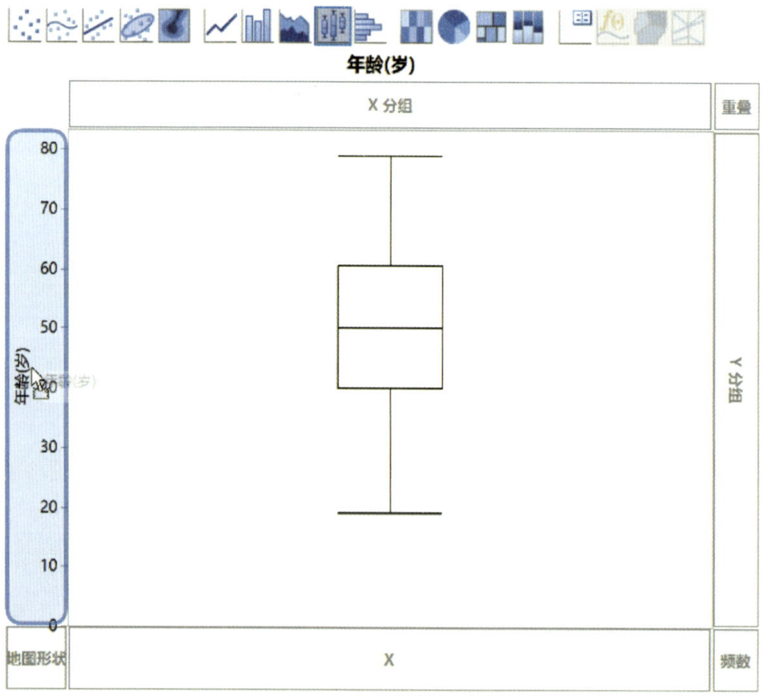

图 **3.3.4**　年龄变量的箱线图（竖向）

3.3.2 丰富的图形参数设置选项

图形的参数设置主要是针对图形的展示方式的选项设置，如点图是否随机散布、直方图是否显示频数、箱线图是否显示异常值。这些设置主要在左侧的“参数设置区”，不同图形的参数设置内容各不相同。我们这里以箱线图和直方图为例进行介绍，其他图形的参数设置与此类似，读者可自行探索。

箱线图的“参数设置区”主要包括是否显示**离群值**、是否显示**5数汇总**（最大值、第三四分位数、中位数、第一四分位数、最小值）、是否显示纯色箱线图等（图3.3.5）。我们在图3.3.4的基础上做3处设置：勾选**离群值**，勾选**5数汇总**，将**框样式**改为**纯色**。此时图形变成了图3.3.5的样式。

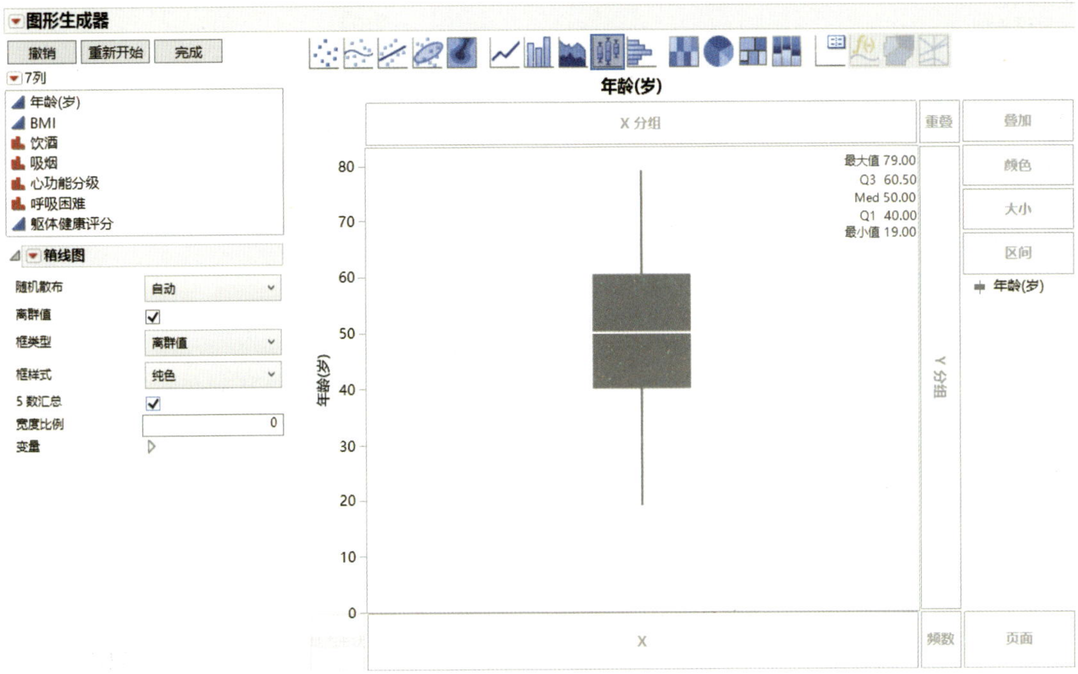

图 3.3.5 参数设置后的箱线图

直方图的“参数设置区”主要包括**直方图样式**、**均值与标准差**的显示、单样本 t 检验结果、是否显示计数或百分比等。我们在图3.3.2的基础上进行两处设置：**直方图样式**改为核密度，勾选**均值与标准差**。此时图形变成了图3.3.6的样式。

3.3.3 便捷的图形样式修改选项

在JMP Pro软件中对图形样式（如颜色、字体、线条）修改非常容易，只需简单鼠标操作即可生成各种漂亮图形。图形样式的修改主要有两种方式：通过“属性设置区”直接设置和在“图形输出区”单击右键的**定制**菜单。我们这里以箱线图为例进行说明，其余图形的样式修改基本相同。

在图3.3.5箱线图的基础上，在右侧“属性设置区”的年龄（岁）图例处点击右键，便可出现**线条颜色**或**线条样式**、**填充颜色**等各种选项，根据实际情况选择即可。如我们想将

图 3.3.5 中箱线图的灰色改为鲜亮一点的粉色，右键点击选择**填充颜色**（图 3.3.7），选择相应颜色即可（图 3.3.8）。在**填充颜色**菜单中，如果觉得默认颜色都不想要，还可以点击**其他**，自己进行颜色调配，总有一种颜色是符合心意的。在“图形输出区”单击右键的**定制**，也可通过菜单中出现的选项对线条颜色、样式等进行设置。为了节省篇幅不再一一赘述，相信读者不难举一反三。

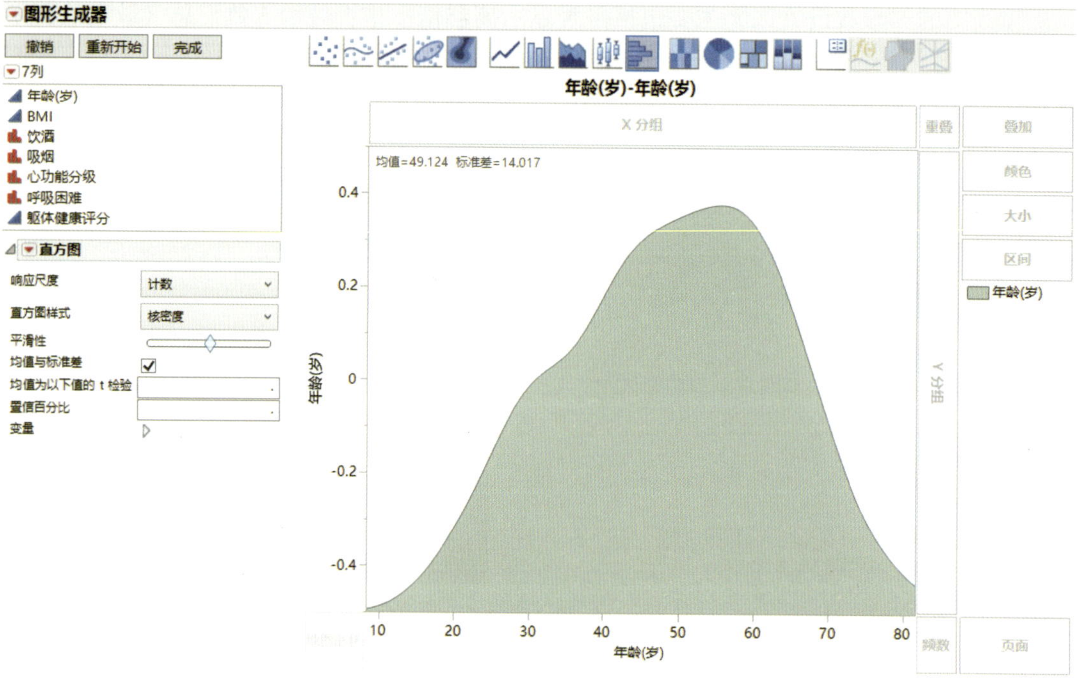

图 **3.3.6**　显示为核密度的直方图

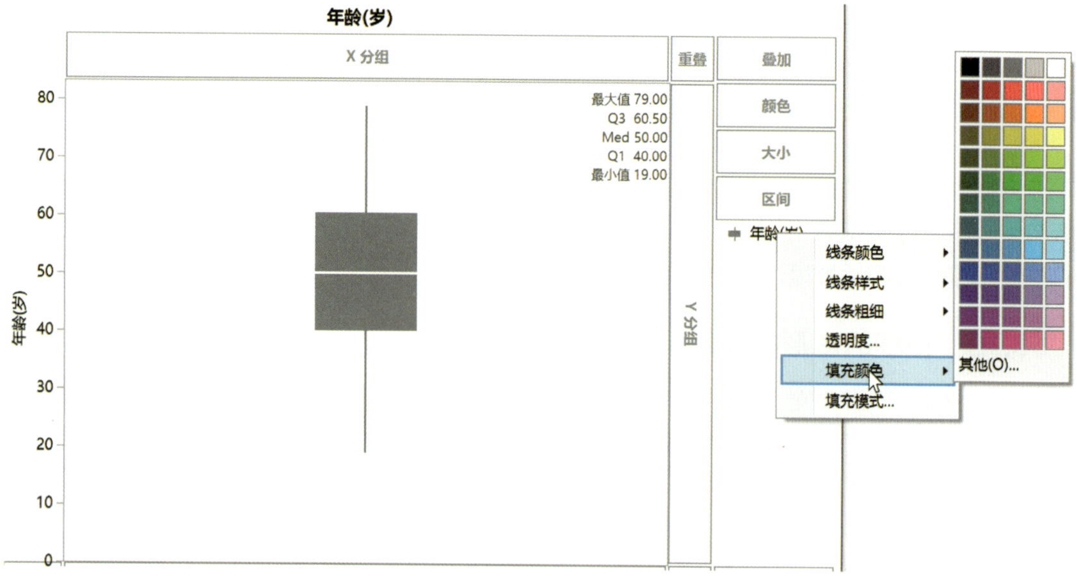

图 **3.3.7**　更改箱线图填充颜色设置选项

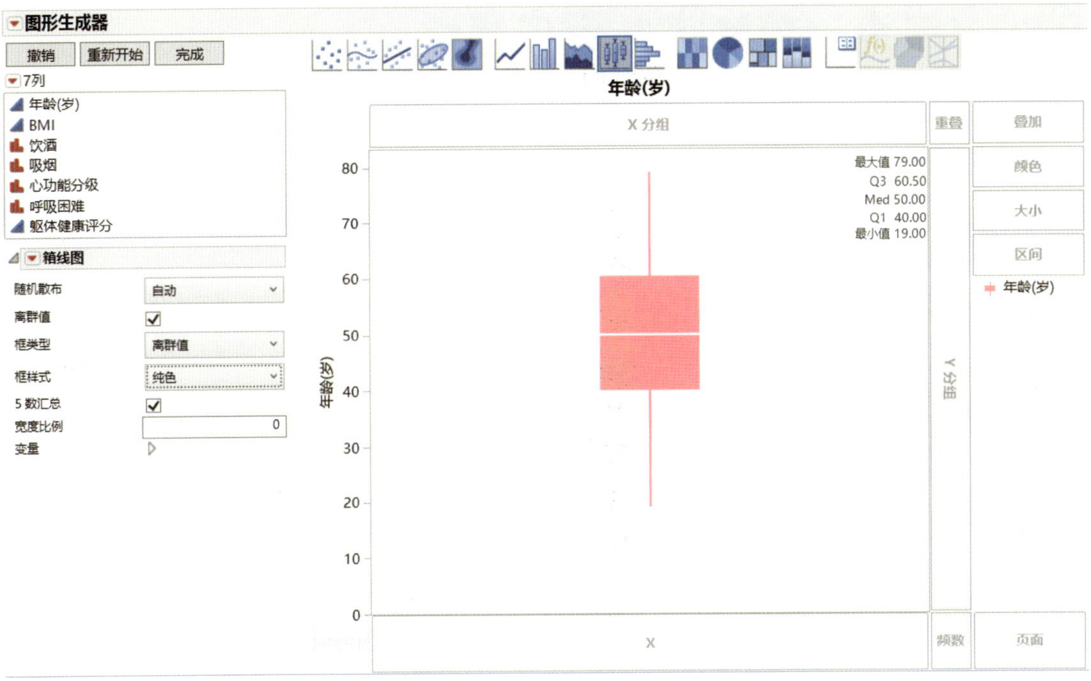

图 3.3.8 更改填充色为粉色的年龄变量箱线图

3.3.4 轻松实现多个图形的叠加

有时，为了从多个角度展示数据分布，可以将多种统计图进行叠加展示，这样反映的信息更充分。如同时显示年龄（岁）变量的箱线图和点图，从而提供更多的数据信息。图形添加有两种不同方式，一是在“图形输出区”任意位置点击右键，通过菜单选择**添加**，然后选择想添加的图形；二是按住 Shift 键，同时点击“图形选择区”的其他图形，即可快速添加。图 3.3.9 显示了在箱线图基础上添加点图的效果。

需要注意的是，由于图 3.3.9 用两种叠加图形同时展示年龄分布情况，此时左侧的“参数设置区”、右侧的“属性设置区”会同时出现两种图形的对应设置信息。读者可以根据需要，分别对每一图形进行修饰调整。

3.3.5 方便的变量切换、叠加与分层

JMP Pro 软件通过不同的变量拖拽区，可便捷地实现变量切换、叠加与分层等操作。图 3.3.10 展示了 JMP Pro 软件有关变量切换、叠加和分层相应的拖拽区，图中的①至⑧位置分别对应了不同的展示方式。其中，①是变量切换，②和③是添加变量，④至⑦是分层展示，⑧是分层且分页展示。下面以图 3.3.10 生成的年龄（岁）变量的箱线图为例进行说明。

如果想将年龄（岁）替换为躯体健康评分，可在“变量选择区”将躯体健康评分变量拖拽至①对应区域，此时生成躯体健康评分的箱线图。如果想在年龄箱线图的基础上增加躯体健康评分的箱线图，可将其拖拽至②或者③对应的区域，则图形输出区分上下两个面板分别展示年龄（岁）和躯体健康评分两个变量的箱线图。

若想根据心功能分级分层展示不同饮酒情况下的年龄箱线图，可将心功能分级拖拽至④⑤⑥⑦的其中之一，这四个区域均可实现分层，但分层展示效果有所不同。图 3.3.11 的

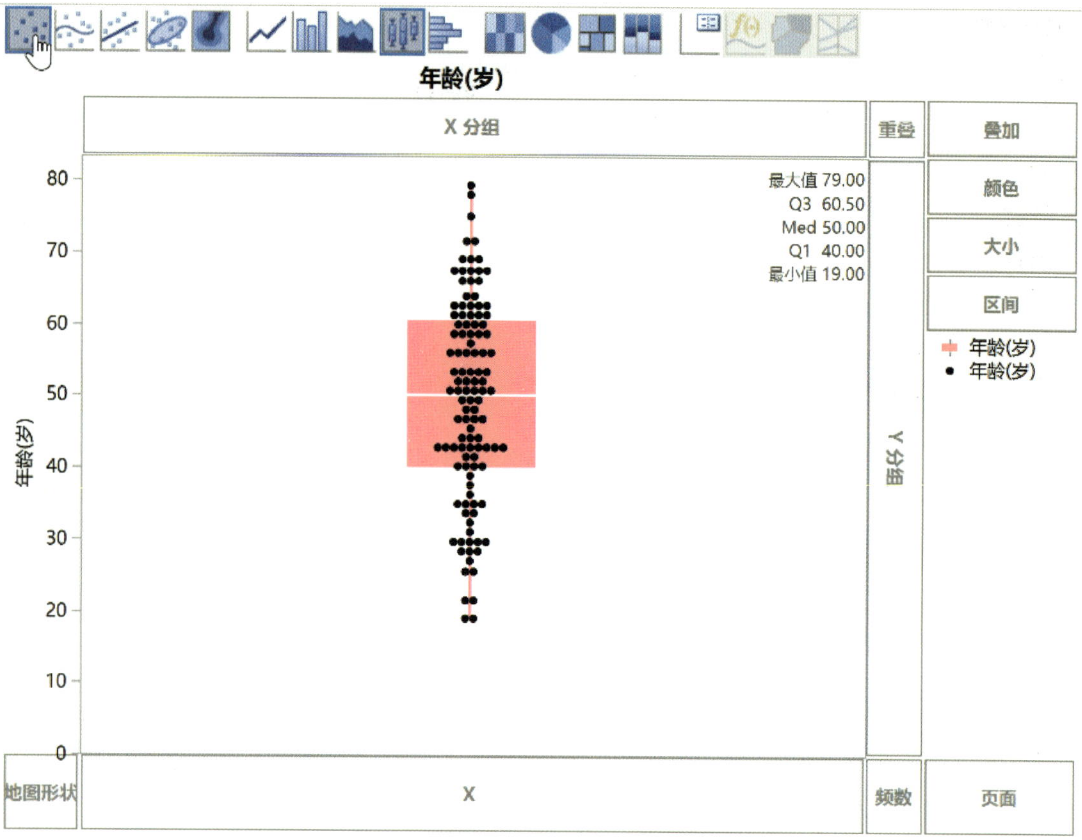

图 3.3.9　箱线图基础上快速添加点图

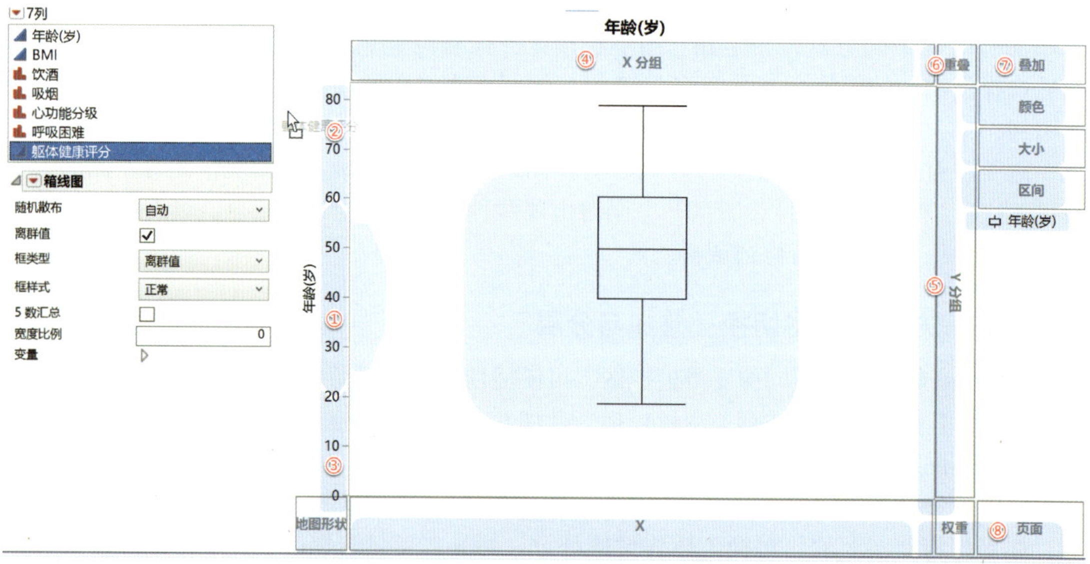

图 3.3.10　图形输出区的变量拖拽区

A、B、C、D 4 张图分别对比了这四个区域的不同效果，实际中可根据研究目的选择。

如果想按“心功能分级”分层展示多页，可将其拖至⑧对应区域，此时图形变为分多页显示的箱线图，每页显示一类。

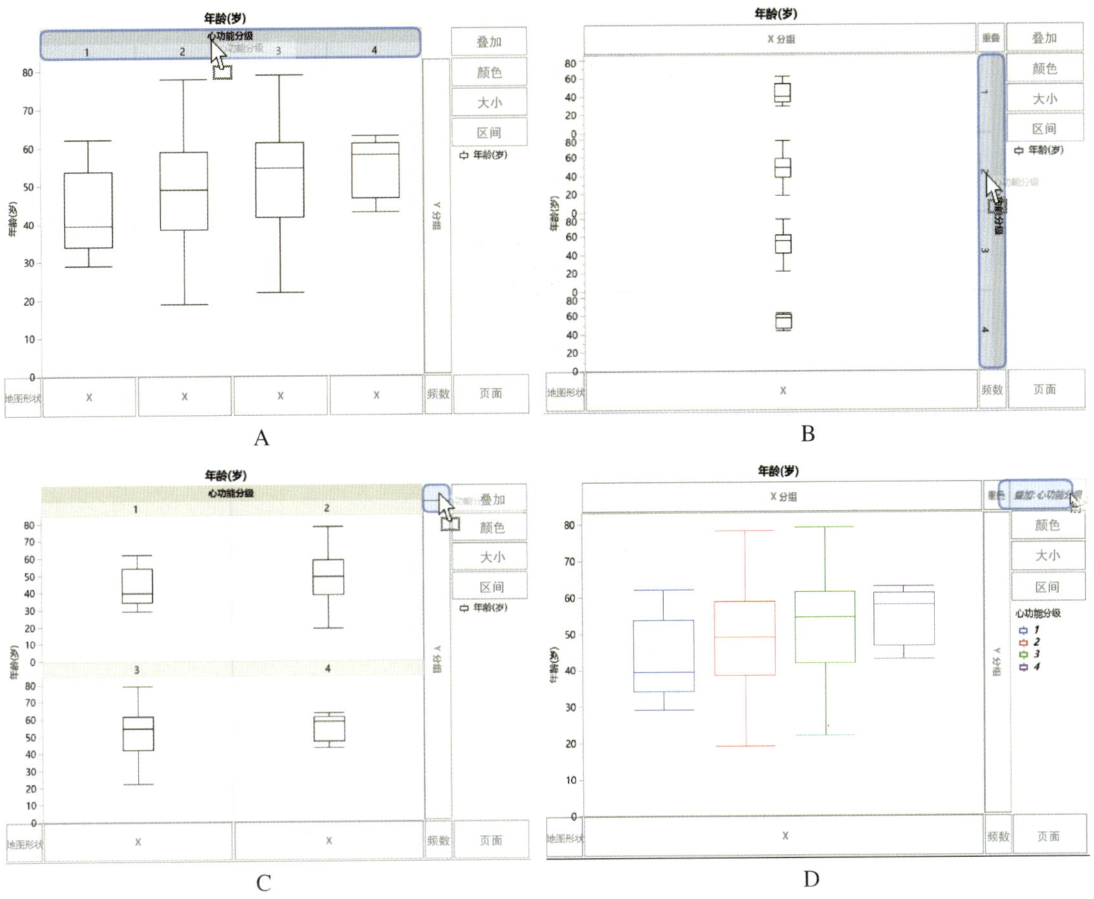

图 3.3.11 4 种分层展示效果图

A．将变量拖至“X 分组”处的效果展示；B．将变量拖至“Y 分组”处的效果展示；C．将变量拖至“重叠”处的效果展示；D．将变量拖至“叠加”处的效果展示。

3.3.6 图形与数据的关联和交互

JMP Pro 软件支持图形与数据的交互式查看。以图 3.3.2 年龄的直方图为例，如果想查看某一柱形对应在数据表中的具体值，可点击直方图中的柱形，此时该柱形所对应的所有数据在数据表中同时被选中。如果想取消数据的选中状态，可在数据表中通过 Esc 键取消，此时直方图中也随之取消选定状态。如果将鼠标悬停放置在某一柱形上，还可出现该柱形所对应数据的基本概况（图 3.3.12）。

这一功能很实用，例如在图形中发现了比较异常的点，通过选中某个点或者某个区域，便可迅速定位到数据表中的相应位置，根据实际情况考虑将该点隐藏或删除等。

3.3.7 坐标轴可随意拖拽

多数软件中，如果想调整坐标轴，只能通过相应的设置选项，JMP Pro 软件则提供了非常人性化的方式，通过鼠标拖拽便可实现坐标轴的放大或缩小。将鼠标放至 **X** 轴下方的左侧或右侧，此时鼠标显示为左向或右向的手型 ☜（图 3.3.13），然后按住鼠标向右或向左拖拽，即可实现 **X** 轴的任意调整。**Y** 轴的调整以此类推，只不过此时鼠标是放在 **Y** 轴左侧的

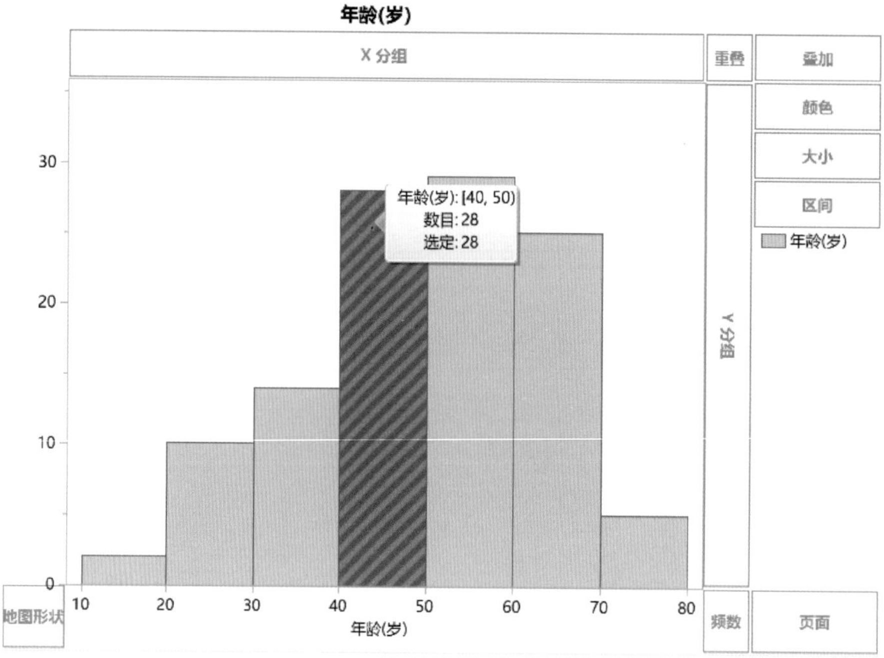

图 3.3.12　利用鼠标悬停显示对应数据的基本信息

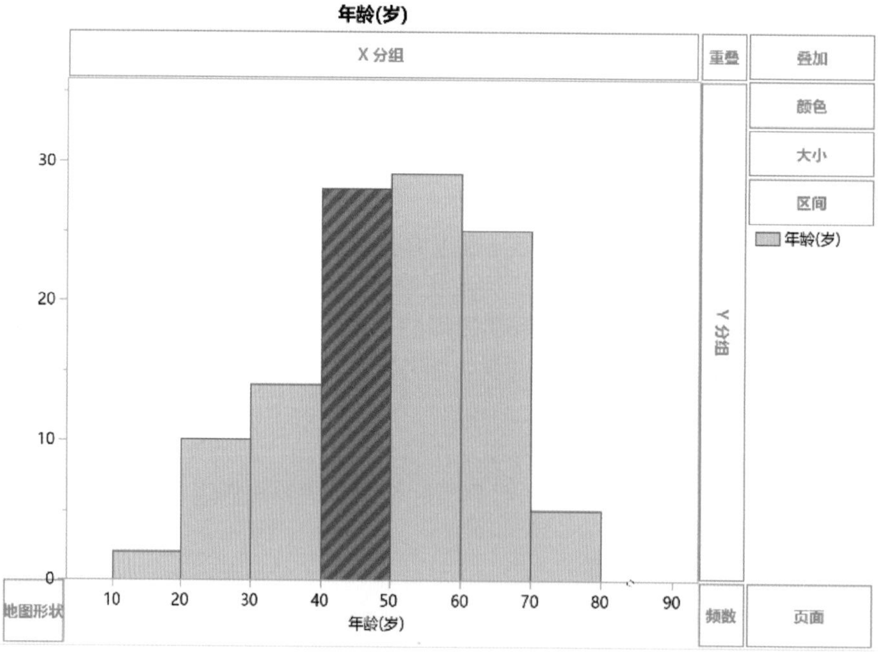

图 3.3.13　拖拽鼠标调整柱形图横坐标轴显示数值区域

上方或下方。如图 3.3.13 便是通过鼠标左右拖拽，将 **X** 轴范围改为 10 ～ 90。

小提示

当鼠标放到 **X** 轴，显示“水平”的手型图标时，此时通过左右拖拽可实现坐标轴刻度范围的调整；当显示为“竖直”的手型图标时，此时左右拖拽只是对图形的移动，读者可自行尝试。

3.3.8 随时在图中添加文本说明

在统计图中有时需要展示一定的统计量，以便更精准地展示结果，如均值、标准差等。在有的图形中，“参数设置区”提供了在图中添加相应参数值的功能，如 3.3.2 中提到，直方图可添加均值和标准差、置信区间等，箱线图可添加 5 数汇总，但这只是针对个别的图形。JMP Pro 软件还提供了一种针对所有图形的文本添加功能，即**说明文字框**。在“图形输出区”点击右键，选择**添加**，然后选择**说明文字框**，此时左侧会新增**说明文字框**的参数设置选项，如可设置文字框的 **X 位置**和 **Y 位置**、添加的**汇总统计量**（图 3.3.14）。

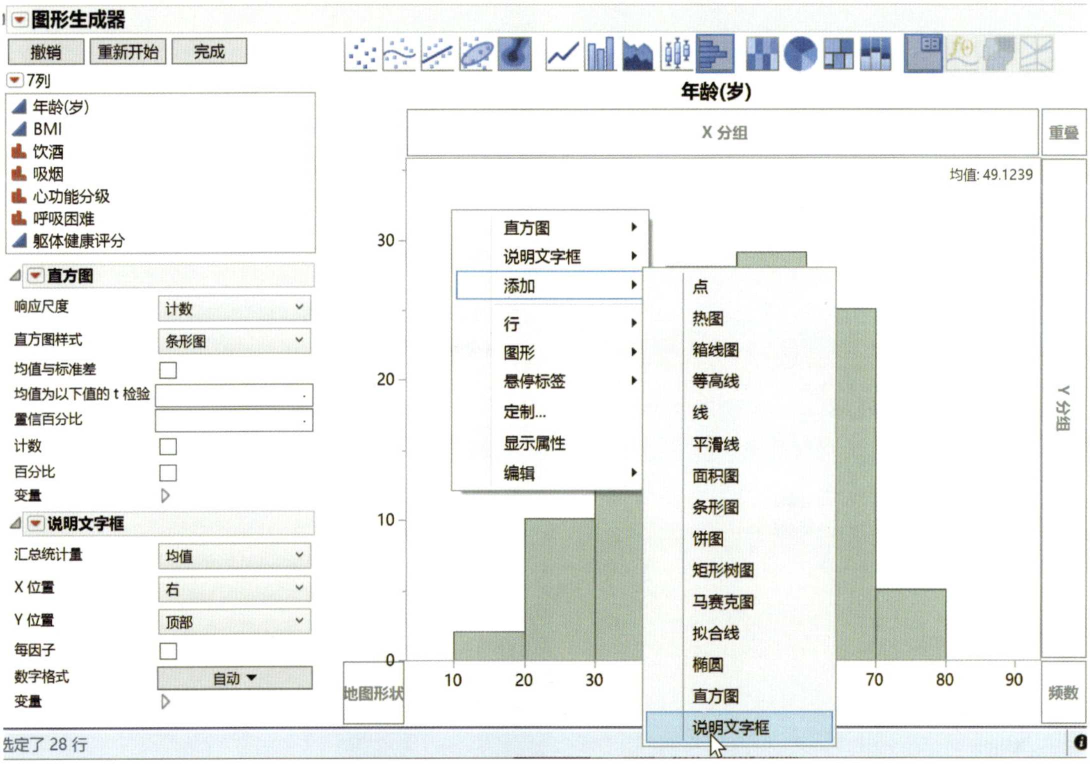

图 3.3.14 添加说明文本框

若需要删除已添加的说明文本框，可通过在“图形输出区”单击右键，选择菜单中的**说明文本框＞删除**，即可删除（图 3.3.15）。

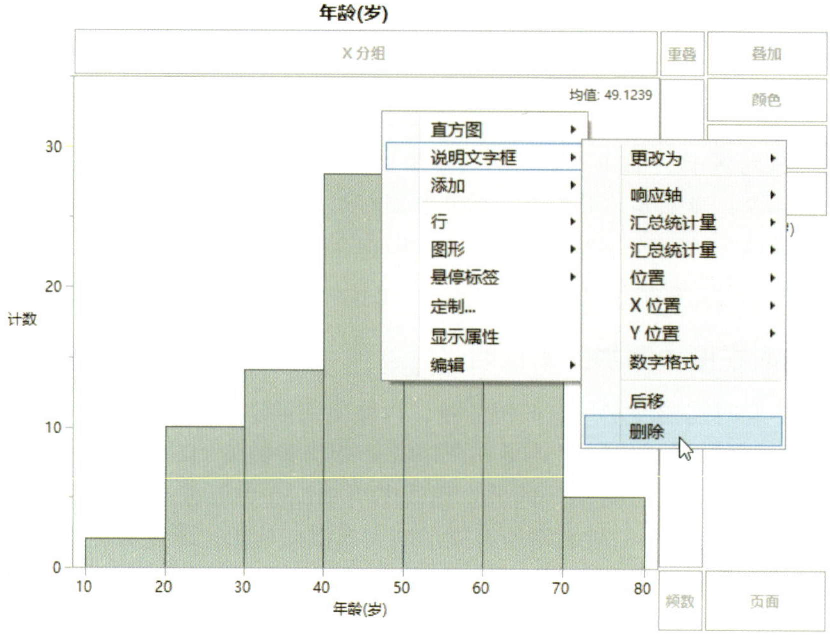

图 3.3.15　删除说明文本框

3.4　图形生成器的通用设置

3.4.1　标题设置

点击左上方**图形生成器**左侧三角形下拉菜单的**显示**中可通过勾选相应内容，即可完成显示或隐藏标题、图例、坐标轴等设置（图 3.4.1）。

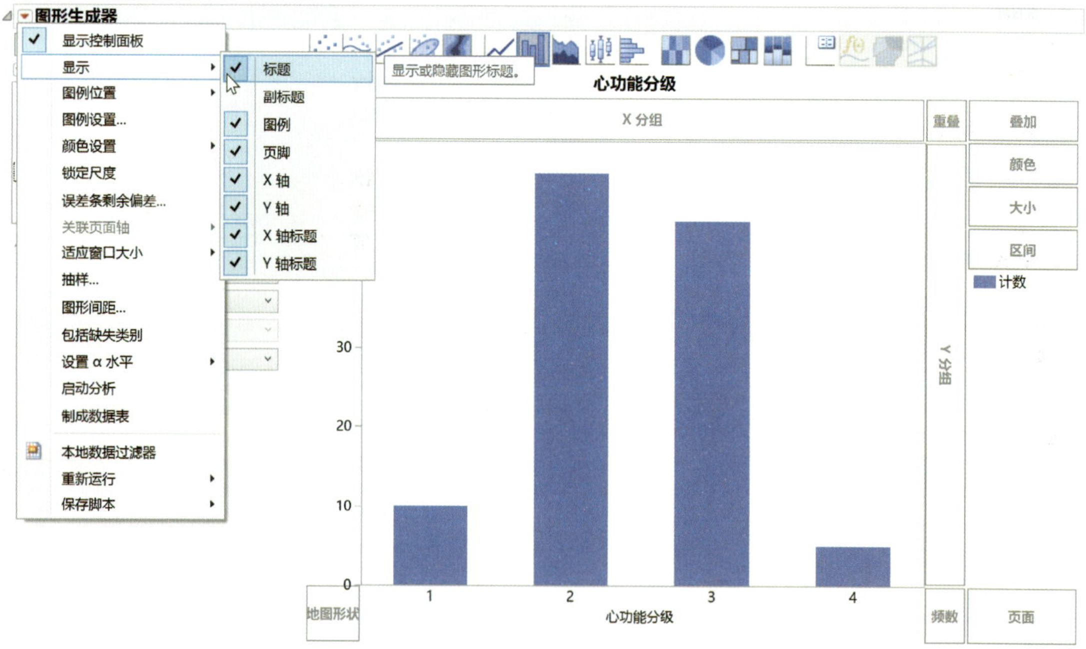

图 3.4.1　图形生成器显示设置

统计图的标题默认为 **X** 轴和 **Y** 轴名称组合，如图 3.4.1 中统计图标题显示为“心功能分级”。如果要修改标题名称，可以单击标题名称，此时标题变为可编辑状态，可进行任意修改（图 3.4.2）。

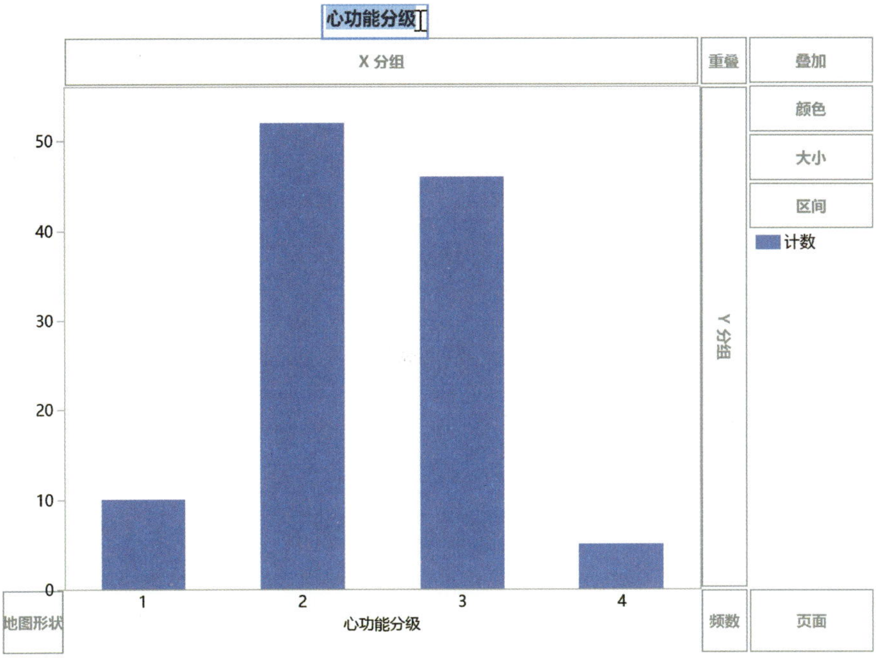

图 3.4.2 统计图标题修改

3.4.2 坐标轴设置

坐标轴的设置主要是坐标轴名称和坐标轴格式。坐标轴名称的修改与标题名称的修改方法一样，只需单击坐标轴名称，即可在可编辑状态下进行修改。

以 **X** 轴为例，坐标轴格式的修改可通过双击坐标轴，或在坐标轴处点击右键选择**轴设置**，这两种方式均可打开 **X 轴设置**对话框，如图 3.4.3 所示，该窗口根据 **X** 轴的变量类型（分类或连续）会有不同的显示内容。坐标轴设置主要包括：①**尺度**，如最小值和最大值，连续变量还可设置小数位数、对数尺度等；②**刻度 / 箱增量**；③**轴标签行**、**标签方向**、**值 / 标签**（仅适用于分类变量），如各种字体、网格线等的设置；④**参考线**，即是否有需要在图中增加指定值的参考线及其样式设定。

假定我们想将图 3.4.3 中的 **X** 轴的“1”到“4”分别修改为具有具体含义的标签，可通过双击 **X** 坐标轴打开 **X 轴设置**对话框。可在**轴标签行**的框内通过修改**值 / 标签**中对应信息，进行标签设置，如图 3.4.3 所示，即可完成 **X** 轴刻度的标签修改。

3.4.3 图例设置

图例设置包括图例位置、图例属性和图例显示值的更改。

图例位置的修改可通过点击**图形生成器**左侧三角形下拉菜单中**图例位置**进行设置（图 3.4.4）。可以根据统计图的布局美观等考虑进行修改需要的相应位置，以**内部浮动**最为灵活，可以通过拖拽将图例放在图中任意位置。

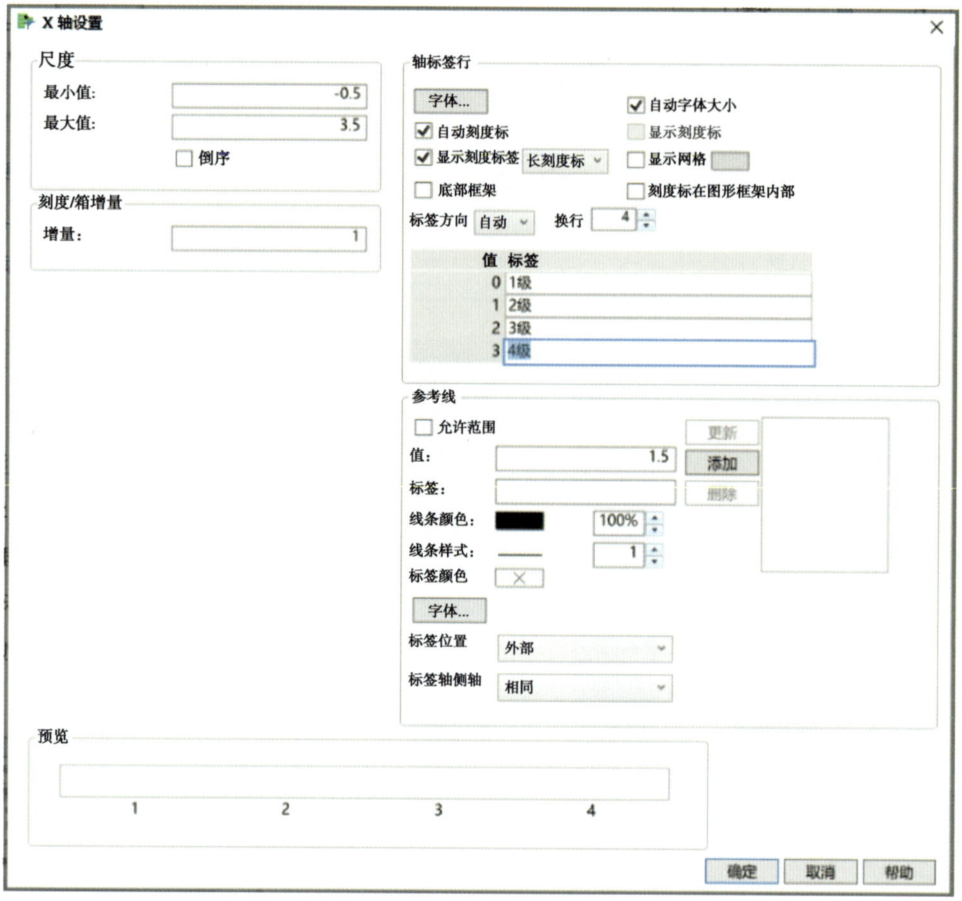

图 3.4.3　通过 X 轴设置对话框修改 X 轴标签

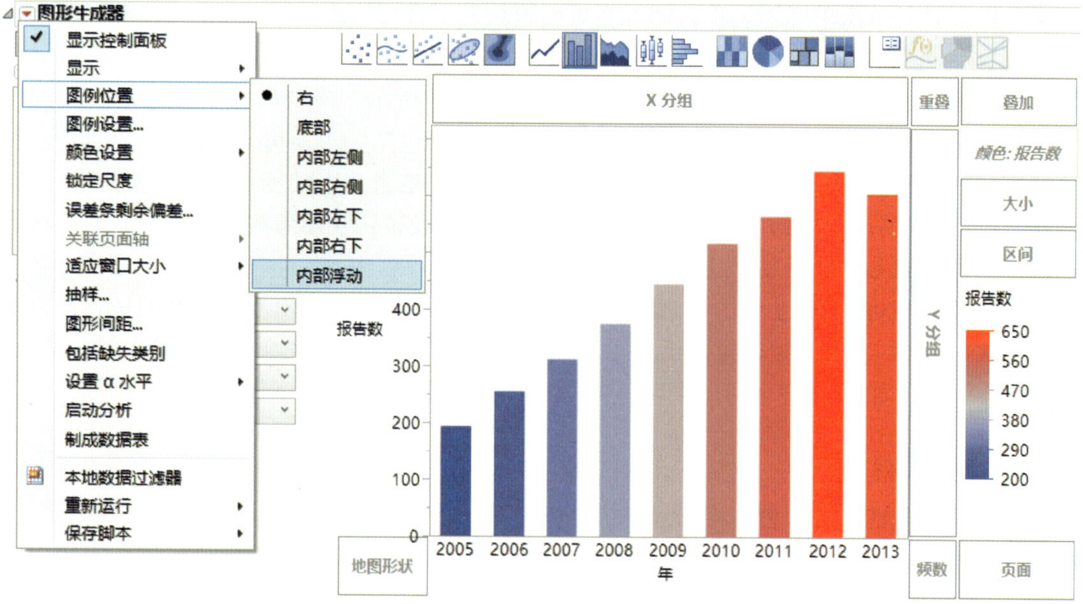

图 3.4.4　图例位置设置

图例属性主要包括如名称、字体、显示方向细节。可以通过两种方式，即通过左键双击右侧“属性设置区”的图例，或点击左侧下拉菜单中的**图例设置**，均可打开**图例设置**对话框（图 3.4.5）。在该对话框中可对图例的名称、字体等进行修改，还可修改颜色主题。需要注意的是，对于有数据大小范围的变量，可以通过颜色主题设置进行区分，而对于无数据范围的变量，如分类变量，通常这一设置意义不大。通常 JMP Pro 软件默认的是红蓝色系，可在颜色主题中修改为其他自己喜欢的色系。

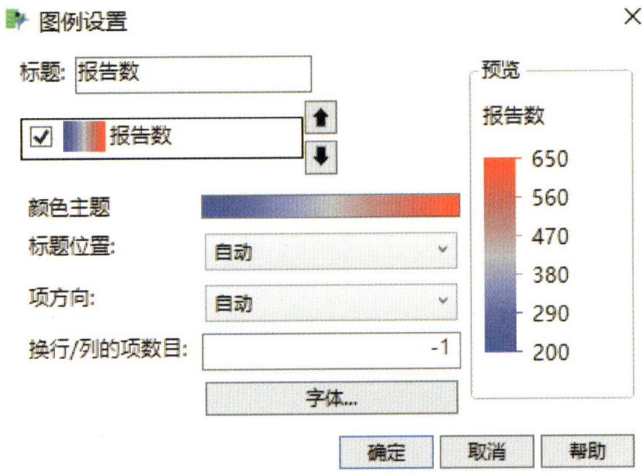

图 3.4.5　通过图例设置菜单修改图例属性

图例显示值的修改，主要是对默认的显示范围进行修改。如图 3.4.5 中，默认的报告数范围在 200 ~ 650 之间，递增值为 90，但可能我们想改为报告数范围在 200 ~ 700 之间且以 100 递增，这就需要进行一定的设置。这一设置主要是通过右键点击右侧“属性设置区”的图例，选择**梯度**，然后在出现的**梯度设置**对话框中进行设置（图 3.4.6）。

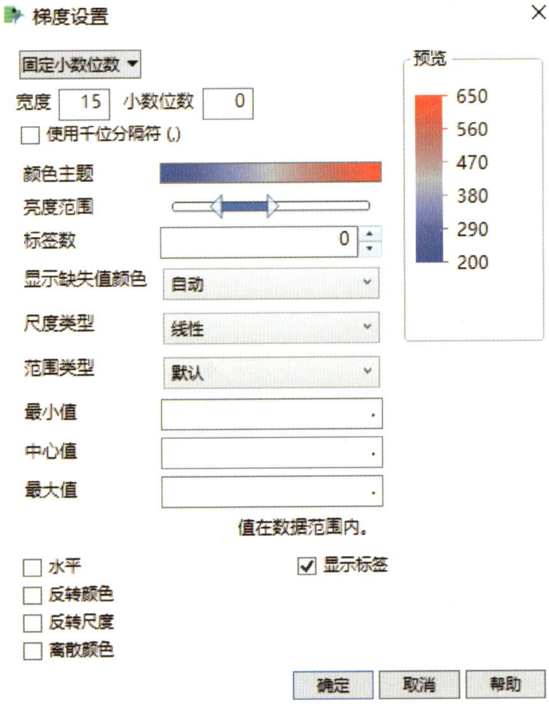

图 3.4.6　图例的梯度设置界面

在**梯度设置**对话框中，主要介绍 3 个重要的参数。

一是**颜色主题**的设置。这里的颜色主题与图 3.4.5 中的颜色主题不同，图 3.4.5 中是设置分类颜色主题，不同颜色代表不同类，而图 3.4.6 中是设置连续颜色主题，是连续的渐变过程，没有明确分类。两者的对比见图 3.4.7 中的 A 与 B。

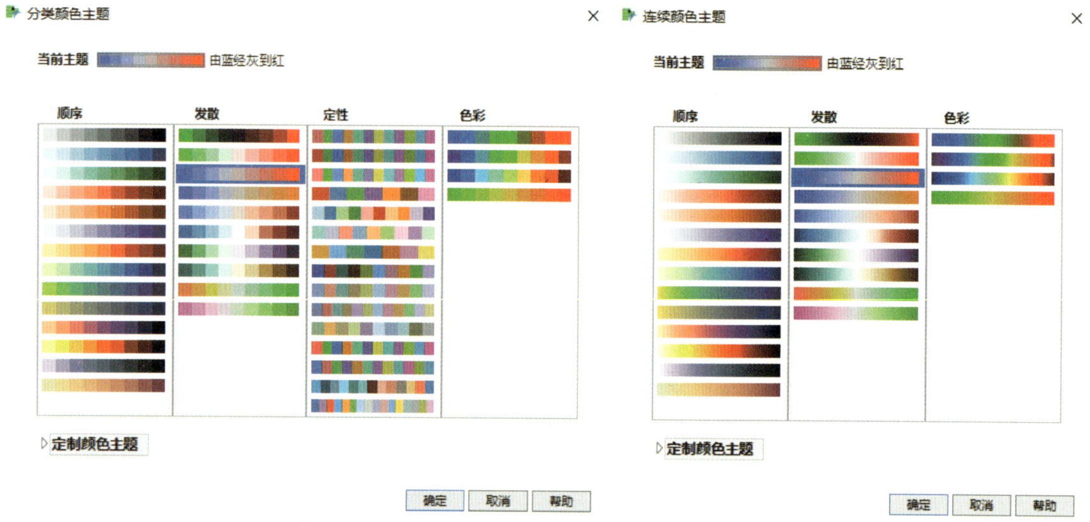

A　　　　　　　　　　B

图 3.4.7　分类颜色主题和连续颜色主题的区别

A．分类颜色主题；B．连续颜色主题。

二是图例数值的梯度范围设置。可将尺度类型中默认的**线性**改为**定制**，此时新增**水平**内容，可以任意修改其变化范围，如果要增加或减少范围，可通过 + 和 – 号来实现（图 3.4.8）。

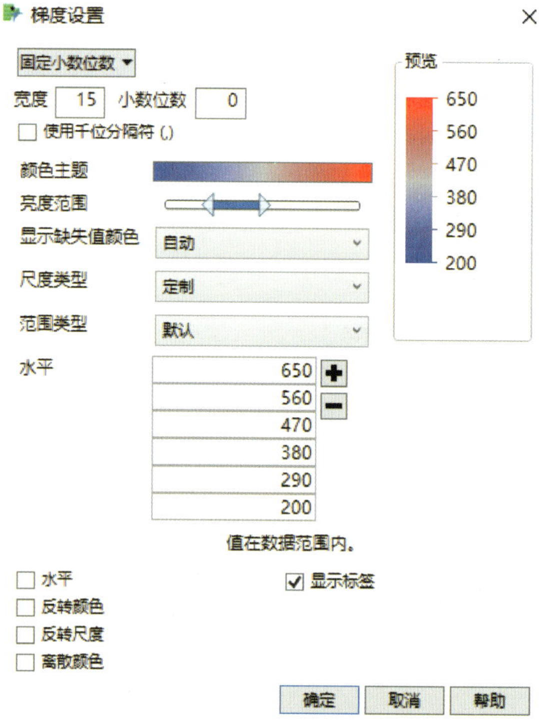

图 3.4.8　图例显示范围的设置

三是图例数值的显示方式。图 3.4.8 中图例数值默认的是**固定小数位数**，**宽度**为 15，**小数位数**为 0，也可以根据实际情况点击下拉菜单选择其他方式，如百分比、日期、精度。

3.5 类别比较型统计图

3.5.1 箱线图和小提琴图

例 3.5.1 在“1.5.2 躯体健康分析数据”中，比较不同吸烟组的躯体健康评分的分布情况，并以饮酒作为分层，分别观察不同饮酒状态下，不同吸烟组的躯体健康评分的分布。

结局变量躯体健康评分为连续变量，两组比较可考虑柱形图、点图、箱线图。考虑到箱线图提供信息更为全面，首选箱线图。

绘制吸烟和不吸烟组的躯体健康评分分布的箱线图 将吸烟变量拖拽至 **X** 坐标轴，将连续变量躯体健康评分拖拽至 **Y** 坐标处。此时，“图形输出区”默认绘制吸烟组和不吸烟组各组躯体健康评分的点图。按住 Shift 键，点击“图形选择区”的箱线图图标，得到不同吸烟组的躯体健康评分的点图和叠加的箱线图。为了更直观地展示各统计量，在“参数设置区”的箱线图设置中勾选 **5 数汇总**的选项，可在“图形输出区”显示两组躯体健康评分的基本统计指标（图 3.5.1）。

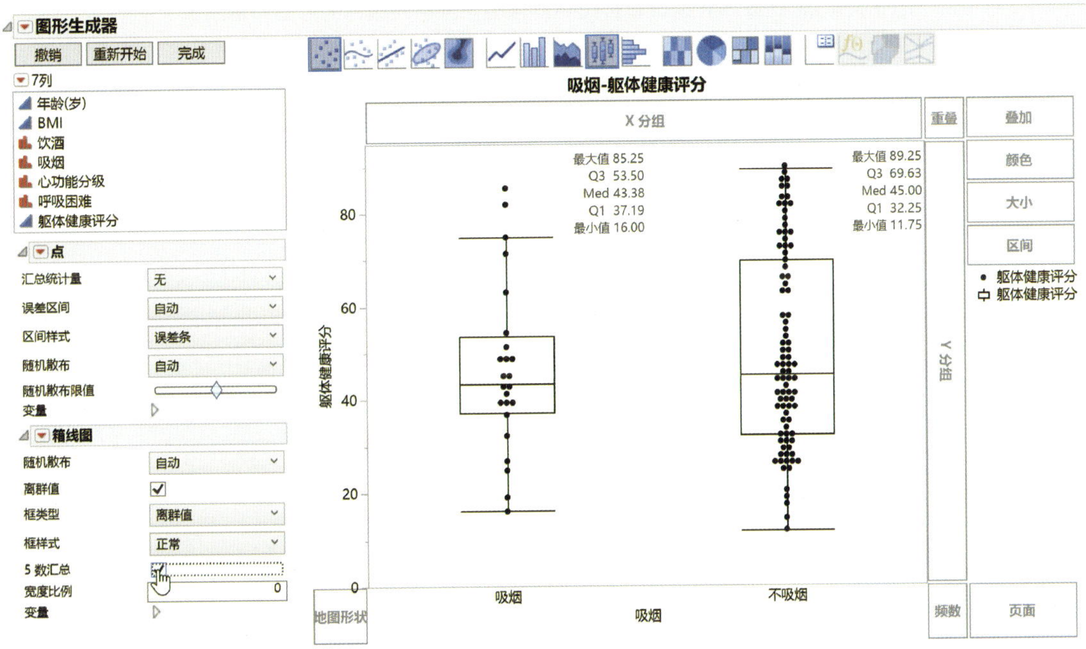

图 3.5.1 不同吸烟类型患者的躯体健康评分的点图和箱线图

从图 3.5.1 的箱线图可以看出，与吸烟组相比，不吸烟组人数更多，吸烟组的躯体健康评分的中位数略低，且离散程度稍大。此外，吸烟组中有 2 个异常点，即超出第三四分位数（Q3）1.5 倍四分位数间距的点。

以不同颜色区分对比展示 为了更好地区分两组，将两组点图设为不同颜色。将“变量选择区”中的吸烟变量拖拽至右侧的“属性设置区”的**颜色**处，如图 3.5.2 所示的蓝色阴影区域，便生成基于吸烟情况的不同颜色的点图和箱线图。

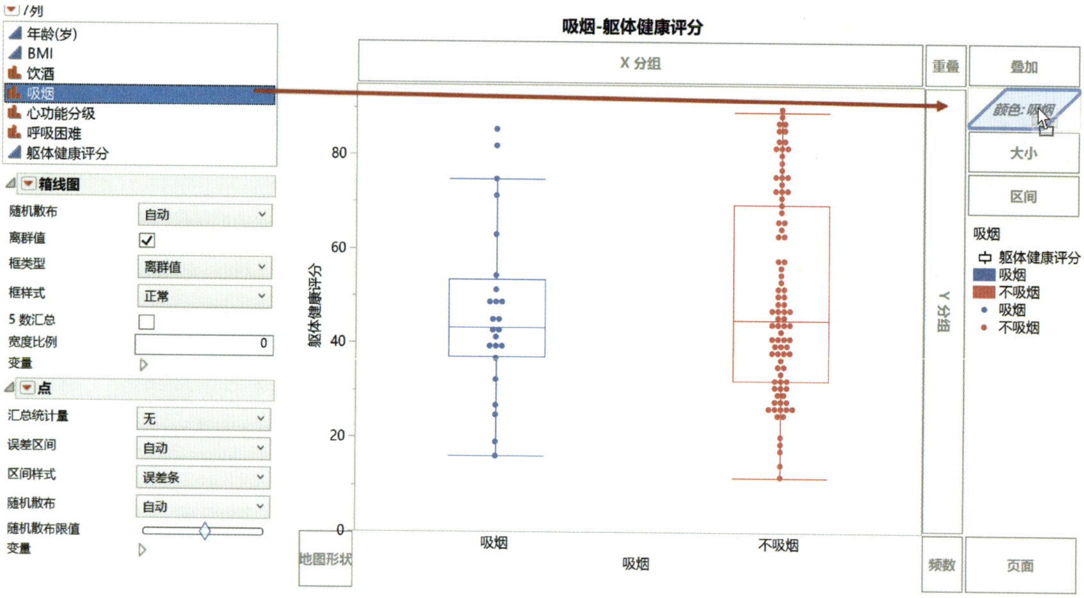

图 3.5.2　依据吸烟分组设置各组躯体健康评分不同颜色的点图和箱线图

绘制小提琴图　如想展示数据的分布密度情况，我们可以绘制小提琴图。小提琴图在图形生成器中通过等高线图的形式输出，在“图形选择区”选择等高线图标，即可绘制小提琴图。将“变量选择区”中的吸烟变量拖拽至右侧的“属性设置区”的**颜色**处，最终可得到如图 3.5.3 所示的各吸烟组间躯体健康评分的小提琴图。

按饮酒分层作图　以饮酒作为分层，分别观察不同饮酒状态下，不同吸烟组的躯体健康评分分布。可以在图 3.5.3 基础上，从“变量选择区”中将饮酒的变量拖到“图形输出区”上方的 **X 分组**处，如图 3.5.4 所示，表示以饮酒变量作为“图形输出区”面板分组的依据进行展示。此时即产生 2 个面板组合的图形，可以直观看到以饮酒状况进行分层，吸烟与不吸烟组人群的躯体健康评分的小提琴图。

3.5.2　饼图、马赛克图和堆积柱形图

例 3.5.2　在“1.5.2 躯体健康分析数据”中，拟展示心功能分级各类患者的比例，以及不同心功能分级类别中吸烟患者的构成比。

绘制心功能分级各类占比的饼图　将心功能分级变量拖入“图形输出区”，并在“图形选择区”选择饼图图标，即可得到心功能分级饼图。为了更清晰地显示各类别占比，在“参数设置区”的饼图设置区中，将**标签**设置为**将占合计的百分比用作标签**，如图 3.5.5 所示，便可显示心功能分级各类所占的构成比。可以看出，2 级和 3 级的患者占比最多，分别为 46.0% 和 40.7%。

除了常规饼图，还可在“参数设置区”将饼图样式改为其他形式，主要是**环式**和**鸡冠花式**（即风玫瑰图）。图 3.5.6 显示了蓝色色调的环式饼图。

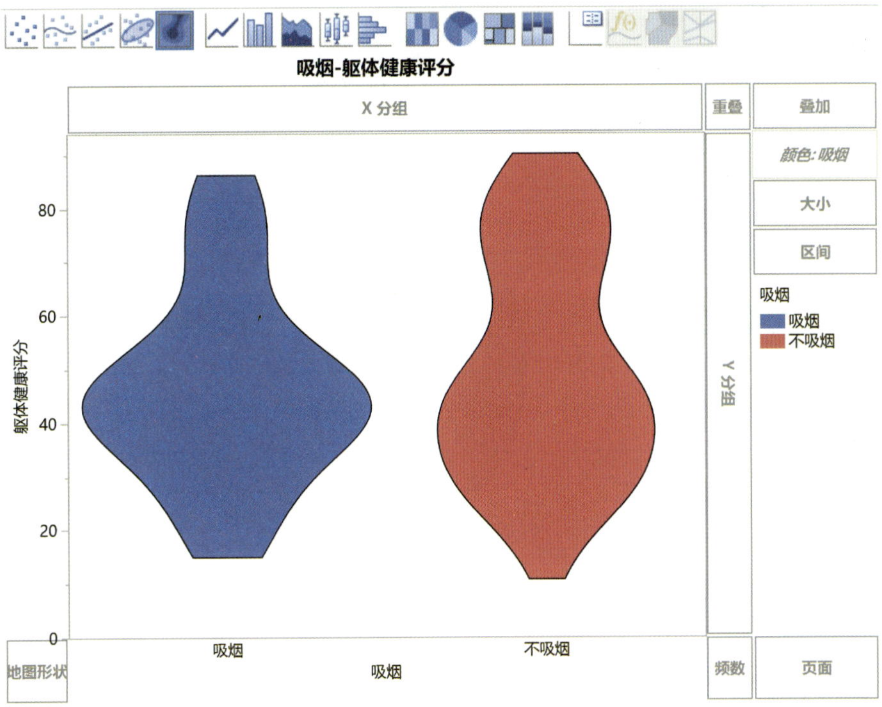

图 3.5.3 各吸烟组间躯体健康评分叠加的小提琴图

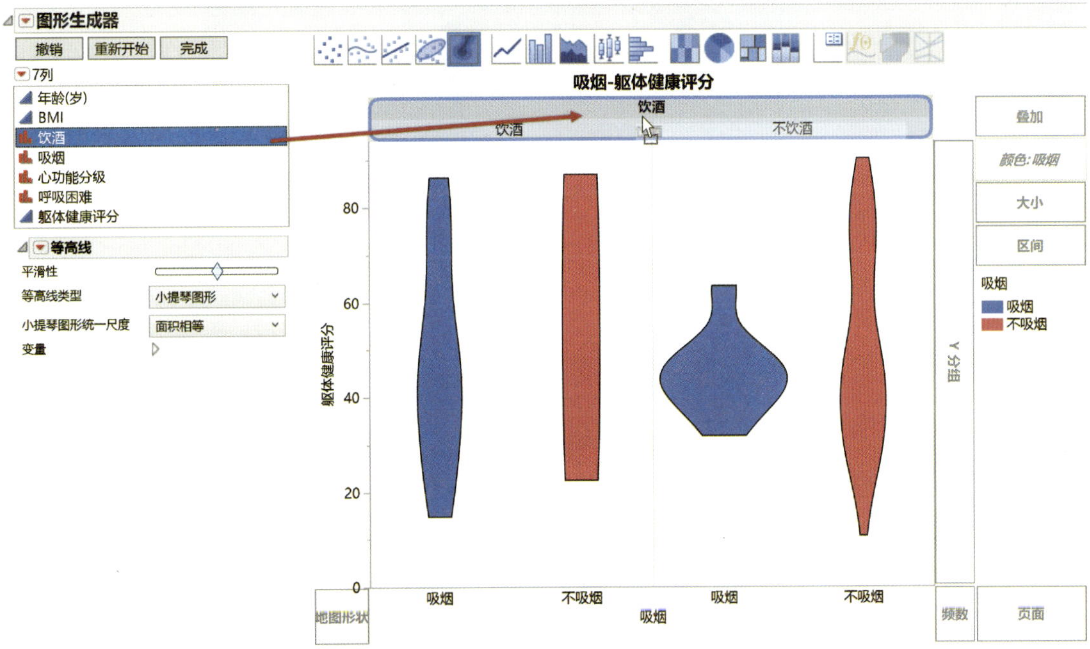

图 3.5.4 以饮酒分层展示不同吸烟状况下躯体健康评分的小提琴图

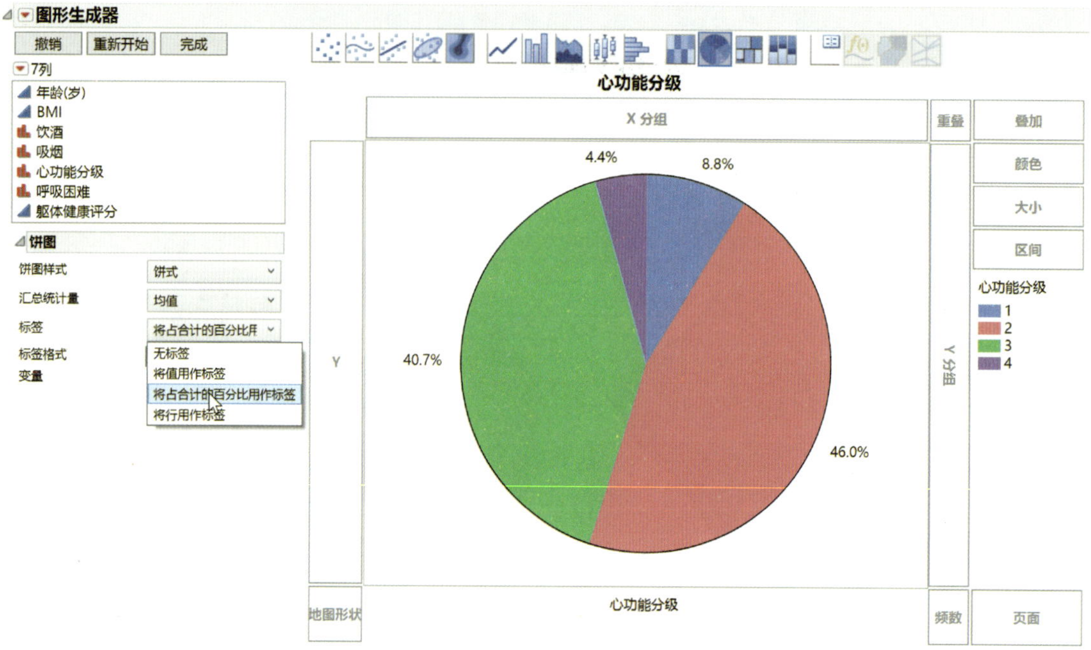

图 3.5.5　心功能分级构成比的饼图

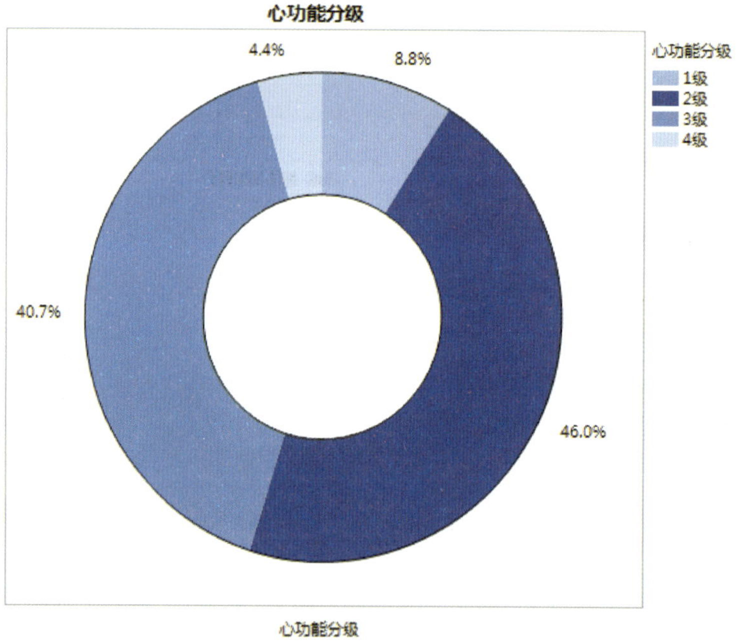

图 3.5.6　心功能分级构成比的环式饼图

绘制不同心功能分级下吸烟患者比例的马赛克图　当展示 2 个或多个分类变量的关系时，由于饼图没有横纵坐标，展示多个变量的关系很不方便，此时选用马赛克图或堆积柱形图更为直观，但两种统计图展示信息各有侧重，有所区别。我们先介绍一下马赛克图的绘制。

首先要明确，心功能分级是分组变量，吸烟是拟展示的结局变量，因此心功能分级要拖到 **X** 坐标轴，吸烟要拖到 **Y** 坐标轴，便可生成图 3.5.7 显示的马赛克图。图中以不同颜色显示吸烟和不吸烟（结局变量），可以很明显看出，随着心功能分级的增加，吸烟的比例（蓝色）大致呈逐渐升高趋势，**Y** 轴显示了各比例的对应值。同时，马赛克图用 **X** 坐标轴中不同分组宽度来体现不同心功能分级中总人数比例的差异。可以看出，心功能 2 级的患者占比最大，其次为心功能 3 级的患者，心功能 4 级的患者人数最少。

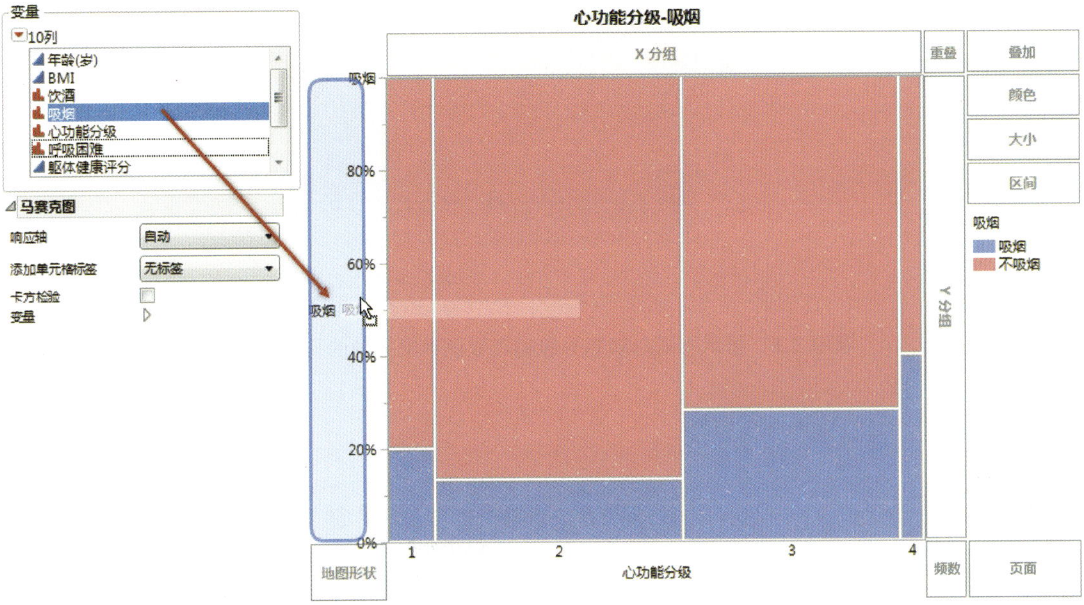

图 3.5.7 不同心功能分级患者吸烟状况分布的马赛克图

为了更直观地在马赛克图上展示各心功能分级下吸烟患者的人数，可在“参数设置区”的**马赛克图**设置中，将**添加单元格标签**设置为**将计数用作标签**，即可在图上显示不同心功能分级下吸烟与不吸烟患者的人数情况（图 3.5.8，最右侧一列由于过窄而未显示）。当然，也可选择**将百分比用作标签**，从而可显示对应部分的具体比例数值。

绘制不同心功能分级下吸烟比例的堆积柱形图 与马赛克图相比，堆积柱形图使用堆积的柱形来展示某分类变量在不同分组中的占比情况。

打开图形生成器，将“变量选择区”中的心功能分级拖放至 **X** 轴处，将吸烟拖至“属性设置区”的**叠加**，点击“图形选择区”的条形图图标。此时，“图形输出区”可生成 4 类心功能分级中吸烟与不吸烟例数的柱形图（图 3.5.9）。此时柱形图显示样式为默认的并排方式。

为了输出堆积柱形图，可通过“参数设置区”的**条样式**设置中选择**堆叠**，即可实现如图 3.5.10 所示的堆积效果。

为了更直观地在堆积柱形图上展示各心功能分级下吸烟患者的人数，可在“参数设置区”中，将**标签**设置为**将值用作标签**，此时堆积柱形图中增加了不同心功能分级下吸烟和不吸烟人数（图 3.5.11）。

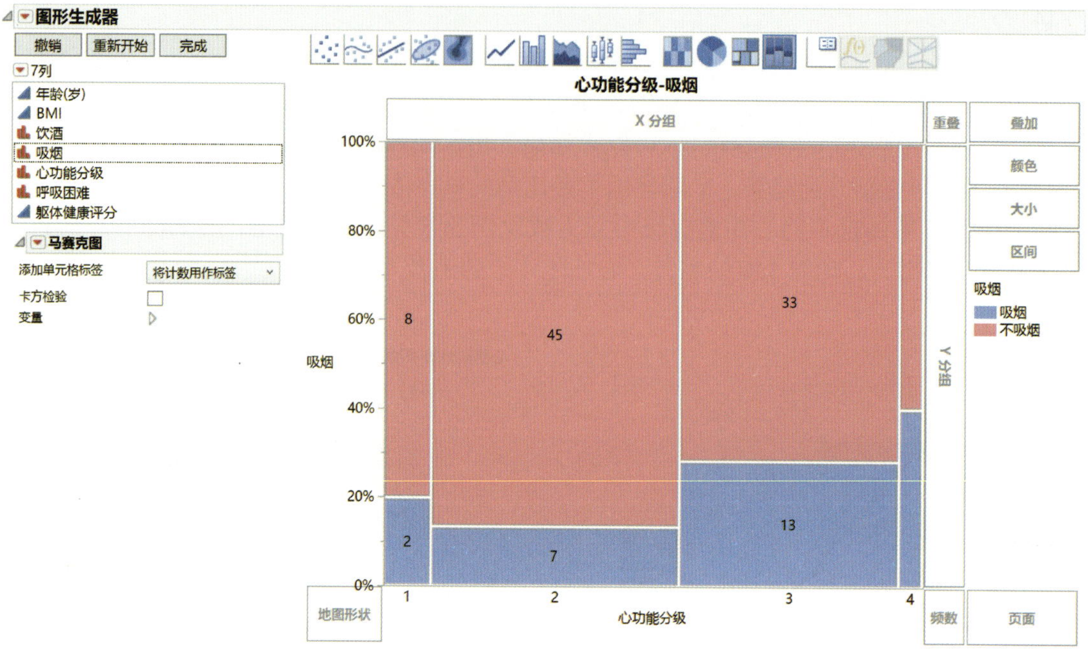

图 3.5.8　显示不同心功能分级患者吸烟状况人数的马赛克图

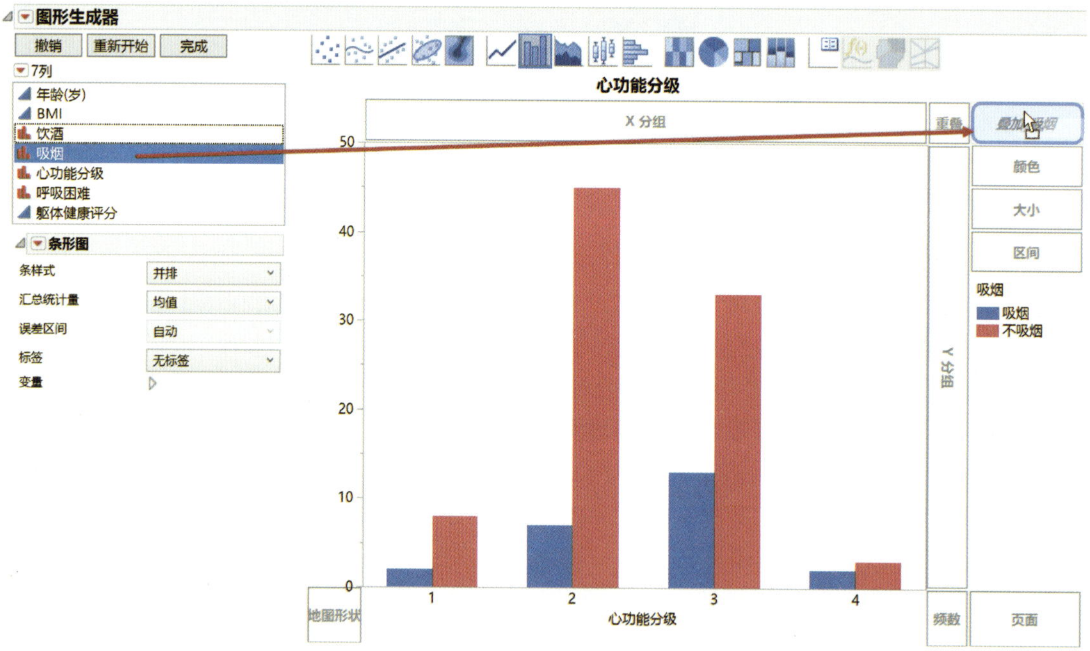

图 3.5.9　不同心功能分级下吸烟情况的并排柱形图

对于分类资料我们往往更关注比例变化。可在“参数设置区”中，在**汇总统计量**下拉菜单选项中选择**占因子的百分比**，即可显示不同心功能分级下吸烟和不吸烟患者占比（图

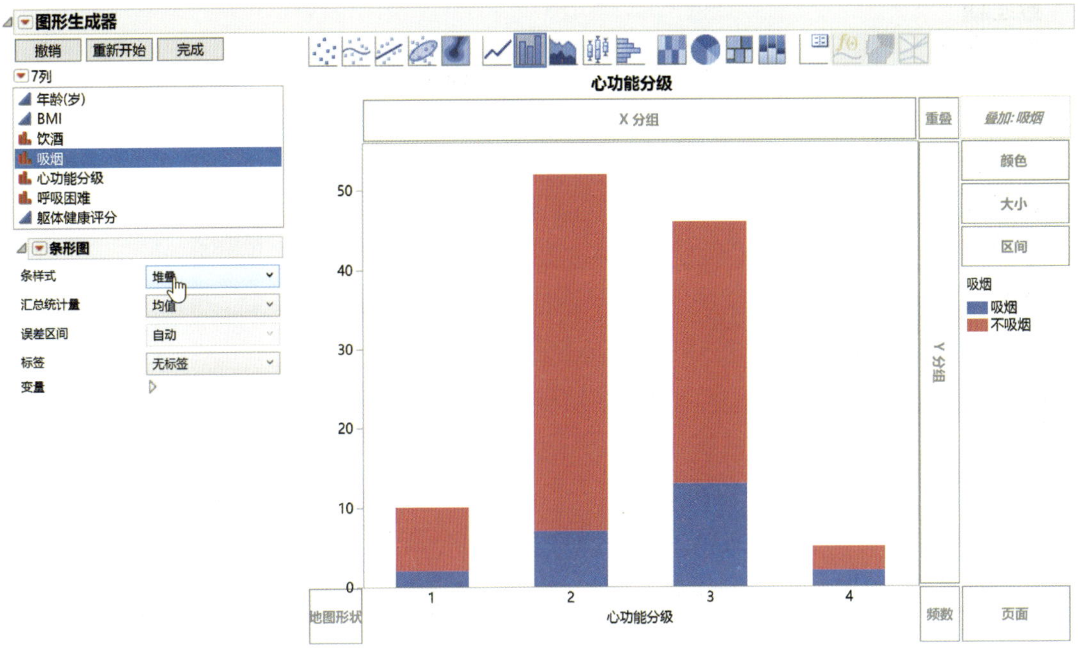

图 3.5.10　不同心功能分级下吸烟情况的堆积柱形图

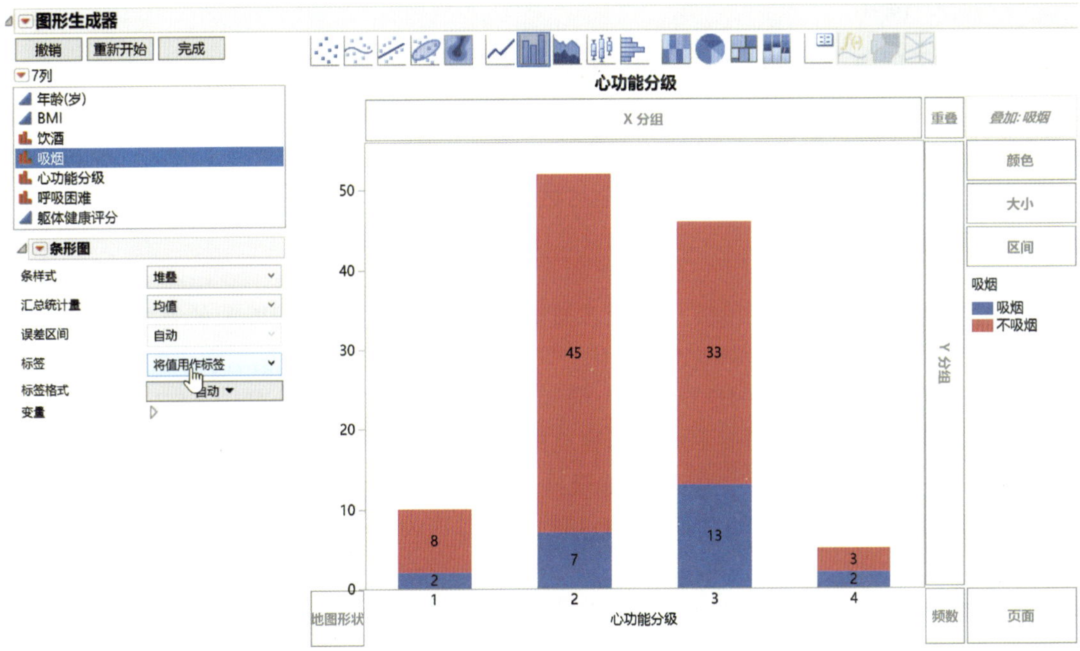

图 3.5.11　显示不同心功能分级患者吸烟状况人数的堆积柱形图

3.5.12)，可以清楚地观察到吸烟比例随着心功能分级的增加而变化的趋势。实际中根据需要还可选择**占合计的百分比**或**占总计的百分比**，读者可自行尝试。

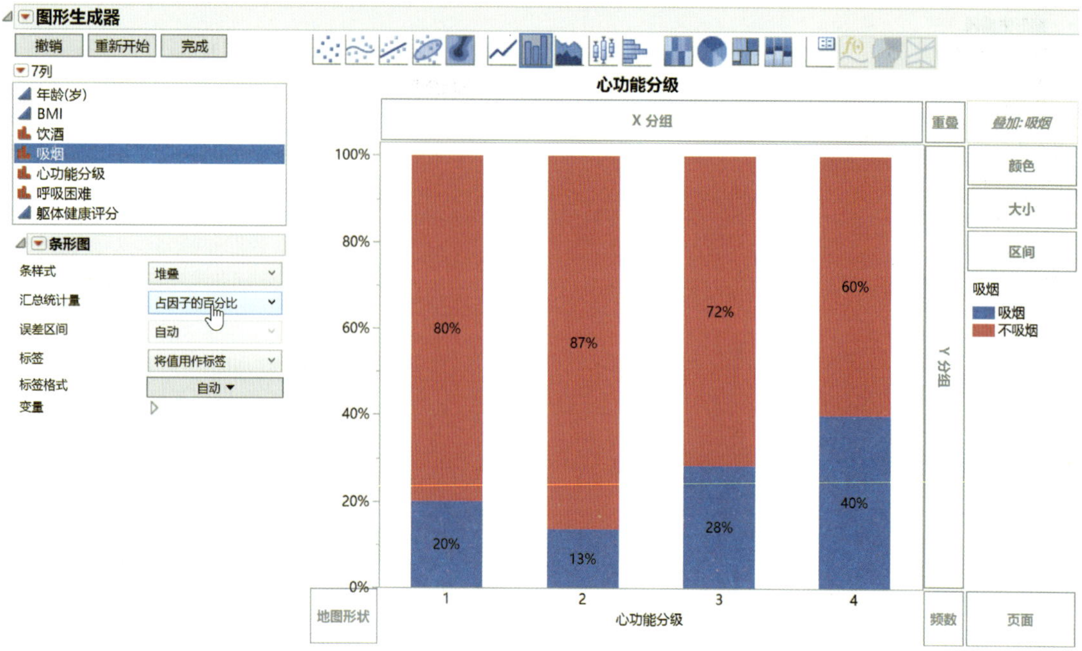

图 3.5.12　显示不同心功能分级患者吸烟状况比例的堆积柱形图

小提示

占因子的百分比，是指分组变量（如本例中的心功能分级）的每一类合计为 100%；**占合计的百分比**，是指分析变量（如本例中的吸烟）的每一类合计为 100%；**占总计的百分比**，是指吸烟与心功能分级所有组合格子（如本例中 8 种组合）的合计为 100%。

实际应用中，饼图可展示信息较少，如果分类较多，无法直观展示各类的占比差异，且没有坐标对比，专业论文中不建议使用。马赛克图与堆积柱形图展示效果相当，都可以展示某分类变量在不同分组的比例差异，但两个图的展示方式不同。如图 3.5.8 和图 3.5.11，它们展示的内容类似，但细节不同。马赛克图通过柱子宽度显示每一分组（心功能分级）的例数多少，以每一分组作为 100%，通过面积展示分析变量（吸烟）的占比；而堆积柱形图通过高度显示每一分组的例数多少，以所有合计作为 100%，通过面积展示分析变量的占比。

图 3.5.8 的马赛克图至少包含了 3 个维度的信息，包括各心功能分级的例数、每一心功能分级中吸烟的占比、每一心功能分级中吸烟的例数。堆积柱形图则只能同时展示 2 个维度的信息，如图 3.5.11 只有吸烟例数，无法展示每一个心功能分级中吸烟的比例变化趋势，图 3.5.12 虽然展示了这一变化趋势，但无法展示每一个心功能分级的例数多少。实际中读者可根据需求选择相应的图形。

3.6 关系型统计图

3.6.1 两个连续变量关系的散点图

例 3.6.1 在“1.5.2 躯体健康分析数据”中，拟初步探索年龄与躯体健康评分间的关系，同时考虑到饮酒可能产生的混杂，拟根据饮酒进行分层探索。

绘制年龄与躯体健康评分的散点图 分别将年龄和躯体健康评分两个变量拖至“图形输出区”的 **X** 轴和 **Y** 轴，直接绘制二者关系的散点图（图 3.6.1）。

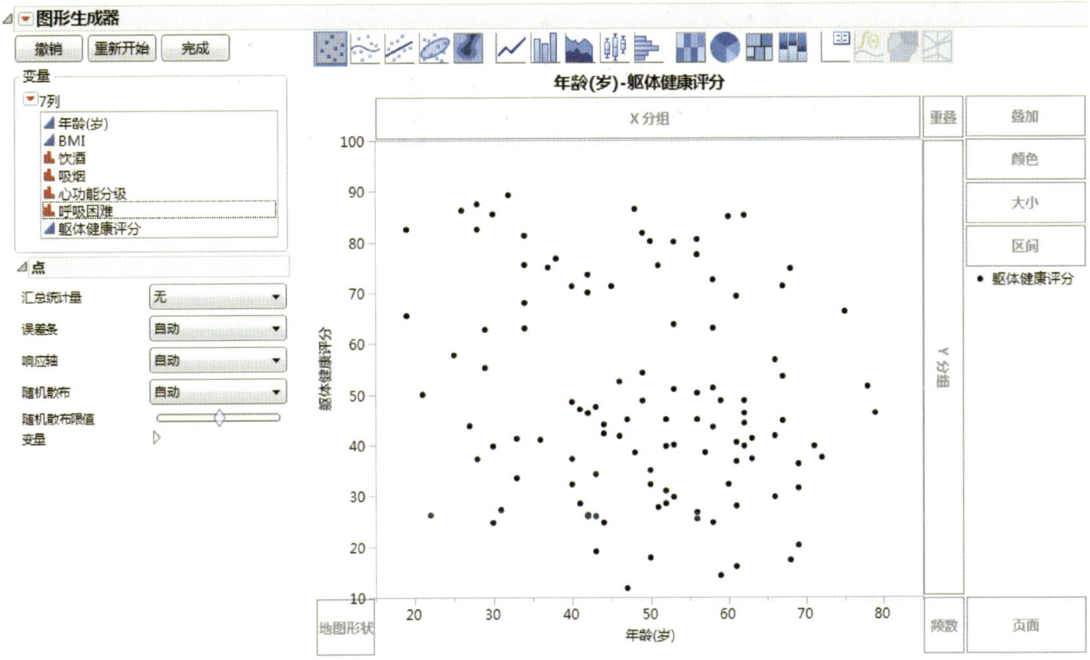

图 3.6.1 年龄与躯体健康评分间散点图

从该散点图来看，似乎很难看出一个明显的上升或下降趋势，为了明确二者关系，可在散点图基础上添加拟合线。

拟合平滑曲线 按住 Shift 键，同时点击“图形选择区”的平滑线图标，即可以在散点图中增加一条平滑曲线，该曲线刻画了两个变量之间的关系（图 3.6.2）。

从平滑曲线可以看出，躯体健康评分与年龄的关系较为复杂，但总体呈现躯体健康评分随年龄增大而降低的趋势。尽管年龄 80 岁左右曲线略有升高，似乎像二次项，但考虑到该处的点特别少，很可能不够稳定。因此，我们考虑对其拟合直线。

拟合线性回归及其置信带 在图 3.6.1 的基础上，按住 Shift 键，同时点击“图形选择区”中的添加拟合线图标，即在散点图中添加线性回归拟合线及其置信带（图 3.6.3）。

对于生成的拟合线，可通过“参数设置区”的**拟合线**设置选项在统计图中显示相应统计量。如图 3.6.4，分别勾选了 **R 方**（决定系数）、**方程式**和 **RMSE**（均方根误差）后，图中增加了线性方程、RMSE 和 R^2 3 个结果。关于这些指标的详细介绍可参见第 7 章。

依据饮酒分层拟合 考虑到不同饮酒状况下，躯体健康评分与年龄的关系可能有所不

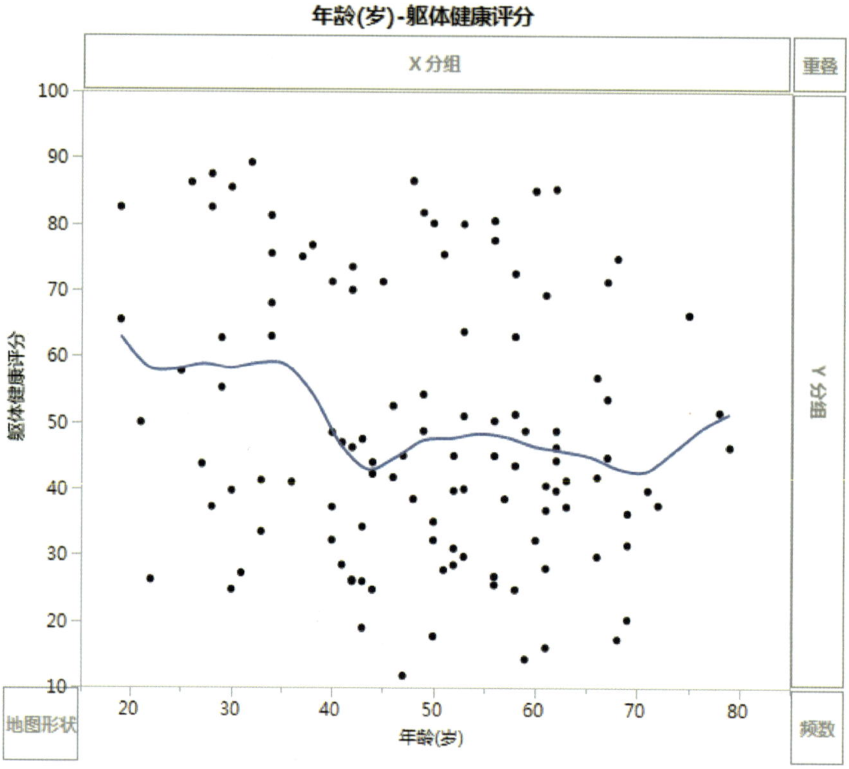

图 3.6.2　年龄和躯体健康评分散点图的平滑线拟合

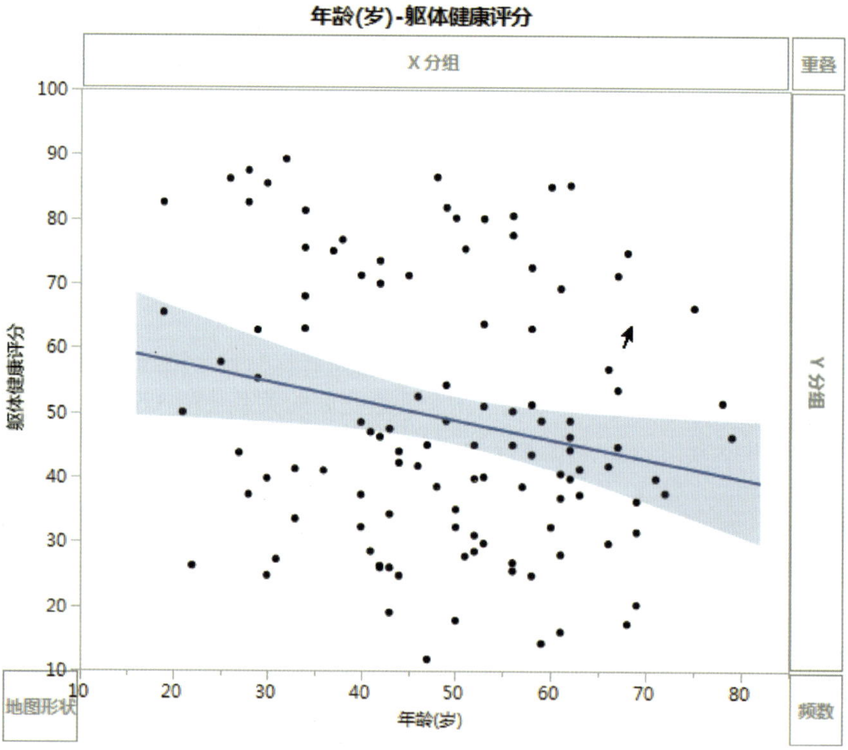

图 3.6.3　年龄和躯体健康评分散点图的线性拟合

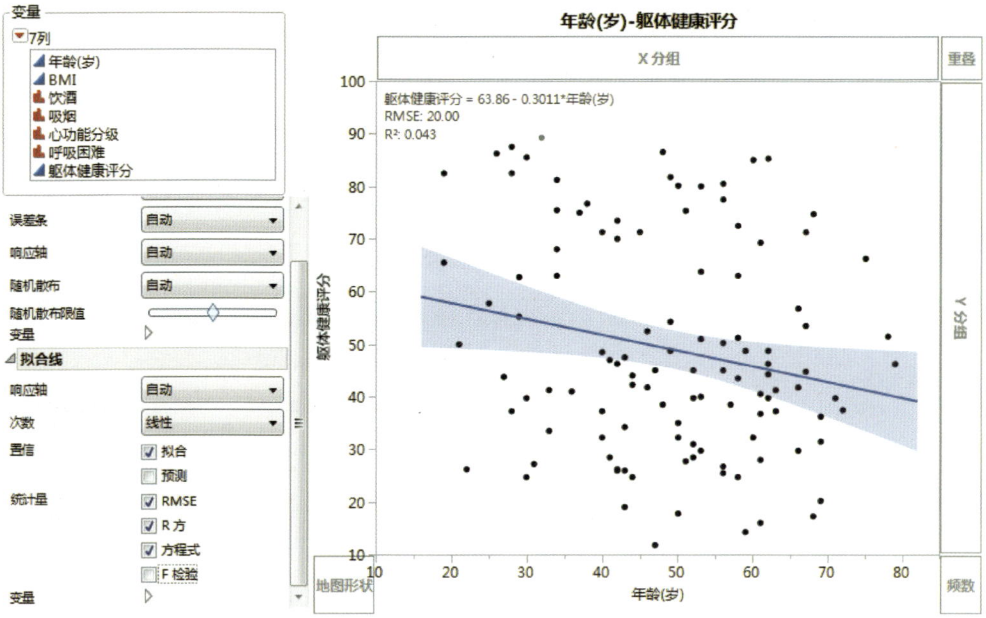

图 3.6.4　散点图拟合线相关统计量显示设置

同，因此拟进一步观察不同饮酒状态下躯体健康评分与年龄的关系。将饮酒变量从变量选择区中拖至“图形输出区”上方 **X 分组**区，即可分两个不同面板显示饮酒与不饮酒人群中的线性拟合情况（图 3.6.5）。可以看出，饮酒人群和不饮酒人群的斜率不同。当然，这里饮酒人群例数太少，因此其结果未必可靠。

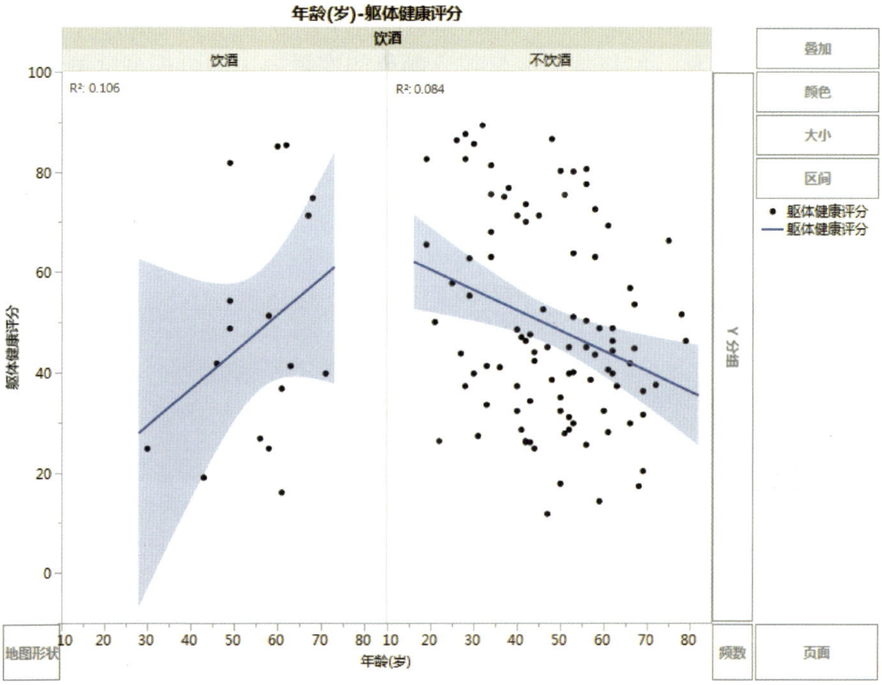

图 3.6.5　依据饮酒情况分组的年龄与躯体健康评分拟合线

3.6.2　3 个连续变量绘制三维散点图

例 3.6.2　在“1.5.2 躯体健康分析数据”中，比较年龄、BMI 和躯体健康评分三者间变化关系。

绘制年龄、BMI 和躯体健康评分的三维散点图　3 个连续变量的相互关系通常需要三维散点图来刻画。在 JMP Pro 软件依次点选菜单中的**图形＞三维散点图**（图 3.6.6），打开**三维散点图**对话框。

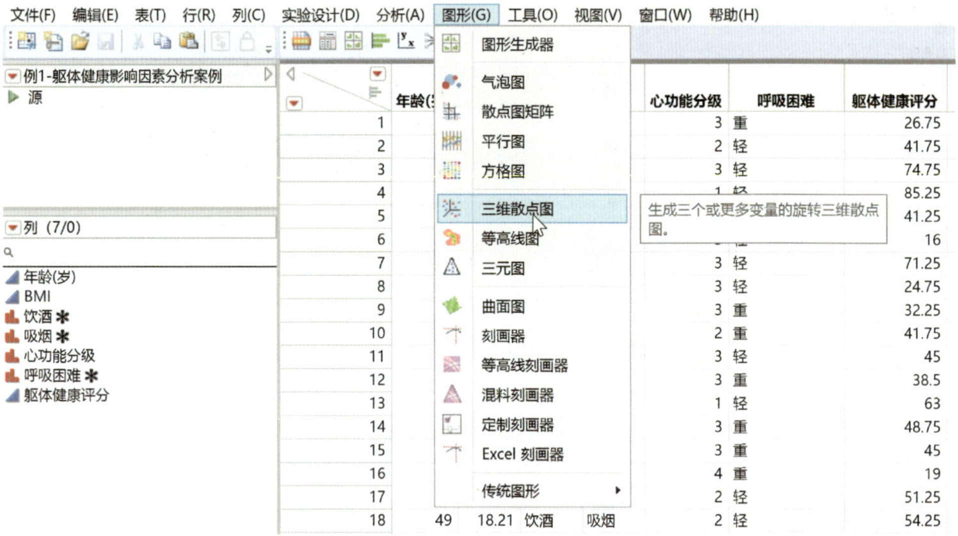

图 3.6.6　绘制三维散点图菜单

在**三维散点图**对话框中，将年龄、BMI 和躯体健康评分这三个变量放入 **Y,列**的变量框中。其他选项均为可选项，如将饮酒变量放入**颜色**的变量框，即可根据饮酒和不饮酒分为不同颜色显示。最后点击**确定**即可生成图形（图 3.6.7）。

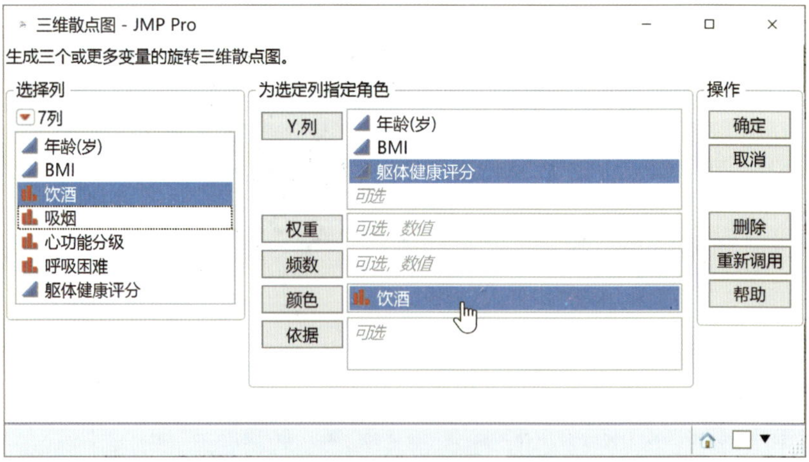

图 3.6.7　三维散点图变量选择对话框

图 3.6.8 展示了年龄、BMI、躯体健康评分的三维散点图，并基于饮酒变量分不同颜色显示，其中蓝色为饮酒组，红色为不饮酒组。该三维散点图可用鼠标进行 360° 的移动，从不同角度观察 3 个变量的相互关系。

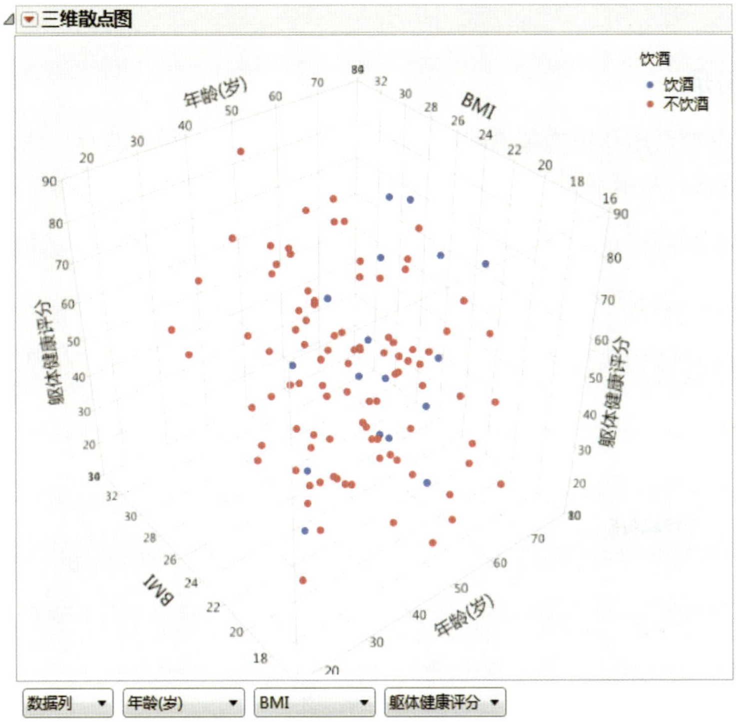

图 3.6.8　基于饮酒状况分组的年龄、BMI 和躯体健康评分三维散点图

在三维散点图添加等高线椭圆　三维散点图往往较为散乱，有时很难观察出变量间的关系。此时可在图中添加等高线椭圆，这样可以更直观地进行展示。点击**三维散点图**左侧红色三角形下拉菜单，选择**正态等高线椭圆**（图 3.6.9）。在打开的对话框中，可以选择**未**

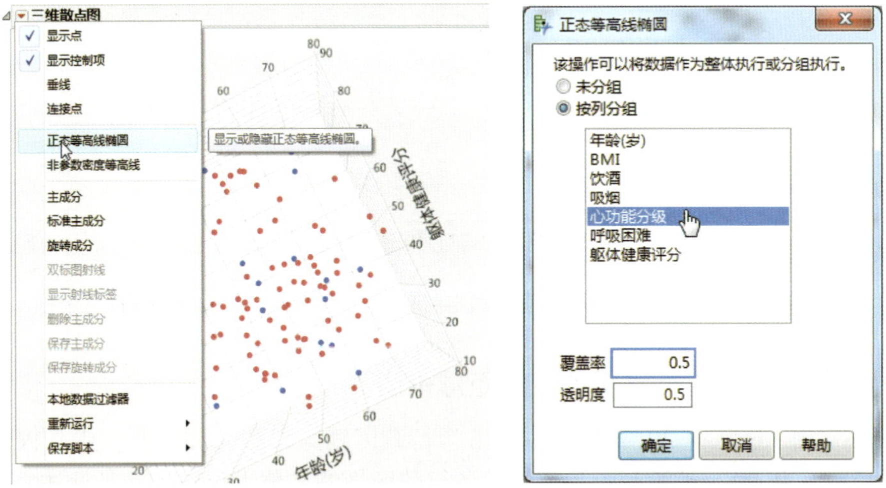

图 3.6.9　三维散点图中添加按心功能分级分组的正态等高线椭圆

分组或**按列分组**，选择**未分组**时，无需选定变量，直接点击确定，此时展示多变量的正态椭圆。如果选择**按列分组**，再选定某一分类变量，可按该分类变量显示多个正态椭圆。本例选择心功能分级变量，**覆盖率**（即椭圆覆盖数据的百分比）和**透明度**均默认 0.5，点击确定，即可得到图 3.6.10 所示的三维图。

小提示

图 3.6.9 中可以选择**正态等高线椭圆**和**非参数密度等高线**。其中，**非参数密度等高线**往往比较凌乱，从数据展示角度，通常选择**正态等高线椭圆**。正态等高线椭圆是基于多变量的联合分布展示的三维椭圆，可以理解为正态分布的三维形式。

图 3.6.10 可以看出不同心功能分级的正态椭圆形状各异，通过 360° 旋转可以更好地观察这种差异。需要说明一下的是，一般三维散点图多用于数据探索演示，在医学论文报告中很少使用。

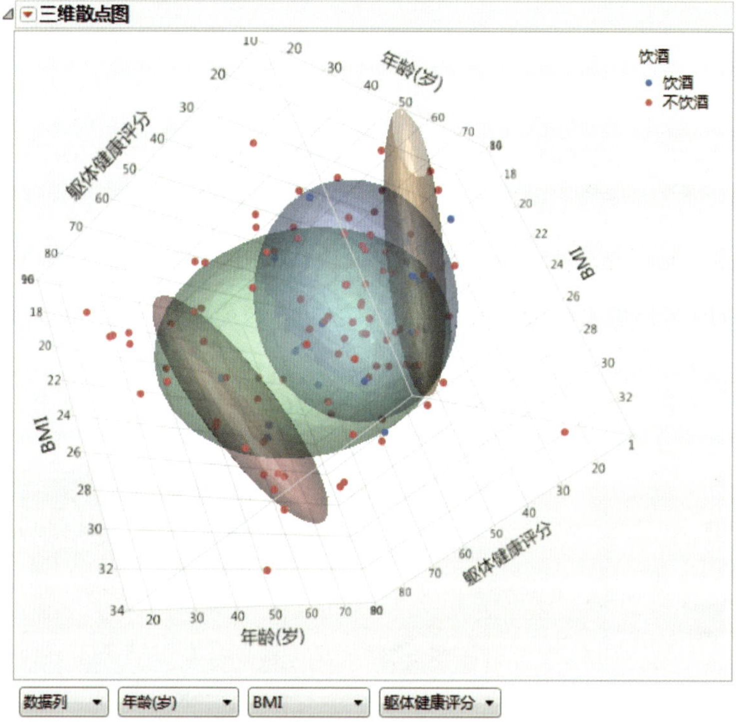

图 3.6.10 年龄、BMI 和躯体健康评分三维散点图中心功能分级正态等高线椭圆

3.6.3 反映分类变量层次关系的矩形树图

例 3.6.3 图 3.6.11 是 2019 年北京市 16 个行政区划与常住人口数据，其中 POP 变量表示常住人口数（万人）。拟绘制统计图显示各行政区划的常住人口数，并且标注其对应的区划定位。

	行政区划	POP	区划定位
1	东城区	82.2	中心城区
2	西城区	117.9	中心城区
3	朝阳区	360.5	中心城区
4	丰台区	210.5	中心城区
5	石景山区	59	中心城区
6	海淀区	335.8	中心城区
7	门头沟区	33.1	远郊区
8	房山区	118.8	远郊区
9	通州区	157.8	北京城市副中心
10	顺义区	116.9	远郊区
11	昌平区	210.8	远郊区
12	大兴区	179.6	远郊区
13	怀柔区	41.4	远郊区
14	平谷区	45.6	远郊区
15	密云区	49.5	远郊区
16	延庆区	34.8	远郊区

图 3.6.11　北京市 16 个行政区划与常住人口数据

数据来源：《2019 北京区域统计年鉴》，具体数据见二维码。

本例数据中，行政区划和区划定位存在嵌套关系，尽管采用马赛克图也可以展示出各区划的人口数，但难以很好地展示嵌套关系。通常这类数据采用矩形树图更为方便。

绘制简单矩形树图　打开图形生成器，将常住人口变量 POP 拖入 **Y** 轴，将行政区划变量拖放至 **X** 轴，同时选择“图形选择区”的矩形树图图标，便可显示如图 3.6.12 所示的图形。从矩形面积大小可知，2019 年朝阳区和海淀区人口较多，门头沟区和延庆区的人口较少。

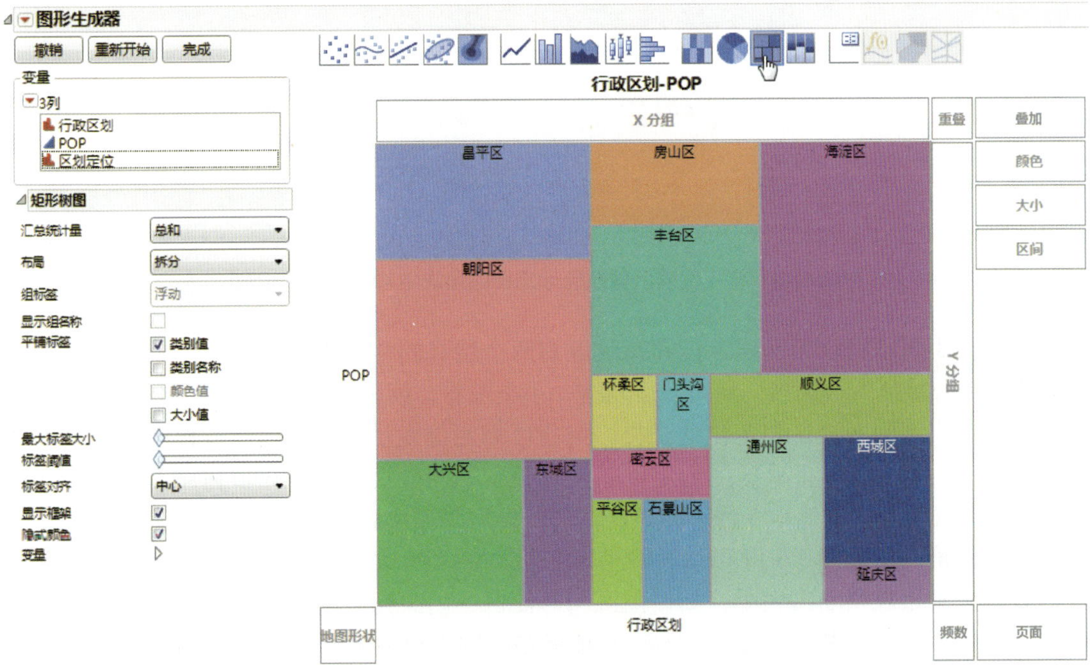

图 3.6.12　北京市行政区划与人口分布的矩形树图

加入区划定位显示含层次结构的矩形树图　将区划定位变量拖至“图形输出区”**X**轴下方如图3.6.13所示区域，此时**X**轴同时包含行政区划和区划定位两个变量，且区划定位在前（反映嵌套关系），便可得到以区划定位为大类、以行政区划为小类的嵌套关系的矩形树图。

小提示

向**X**轴拖入新变量时，要注意两个变量的嵌套关系，JMP Pro软件的图形生成器默认的嵌套关系是前面变量包含后面变量，即“区划定位/行政区划”。顺序弄反的话，显示的图形会差别很大。

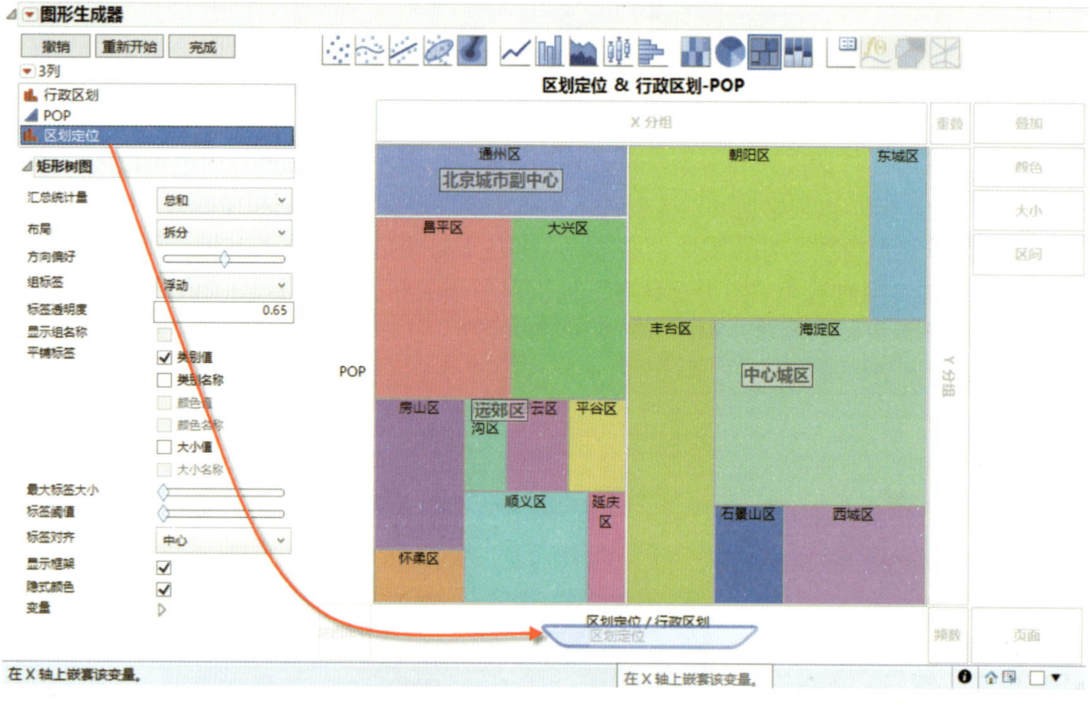

图3.6.13　将不同辖区按照区划定位的层次结构进行各区排列

图3.6.13同时显示了区划定位和行政区划两个层级的常住人口数。从区划定位这一大类来看，中心城区人口最多，从行政区划这一小类来看，朝阳区人口最多。

为了更直观地区分区划定位这三类，可将区划定位变量拖至“属性设置区”的**颜色**处（图3.6.14），表示图形将根据区划定位的类别显示不同颜色。此时矩形树图如图3.6.14所示，根据区划定位类别显示3种不同颜色，可以更为直观地显示出区划定位的差异大小。

图形修饰　尽管图3.6.14可以直观显示各区划的人口大小，但如果各区划之间差别不大，有时肉眼很难判断出大小，如朝阳区与海淀区、门头沟区与延庆区。为了更精确地反映大小差异，可在“参数设置区”勾选**平铺标签**中的**大小值**选项（图3.6.15），即可在矩形树图中显示各辖区常住人口（万人）的具体值。

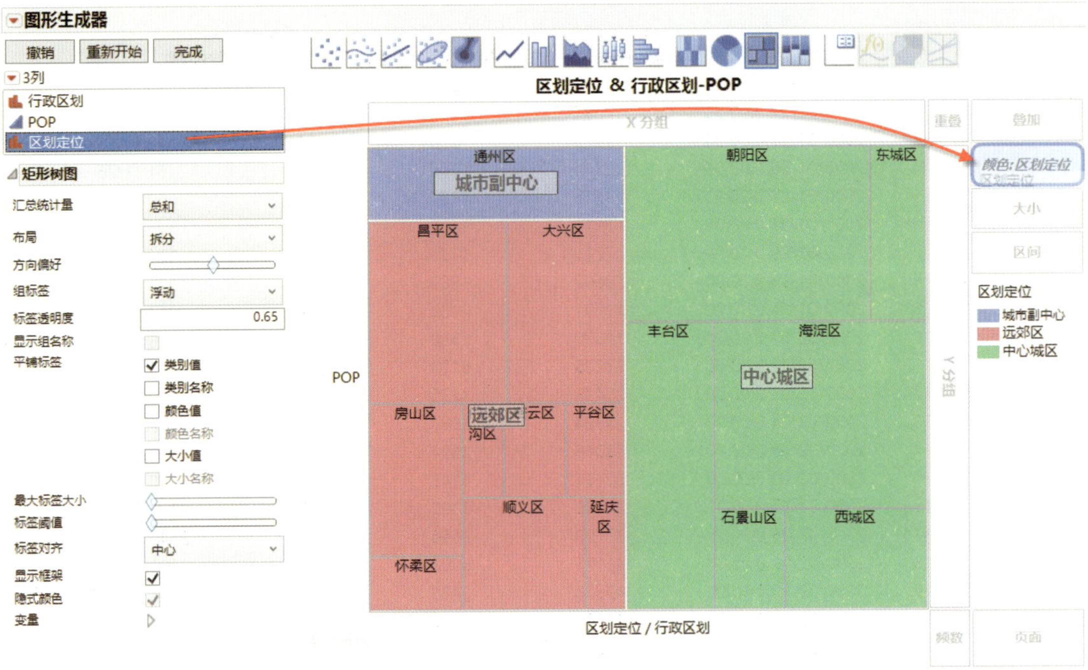

图 3.6.14 按区划定位分类着色的北京市行政区划与人口分布的矩形树图

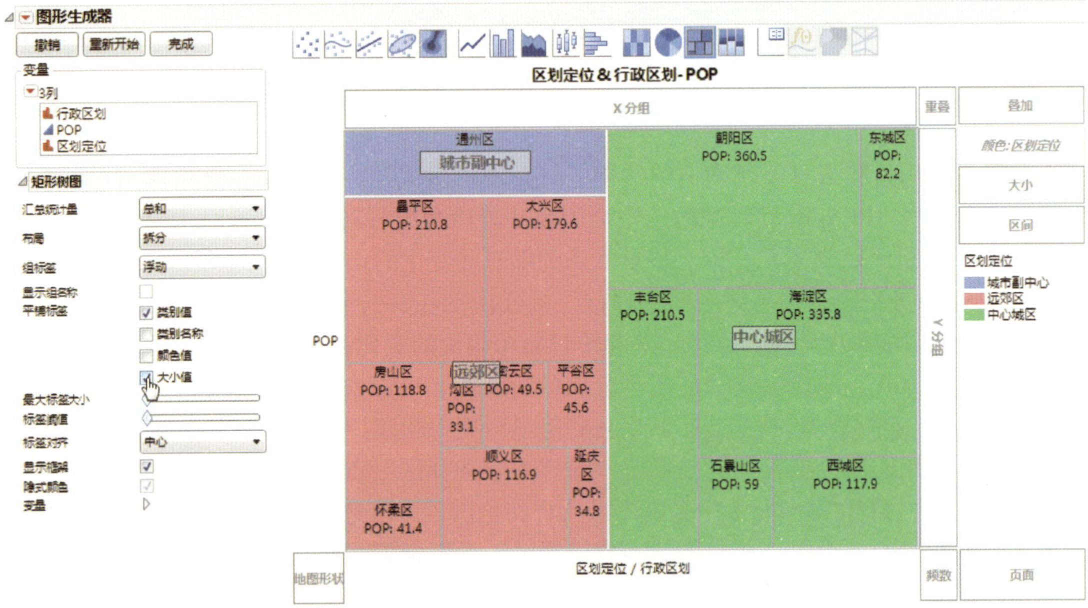

图 3.6.15 不同区划定位的北京市行政区划与人口分布的矩形树图（显示人口数）

3.7 时间序列型统计图

3.7.1 线图和柱形图

例 3.7.1 图 3.7.1 中的数据为 2000 年 1 月 23 日至 2 月 13 日之间某疾病每日报告病例数，具体数据见二维码。拟通过图形展示各个指标的变化趋势。

	发布日期	全国累计确诊	当日新增确诊	全国累计死亡	全国累计治愈	日期
1	2000/01/23 0:00:00	830	259	25	34	1/23
2	2000/01/24 0:00:00	1287	457	41	38	1/24
3	2000/01/25 0:00:00	1975	688	56	49	1/25
4	2000/01/26 0:00:00	2744	769	80	51	1/26
5	2000/01/27 0:00:00	4515	1771	106	60	1/27
6	2000/01/28 0:00:00	5974	1459	132	103	1/28
7	2000/01/29 0:00:00	7711	1737	170	124	1/29
8	2000/01/30 0:00:00	9692	1982	213	171	1/30
9	2000/01/31 0:00:00	11791	2102	259	243	1/31
10	2000/02/01 0:00:00	14380	2590	304	328	2/1
11	2000/02/02 0:00:00	17205	5173	361	475	2/2
12	2000/02/03 0:00:00	20438	3235	425	632	2/3
13	2000/02/04 0:00:00	24324	3887	490	892	2/4
14	2000/02/05 0:00:00	28018	3694	563	1153	2/5
15	2000/02/06 0:00:00	31161	3143	636	1540	2/6
16	2000/02/07 0:00:00	34546	3399	722	2050	2/7
17	2000/02/08 0:00:00	37198	2656	811	2649	2/8
18	2000/02/09 0:00:00	40171	3062	908	3281	2/9
19	2000/02/10 0:00:00	42638	2478	1016	3996	2/10
20	2000/02/11 0:00:00	44653	2015	1113	4740	2/11
21	2000/02/12 0:00:00	59804	15152	1367	5911	2/12
22	2000/02/13 0:00:00	63851	5090	1380	6723	2/13

图 3.7.1　某疾病 2000 年 1 月下旬至 2 月上旬期间每日报告数据

展示时间趋势变化的统计图常用点图、线图、柱形图等，以线图最为常见，可以显示连续的变化规律。

绘制累计确诊和当日新增病例的线图　打开图形生成器，将日期变量拖拽至“图形输出区”**X** 轴，然后按 Shift 键，同时选中全国累计确诊和当日新增确诊这两个变量，拖拽至 **Y** 轴。此时，如图 3.7.2 所示，即可显示默认的随时间变化的点图。

按住 Shift 键，同时点击“图形选择区”的线图图标，即可在散点图基础上添加线图。线图可以清晰看出此疾病累计病例和单日新增病例的变化趋势。JMP Pro 软件提供了多种线图的连接方式，默认生成的是棱角分明的折线图，可以在“参数设置区”更改其连接方式，图 3.7.3 是**曲线**的连接方式，其变化趋势显得更为圆润。

绘制累计死亡和治愈人数的柱形图　在“图形选择区”点击条形图图标，将日期变量拖至 **X** 轴，利用 Shift 键同时选中全国累计死亡和全国累计治愈两个变量并拖至 **Y** 轴，即可生成这两个变量的条形图。在左侧“参数设置区”设置**标签**为**将值作为标签**，即可在图中添加相应条形对应的数值（图 3.7.4）。从柱形图中可清晰看出自 2000 年 2 月 1 日起，此疾病的全国累计治愈人数开始超过累计死亡人数，且这种差异在不断增长。

多种类型统计图的集成　为了显示图形的多样性，前面分别用了线图和柱形图展示不同的指标。那如何将这四个指标一起展示呢？如果简单地只用一种图形（如都用线图）非常容易，同时选中 4 个变量拖至 **Y** 轴即可。但如果要 2 个指标用线图、2 个指标用柱形图，就不能直接拖拽了。下面简单介绍一下这类图形的做法，读者可以举一反三，实现其他多种类型图形的集成显示。

首先绘制全国累计确诊和当日新增确诊这两个变量的线图。然后选中全国累计死亡和

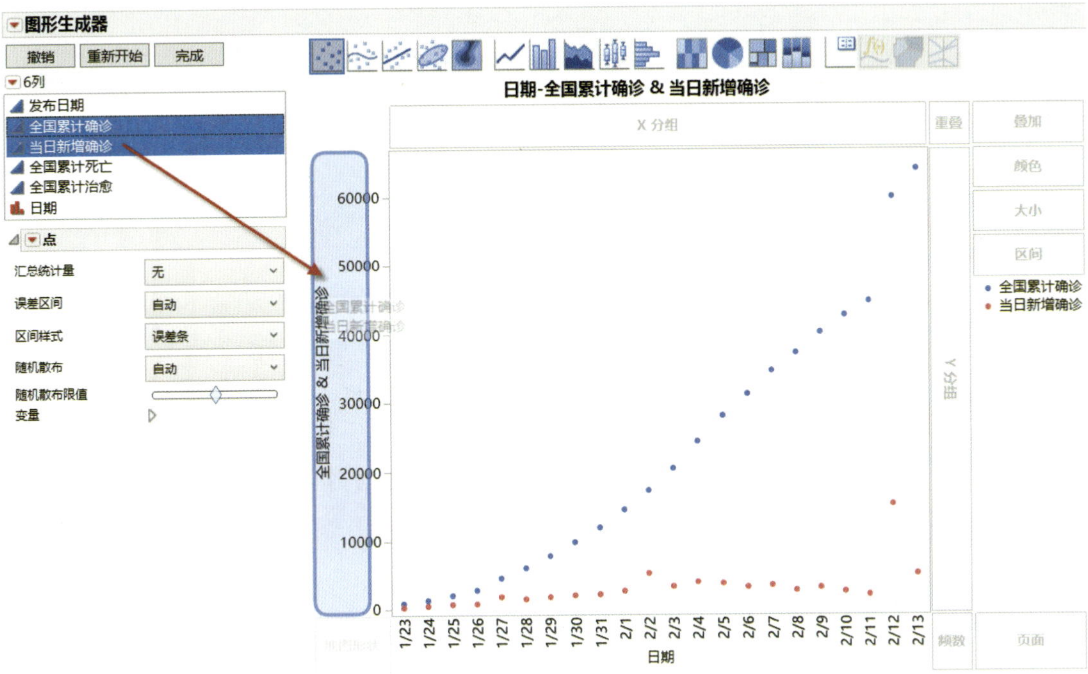

图 3.7.2 全国累计确诊和当日新增确诊人数随日期变化的散点图

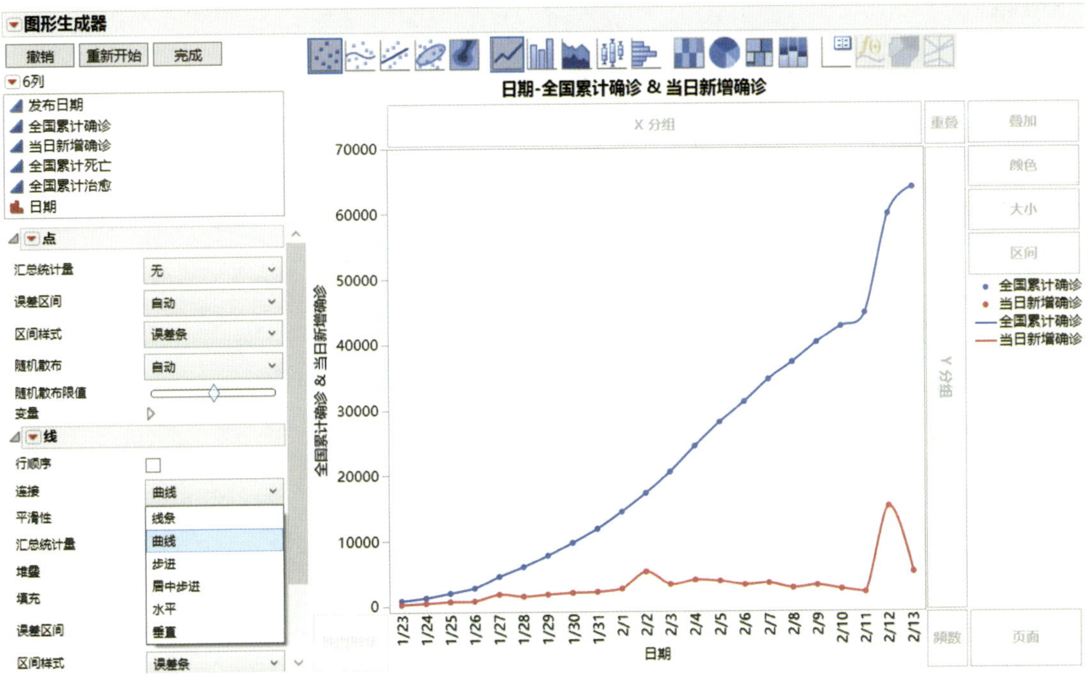

图 3.7.3 全国累计确诊和当日新增确诊人数随日期变化的线图

全国累计治愈两个变量拖至 Y 轴下方区域（图 3.7.5 蓝色阴影位置）。此时“图形输出区”分为上下两个面板，对应两个独立的 Y 轴及其相应变量。

现在我们要将下方面板的图形改为柱形图，可通过拖拽“图形选择区”的相应图标至

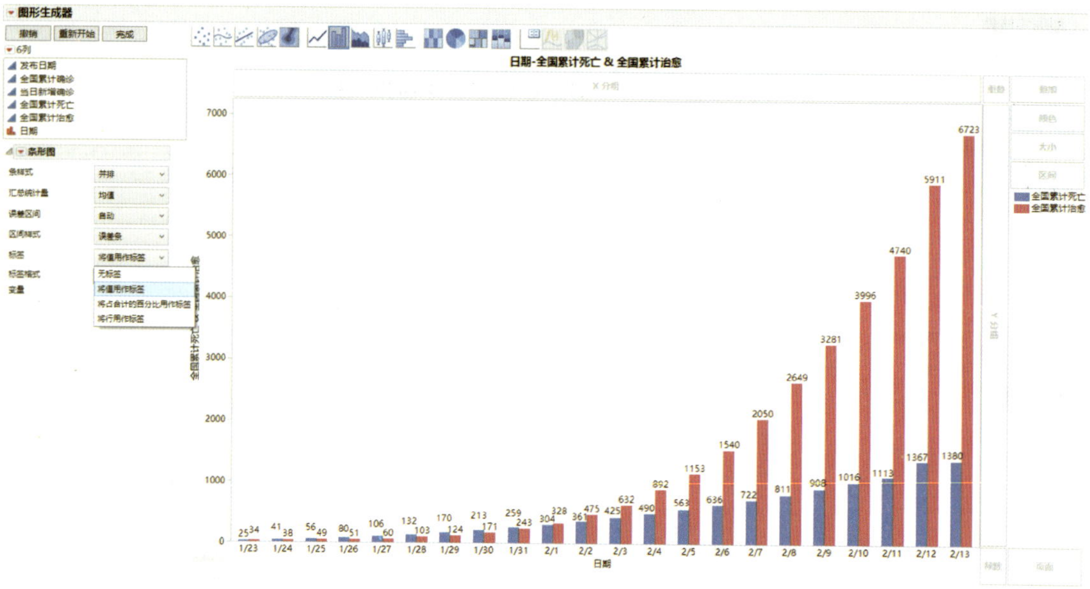

图 3.7.4　全国累计确诊和当日新增确诊人数随日期变化的柱形图

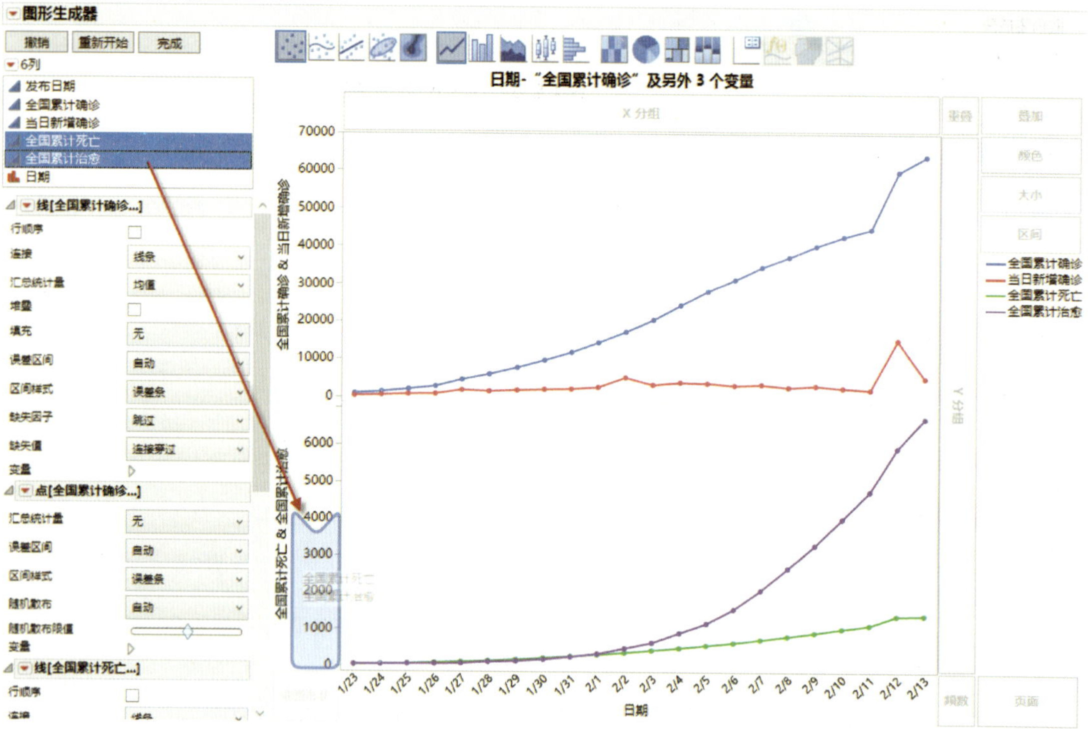

图 3.7.5　多面板统计图形展示

对应的图形即可。如图 3.7.6 所示，将柱形图拖至下方面板图，此时下方面板图形增加了柱形图，上方仍为线图。而且可以看到，“图形选择区”的柱形图图标的下半部分显示阴影。

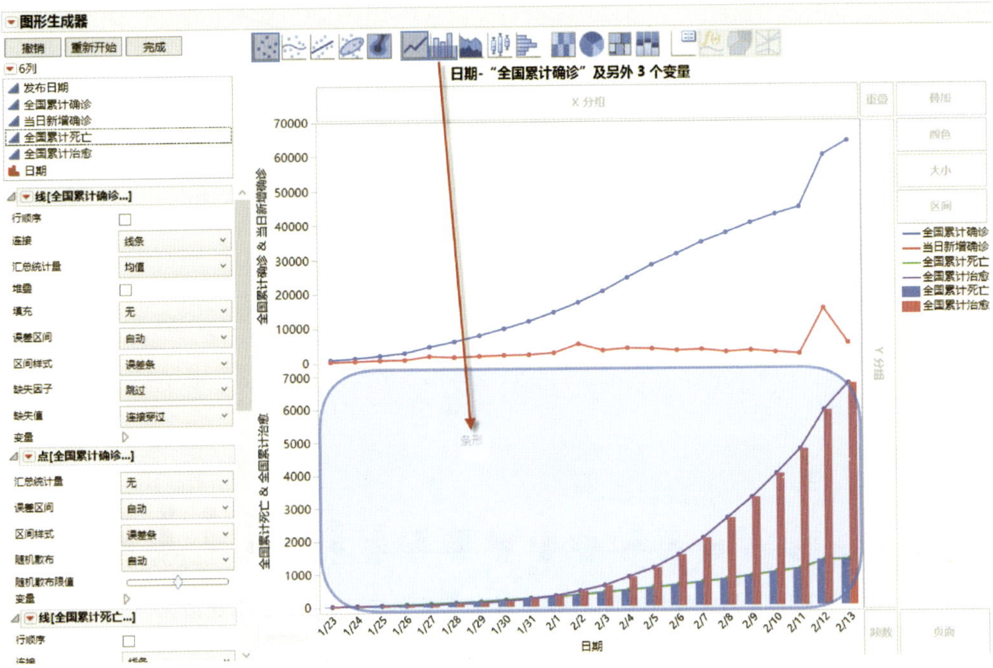

图 3.7.6　多面板中设置部分面板叠加柱形图的图标拖拽示例

如何将图 3.7.6 中下方面板的点和线去掉，只保留柱形图？主要还是通过“图形选择区”的点击。这里强调一点，当我们设置了上下两个面板时，图形选择区的每个图标区域也相应分为上下两部分。要取消下方面板的点和线，只需按 Ctrl 键，然后点击“图形选择区”点图和线图图标的下半部分，便去掉了下方面板的点和线，只保留了柱形图。

小提示

当“图形输出区”利用多个面板展示不同变量时，“图形选择区”的图标也相应分为多个面板，且位置与“图形输出区”对应，如上下或左右。如果要修改其中某一面板的图形，在“图形选择区”的图标对应位置进行点选即可。读者可尝试几次，不难理解其中操作。

图形的细节修饰　为了更精确地展示变化趋势，我们对 X 轴和 Y 轴分别点击右键进行轴设置，添加了网格线。此外，在“属性设置区”通过右键对线图和柱形图的颜色、透明度、填充方式等分别进行了相应设置。最终得到如图 3.7.7 所示的复合统计图，清晰地展现 2000 年 1 月 23 日至 2 月 13 日期间某疾病各指标的变化情况。

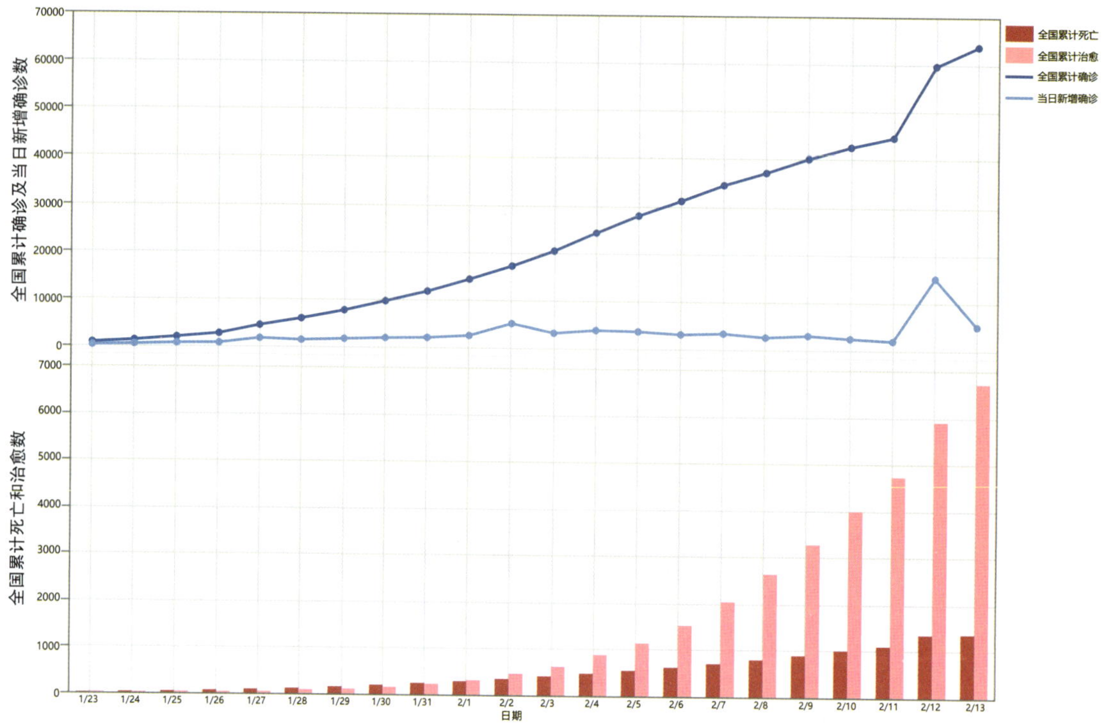

图 3.7.7 累计与新增确诊病例的变化和死亡与治愈人数的对比情况

3.7.2 展示时空变化的热图

例 3.7.2 二维码中的“某省主要城市人口迁徙数据”包含了 2020 年 1 月 10—23 日期间某省 15 个城市的人口迁徙比例数据。拟使用统计图展示每日各主要城市的迁徙比例。

该数据是基于日期和城市从时空两个维度上展示比例数据，这两个变量的类别数都很多，如果使用柱形图，以 **X** 轴显示日期，每一日期需要显示 15 个城市的柱形图，整个图形会非常凌乱。即使改为柱形图的堆积样式，依然无法避免这一问题。对于这类时空数据，热图不失为一种更为合理的选择。

绘制热图 打开图形生成器，将“变量选择区”中的日期拖放至 **X** 轴，城市变量拖放至 **Y** 轴，点击“图形选择区”的热图图标，即可出现如图 3.7.8 所示的矩形图形。

将比例（%）变量拖至“属性设置区”的**颜色**处（图 3.7.9），便生成根据迁徙比例大小分颜色显示的方格，并自动生成图例。

对热图进行排序 为了更清晰地展示各城市的迁徙比例高低，可对 **Y** 轴进行排序。**Y** 轴排序主要有两种方式。第一种方式比较通用，通过对 **Y** 轴点击右键，在出现的菜单中选择**排序方式**为**比例（%）**，**降序**（图 3.7.10）。

第二种方式较为便捷，将拟排序的变量［这里为比例（%）］从“变量选择区”拖至 **Y** 轴内侧或外侧对应的位置，此时 **Y** 轴的坐标文字即显示“按该变量的值对 Y 水平排序”，即可立即完成排序（图 3.7.11）。

在热图中添加数值 图 3.7.11 的热图通过颜色深浅直观展示了迁徙比例，但如果想精确了解细微差别，只靠颜色本身就难以做到了。此时可通过在“参数设置区”**标签**中选择**将值用作标签**，在热图的方格中增加迁徙比例的具体值，通过这些数值，可清楚每日各城

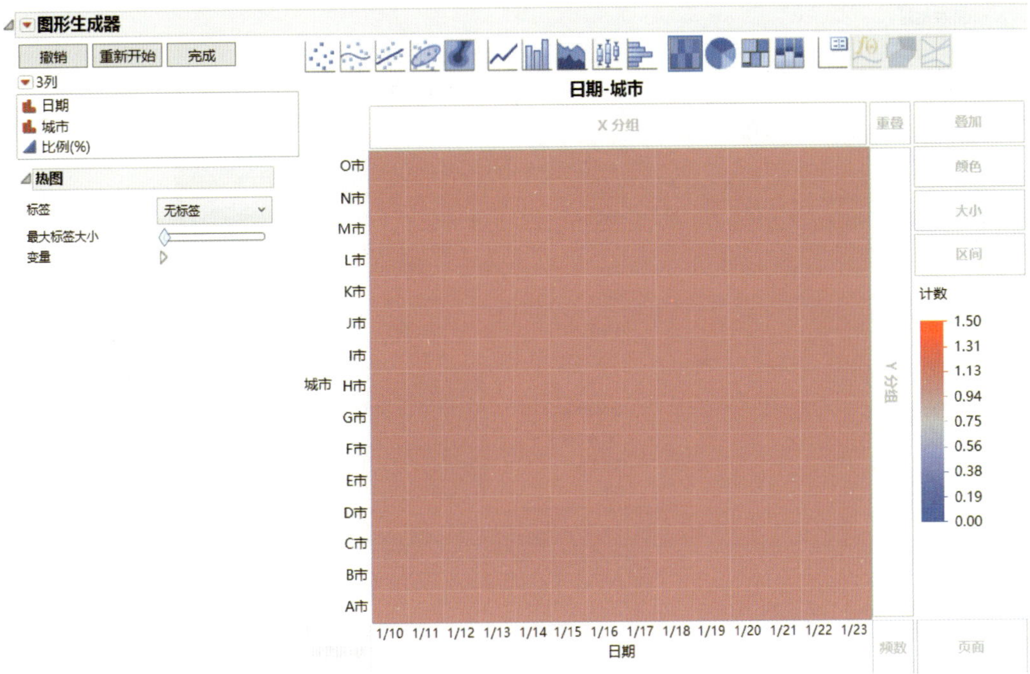

图 3.7.8　使用图形生成器热图绘制

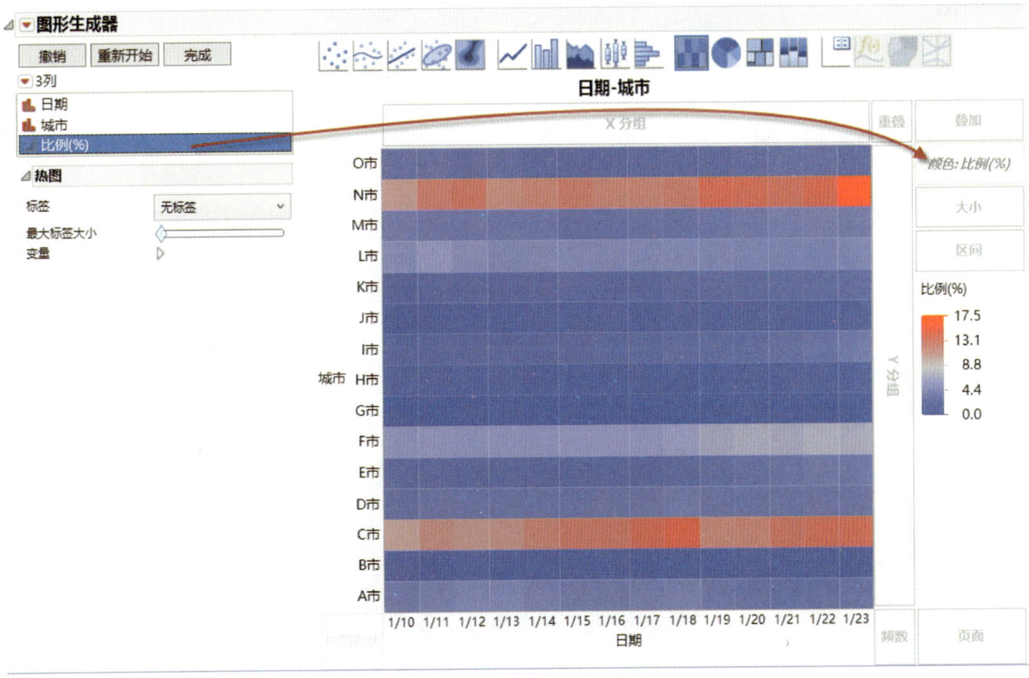

图 3.7.9　按比例数值填充热图颜色

市具体的迁徙比例（图 3.7.12）。

修改热图的颜色梯度　热图通常默认是红蓝两个色系，分别代表暖色和冷色。但出于研究目的，可以对颜色主题进行修改，设置为自己偏爱的色系。具体操作为在“属性设置

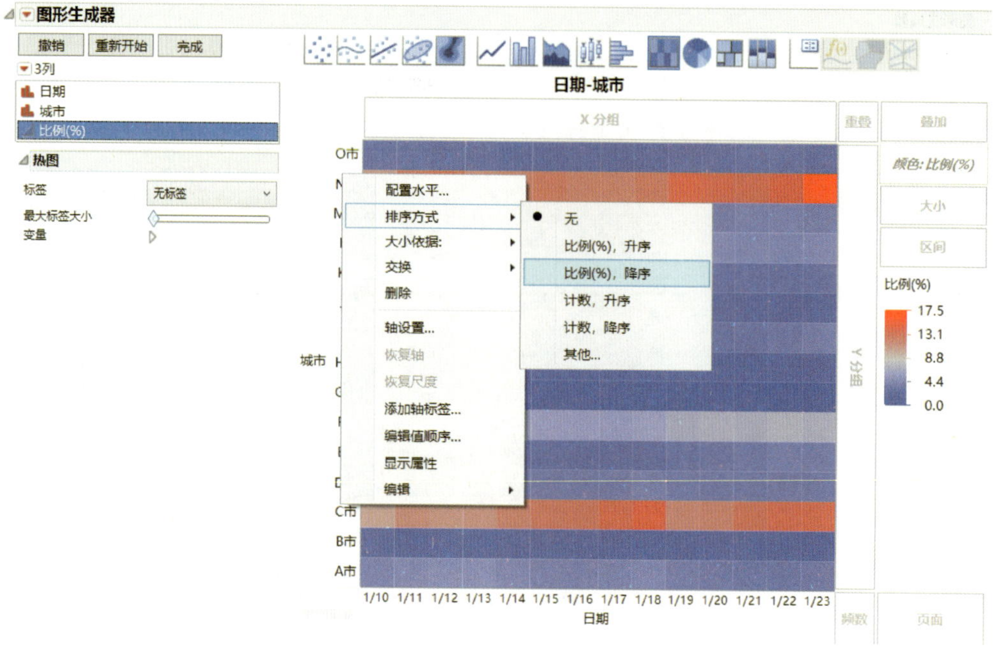

图 3.7.10　按 15 城市迁徙比例对热图进行降序排列

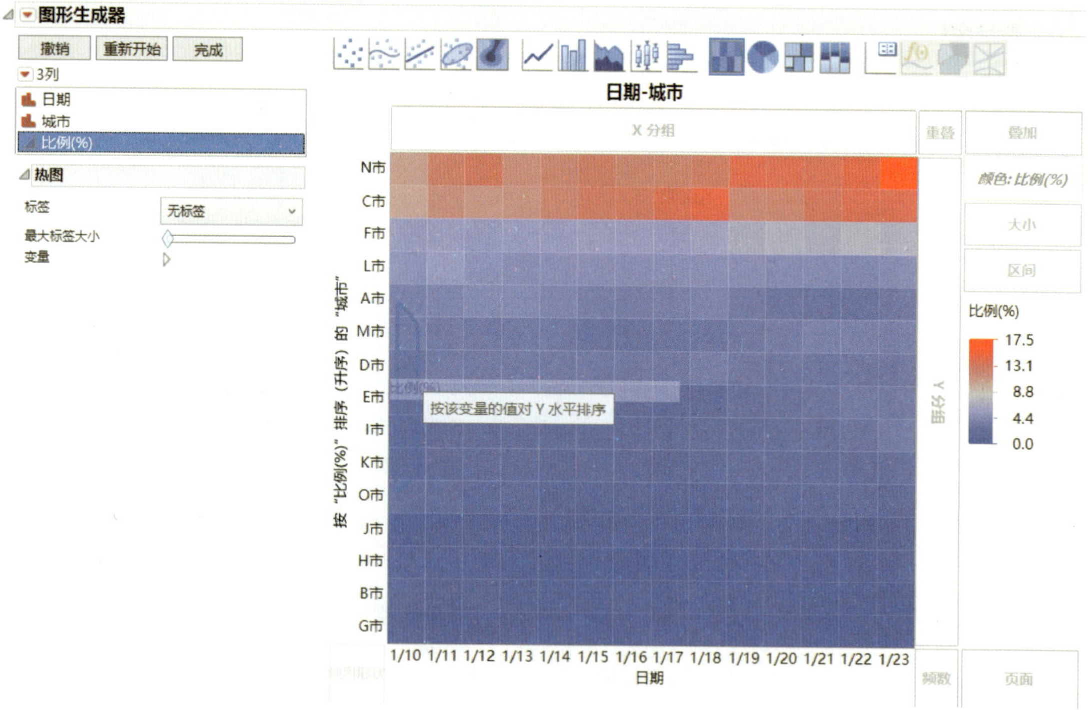

图 3.7.11　拖拽排序变量至 Y 轴内侧进行排序

区”的图例处点击右键，选择**梯度**，并在打开的对话框中点击**颜色主题**，选择自己喜欢的色系（图 3.7.13）。

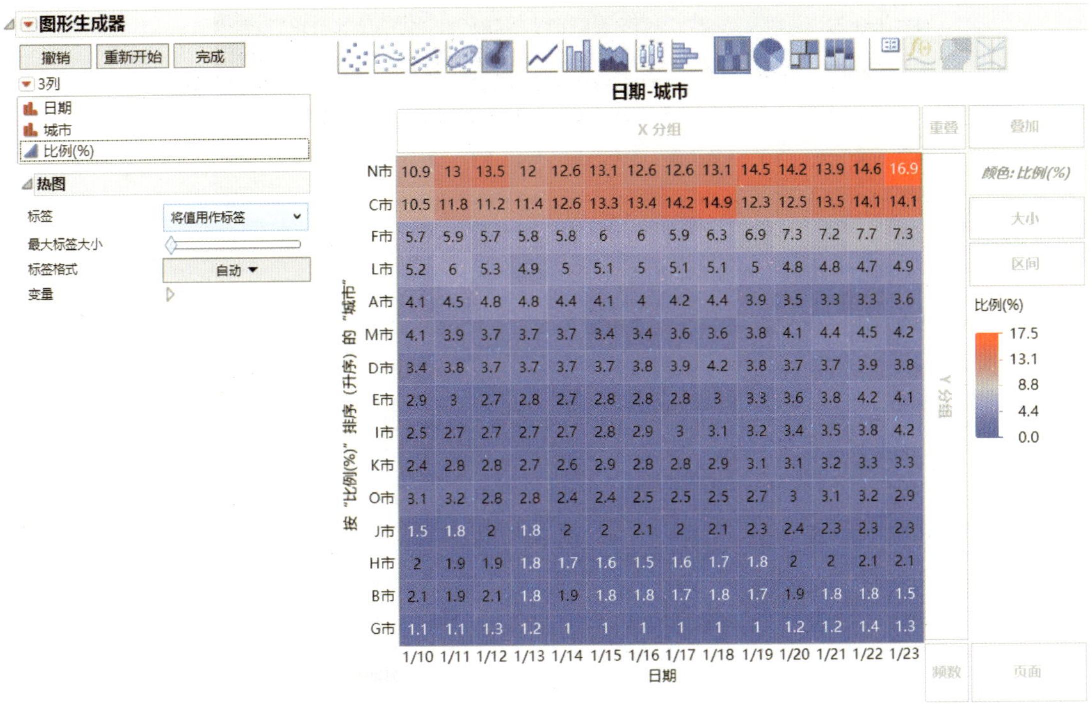

图 3.7.12 填充迁徙比例数值的热图

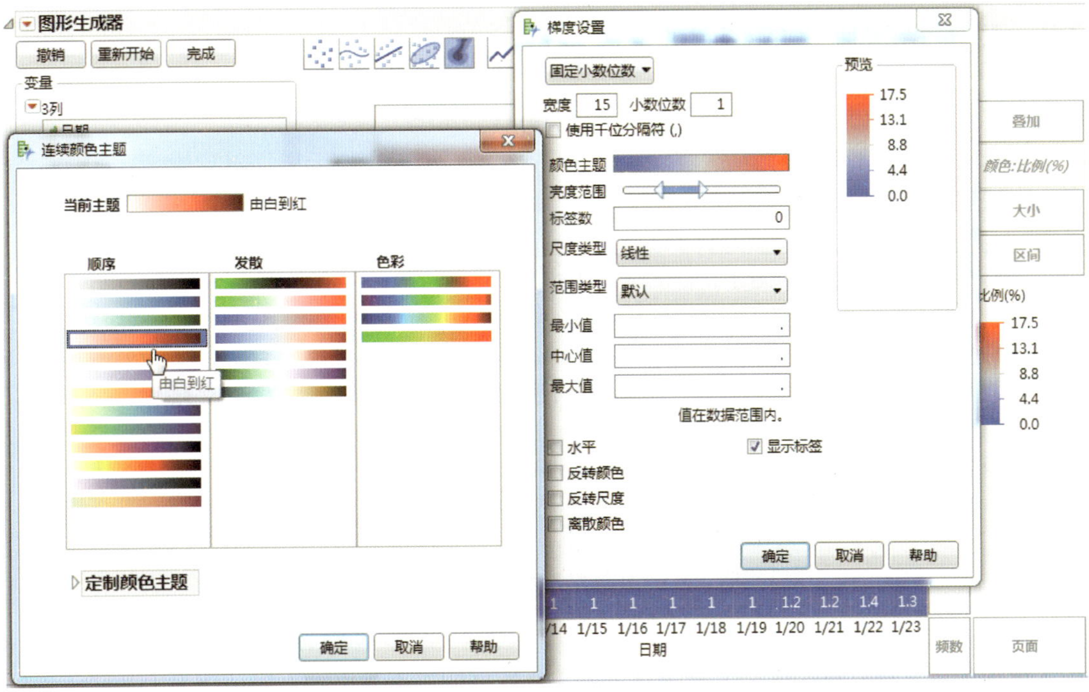

图 3.7.13 设置修改热图的颜色主题

本例选择了由白到红这一主题，并将 Y 轴名称修改为“城市”。最终生成如图 3.7.14 所示不同时间、不同城市的迁徙比例情况。

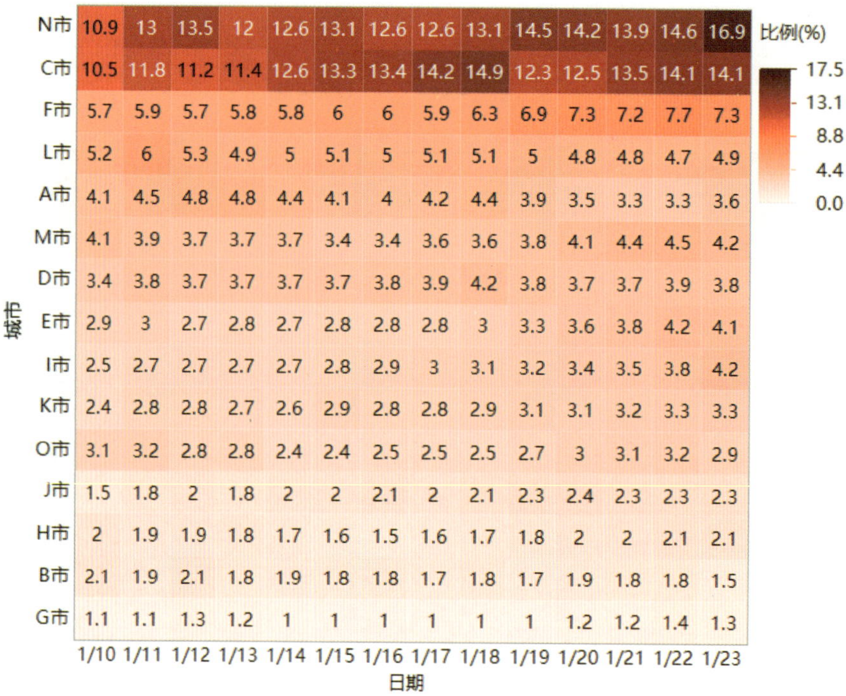

图 3.7.14　某省 15 个主要城市人口迁徙情况热图

3.8　其他特定用途的统计图

3.8.1　词云图

例 3.8.1　图 3.8.1 是关于统计学的一段文字介绍，拟采用词云图展示这段文字的词频分布，以快速识别这段话中的关键词。

> 统计学是在统计实践的基础上，自 17 世纪中叶产生并逐步发展起来的一门社会学科。它是研究如何测定、收集、整理、归纳和分析反映客观现象总体数量的数据，以便给出正确认识的方法论科学，被广泛地应用在各门学科之上，从自然科学和社会科学到人文科学，甚至被用在工商业及政府的情报决策之上。譬如一组数据中，可以摘要并且描述这份数据的集中和离散情形，这个用法称作描述统计学。另外，观察者以数据的形态，建立出一个用以解释其随机性和不确定性的数学模型，以之来推论研究中的步骤及母体，这种用法称作推论统计学。这两种用法都可以被称作为应用统计学。数理统计学则是讨论背后的理论基础的学科。

图 3.8.1　统计学基本概念的文字介绍

注：文本见二维码。

词频分析　首先将这段文字复制到 JMP Pro 软件的数据集中，整段话作为一个变量，一条记录或多条记录均可，本例将其作为一条记录（图 3.8.2）。

JMP Pro 软件中进行文本分析的专门平台为文本分析器。依次在 JMP Pro 软件的菜单栏中选择**分析＞文本分析器**，如图 3.8.3 所示。

在**文本分析器**对话框中，从变量中选择文本的变量，按图 3.8.4 所示，将其放入**文本列**

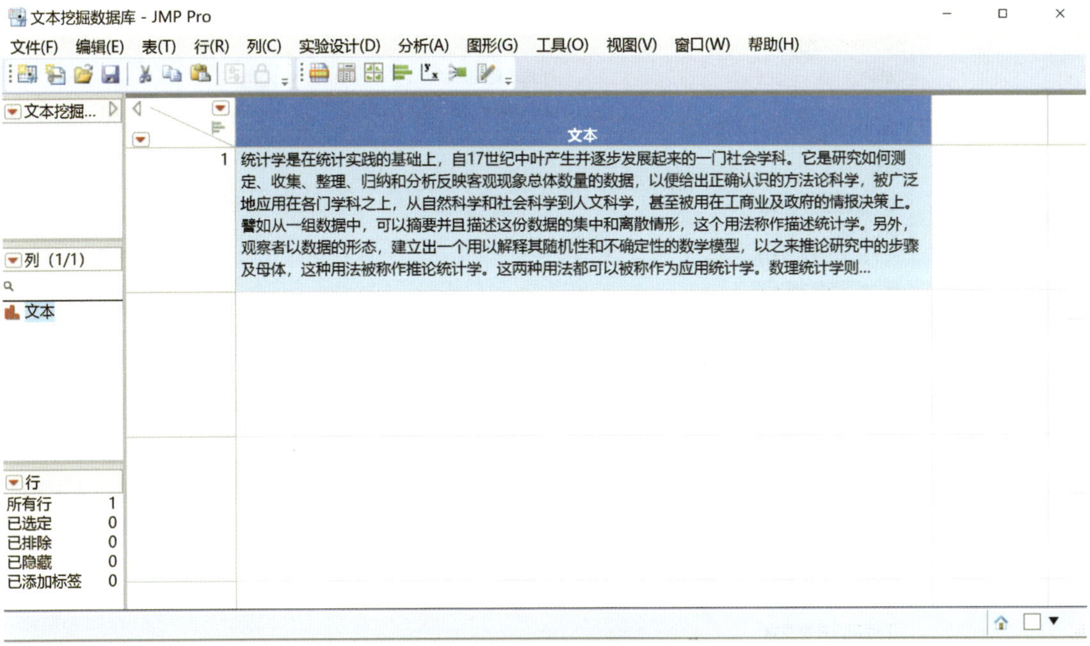

图 3.8.2 文本挖掘数据库建立

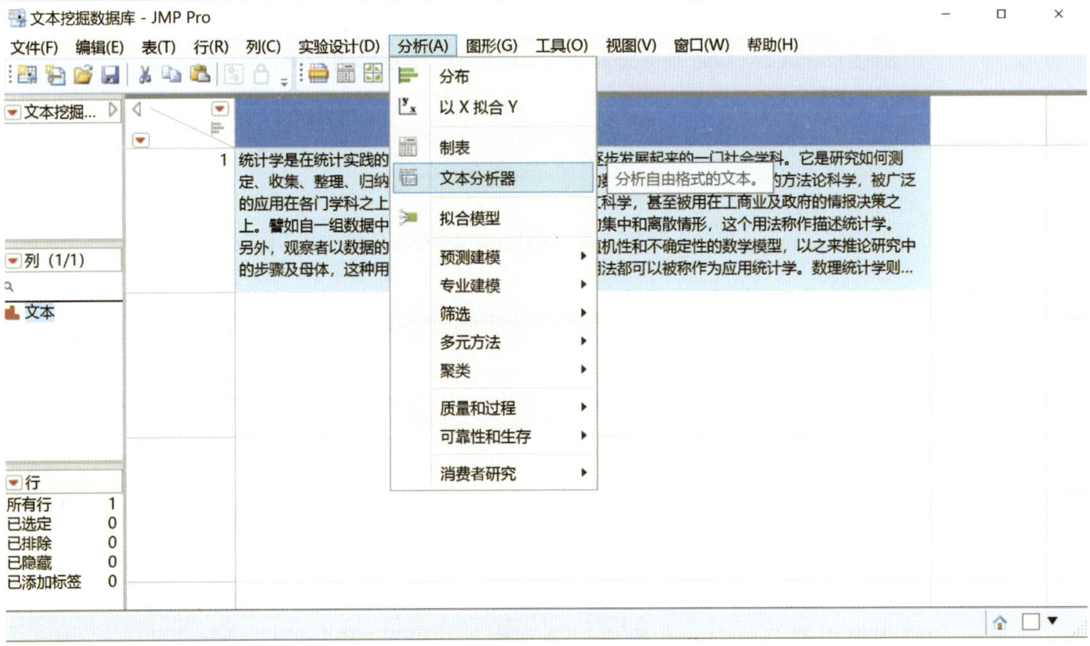

图 3.8.3 选择文本分析器进行分析

中，并将**语言**改为**简体中文**，点击**确定**。

如果是 JMP Pro 软件第一次使用文本分析器，此时会弹出一个**下载**请示对话框，如图 3.8.5 所示，需要用户在联网状态下先下载用以解析中文文本的词库。点击下载即可开始下载。

完成下载后，便生成了初步的文本分析结果（图 3.8.6）。结果主要包括**词条**和**短语**两部分，通常情况下我们更关注词条的结果。

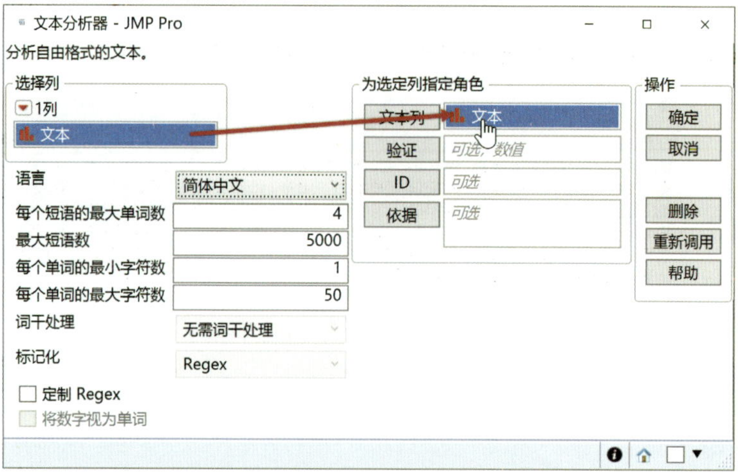

图 3.8.4　选择分析字段进入文本列

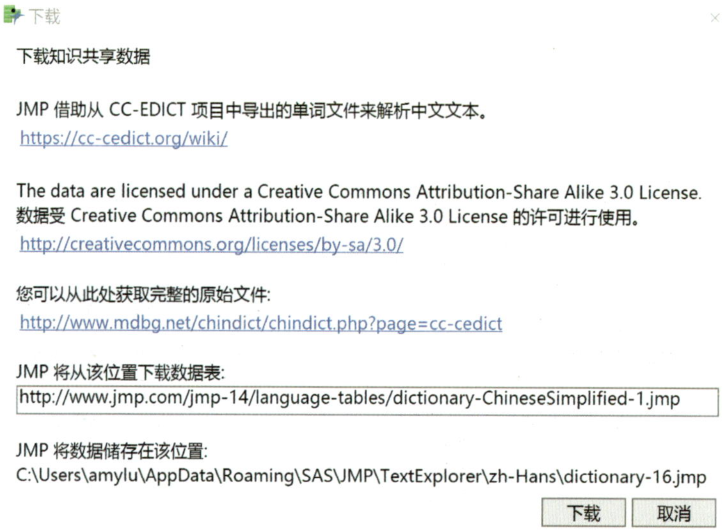
下载
下载知识共享数据
JMP 借助从 CC-EDICT 项目中导出的单词文件来解析中文文本。
https://cc-cedict.org/wiki/
The data are licensed under a Creative Commons Attribution-Share Alike 3.0 License.
数据受 Creative Commons Attribution-Share Alike 3.0 License 的许可进行使用。
http://creativecommons.org/licenses/by-sa/3.0/
您可以从此处获取完整的原始文件:
http://www.mdbg.net/chindict/chindict.php?page=cc-cedict
JMP 将从该位置下载数据表:
http://www.jmp.com/jmp-14/language-tables/dictionary-ChineseSimplified-1.jmp
JMP 将数据储存在该位置:
C:\Users\amylu\AppData\Roaming\SAS\JMP\TextExplorer\zh-Hans\dictionary-16.jmp
下载
取消

图 3.8.5　下载请示对话框

管理停止词　从图 3.8.6 初步分析结果可以看出，出现频率最多的词是“的”，但这个词并无意义，对于这类无实际意义的词，可以通过 JMP Pro 软件的“**文本**”**的文本分析器**左侧三角形下拉菜单的**词条选项**>**管理停止词**将其删除（图 3.8.7），只保留有意义的词。

在打开的**管理停止词**菜单中，在**用户**栏分别添加“的”“和”“被”等无实际意义的词，点击+将其添加到**用户**栏（图 3.8.8）。这样在后续的分析中，这些停止词不再显示其词频。

小提示

用户栏添加的停止词适用于所有以后的文本分析，在其他文本分析中通用；JMP Pro 软件**本地**栏的词仅适用于本次文本分析，其他文本分析无效。**用户**栏添加停止词后，C：\Users\admin\AppData\Roaming\SAS\JMP Pro\TextExplorer\zh-Hans 这一文件夹

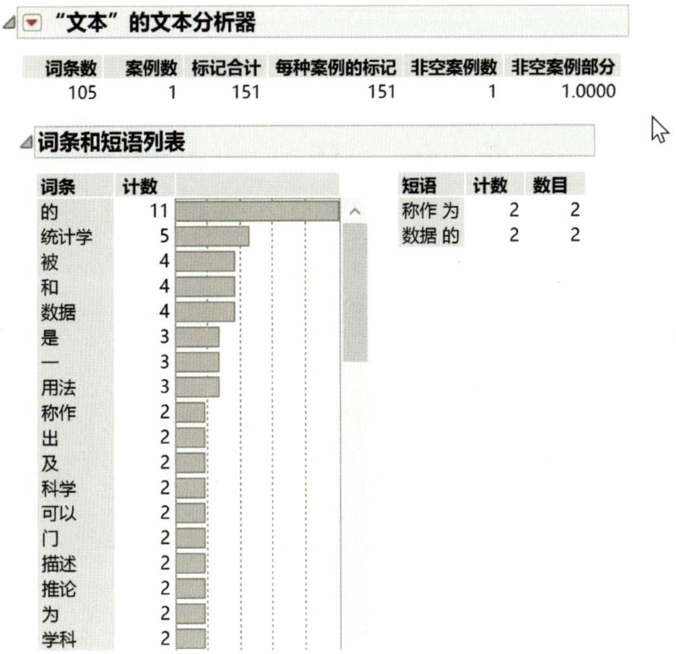

图 3.8.6　文本分析初步结果

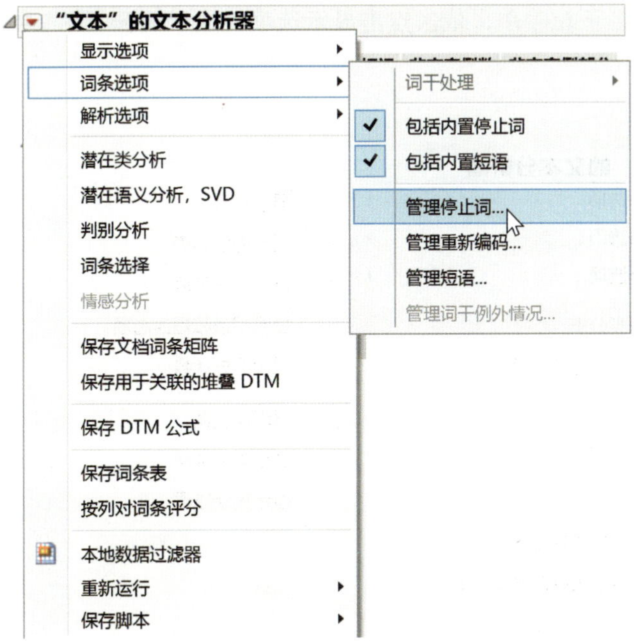

图 3.8.7　管理停止词菜单

下会有一个 stopwords 的文本文档（由于电脑名不同，不同用户的路径名也并不完全相同），里面存放了用户定义的停止词。这一文件夹下的 dictionary-User.jmp 文件可添加或删除词频，例如有的专业词可能现有的词库未收录，无法作为词频显示，可将该词添加到 dictionary-User.jmp 中即可。该文件共 2 个字段，Data 是拟添加的词，action 需要注明是 add 还是 delete。

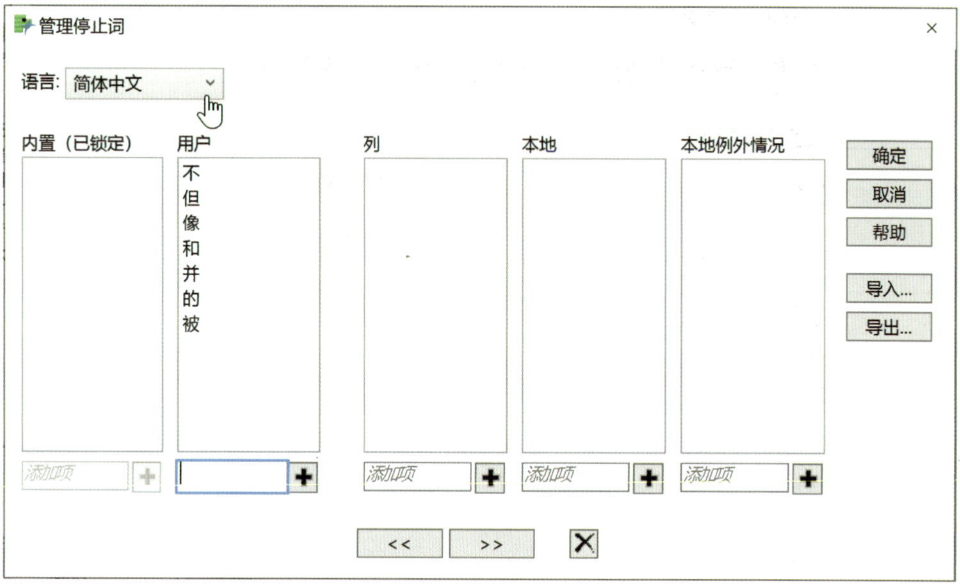

图 3.8.8 添加停止词

显示词云图 停止词设置好后，便可以通过词云更直观地展示词频情况。点击"**文本**"**的文本分析器**左侧的三角形下拉菜单，依次点击**显示选项**>**显示词云**（图 3.8.9），即可得到图 3.8.10 所示的词云。

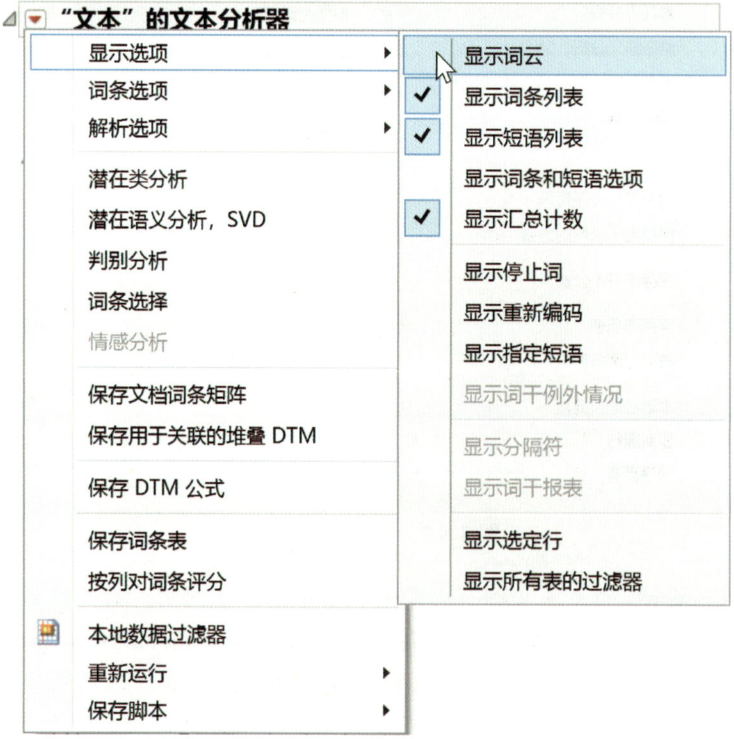

图 3.8.9 显示词云菜单

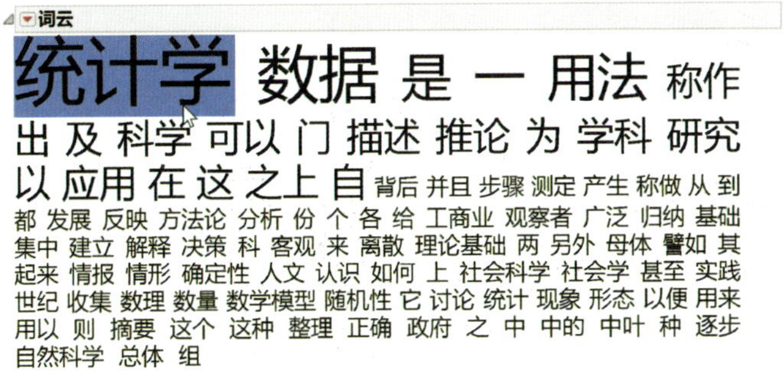

图 3.8.10　文本挖掘词云图

词云修饰　为了使词云更漂亮，首先将其中心化。点击**词云**左侧的三角形下拉菜单，选择**布局**＞**中心化**进行设置（图 3.8.11），可得到如图 3.8.12 所展现的中心化的词云图。

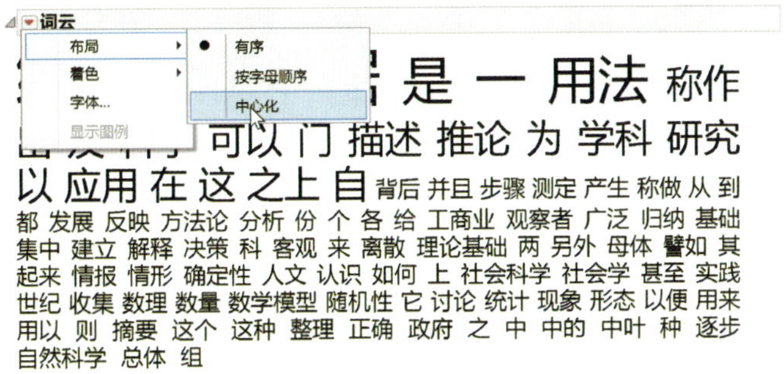

图 3.8.11　词云图中心化设置

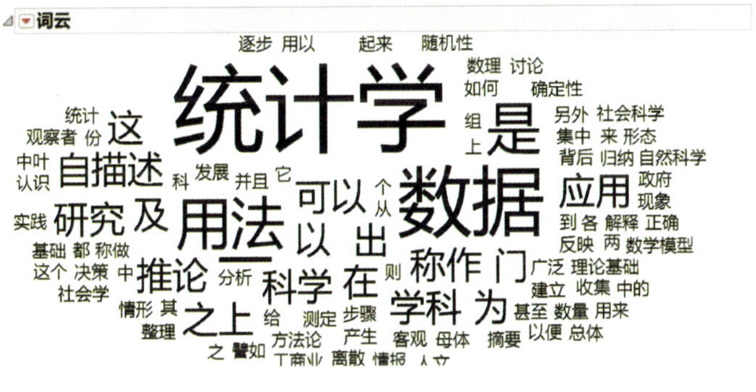

图 3.8.12　设置中心化的词云图

可进一步通过不同颜色来显示词频大小。点击**词云**左侧的三角形下拉菜单，选择**着色**＞**任意颜色**（图 3.8.13），此时在词云图右侧出现颜色图例（图 3.8.14）。

左键双击图例，在打开的**图例设置**对话框中，在**颜色主题**中选择自己喜欢的色系，如图 3.8.15 选择的是绿色，点击**确定**，便生成了基于绿色深浅表示词频高低的词云图（图 3.8.16）。

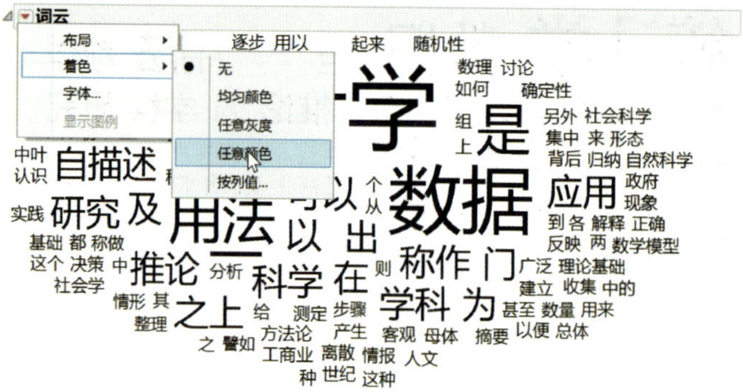

图 3.8.13　词云图颜色设置

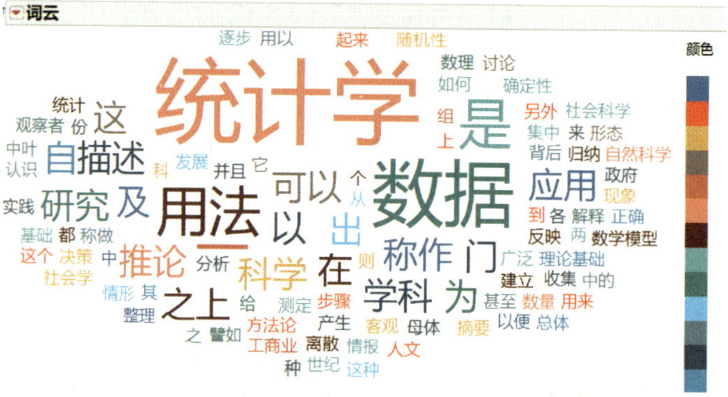

图 3.8.14　设置颜色和中心化后的词云图

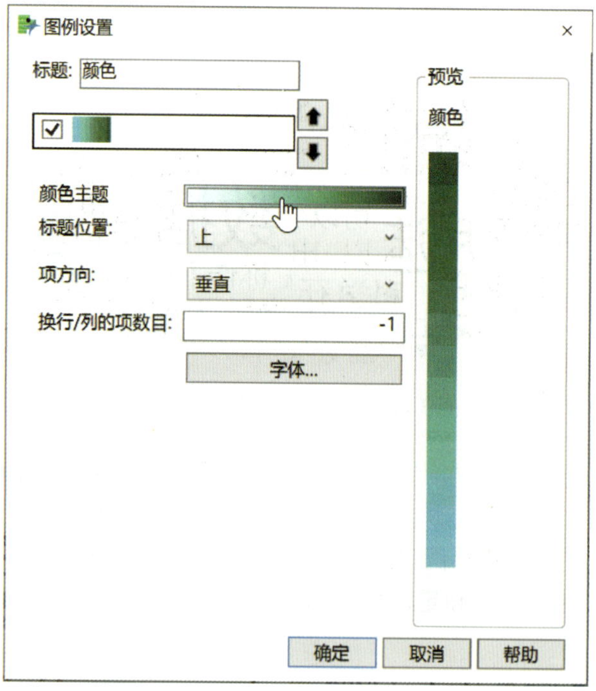

图 3.8.15　词云图颜色梯度设置

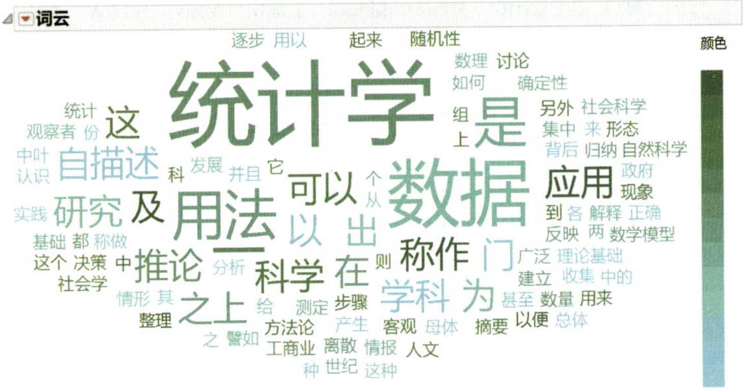

图 3.8.16 按颜色梯度填充的词云图

3.8.2 动态气泡图

例 3.8.2 表 3.8.1 是某医院 2017—2021 年耳鼻喉科、神经内科、心血管科、普外科、呼吸科和感染科 6 个科室的住院病例数。拟绘制统计图反映这五年间 6 个科室的病例数变化趋势。

表 3.8.1 某医院 6 个科室 2017—2021 年病例情况

科室	年份	病例数	科室	年份	病例数
耳鼻喉科	2017	1195	普外科	2017	3588
	2018	1300		2018	3994
	2019	1833		2019	5514
	2020	2289		2020	6423
	2021	2740		2021	7287
神经内科	2017	2518	呼吸科	2017	4837
	2018	2910		2018	7620
	2019	2389		2019	8936
	2020	2416		2020	11681
	2021	2669		2021	13488
心血管科	2017	1530	感染科	2017	3606
	2018	1877		2018	4481
	2019	1043		2019	5735
	2020	1619		2020	7352
	2021	2063		2021	8930

注：具体数据见二维码。

本例数据是从时间和空间两个维度上来展示例数变化，根据前面介绍的内容，我们至少可以考虑线图、柱形图、热图等。这些图均可较好地展示数据变化，但它们都是静态图形，本例拟介绍一种可以动态展示随时间变化的统计图，即气泡图。

绘制气泡图 在 JMP Pro 软件菜单栏中选择**图形**>**气泡图**，如图 3.8.17 所示，进入**气泡图**设置对话框。

在**气泡图**对话框中，选择科室变量作为 **X** 轴分类变量，病例数作为 **Y** 轴对应的数值变量，同时要考虑随年份的变化趋势，因此将年变量放入**时间**选项。其余选项可根据实际情

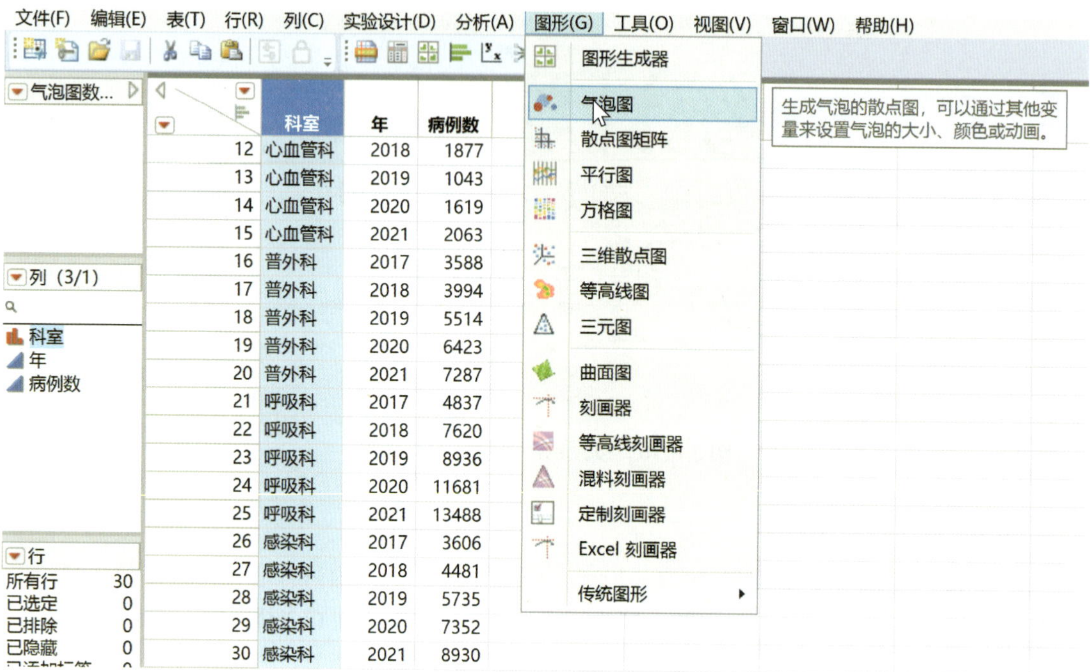

图 3.8.17　气泡图设置菜单选择

况而定，本例将病例数变量放入**大小**和**颜色**，表示气泡的大小和颜色深浅均反映病例数的多少（图 3.8.18）。

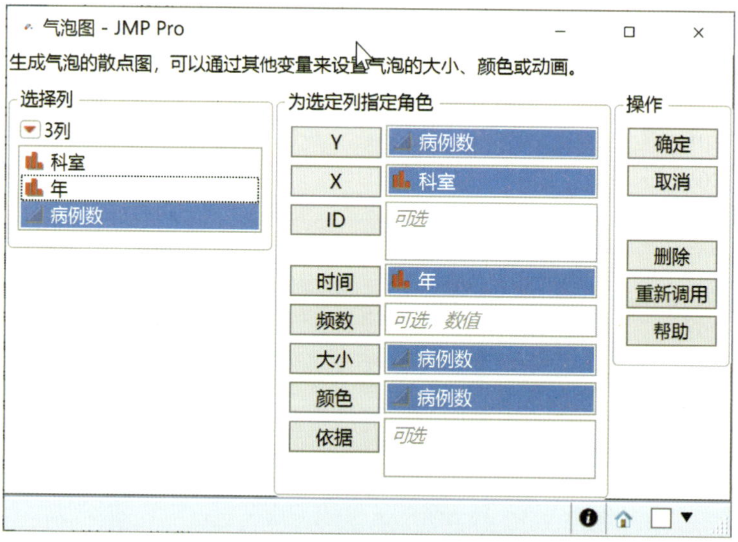

图 3.8.18　气泡图设置菜单选择

图 3.8.19 显示了 2017 年各科室住院病例数气泡图。可以看出，2017 年呼吸科住院人数最多，耳鼻喉科住院人数最少，气泡大小和颜色均反映了病例数的多少。在图的最下方有 3 个按钮 ◁ ▷ ▷，分别表示上一时间点（本例即上一年）、播放动画、下一时间点（本例即下一年）。通过播放按钮可以依时间顺序播放每年各科室的病例数动态变化，该动画可以录制和保存。

在气泡图下方，还有**年**、**速度**和**气泡大小** 3 个选项：**年**用于显示不同年份的各科室病例数，**速度**用来调整动画的速度，**气泡大小**可调整气泡的大小。

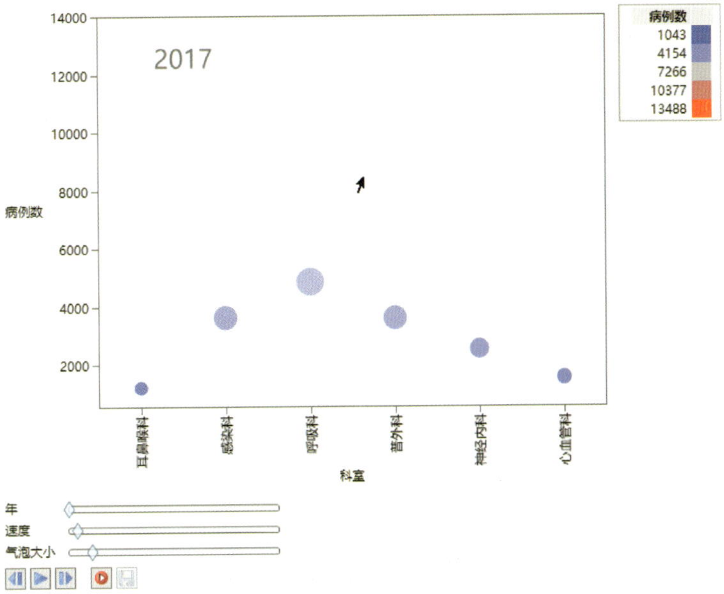

图 3.8.19　某医院各科室住院病例数气泡图

显示时间变化轨迹　为了在动画中更清楚地看到每一年的变化轨迹，可以在动画中展示其显示时间变化轨迹。点击“**科室 - 病例数**”**气泡图**左侧的三角下拉菜单，在菜单中选择**尾迹气泡**＞**全部**（图 3.8.20）。

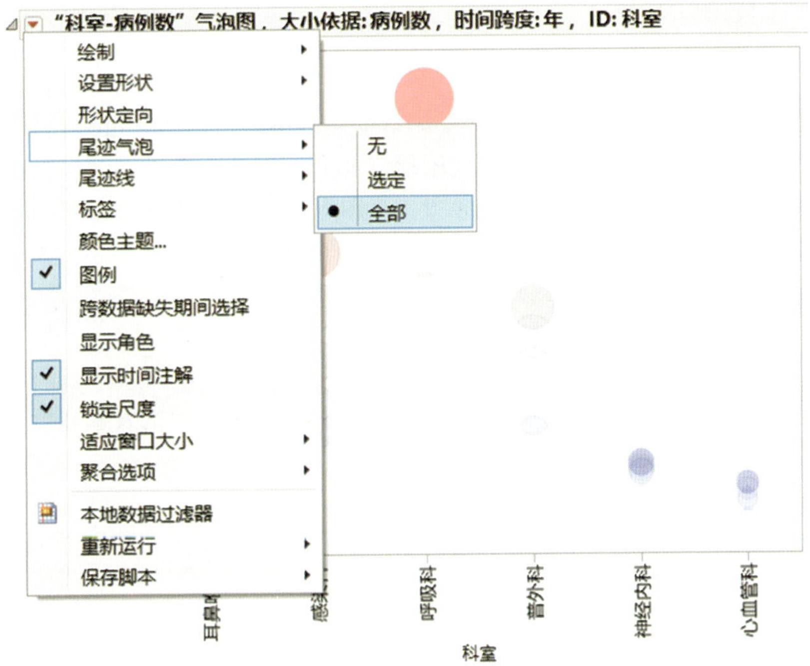

图 3.8.20　气泡图尾迹气泡设置

点击播放按钮，即可随着动画的播放，每一科室均显示了气泡变化的轨迹（图 3.8.21）。

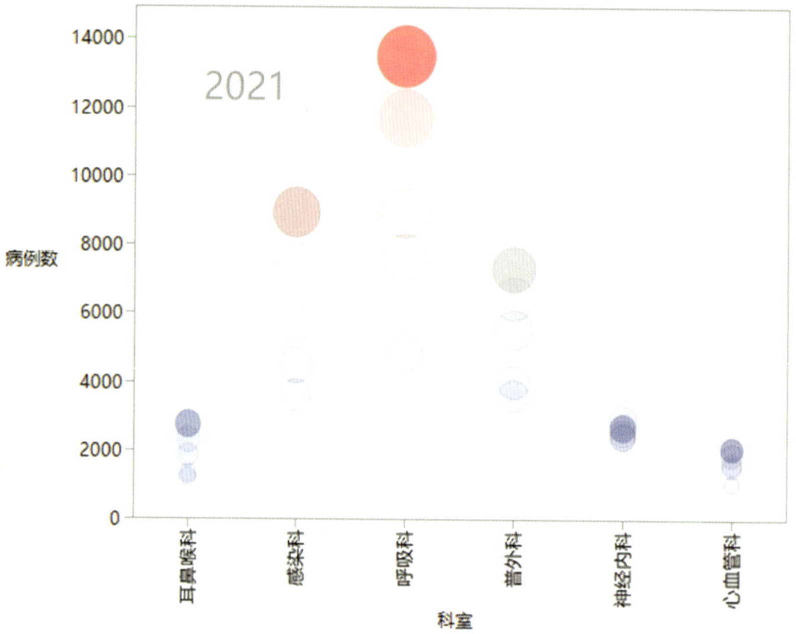

图 3.8.21　气泡图尾迹气泡播放显示

3.9　个性化绘制图形

前面介绍的图形都是可以在图形生成器或通过图形菜单中相应选项可直接生成，只是细节之处稍作修改。除了“图形选择区”中默认的各种图形外，JMP Pro 软件还可以在已有图形的基础上，基于自己的创意生成其他图形，如金字塔图、森林图。尽管在“图形选择区”中并无这些图，但只要对已有的柱形图、点图等稍加调整便可以生成。本小节主要以金字塔图、森林图、双坐标图为例，进一步深入挖掘 JMP Pro 软件图形生成器的功能，读者可以举一反三，自行根据研究目的创建新的图形。

3.9.1　金字塔图

例 3.9.1　表 3.9.1 为某地区某病在不同年龄、性别的研究对象的发病和死亡例数，拟对比显示不同性别在不同年龄组的发病和死亡情况。

表 3.9.1 某一疾病在某地男性和女性研究对象中的发病与死亡情况

年龄（岁）	男性发病（例）	女性发病（例）	男性死亡（例）	女性死亡（例）
0 ～	3	2	2	1
5 ～	1	1	1	1
10 ～	2	3	1	1
15 ～	6	4	3	2
20 ～	6	3	4	2
25 ～	4	5	3	3
30 ～	12	4	7	2
35 ～	15	19	12	14
40 ～	21	16	13	14
45 ～	45	29	30	19
50 ～	74	36	64	22
55 ～	84	43	69	32
60 ～	96	54	72	38
65 ～	112	86	80	45
70 ～	138	100	91	52
75 ～	98	59	65	58
80 ～	53	29	52	25
85 ～	21	15	19	14

注：具体数据见二维码。

看到上述数据和展示目的，相信读者不难想到用条形图或柱形图表示。如图 3.9.1 所示，将年龄拖至 **X** 轴，男性发病和女性发病两个变量同时选中，拖至 **Y** 轴，生成柱形图。该图形虽然也可对同一年龄时男性与女性发病情况进行对比，但却并非最佳，本例拟介绍一种更为美观且可达到同样效果的图形，即金字塔图。

数据预处理：对年龄变量进行值排序 金字塔图可以看作是两个条形图的组合，显示随着年龄增加，男性和女性的数量或比例变化情况。在绘制金字塔图之前，需要先明确一点，由于年龄组是名义型变量，在第 2 章提到过，名义型变量不会根据数字大小排序，而是根据首位数字排序。这样的话，10 ～岁组、20 ～岁组等的排序会在 5 ～岁组之前（因为 1、2 在 5 之前）。因此我们需要先设定年龄变量的值顺序，保证其按我们所需的顺序显示。JMP Pro 软件中选择**列属性**＞**值排序**，将年龄按正确顺序调整好，具体操作详见第 2 章。

图形预处理：绘制两个条形图 根据金字塔图的形式，需要以年龄为纵轴，以发病人数为横轴，按左侧为男、右侧为女绘制图形，注意此时一定要分别将两个变量依次拖入 **X** 轴，并且点击“图形选择区”中的条形图图标，即可产生如图 3.9.2 所示图形，这样才可得到在同一个 **X** 轴中同时显示出男性和女性的面板图形，且保证“男左女右”的并排方式。

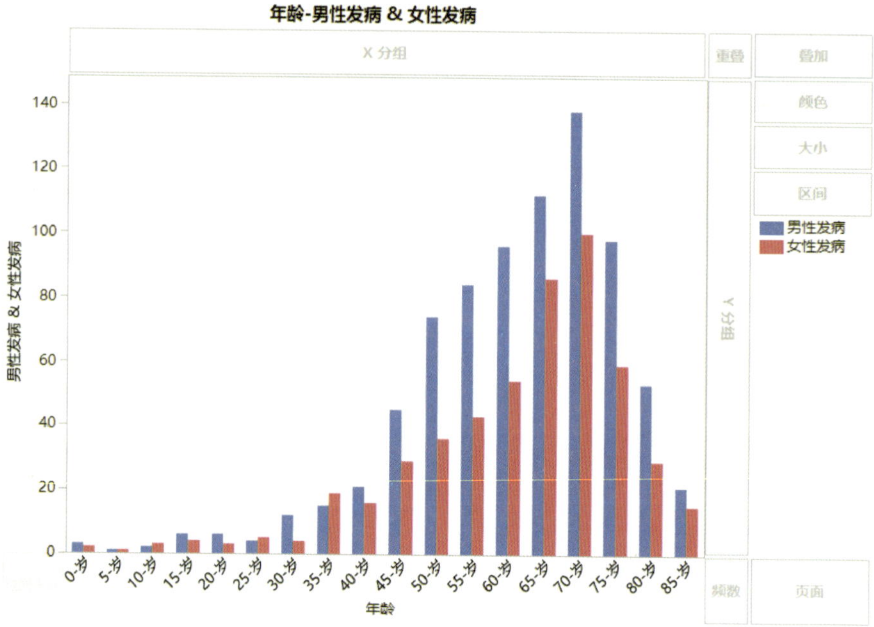

图 3.9.1　不同性别各年龄发病人数柱形图

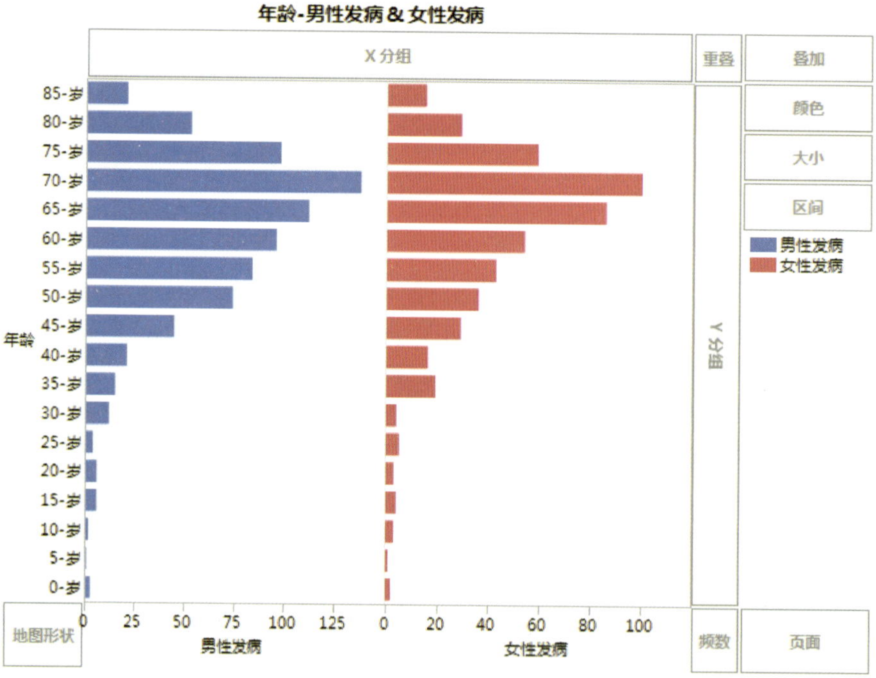

图 3.9.2　不同性别各年龄段发病人数并排条形图

绘制金字塔图　从两个并排的条形图（图 3.9.2）到金字塔图之间只差一步——把左侧条形图（男性发病）刻度逆转。这一步很容易实现，可通过 **X** 轴的**轴设置**进行调整。将鼠标放在男性发病变量的 **X** 轴处，点击右键，选择**轴设置**，如图 3.9.3 所示。在 **X 轴设置**对话框中，勾选**倒序**选项，同时将**增量**（增幅）改为 20（以便与女性发病刻度保持一致），此时便生成如图 3.9.4 所示的金字塔图。

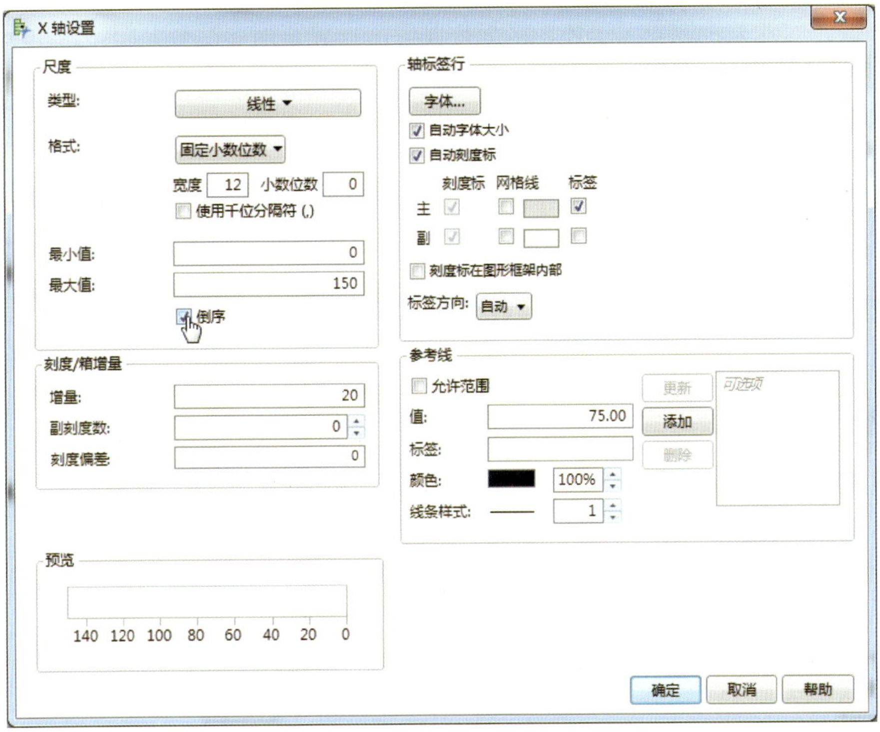

图 3.9.3 对 X 轴进行倒序设置

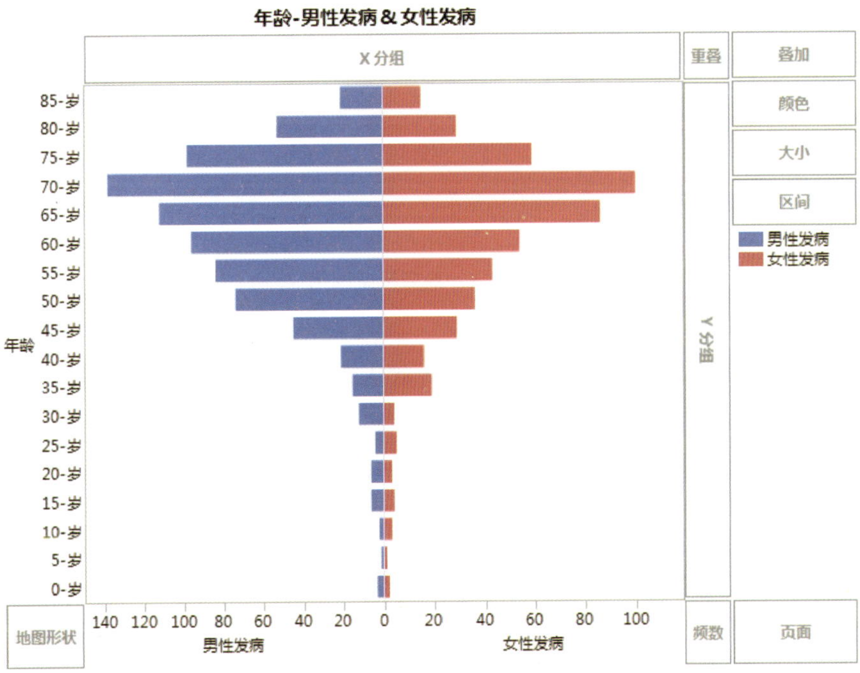

图 3.9.4 性别年龄段金字塔图

金字塔图的修饰 至此，金字塔图已初步完成，剩下的是一些修饰工作。图3.9.4中，女性最大值显示到100，而男性显示到140，这使得左右两侧的条形长度不可直接比较，因此需要将女性的坐标轴调整为与男性一致。可通过简单的鼠标拖拽即可实现，也可以在**轴设置**中调整。此外关于颜色、字体、添加标签等的设置在前面已有介绍，这里不再赘述，读者可自行尝试。

绘制嵌套金字塔图 常规的金字塔图主要显示1个变量，如图3.9.4展示的是发病的人数，但我们可以转换思路，利用嵌套条形图生成嵌套的金字塔图，同时展示发病和死亡两个变量。其总体思路与常规金字塔图一样，只不过把简单条形图改为两个变量的嵌套条形图。

首先，绘制男性发病和男性死亡的嵌套条形图。将年龄拖至**Y**轴，将男性发病和男性死亡两个变量同时拖至**X**轴，此时默认显示图3.9.5所示的条形图。

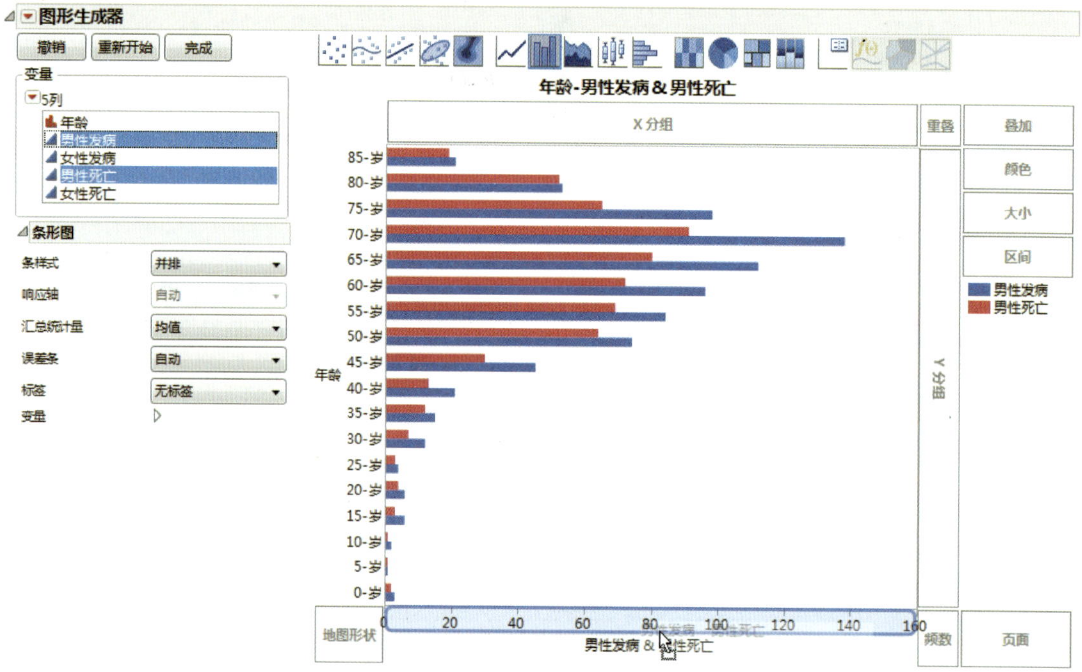

图3.9.5 双变量条形图

在左侧的“参数设置区”中，将**条样式**从默认的**并排**改为**嵌套**，此时两个变量显示为嵌套的条形图（图3.9.6）。

在图3.9.6的嵌套条形图中，发病数细长，死亡数粗短。习惯上我们希望看到的是发病包含死亡，即死亡条形嵌套在发病条形之内。要实现这一目的，只需将**X**轴的男性发病和男性死亡两个变量的位置顺序调换一下即可。将鼠标放置在**X**轴男性发病变量上，将其拖至图3.9.7所示位置，便可调换两个变量的前后顺序，从而调整嵌套层次。

其次，在图中加入女性发病和女性死亡的嵌套条形图。在图3.9.7的基础上，将女性发病和女性死亡同时拖至**X**轴已有条形图的右侧，并按同样方式将其设置为嵌套条形图，与男性变量的条形图保持结构一致（图3.9.8）。

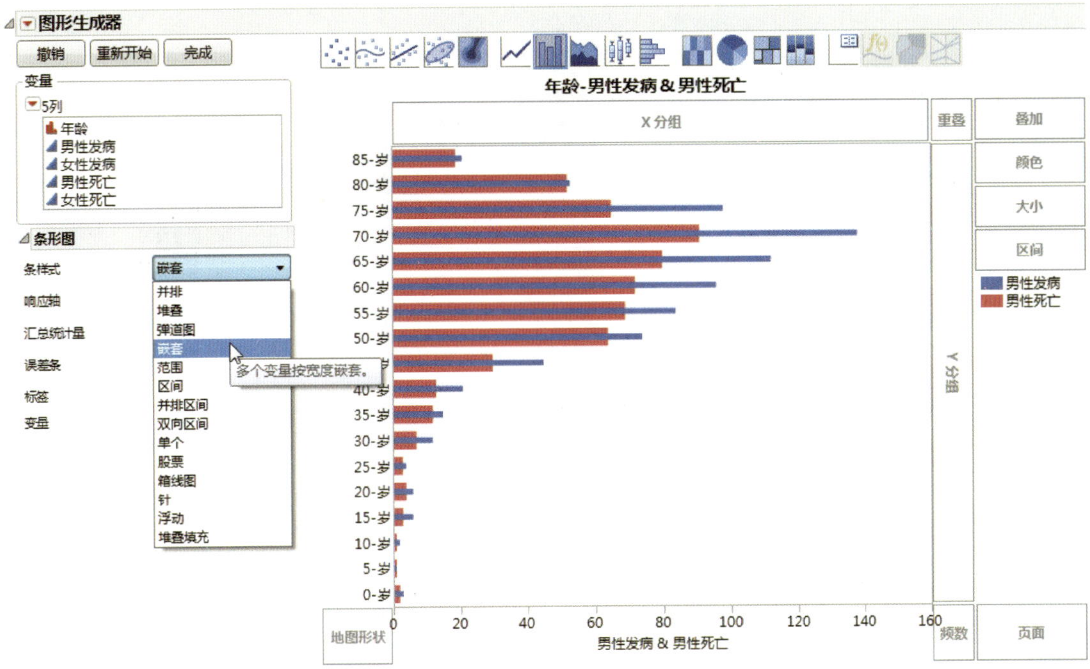

图 3.9.6 条形图条样式参数设置

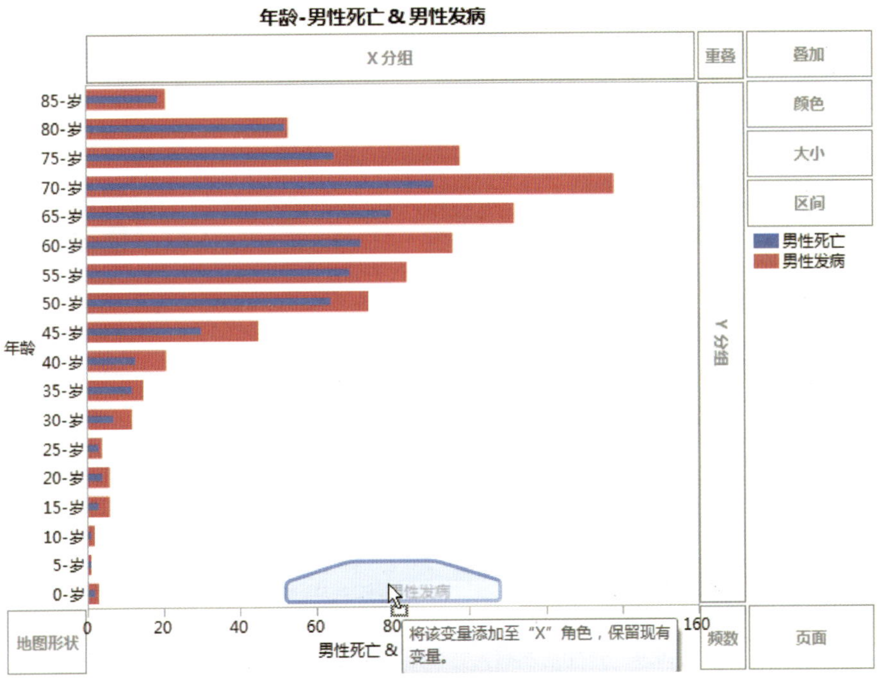

图 3.9.7 嵌套条样式设定

最后，生成嵌套的金字塔图。在 **X** 轴“男性死亡 & 男性发病”的刻度处点击鼠标右键，在出现**轴设置**中，勾选**倒序**，同时调整左右两个条形图的刻度一致，最终得到如图 3.9.9 所示的金字塔图。其余颜色、标签等的设置读者可根据自己的爱好自行设置。

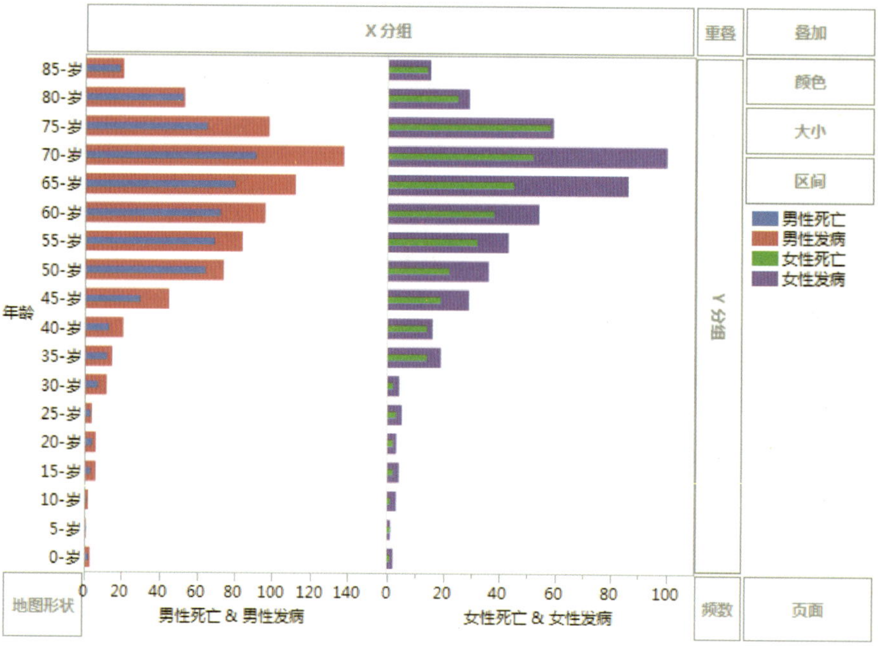

图 3.9.8　分性别发病人数 - 死亡人数的嵌套条形图

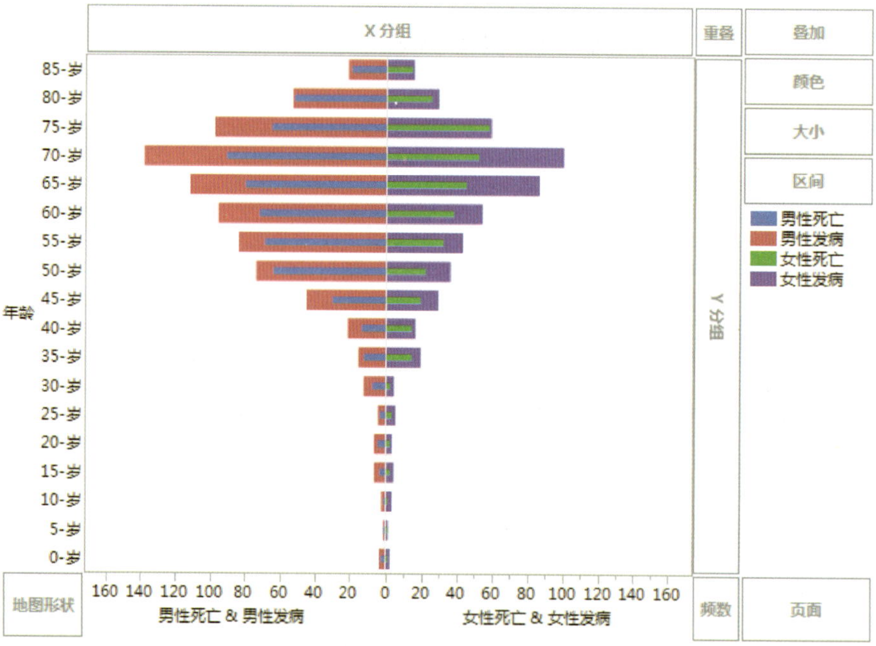

图 3.9.9　分性别发病人数 - 死亡人数的嵌套金字塔图

3.9.2　森林图

例 3.9.2　表 3.9.2 显示的是“1.5.3 儿童 OSAS 分析数据”的 logistic 回归分析结果，表中显示了 5 个自变量的 OR 值及其 95% 置信区间（95%CI），拟绘制森林图直观展示 5 个变量的影响大小。

表 3.9.2 多因素 logistic 回归的结果

影响因素	OR 值	95%CI 下限	95%CI 上限
年龄	0.91	0.77	1.07
扁桃体炎发生频率	2.23	1.33	3.76
腺样体大：是 vs. 否	2.44	1.10	5.38
性别：男 vs. 女	1.33	0.61	2.89
肥胖：肥胖 vs. 正常	3.10	1.32	7.31

注：具体数据见二维码。

初步绘制森林图 首先需要确定是否需要按一定的顺序显示影响因素，5 个影响因素默认的是按拼音排序，如果想自行设置顺序，可在**列属性**>**值排序**中调整。

在各影响因素值排序调整好顺序后，在图形生成器中将影响因素变量拖至 **Y** 轴处，OR 值变量拖至 **X** 轴处。即生成如图 3.9.10 所示的点图，显示了每一变量对应的 OR 值。

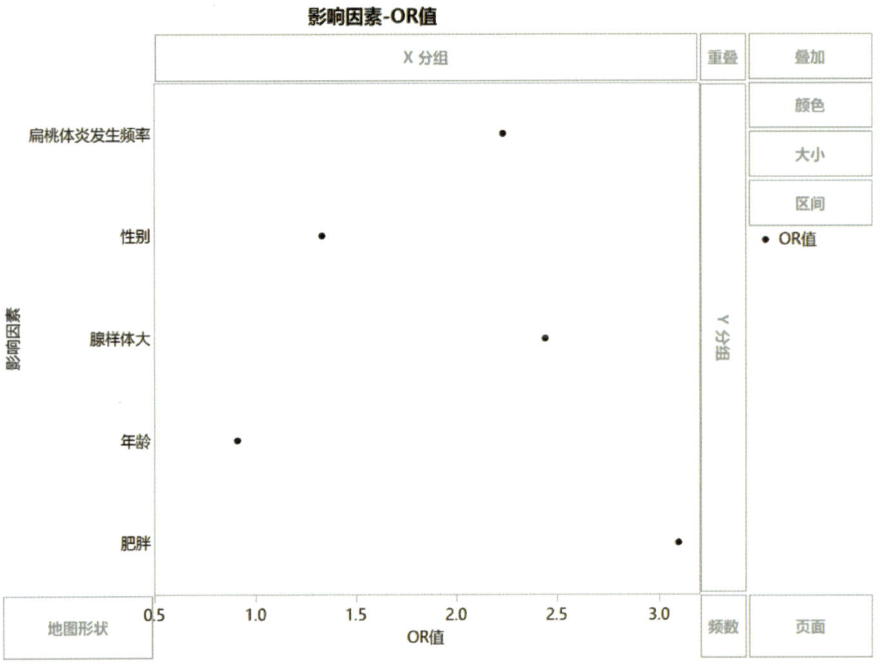

图 3.9.10 影响因素点估计值

其次，需要在 OR 点估计值的基础上添加对应的 95% 置信区间。同时选中 95% 置信区间上限和 95% 置信区间下限两个变量，拖至“属性设置区”的**区间**处（图 3.9.11），此时即可生成包含 OR 值及其 95% 置信区间的图形。

将坐标轴调整为对数尺度 图 3.9.11 中，95% 置信区间看起来并不对称，似乎有点奇怪。这是因为 OR 值及其 95% 置信区间是对参数估计值求指数计算出来的，因此我们需要将 **X** 轴的尺度调整为对数，否则难以真正比较各因素的影响大小。如果展示的是参数估计值及其 95% 置信区间，则无需调整 **X** 轴坐标尺度，直接比较即可。

对 **X** 轴单击右键，在出现的 **X 轴设置**对话框中，选择将**尺度**的**类型**由**线性**改为**对数**，如图 3.9.12 所示。

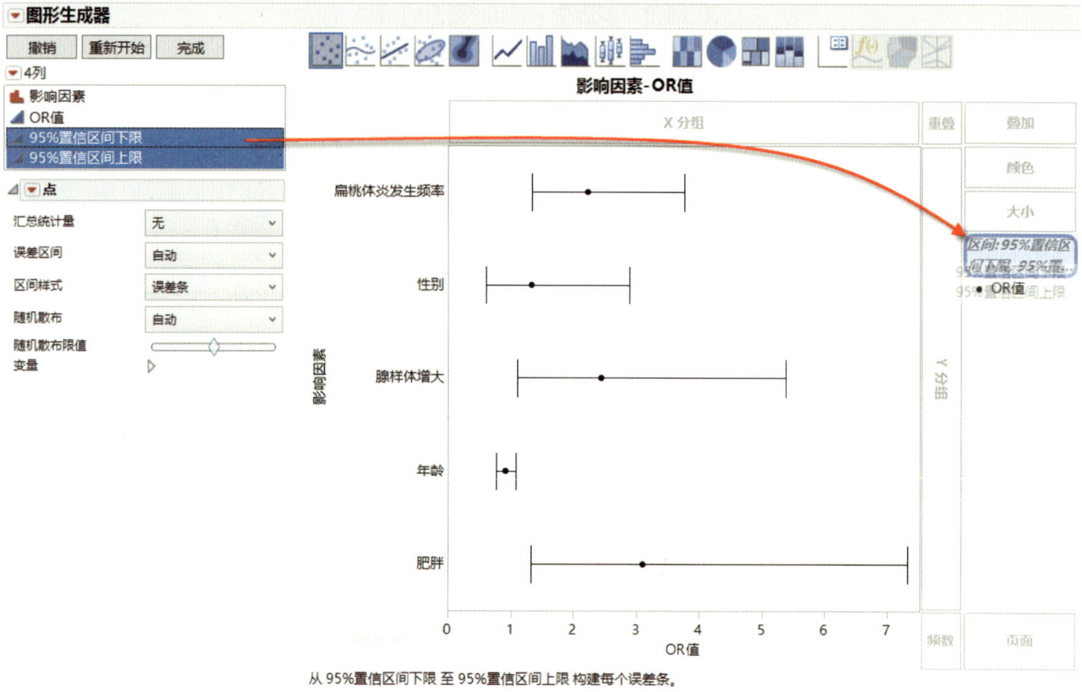

图 3.9.11　影响因素的 OR 值及其 95% 置信区间

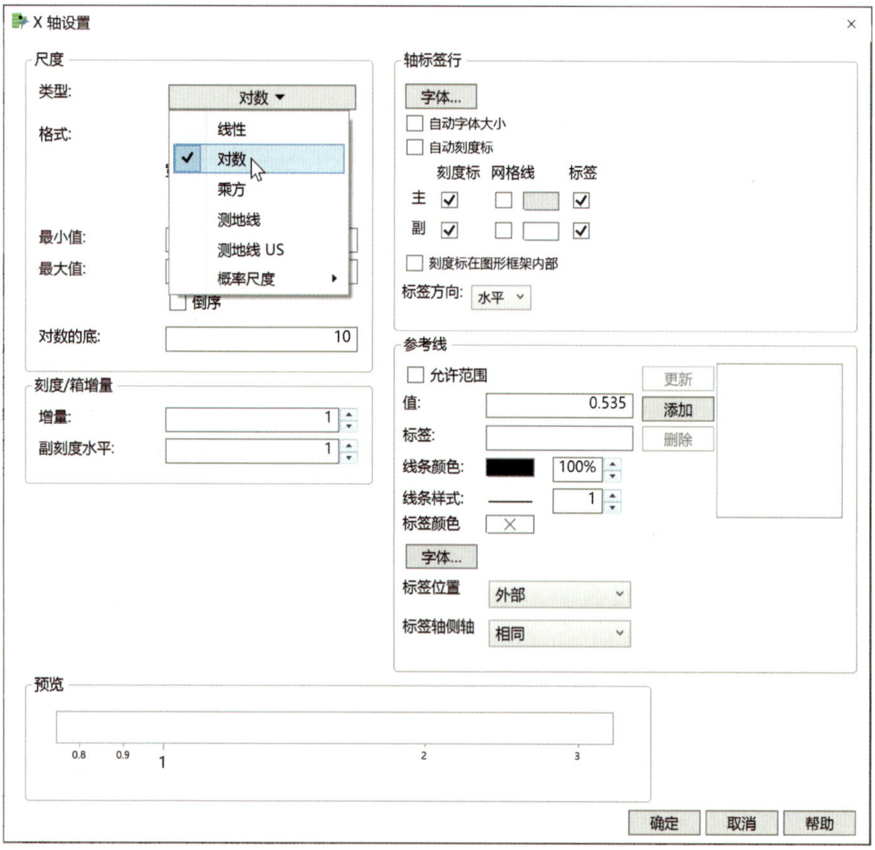

图 3.9.12　X 坐标轴设置为对数形式

修改 **X** 轴为对数形式之后，此时森林图如图 3.9.13 所示，展示了 5 个变量的 OR 值及其对称的 95% 置信区间。

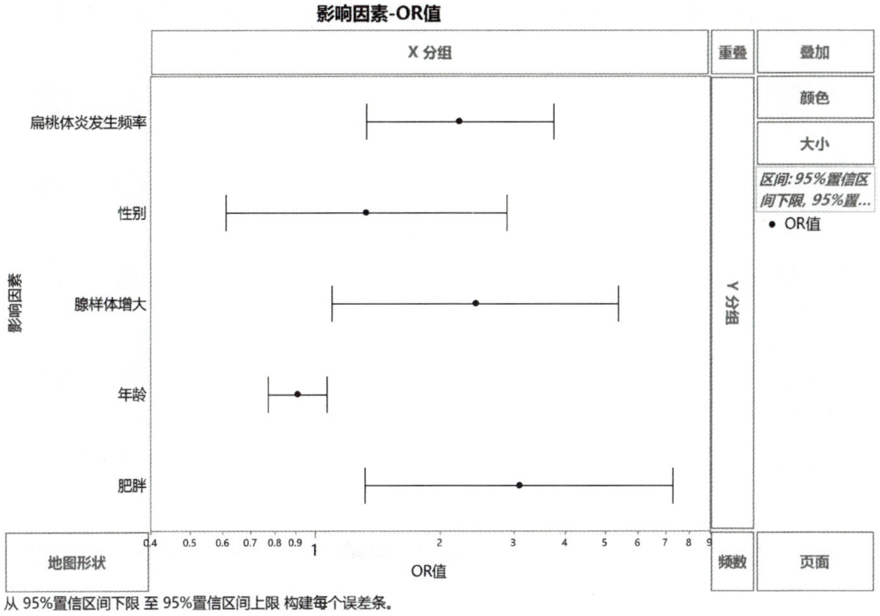

图 3.9.13　儿童 OSAS 影响因素的森林图

森林图修饰　森林图通常以矩形大小显示 OR 值大小，且将 OR = 1 作为参照，因此我们也进行相应修改。

首先将点改为矩形。在“属性设置区”图例处点击右键，在**标记**中**选择**实心矩形（图 3.9.14）。

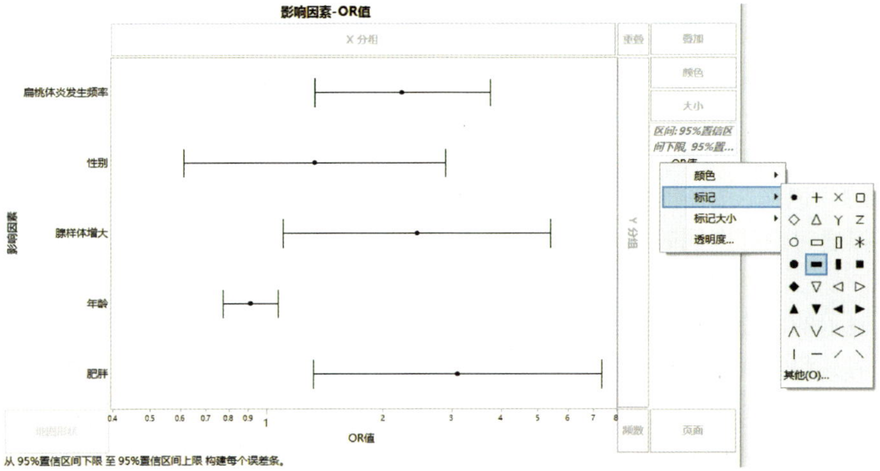

图 3.9.14　图例标记设置

在森林图中添加一条值为 1 的参考线。在 **X** 轴单击右键菜单中打开 **X 轴设置**对话框。在右下部分的**参考线**设置中，将**值**改为 1，将**线条颜色**默认为黑色，**25%**，可根据需要进行修改，如图 3.9.15 所示。点击**确定**后，即可在森林图中添加一条 OR = 1 的参考线。随后可根据自己喜好，修改森林图线条颜色（如蓝色），即可得到如图 3.9.16 所示的森林图。

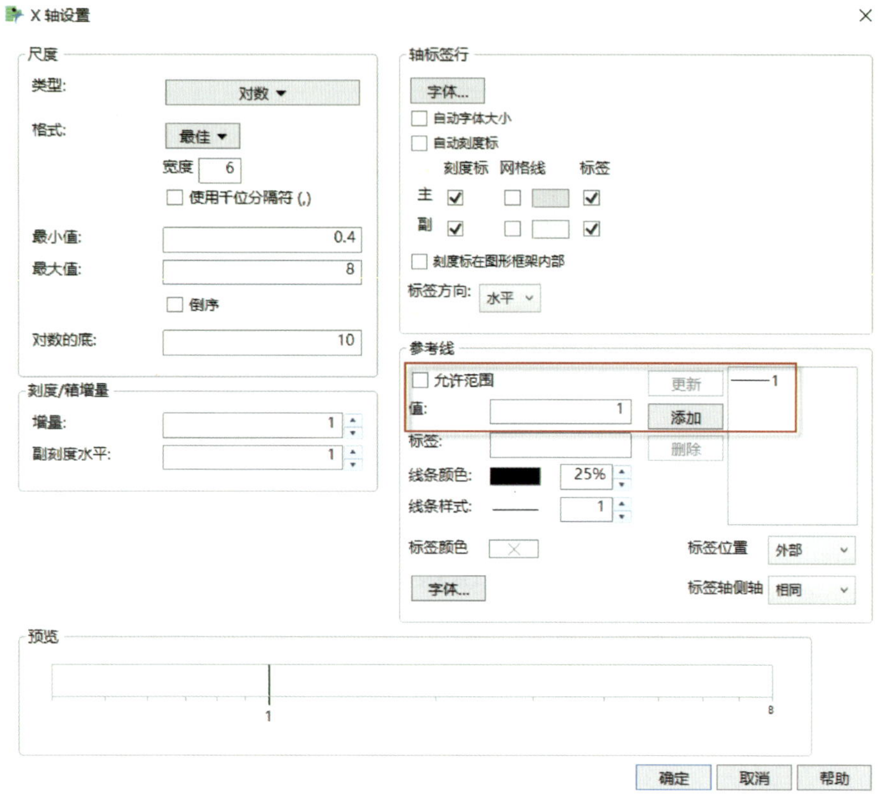

图 3.9.15　在森林图的 X 轴上添加参考线

根据最终生成的森林图，可以直观看出肥胖、腺样体肥大、扁桃体炎发生频率这三个变量的影响有统计学意义，性别和年龄的置信区间包含 1，提示这两个变量无统计学意义。

3.9.3　双坐标轴图

例 3.9.3　以例 3.7.1 中 2000 年 1 月 23 日至 2 月 13 日之间某疾病每日报告病例数的数据为例，拟通过统计图同时展示全国当日新增确诊人数和全国累计确诊人数两个指标的变化趋势。

当拟展示的两个指标数值差别很大时，在一个坐标轴下，数值小的指标会被压缩以至于无法看清其趋势。如本例中累计确诊人数远远高于新增确诊人数，如果两个指标共用一个坐标轴，新增确诊人数会被压得很低，难以观察其变化趋势。这种情况下，绘制双坐标轴图，将两个指标分别采用不同的坐标轴，可以清晰地展示两个指标的变化情况。

初步绘制两个变量的点图　打开图形生成器，将日期变量拖至 **X** 轴，同时选中全国累计确诊和当日新增确诊 2 个变量，将其拖至 **Y** 轴，即可形成图 3.7.2 所示的两个变量随日期变化的散点图。

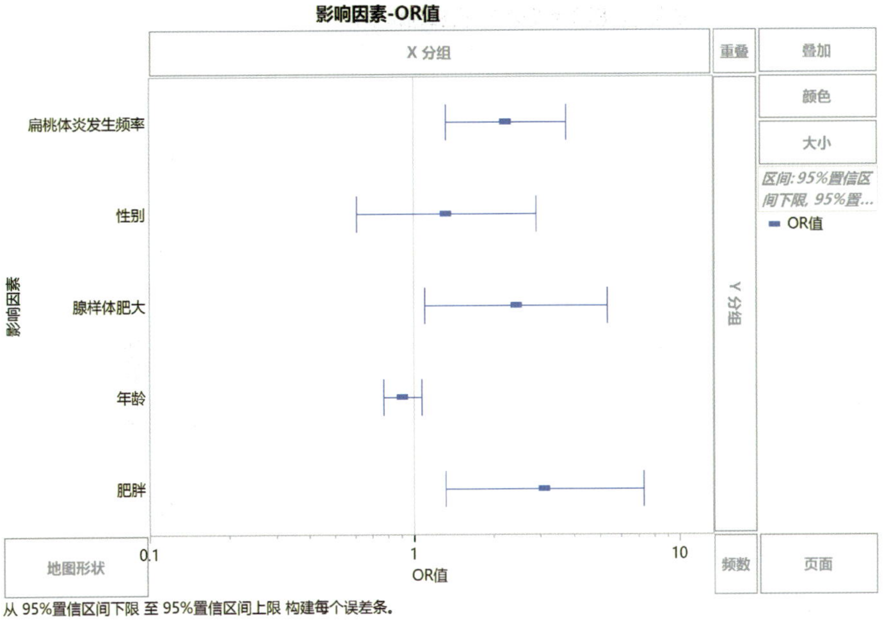

图 3.9.16 修饰完成的儿童 OSAS 影响因素森林图

双坐标轴设置 将鼠标放置在左侧 **Y** 轴单击右键，在菜单中选择**右移**，选择全国累计确诊这一变量作为右侧 **Y** 轴显示（图 3.9.17），此时即可形成当日新增确诊和全国累计确诊双坐标图（图 3.9.18）。

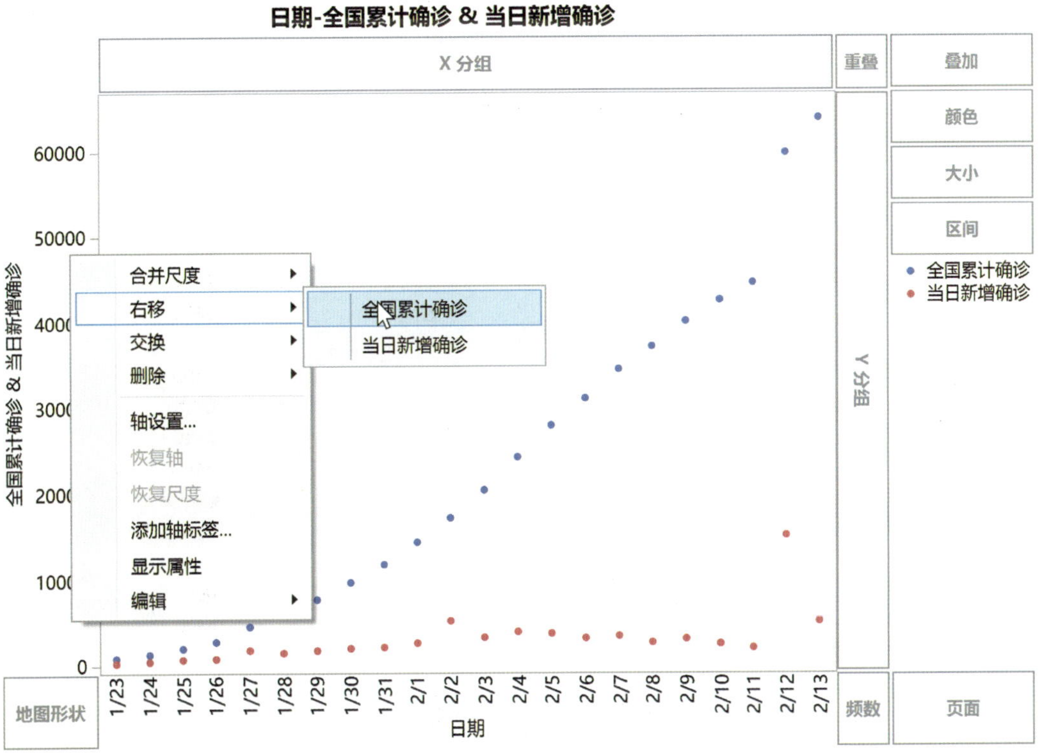

图 3.9.17 通过将变量右移设置双坐标轴

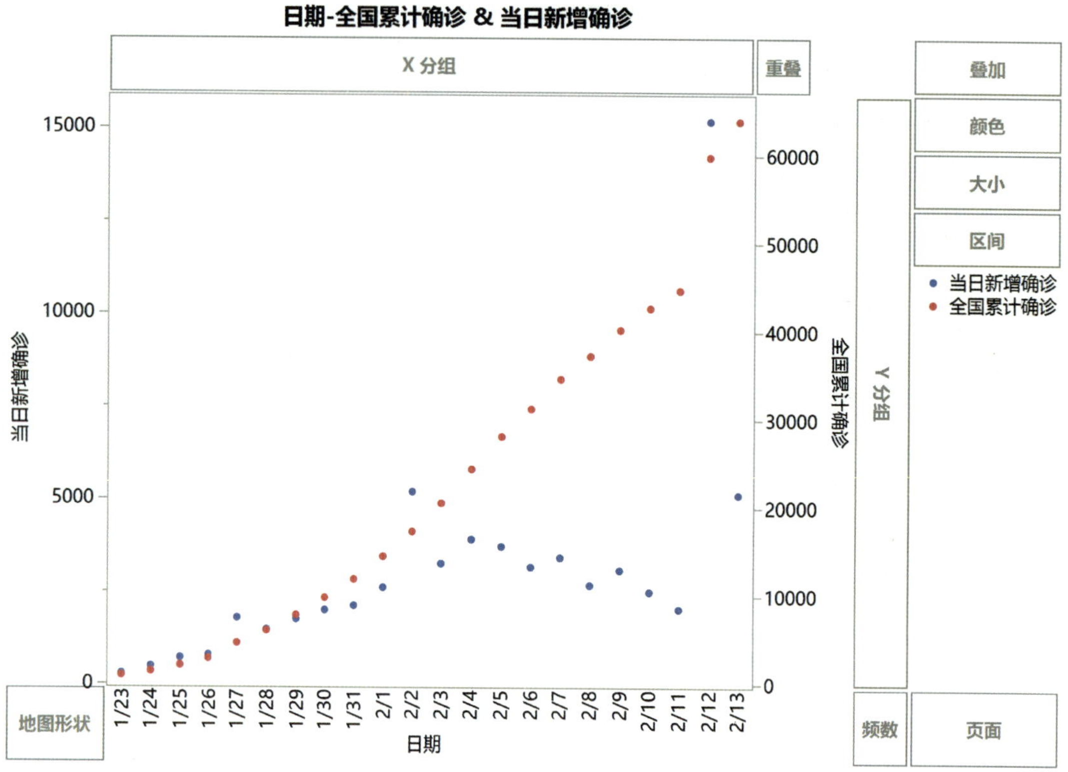

图 3.9.18 当日新增确诊和全国累计确诊双坐标图

双坐标轴图修饰 图 3.9.19 初步展示了双坐标轴下两个变量的变化情况，但考虑到点图不够形象，因此我们将两个点图分别改为线图和条形图。在“图形输出区”点击右键，

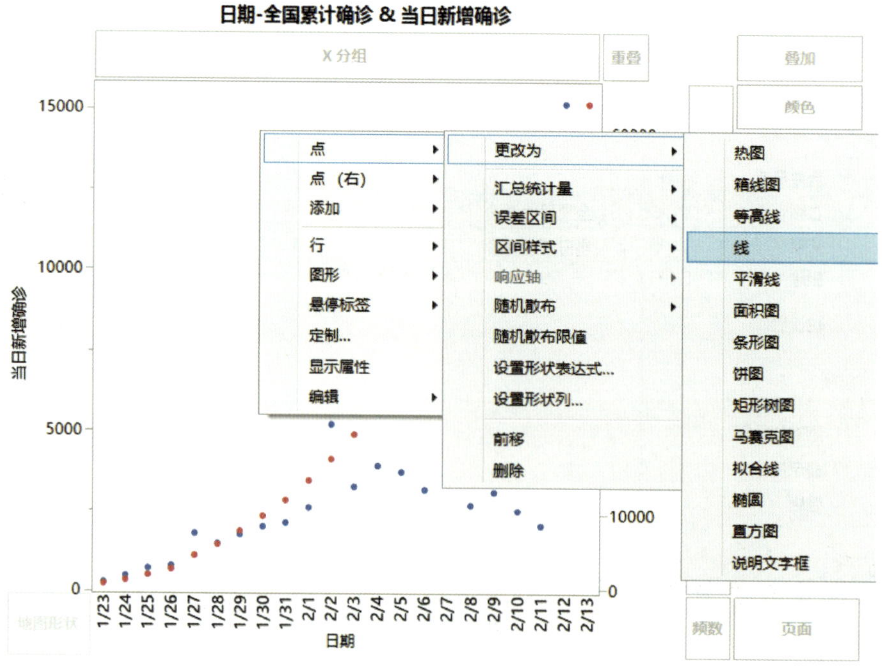

图 3.9.19 分别设置左侧和右侧 Y 轴数据展示形式

菜单中的**点**表示对左侧 Y 轴的当日新增确诊进行设置，**点（右）**表示对右侧 Y 轴的全国累计确诊进行设置（图 3.9.19）。选择**点**＞**更改为**＞**条形图**，将当日新增确诊改为柱形图，选择**点（右）**＞**更改为**＞**线**，将全国累计确诊改为线图。

此外，在“属性设置区”通过右键对线图和柱形图的颜色、透明度、填充方式等分别进行了相应设置。最终得到如图 3.9.20 所示的双坐标轴图，清晰地展现 2000 年 1 月 23 日至 2 月 13 日期间某疾病当日新增确诊和全国累计确诊的变化情况。

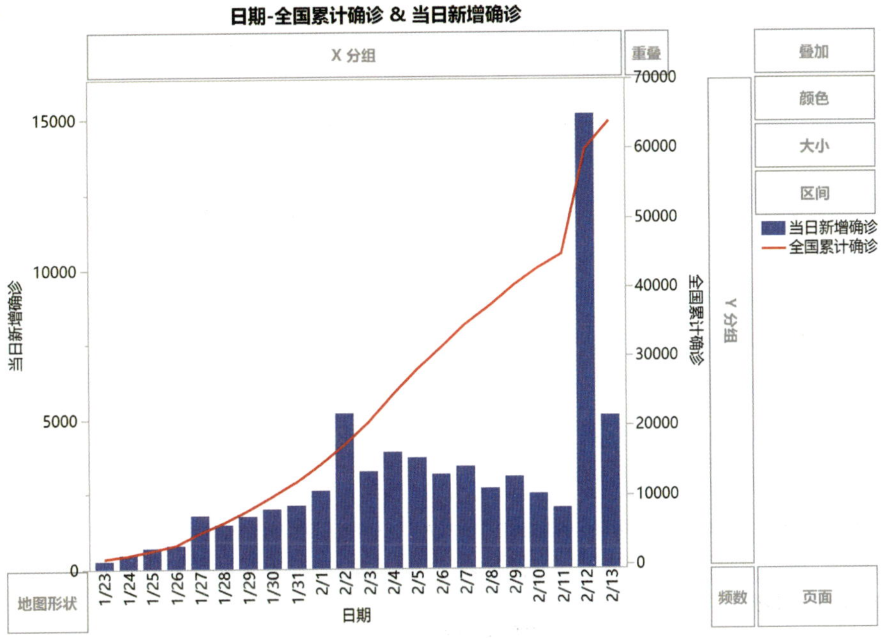

图 3.9.20 某疾病全国累计确诊和当日新增确诊

3.10 统计图的输出与保存

JMP Pro 软件中统计图形的保存有多种方式，可以直接复制粘贴，也可以保存为高精度的图片，或保存到 Word、PPT 中，非常便捷。

3.10.1 统计图的复制、粘贴

JMP Pro 软件中的图形均可复制并粘贴到其他文件中。在复制前可先将一些无需显示的内容隐藏，点击**图形生成器**左侧的三角形下拉菜单，将**显示控制面板**勾掉（图 3.10.1），还可在**显示**中勾掉不想复制的内容，如标题、图例，读者可自行调整。

复制有多种方式，最直接的方式是在“图形输出区”直接点击右键，选择**编辑**＞**复制图形**，然后直接粘贴到 Word 等文件中。还可点击图形生成器菜单栏下方工具栏中的十字形图标 ，如图 3.10.2 所示。点击后鼠标由箭头形状变为十字形状，鼠标在这种状态下，结合 Shift 键可选择所需复制的任何区域。选择好后，点击右键，选择**复制**即可（图 3.10.3）。

图形复制到剪切板后，粘贴部分与常规方式无异，读者可直接粘贴或选择性粘贴为增强型图片等，这里不再赘述。

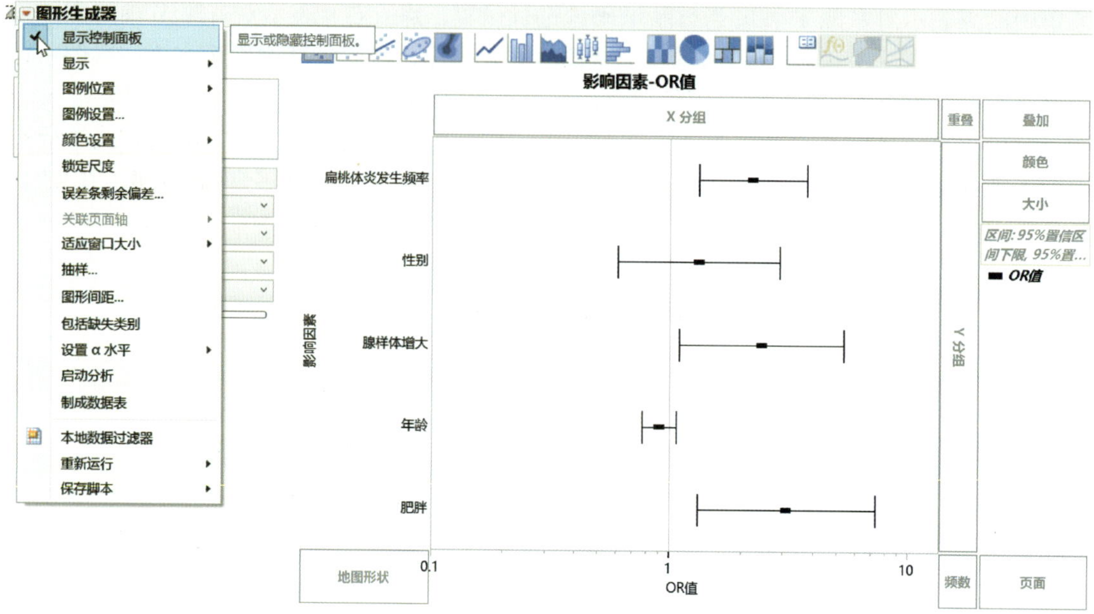

图 3.10.1　设置隐藏图形生成器控制板面

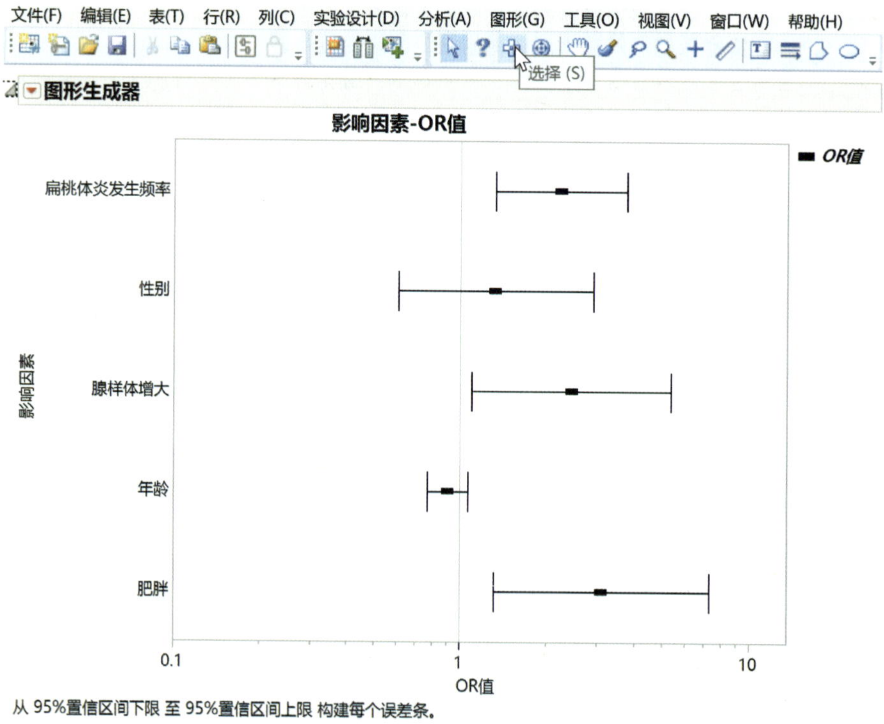

图 3.10.2　图形生成器选择设置

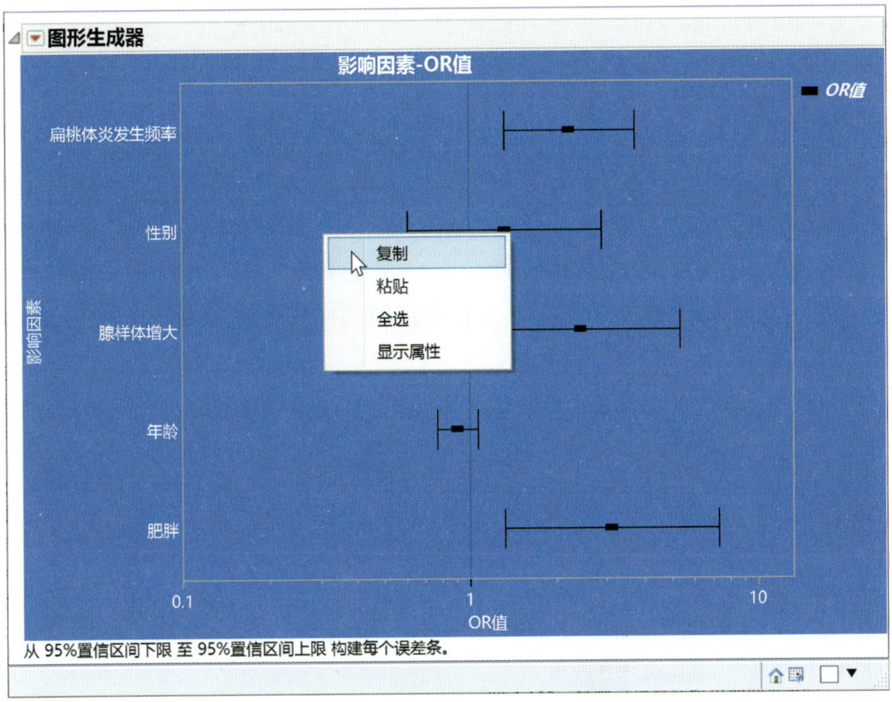

图 3.10.3 复制已选择待输出的图形内容

3.10.2 统计图另存为其他文件

将统计图无需显示的内容隐藏后，还可直接另存为各种类型的图片，完全可以满足各种形式的发表论文的需要。

通过点击**文件>另存为**，在出现的保存界面中，可选择各种形式的文件（图 3.10.4）。

如果要用于论文发表，可考虑 tiff 格式，这种格式下，有 3 种图形 DPI 可选择，分别为 300、600、1200，多数情况下，DPI 为 600 已足够。

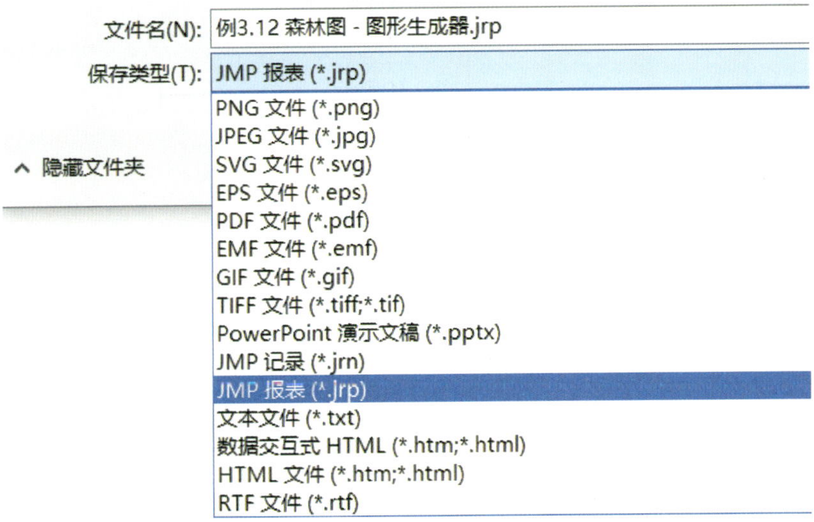

图 3.10.4 JMP Pro 软件提供多种形式的统计图保存形式

如果想要对保存的图片再进行修饰或调整，可保存为 rtf 格式。这种格式下，在 Word 中打开后，图像质量依然很高，且双击图形可以对任意部分进行修改。其他如 svg、pdf、pptx 等格式读者可自行根据需求选择。

需要注意的是，对于图 3.10.1 所示图形，在保存为其他格式图片过程中，X 轴和 Y 轴背景颜色仍为灰色。若作者在发表论文时需要输出的图片背景为白色，可通过点击菜单**文件＞首选项**，打开**首选项**对话框。在**首选项组**的**样式**中，通过**颜色**设置中的**窗口背景颜色**选择白色（图 3.10.5），即可将图形生成器的窗口背景改为白色。此时所展现的窗口图形即为图 3.10.6 所示。读者也可根据个人喜好，在首选项的样式中设置其他 JMP Pro 软件所展示的组件颜色。

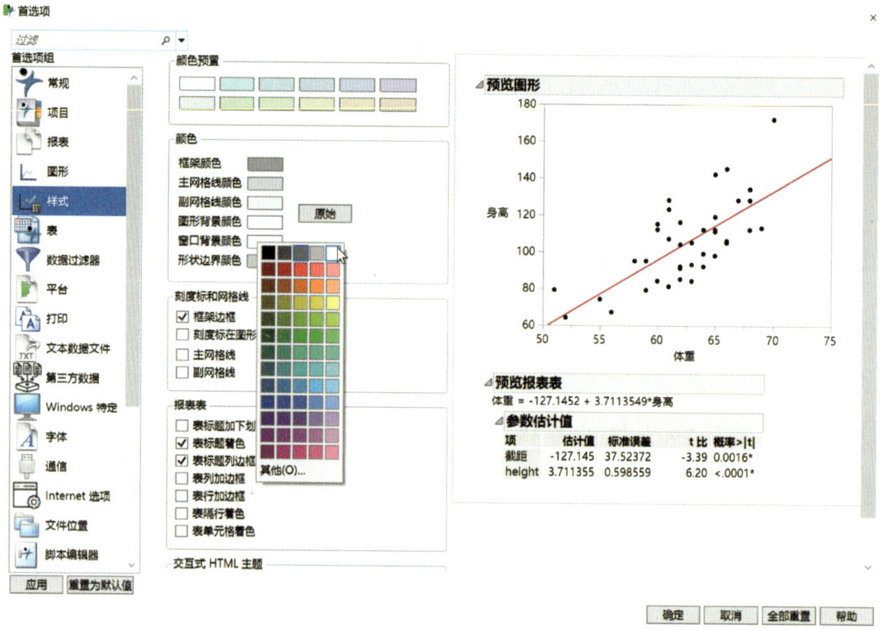

图 3.10.5　通过 JMP Pro 软件开始菜单首选项对窗口背景颜色的设置

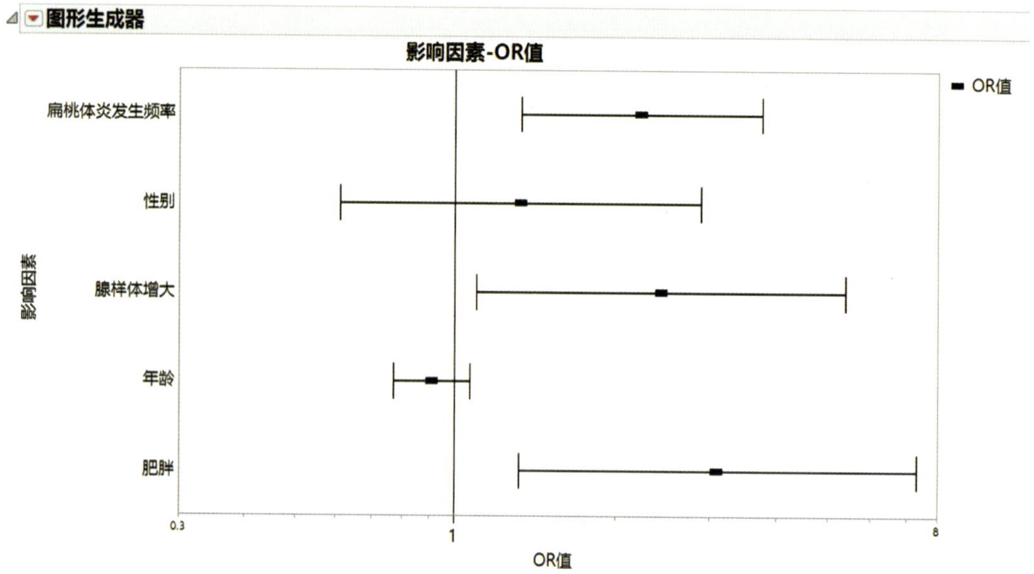

图 3.10.6　设置白色窗口背景颜色后的图形展示

4 数据初步探索

数据初步探索的主要目的是在正式进行统计分析之前对数据的基本概况和特征进行初步了解。通过数据的初步探索，可以为下一步的分析计划提供方向和思路，以便更有效地开展后续的统计分析与数据挖掘工作。数据探索属于统计描述范畴，其目的不是为了得出某一统计结论，而是对数据分布特征进行初步描述。数据探索不需要应用过多复杂的统计方法，而是通过统计指标、统计图等展现数据的概况、描述数据的形态特征、观察变量之间的关联等。数据的初步探索主要基于统计描述的两个主要工具：统计描述指标和统计图。本章主要介绍如何利用这两个工具对数据进行初步探索，并重点介绍一个非常适用于探索数据的 JMP Pro 软件的特有功能——交互式探索。

4.1 数据探索常用指标和方法

4.1.1 常用描述指标

4.1.1.1 连续变量 连续变量主要是从集中趋势（或称为位置度量）和离散程度两个方面来描述。描述集中趋势通常采用均值（mean）或中位数（median），描述离散程度的指标常用方差、标准差或四分位数间距。

均值是指一组数据中所有数据之和除以该组数据的个数，中位数是一组观察值从小到大排序后位于中间的值。均值和中位数都反映了数据的平均水平，均值在数据分布较为正态的情况下可以很好地反映数据的集中趋势，但如果数据中存在极端值或数据呈偏态分布，则无法很好地体现数据的集中趋势，此时用中位数更为可靠。

标准差和四分位数间距用于描述数据的离散程度。标准差常与均值一起使用，它也对异常值较为敏感。四分位数间距常与中位数一起使用，它是第一四分位数和第三四分位数之间的间距。当数据呈明显偏态时，四分位数间距可以较好地反映数据的离散情况。

在专业文章中，结果展示形式有一定的规范。基本要求是，当数据服从正态分布时，建议用均值（标准差）的形式进行描述；当数据不服从正态分布时，建议采用中位数（第一四分位数、第三四分位数）的形式描述。

4.1.1.2 分类变量 分类变量通过率、构成比等描述，率和构成比都是百分数的形式，但二者含义完全不同，需注意在结果解释中不要混淆。率主要说明某一现象发生的频率或强度，具有一定的动态概念，如 2020 年流感发生率，若在 2020 年初所有人都没有发生流感，但在这一年之中部分人患流感，就能计算出流感的发生率；构成比主要说明某一事物内部各组成部分所占比重，是一个静态概念，如所有癌症患者中肺癌所占的比例，此时各类癌症例数均已知晓，各类癌症例数合计便是所有癌症例数，各类癌症均可计算其在所有癌症中的比例，而且这些比例之和为 100%。

4.1.2　直方图、密度曲线和茎叶图

直方图是传统的展示数据的图形，它将数据分成几个区间（或称为带宽，bandwidth），画出在每个区间内的观测数或比例。直方图的形状与区间大小有很大关系，如果区间过窄，直方图会显得很粗糙；而如果区间过宽，则会过于光滑，难以反映出数据的真实分布。图 4.1.1 的 A、B、C 图为同一组数据所绘制的直方图，区间分别为 10、2 和 20，可以看出 B 图区间过窄，给出的信息过于粗糙；C 图区间过宽，无法很好地呈现数据分布特征。区间大小的选择通常较为主观，并无固定规则，只要能在过于粗糙和过于光滑之间达到一个平衡，恰当地反映数据分布情况即可。

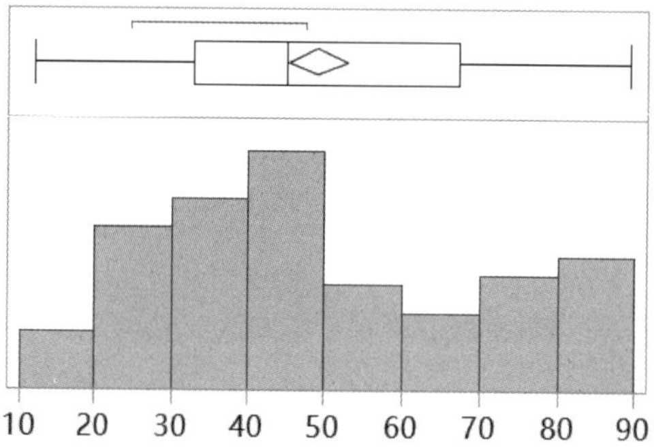

A

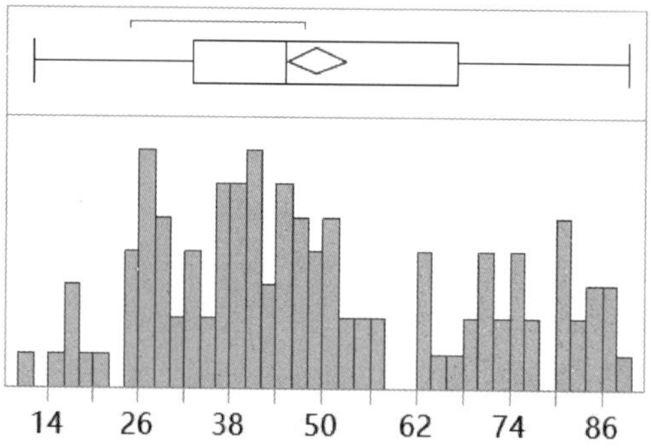

B

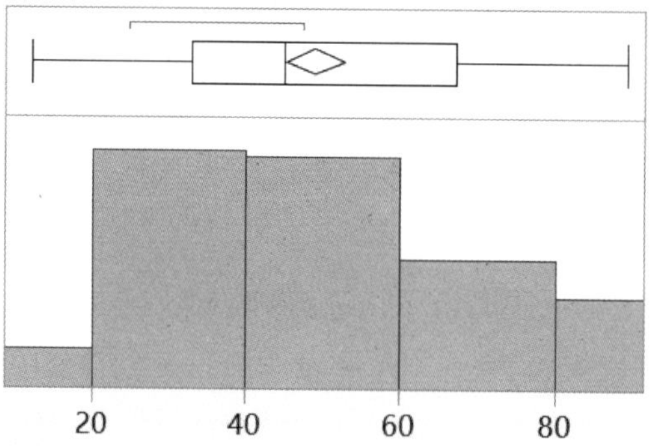

C

图 4.1.1　区间分别为 10（A）、2（B）和 20（C）的直方图

密度曲线（不从概率论的专业角度来讲）可以看作是对直方图的一个曲线描述。理论

上，如果把直方图的区间无限缩小，直方图就压缩成了一条密度曲线，它以曲线的形式来反映数据分布情况。图 4.1.2 为在图 4.1.1A 的基础上添加密度曲线，可以看出该数据有两个峰，右边的峰较为不明显。

茎叶图是另一种展示数据分布的方式，如图 4.1.3 所示，茎叶图是由**茎**和**叶**两部分组成，基于不同数据所绘的**茎**和**叶**具有不同含义。如图 4.1.3 中，**茎**表示十位数上的数据，**叶**表示个位数上的数据。如第三行，其含义是 75 ～ 79 之间有 6 个数，其中 75 有 3 例，76、77、78 各 1 例。实际上，将茎叶图逆时针方向旋转 90° 即为直方图。茎叶图与直方图的不同之处在于茎叶图保留原始资料的信息。图 4.1.3 下方方框标注了茎叶图的含义。我们可以通过茎叶图观察数据的分布状况及数据的离散状况，是否存在极端值，以及极端值的具体数值等。

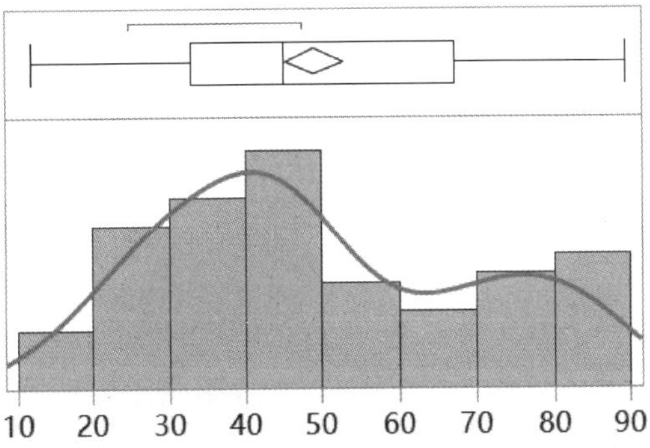

图 4.1.2　直方图与密度曲线

茎叶图

茎	叶	计数
8	5566789	7
8	0011233	7
7	555678	6
7	011134	6
6	6689	4
6	3334	4
5	578	3
5	00112344	8
4	5555666789999	13
4	0000011112224444	16
3	567777899	9
3	001222244	9
2	55566666778899	14
2	0	1
1	6789	4
1	24	2

1|2 表示 12

图 4.1.3　茎叶图

4.1.3　正态分位数图

正态分位数图（normal quantile plot）是以标准正态分布的分位数作为横坐标，样本观测值作为纵坐标绘制的散点图，可用于探查数据是否服从正态分布。如图 4.1.4 中，横坐标下方是正态分位数，上方是对应的 z 值，二者是完全对应的（如下方的 0.9 对应 1.28，0.95 对应 1.64），纵坐标是实际观测值。理论上，如果数据完全符合正态分布，纵坐标的数值应该与正态分位数或其 z 值完全吻合，此时呈一条 45° 的线。但通常情况下，样本数据很难完全符合正态分布，因此实际的点可能偏离 45° 线，如果偏离太大，可以认为数据不满足正态分布。如图 4.1.4 中，左下方和右上方的点偏离 45° 线较远，提示数据可能不满足正态分布。

实际中，我们更多利用图形进行正态分布的判断，因为正态性检验的无效假设是数据服从正态分布，当样本量很大的时候，几乎总能推翻这一假设，即在大样本情形下，统计学检验几乎总是认为数据不满足正态分布；而样本量小的时候，则统计分析总认为数据满足正态分布。所以一般正态性检验不适合样本量太大或太小的情形。这种情况下，利用图形来判断不失为一种更为合理的方式。

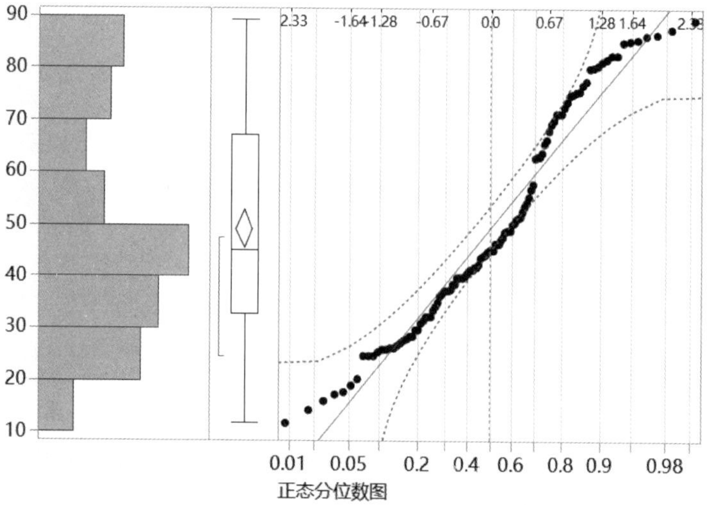

图 4.1.4　正态分位数图

4.2　基于 JMP 的数据探索

JMP Pro 软件在探索数据分布和进行统计描述方面具有巨大优势，可以快捷高效地输出各类统计描述指标，并通过良好的交互性直观呈现变量间的关系。JMP Pro 软件输出统计描述指标主要有两种方式：一是通过**分布**菜单来实现，二是通过**制表**菜单来实现。**制表**输出的结果简单直接，以表格的形式呈现统计描述指标，我们可以在**制表**菜单中通过简单的操作在表格中自由输出我们所需的统计指标，如均值、标准差、中位数。**分布**则可以实现更为深入的功能，如正态性检验、交互显示变量间关系。下面分别介绍这两种方式，通过两种方式的有机结合，我们可以更好地探索数据和整理结果。

4.2.1　基础统计描述

例 4.2.1　在"1.5.1 临床试验数据"案例中，拟在数据分析前先进行初步探索，这里以 BMI 和呼吸困难程度为例，探索两指标在吸烟和不吸烟两组人群中的分布情况。

选择**分析**>**分布**（图 4.2.1），进入**分布**菜单。

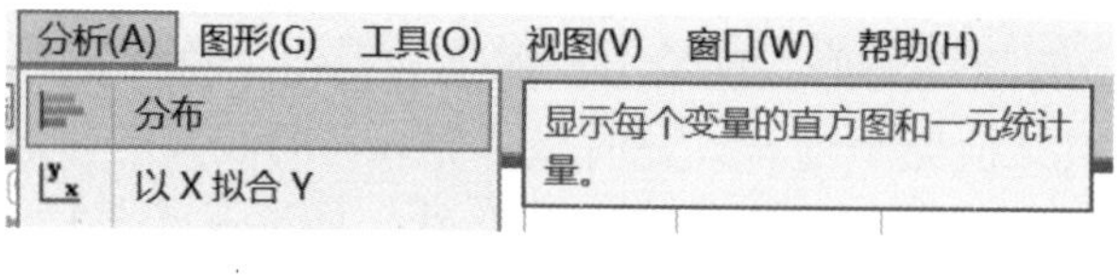

图 4.2.1　选择分布菜单界面

本例拟描述吸烟和不吸烟两组人群的 BMI 和呼吸困难程度的分布情况，因此 BMI 和呼吸困难程度为结局，吸烟为分组依据。在对话框中将 BMI 和呼吸困难放入 **Y, 列**，将吸烟放入**依据**，操作见图 4.2.2。

小提示

依据意思是根据该指标将数据分为若干亚组，对每一亚组分别显示结果，如本例中**依据**为吸烟，意思是将人群根据是否吸烟分为两个亚组人群，在两个人群中分别呈现 BMI 和呼吸困难的分布情况。

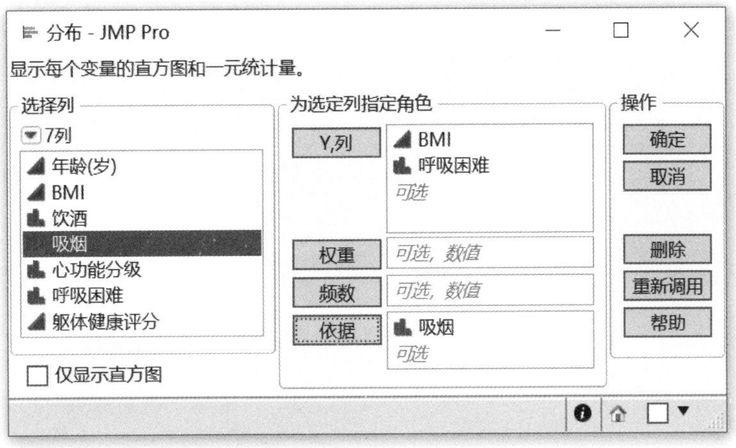

图 4.2.2 分布菜单中的变量选择界面

输出结果如图 4.2.3 所示，A 图为吸烟人群的 BMI 和呼吸困难程度的分布情况，B 图为不吸烟人群的数据分布情况。结果中包括了呈现数据分布情况的直方图和箱线图，以及常用的统计量描述指标。可以看出，连续变量（BMI）和分类变量（呼吸困难）展示方式不同。BMI 为连续变量，软件给出直方图和箱线图，以及**均值**、**中位数**、**标准差**、**四分位数**等统计指标。呼吸困难为二分类变量，软件给出了各组的**计数**和**概率**。这些数据和图表可以帮助我们更好地理解数据的分布情况，为后续的统计分析工作提供指导。

如果对这种竖向放置的直方图不习惯，想将直方图横过来，可在结果界面点击**分布 吸烟 = 吸烟**左侧的三角形下拉菜单，在下拉菜单中选择**堆叠**（图 4.2.4）。输出结果见图 4.2.5，图形变成了我们常见的横向放置。

小提示

如果结果界面中有多个形式相同的结果（如图 4.2.3 中有吸烟人群和不吸烟人群两个完全相同的结果），想分别对每一结果执行相同操作（如将直方图横过来），此时无需挨个操作，只需按 Ctrl 键，然后对其中任一结果执行操作（如点击**堆叠**），即可完成所有结果的操作（所有结果均实现了**堆叠**操作）。

此外，通过输出茎叶图，我们可以更直观地了解数据分布情况。点击 **BMI** 左侧的三角形下拉菜单，点击**茎叶图**（图 4.2.6），即可输出 BMI 值的茎叶图（图 4.2.7），根据图下方的说明可知，该图的**茎**为整数位，**叶**为小数位。由该图可以更清晰地看出该组数据为偏态

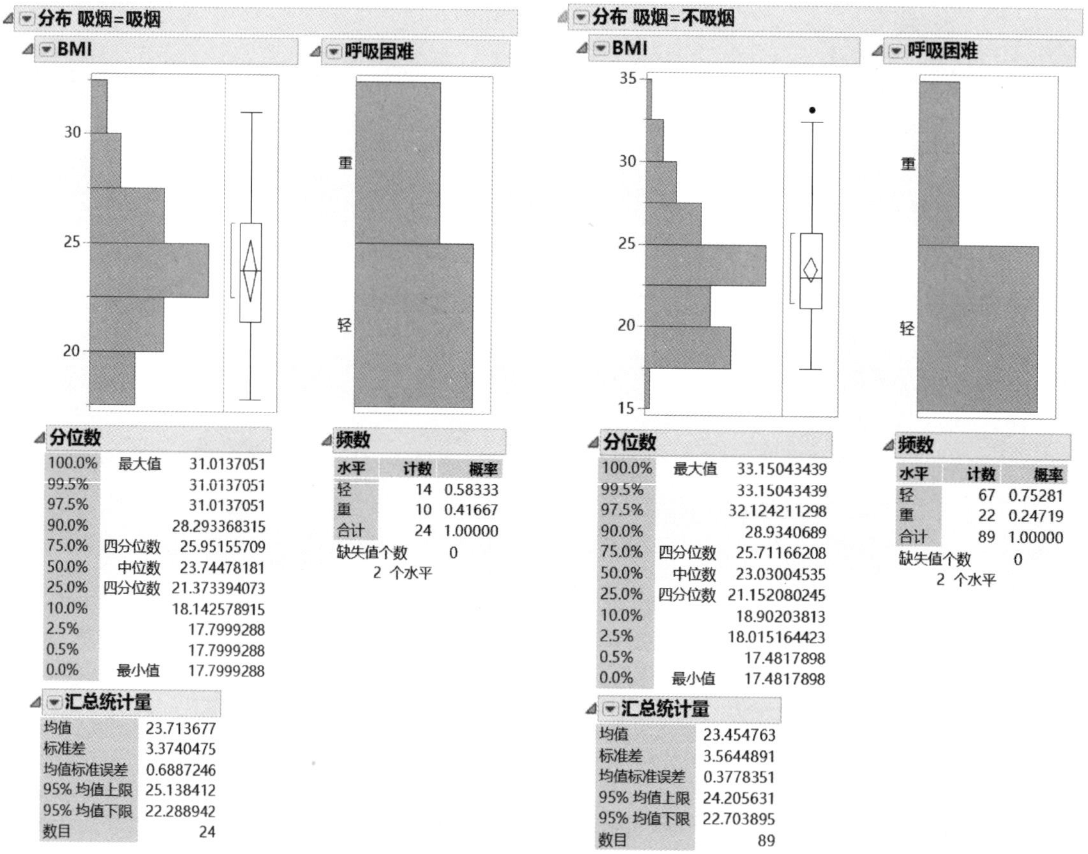

A　　　　B

图 4.2.3　分布菜单的默认结果输出

A．吸烟人群的 BMI 和呼吸困难程度的分布情况；B．不吸烟人群的 BMI 和呼吸困难程度的分布情况。

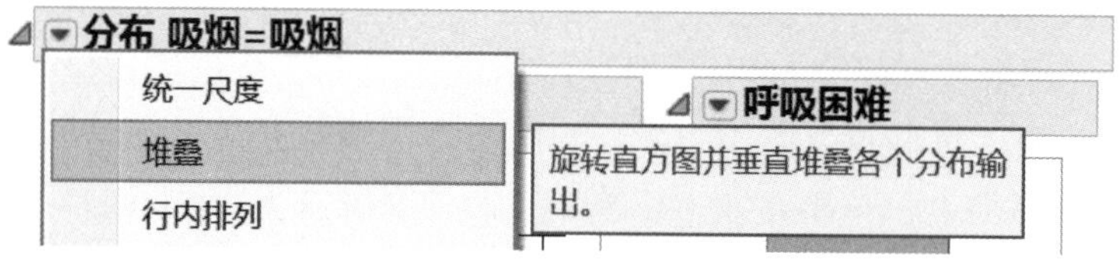

图 4.2.4　执行堆叠操作的界面

分布，且可能存在几个异常值（如 31.1、32.5 和 33.2）。

4.2.2　数据分布检验

数据分布关系到后续统计方法的选择。判断数据是服从正态分布还是偏态分布，是 Poisson 分布还是负二项分布，这是数据探索的重要工作。

在例 4.2.1 中，在进一步考虑具体的统计方法之前，必须先了解 BMI 的分布情况。我们这里拟探索其是否服从正态分布。

在图 4.2.3 的在吸烟人群的结果中（图 4.2.3A），点击 **BMI** 左侧的三角形下拉菜单，点击**连续拟合**＞**正态**（图 4.2.8），即可获得正态拟合的结果。图 4.2.8 可以看出，在**连续拟合**的选项中，不仅可以完成正态拟合，还可进行对数正态、Weibull 等各类分布的拟合。

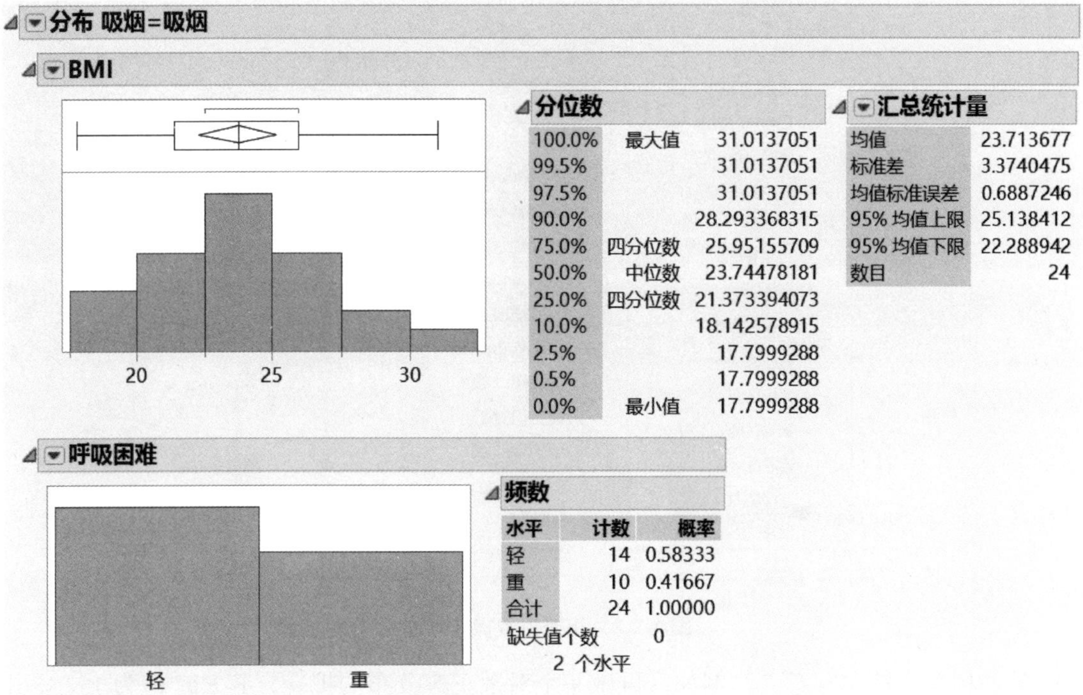

图 4.2.5　堆叠操作后的结果界面

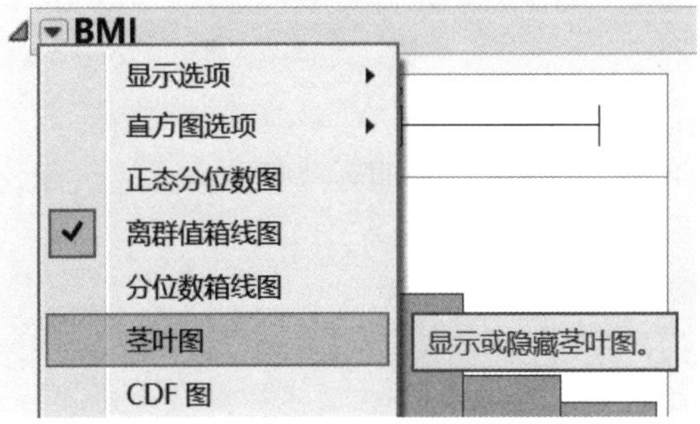

图 4.2.6　输出茎叶图的操作界面

茎叶图

茎	叶	计数
33	2	1
32	5	1
31	1	1
30	15	2
29	447	3
28	79	2
27	023378	6
26	1238	4
25	47778	5
24	00223578	8
23	013444555699	12
22	0001233566688899	16
21	455558	6
20	9	1
19	125556778899	12
18	01236789	8
17	5	1

17|5 表示 17.5

图 4.2.7　茎叶图输出结果

正态拟合的结果见图 4.2.9，其中 A 图显示了实际数据直方图与标准正态分布曲线，如果二者差别很大，说明实际数据偏离正态分布较远，可能不满足正态分布。B 图直接给出了正态拟合的参数值和拟合优度指标，图中**位置**即均值，**散度**即标准差，**测量**部分给出了对数似然值、AICc 和 BIC，这几个指标都是拟合优度指标，其值越低说明拟合越佳，这几个

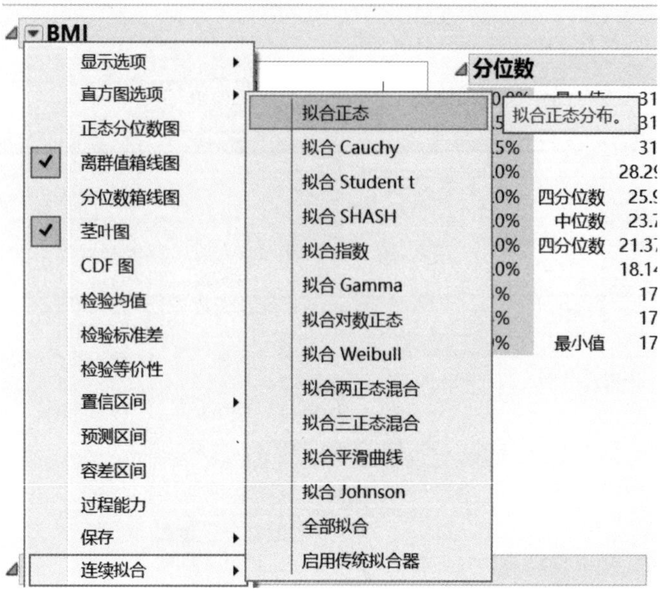

图 4.2.8　正态拟合操作界面

指标需要相互比较才有意义。例如，再做一个对数正态分布的拟合，其 BIC 值为 132.186，高于正态分布拟合的 131.839，因此可以认为该数据更像是正态分布而不是对数正态分布。

当然，对数据分布的拟合可以进行统计学检验，判断实际数据分布与标准正态分布的差值有无统计学差异。可点击图 4.2.9 B 中**拟合的“正态”分布**左侧的三角形下拉菜单，再点击**拟合优度**（图 4.2.10），此时会给出正态性检验结果。

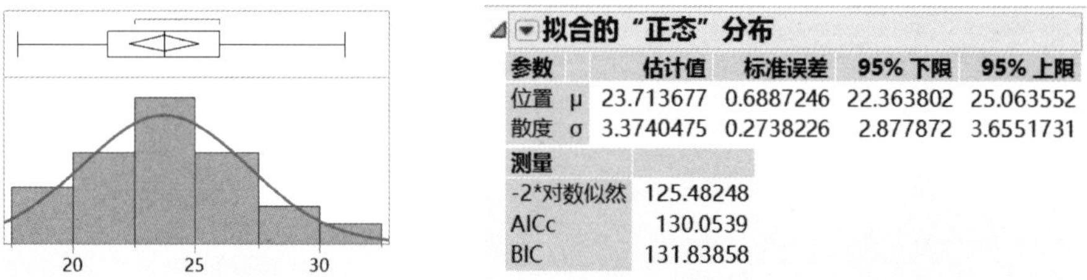

A　　　　B

图 4.2.9　正态拟合输出结果

A．实际数据直方图与标准正态分布曲线；B．正态拟合的参数值和拟合优度指标。

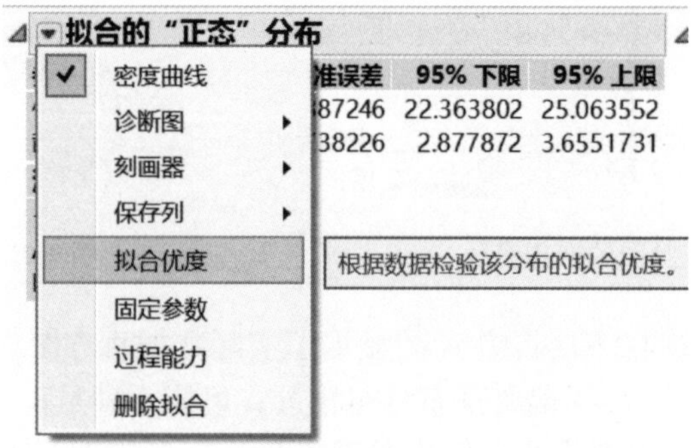

图 4.2.10　正态性检验拟合优度操作界面

正态性检验结果如图 4.2.11 所示。JMP Pro 软件一般给出 **Anderson-Darling** 和 **Shapiro-Wilk**（样本量小于 2000 时）两种检验结果。**Shapiro-Wilk** 检验的 *W* 值反映了基于峰度和（或）偏度对正态分布的偏离程度，该值越接近 1 说明越符合正态分布；越接近 0 说明越偏离正态分布。*P* 值小于 0.05，提示数据可能不服从正态分布；*P* 值大于 0.05，无法得出数据不服从正态分布的结论，则将数据视为正态分布。**Anderson-Darling** 检验主要是观察实际数据分布与理论正态分布的差距，如果差异太大，说明实际数据不服从正态分布。

图 4.2.11 中，**Shapiro-Wilk** 检验结果显示 $W = 0.9810$，$P = 0.9128$（即结果中的**概率 < W**），*W* 接近 1，*P* 值远大于 0.05，可以认为吸烟人群的 BMI 符合正态分布。**Anderson-Darling** 检验给出了类似的结果。

如果想更为直观地看一下实际数据分布与理论正态分布的差异情况，可以在图 4.2.8 界面中选择**拟合平滑曲线**，此时直方图中同时显示密度曲线和正态分布曲线（图 4.2.12），如果两条曲线差别较大，说明数据很可能不满足正态分布。从图 4.2.12 来看，密度曲线（黑色线）和正态曲线（灰色线）差别很小，提示数据近似正态分布。

拟合优度检验

	W	概率<W
Shapiro-Wilk	0.9809544	0.9128
	A2	**模拟的 p 值**
Anderson-Darling	0.1606723	0.9516

图 4.2.11　正态性检验的拟合优度结果

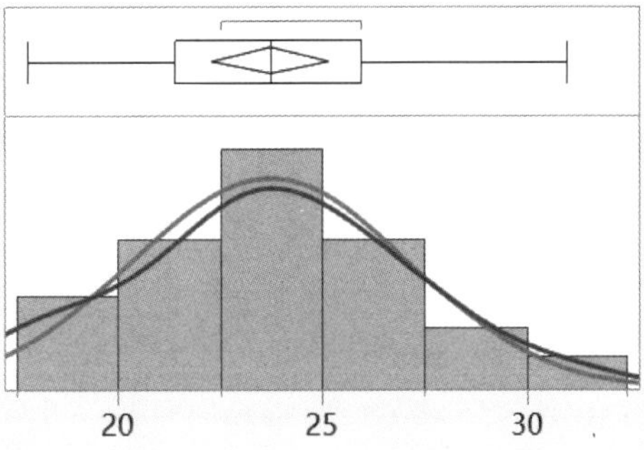

图 4.2.12　密度曲线与正态分布曲线比较

对于另一组不吸烟人群的数据，用完全相同的操作方式，可输出该组人群的正态性检验结果（**Shapiro-Wilk** 检验，$W = 0.96$，$P = 0.01$），提示不吸烟人群的 BMI 不满足正态分布。在实际操作中，可利用 Ctrl 键，一次性实现所有不同亚组人群的同样操作。

除了正态性检验，正态分位数图也是探索数据是否符合正态分布的有力工具。点击 **BMI** 左侧的三角形下拉菜单，点击**正态分位数图**（图 4.2.13），即可输出正态分位数图。

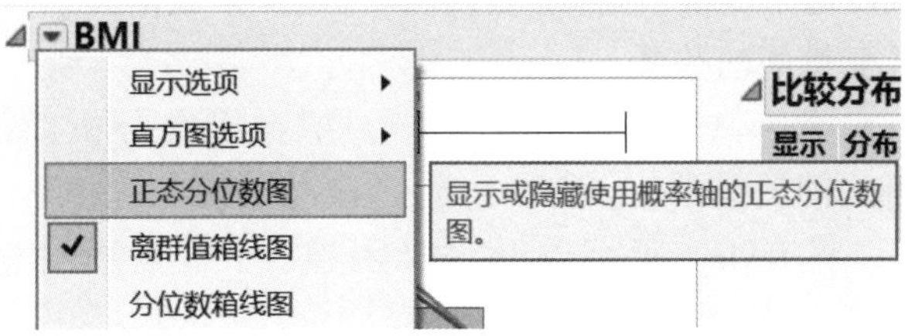

图 4.2.13　正态分位数图的操作界面

图 4.2.14 的 A 和 B 图分别为吸烟和不吸烟两组人群 BMI 值的正态分位数图，可以大致看出，吸烟人群正态分位数图中的散点图，除了左下方的少数几个点之外，其余大多数都围绕 45° 线；而不吸烟人群中，左下和右上的点偏离相对较大，再次验证了前面的正态性检

验结果。

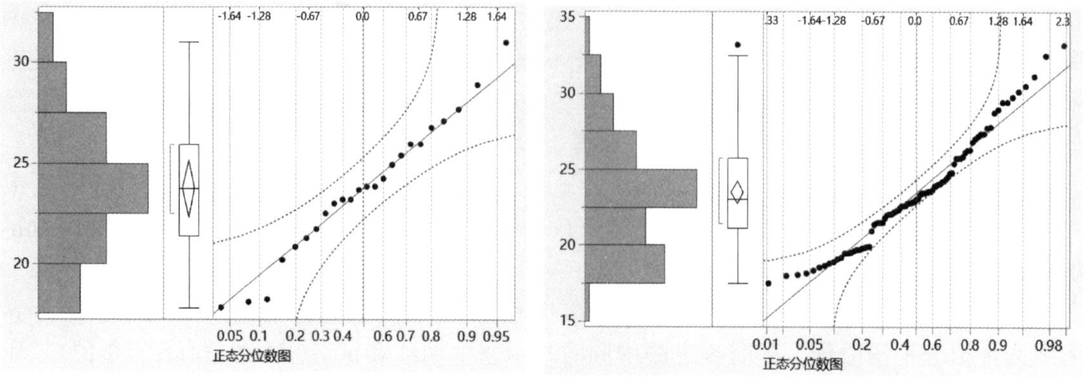

A　　　　B

图 4.2.14　人群 BMI 的正态分位数图

吸烟人群（A）和不吸烟人群（B）

本例中 BMI 在两组人群中分布不同，实际结果展示时，为了保证严谨性，可统一采用“中位数（第一四分位数，第三四分位数）”的形式进行描述。分类变量数据可直接用“频数（比例）”表示，如表 4.2.1 所示。

表 4.2.1　吸烟和不吸烟人群的 BMI 和呼吸困难分布情况

		吸烟	不吸烟
BMI		23.74（21.37，25.95）	23.03（21.15，25.71）
呼吸困难	轻	14（58.33）	67（75.28）
	重	10（41.67）	22（24.72）

4.2.3　变量交互式探索

变量的交互探索是 JMP Pro 软件的一个特色，JMP Pro 软件中，绝大多数情况下，结果中的图形、表格都是与原始数据相互关联的，而且输出界面中的多个变量结果之间也是相互关联的，JMP Pro 软件这一功能使得我们可以高效地探索数据关系。

4.2.3.1　交互探索变量间的关系

例 4.2.2　在“1.5.1 临床试验数据”案例中，拟在正式分析前，利用图形初步探索 BMI、吸烟和呼吸困难之间的关系。

选择**分析＞分布**。将 BMI、吸烟以及呼吸困难 3 个变量同时拖入 **Y，列**，结果如图 4.2.15 所示。

如果希望了解吸烟人群中 BMI 和呼吸困难情况，只需在吸烟的直方图中点击吸烟区域即可。操作如图 4.2.16 所示，点击箭头指向的吸烟区域。

此时可以发现，尽管鼠标选择的是吸烟变量，但 BMI 和呼吸困难这两个变量也同时被选中（图 4.2.17），这些被选中的区域反映了吸烟人群的 BMI 和呼吸困难的分布情况。

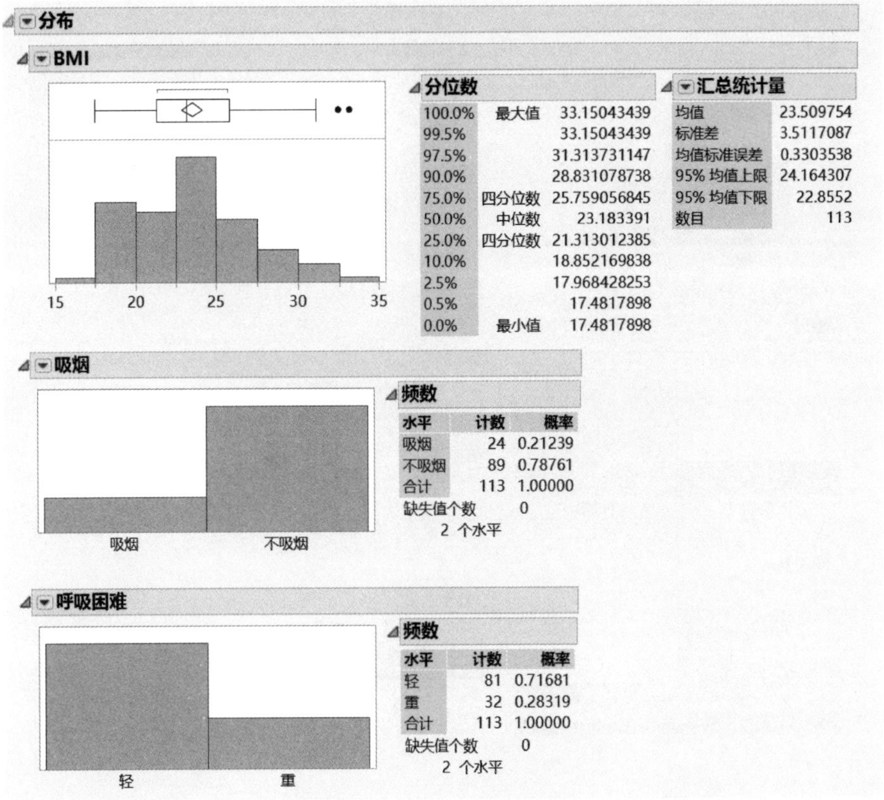

图 4.2.15　3 个变量（BMI、吸烟和呼吸困难）的分布结果展示

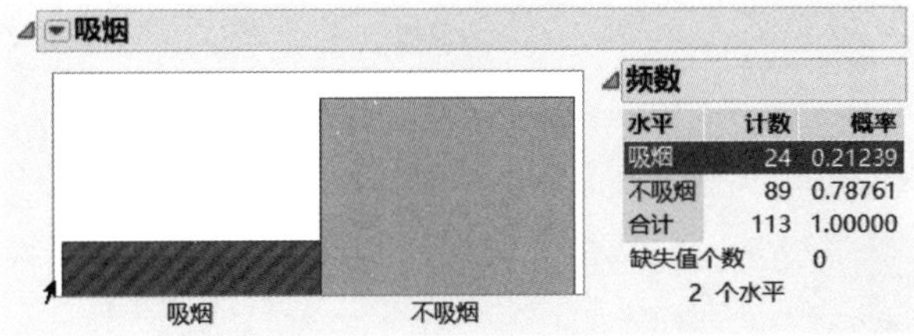

图 4.2.16　交互探索的选择变量操作

从图 4.2.17 的阴影部分（即吸烟人群）的分布可以初步发现一些线索，如吸烟人群的 BMI（BMI 的阴影部分）较为近似正态分布；呼吸困难轻度与重度的数量差别很小，如果再结合总人群的比例（呼吸困难轻度约为重度的 2 倍），不难让我们产生一个初步假设：与不吸烟人群相比，吸烟人群发生重度呼吸困难的比例可能更高。这就为我们下一步的探索提供了方向。当然，我们也可以鼠标点击不吸烟对应的直方图，根据不吸烟人群中 BMI 和呼吸困难的分布情况，就不难对数据有更为深入的了解。

交互式探索是一个很灵活的功能，可根据研究者的思路自行探索。例如，我们还想观察 BMI < 24 的人吸烟和呼吸困难的情况，可以在 BMI 对应的直方图中选择小于 24 的范围，再看一下这些被选中的人群在吸烟和呼吸困难中的分布情况（图 4.2.18）。在变量较多的时候，交互式探索更能提高效率。

4.2.3.2　异常值的初步探索　除了探索各指标间的关系，交互式探索还常用于异常值的

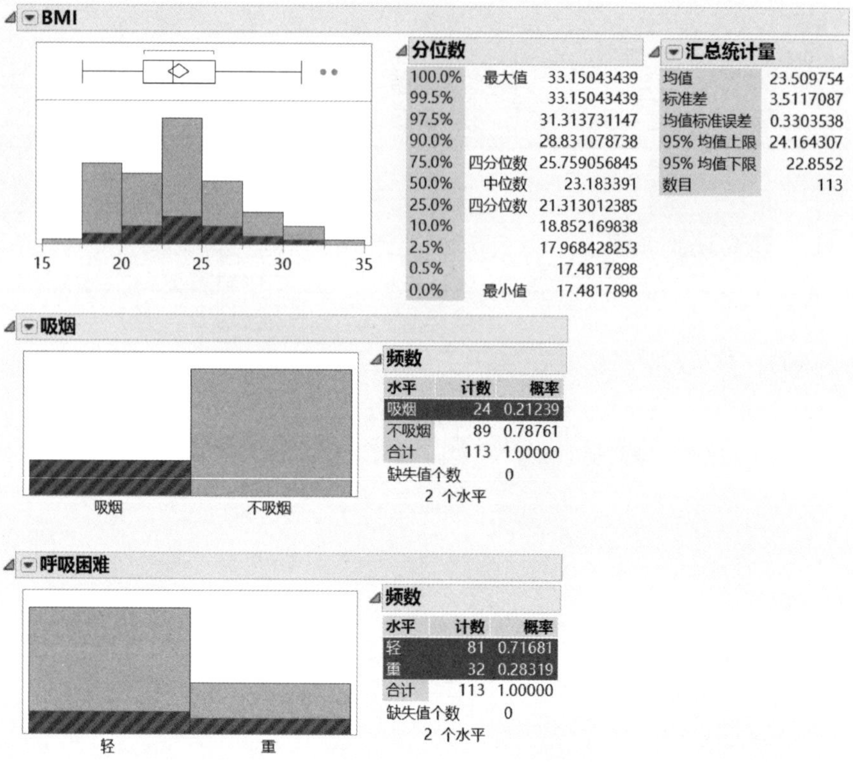

图 4.2.17　吸烟人群中 BMI 和呼吸困难的分布

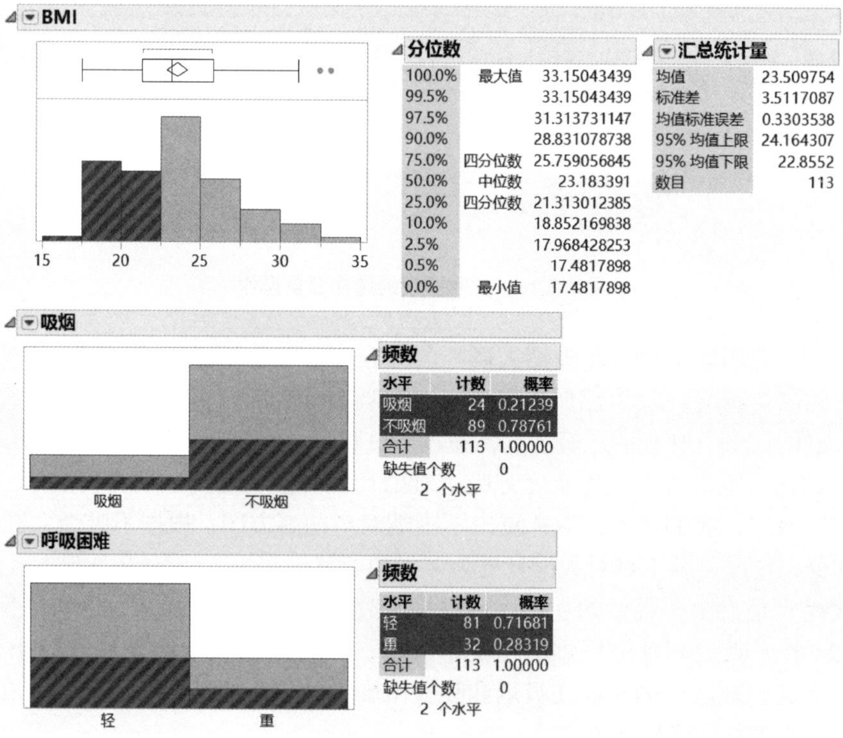

图 4.2.18　BMI < 24 的人群中吸烟和呼吸困难的分布情况

探索。异常值简单来说就是那些明显偏离大多数样本点的值。尽管异常值有一些专门的统计方法和指标可以进行验证，但更为实际的操作是利用图形简单判断。

例 4.2.3 在“1.5.1 临床试验数据”案例中，BMI 是否存在异常值。

在图 4.2.19 中，直方图上面为横向放置的箱线图。箱线图可清晰地展示中位数、上下四分位数、异常值等形状信息。图中可见，BMI 则显示可能有两个异常值（箱线图中的异常值被定义为小于“第一四分位数 −1.5× 四分位数间距”或大于“第三四分位数 +1.5× 四分位数间距”的值）。选定 BMI 最大值（箭头所示位置），该观测在其他变量的分布情况也在结果中被标识出来，在呼吸困难程度的结果部分可以看到该观测的呼吸困难程度为重（呼吸困难变量中的阴影部分）。

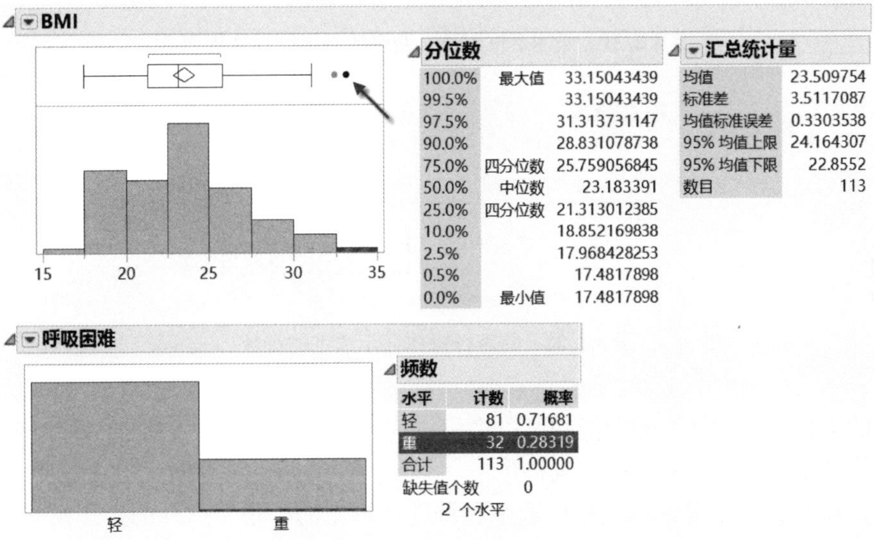

图 4.2.19 BMI 异常值及在呼吸困难情况中的分布

当在输出结果中选定该值，该观测同时也在原始数据库中被标注出来（图 4.2.20），便于我们快速定位到该观测，详细检查判断是否有必要删除或进行改正。如果数据库的例数很多（如数千上万行），即使在数据库中标出了该观测，要找到该行也不是一件容易的事，此时可在原始数据库中点击**行（R）**>**行选择**>**转至行**（图 4.2.21），弹出的对话框中已经显示了该观测所在行数，点击确定可直接定位到被选中的观测（图 4.2.22）。

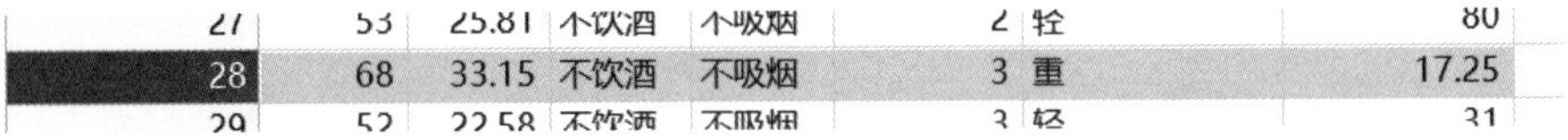

图 4.2.20 结果中异常值在原始数据中的高亮显示

4.2.4 统计表格制作

前面几节已经介绍了如何利用**分布**功能对数据进行初步探索，**分布**可以为我们提供所需的大部分统计描述结果，但如果要把某些特定指标选出来放到文章中，那就只能从**分布**给出的结果中依次将各个变量的统计描述指标复制粘贴到 Word 里，这一过程较为繁琐。本

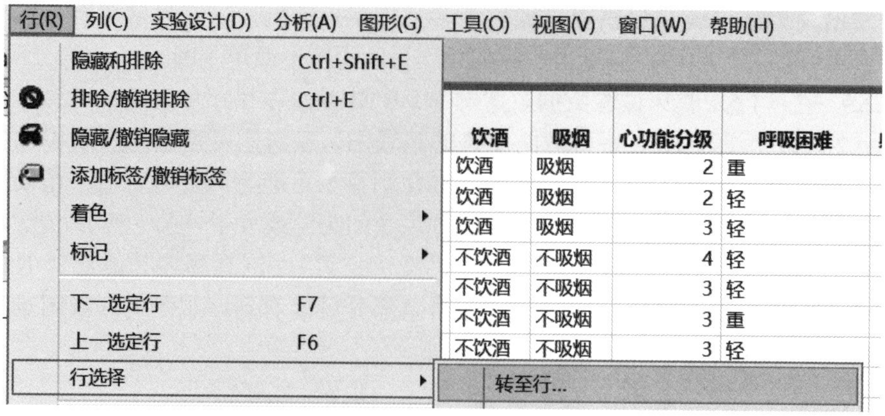

图 4.2.21　快速定位到某一观测的转至行操作界面

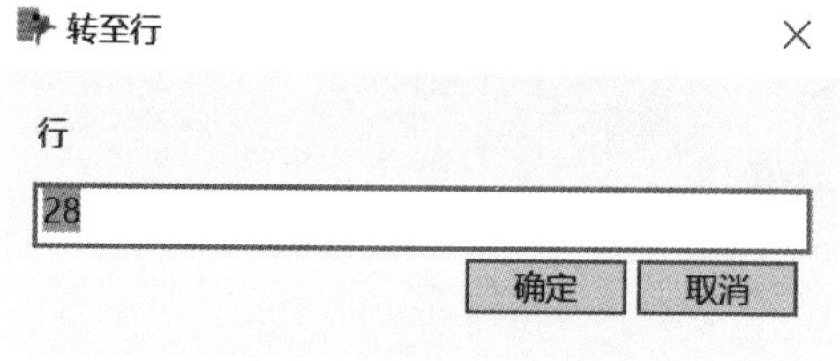

图 4.2.22　转至行操作显示的定位行数

小节介绍的 JMP Pro 软件**制表**功能则可以将相应统计指标以表格形式输出，非常简便。**制表**功能充分体现了 JMP Pro 软件的一大特色——交互性，即结果不是通过勾选各种选项后一次性生成的，而是在结果界面通过操作产生和调整所输出的结果，这样的操作模式更加直观、灵活、高效，所产生的表格能够直接应用于科研论文的撰写中。

4.2.4.1　基本表格制作

例 4.2.4　在“1.5.1 临床试验数据”案例中，描述吸烟和不吸烟两组人群的年龄和躯体健康评分均值、标准差以及 BMI 的中位数，最终获得图 4.2.23 的表格。

选择**分析**＞**制表**（图 4.2.24），进入制表的基本界面（图 4.2.25），界面左侧为操作区域，右侧为结果输出区域。操作区域的主体为数据中的各类变量和可供输出的各类统计指标，统计指标包括**数目**、**均值**、**标准差**等。在此界面中，我们需要通过拖拽的操作完成统计表格的制作。

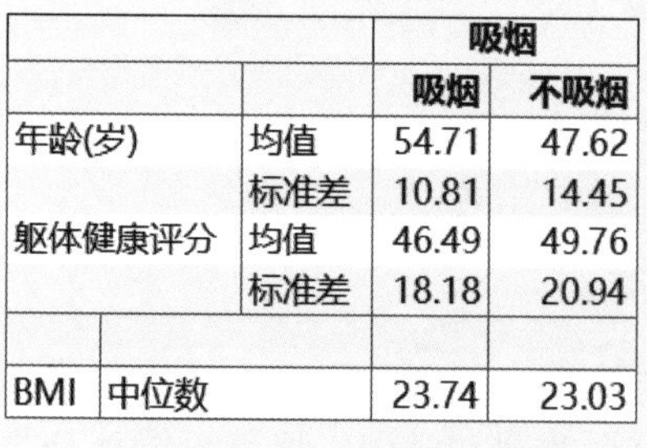

		吸烟	
		吸烟	不吸烟
年龄(岁)	均值	54.71	47.62
	标准差	10.81	14.45
躯体健康评分	均值	46.49	49.76
	标准差	18.18	20.94
BMI	中位数	23.74	23.03

图 4.2.23　拟制作表格的示意图

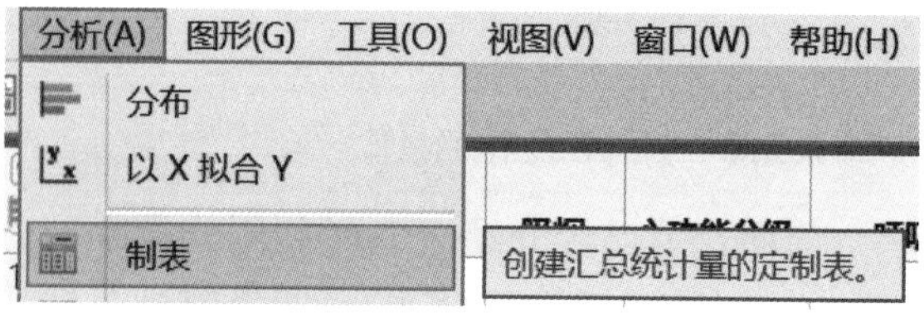

图 4.2.24　制表操作的菜单界面

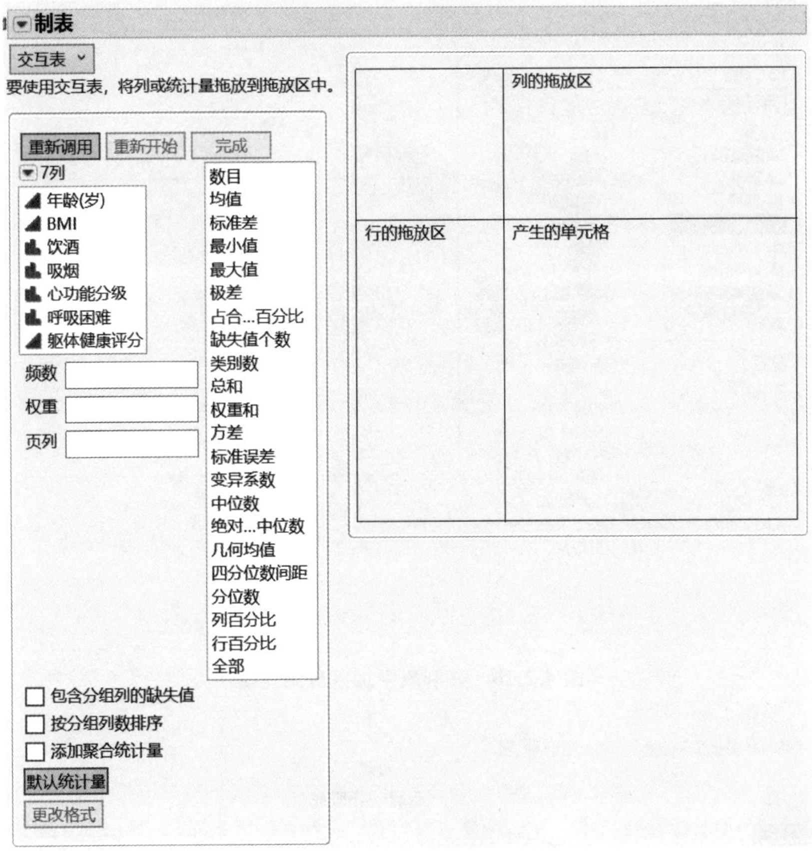

图 4.2.25　制表的基本界面

由于需要获得吸烟和不吸烟两组人群的各个指标的统计量，因此所有指标按照吸烟进行分组，则将吸烟拖入**列的拖放区**，操作如图 4.2.26 所示。

输出结果见图 4.2.27，此时由于没有加入任何分析指标，因此显示的只有吸烟和不吸烟两组人的例数。接下来，我们将第一个变量年龄放入表格中，操作如图 4.2.27 所示，将年龄拖拽入箭头所示位置，也就是图 4.2.26 中的**行的拖放区**。

把年龄拖入图 4.2.27 显示的位置后，结果如图 4.2.28 所示，默认给出的是总和的结果，即吸烟和不吸烟人群各自的年龄总和。

小提示

在 JMP Pro 软件制表中，在没有其他变量的情况下，分类变量默认输出的是例数，连续变量默认输出的是总和，这一默认值可以通过图 4.2.25 左下角的**默认统计量**进行修改。

通常我们不需要报告变量的总和，而是需要了解均值、标准差等指标。我们可在左侧的列表中选择所需的统计量，拖入右侧表中，替换现有统计指标（总和）或增加新的统计

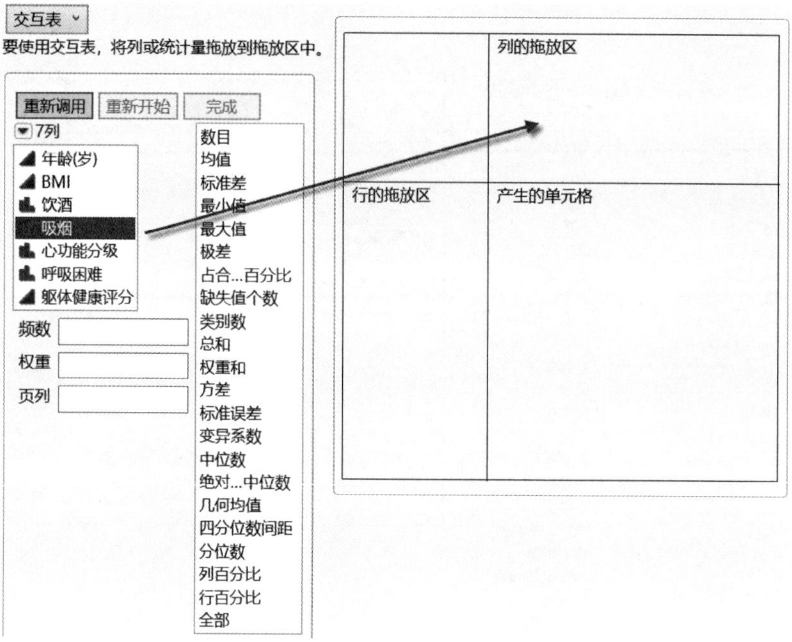

图 4.2.26　在制表中加入分组变量

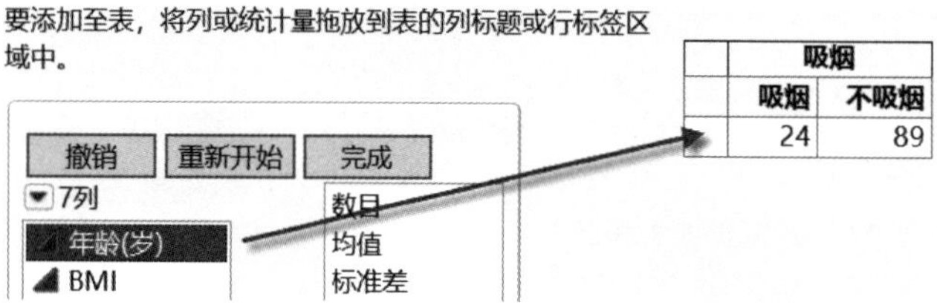

图 4.2.27　在制表中加入分析变量

		吸烟	
		吸烟	不吸烟
年龄(岁)	总和	1313	4238

图 4.2.28　两组年龄总和的表格展示

指标。

我们首先将总和替换为均值。操作如图 4.2.29 所示，将**均值**拖到箭头所示位置，操作时该位置显示为一个方框，意思是将**总和**替换为**均值**。

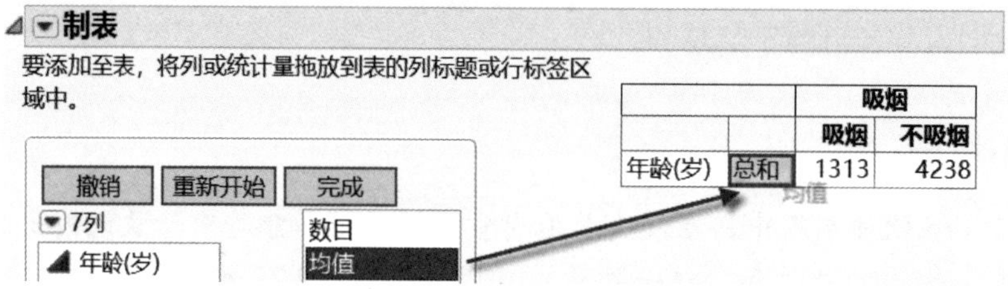

图 4.2.29　将表中的总和替换为均值

然后在均值下方增加标准差。操作如图 4.2.30 所示，将**标准差**拖到箭头所示位置（**均值**下方），所拖拽的位置显示为一条短粗横线，表示该标准差与均值是并列的，都是年龄的统计量。

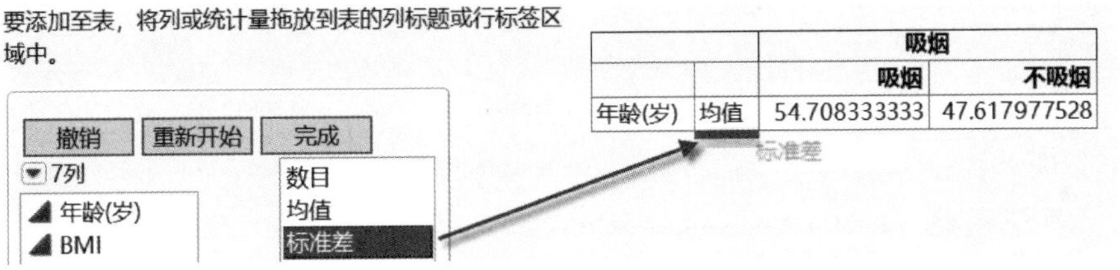

图 4.2.30 在表中均值下方增加标准差

最终显示的结果如图 4.2.31 所示。

		吸烟	
		吸烟	不吸烟
年龄(岁)	均值	54.708333333	47.617977528
	标准差	10.81254974	14.447007883

图 4.2.31 两组人群年龄的均值和标准差

接下来我们在表格中继续增加其他变量的均值和标准差。操作见图 4.2.32，将**躯体健康评分**放入箭头所示位置（**年龄**变量下方），表示该变量与年龄变量是并列的，显示的统计量与年龄相同（都是均值和标准差），结果如图 4.2.33 所示。

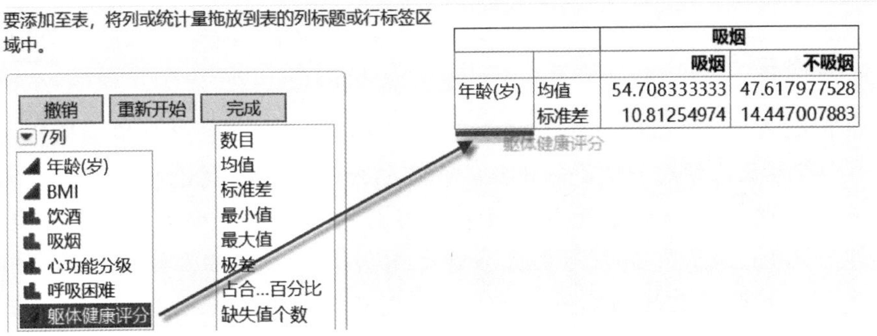

图 4.2.32 将躯体健康评分拖年龄下方

		吸烟	
		吸烟	不吸烟
年龄(岁)	均值	54.708333333	47.617977528
	标准差	10.81254974	14.447007883
躯体健康评分	均值	46.489583333	49.755617978
	标准差	18.182420913	20.939958388

图 4.2.33 两组人群年龄和躯体健康评分的均值和标准差

然后我们继续添加变量 BMI，但 BMI 拟输出的统计量并非均值和标准差，而是中位数，因此不能将 BMI 拖到躯体健康评分下方，而是将 **BMI** 放入图 4.2.34 中箭头所示位置，即整个表格下方，而非某一变量或某一统计量下方，所拖拽的位置显示为一个长方框，表示该变量独立于其他结果重新展示，结果如图 4.2.35 所示。

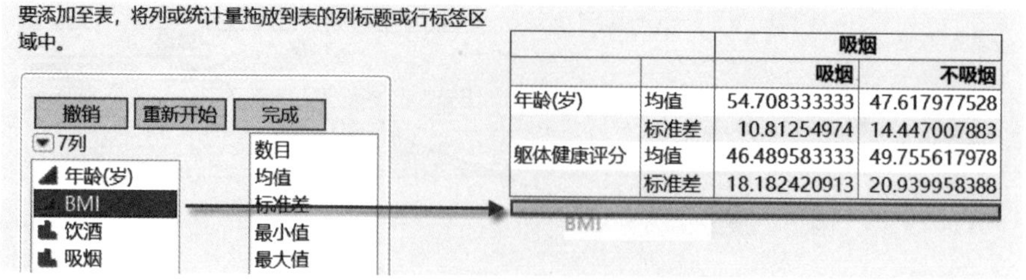

图 4.2.34　将 BMI 拖至整个表格下方

图 4.2.35 结果中，BMI 仍是输出连续变量的默认统计量，即总和。我们要将其改为中位数，可参考前面介绍的方式，将中位数替换总和，输出结果如图 4.2.36 所示。

		吸烟	
		吸烟	不吸烟
年龄(岁)	均值	54.708333333	47.617977528
	标准差	10.81254974	14.447007883
躯体健康评分	均值	46.489583333	49.755617978
	标准差	18.182420913	20.939958388
BMI	总和	569.13	2087.47

图 4.2.35　在表中增加 BMI 变量的结果

		吸烟	
		吸烟	不吸烟
年龄(岁)	均值	54.708333333	47.617977528
	标准差	10.81254974	14.447007883
躯体健康评分	均值	46.489583333	49.755617978
	标准差	18.182420913	20.939958388
BMI	中位数	23.745	23.030

图 4.2.36　将表中 BMI 统计量改为中位数的结果

小提示

在制表菜单中，拖动的位置不同会产生不同的效果，主要根据拖拽位置而定。如果要对某一变量已有的统计量进行替换，可将相应统计量拖到已有统计量的位置（图 4.2.29）；如果要对某一变量增加统计量，可将相应的统计量拖到已有的统计量下方（图 4.2.30）；如果要在已有表格基础上增加变量，且与已有变量显示相同的统计量，可将相应的变量拖到已有变量下方（图 4.2.32）；如果要在已有表格基础上增加变量，但新增变量的统计量与已有变量不同，可将新增变量拖到整个表格下方（图 4.2.34）。

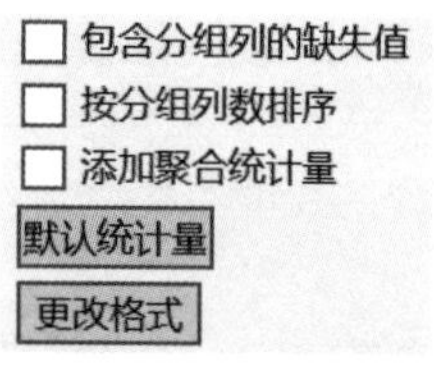

图 4.2.37　更改表格格式的操作界面

4.2.4.2　修改表格中变量值的小数位数　图 4.2.36 中，连续变量默认的格式是自行判断的最佳格式，保留了多位小数，但一般论文中不需要这么多位，通常保留两三位小数即可，此时可通过**更改格式**选项修改小数位数。点击左下角的**更改格式**（图 4.2.37）。在出现的界面中可修改每一个单元格的字段宽度和小数位数，修改方式见图 4.2.38 中的文字说明，若希望年龄的均值保留两位小数，则将年龄的均值所在格子中的“最佳”改为“2”。结果如图 4.2.39 所示，年龄的均值保留两位小数。

如果希望所有数据都保留相同的小数位数，则可在图 4.2.38 的界面中勾选**使用相同的**

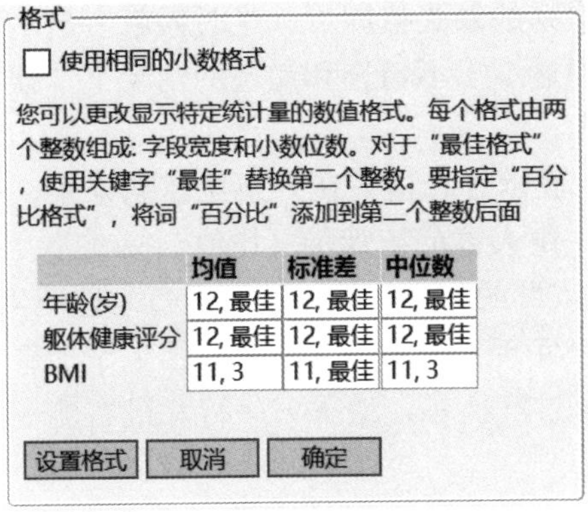

图 **4.2.38**　更改各变量格式界面

		吸烟	
		吸烟	不吸烟
年龄(岁)	均值	54.71	47.62

图 **4.2.39**　年龄更改小数位数后的结果

小数格式，出现图 4.2.40 的界面，点选**固定小数位数**，**小数位数**填写 2，结果如图 4.2.41 所示，即为本案例想要输出的最终结果。

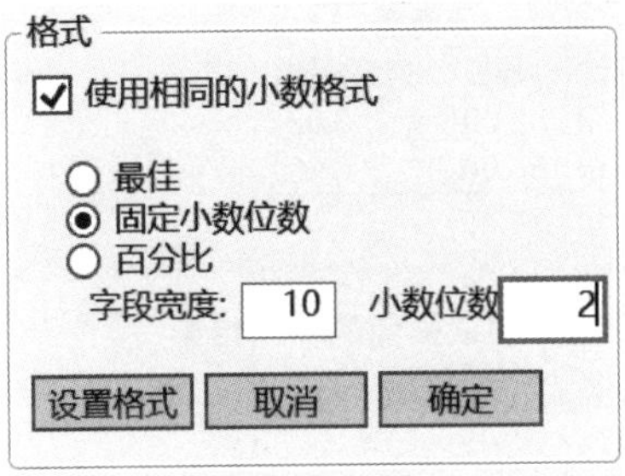

图 **4.2.40**　更改所有变量的小数位数界面

		吸烟	
		吸烟	不吸烟
年龄(岁)	均值	54.71	47.62
	标准差	10.81	14.45
躯体健康评分	均值	46.49	49.76
	标准差	18.18	20.94
BMI	中位数	23.74	23.03

图 **4.2.41**　更改所有变量小数位数后的结果

小提示

从图 4.2.40 中可见，**更改格式**操作栏中还有两个选项，一个是**最佳**，意为软件根据情况显示最佳的位数；另一个是**百分比**，意为以百分数的形式呈现数据。

4.2.4.3　修改变量显示的默认统计量　前面已经提到，JMP Pro 软件制表中，将连续变量拖到表格中时默认给出的结果是总和，但我们通常需要的指标是均值和标准差，想让表格默认输出连续变量的均值和标准差，可通过图 4.2.37 中的**默认统计量**修改软件默认输出的统计量。点击该按钮后，进入图 4.2.42 所示界面，在界面中勾选所需输出的统计量即可。

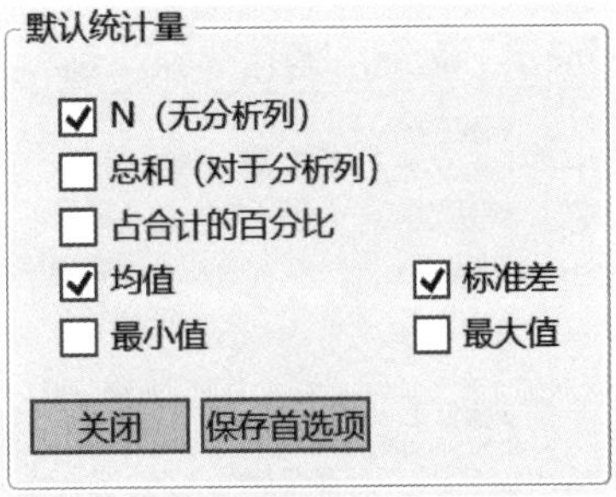

图 **4.2.42**　修改默认统计量界面

4.2.4.4　显示表格中缺失值　在数据中很多变量可能存在缺失值，默认情况下缺失值不显示在表格中，但有些情况下（如论文要求）我们需要将缺失值的例数和占比也呈现在表格中。此时可勾选

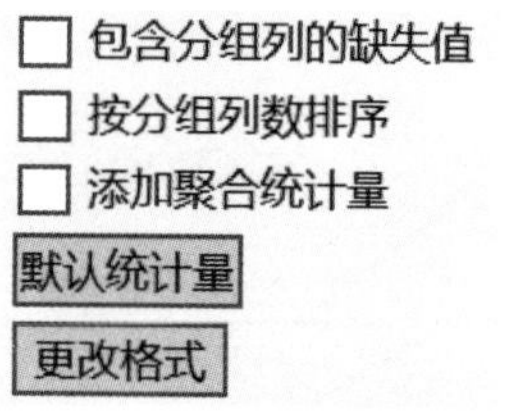

图 4.2.43　勾选包含分组列的缺失值操作界面

图 4.2.43 中的**包含分组列的缺失值**即可，这时候就会显示缺失的例数。图 4.2.44 分别显示了不勾选和勾选的情况下，饮酒和吸烟列联表的展示形式。

4.2.4.5　在表格中显示合计值　在分组比较结果中，有时我们不仅需要显示每一组人群的统计量（均值、标准差、比例等），还需要输出所有人群的相应指标。这可通过勾选图 4.2.43 中的**添加聚合统计量**来实现。如对图 4.2.44 的结果添加聚合统计量后，结果变为图 4.2.45 所示，最下方一行和最右侧一列分别给出了相应的合计统计量。

	吸烟			
	吸烟		不吸烟	
饮酒	数目	列百分比	数目	列百分比
饮酒	15.00	0.63	2.00	0.02
不饮酒	9.00	0.38	86.00	0.98

A

	吸烟					
	缺失		吸烟		不吸烟	
饮酒	数目	列百分比	数目	列百分比	数目	列百分比
饮酒	0.00	0.00	15.00	0.63	2.00	0.02
不饮酒	1.00	1.00	9.00	0.38	86.00	0.98

B

图 4.2.44　不勾选（A）和勾选（B）包含分组列的缺失值的输出结果

	吸烟					
	吸烟		不吸烟		全部	
饮酒	数目	列百分比	数目	列百分比	数目	列百分比
饮酒	15.00	0.63	2.00	0.02	17.00	0.15
不饮酒	9.00	0.38	86.00	0.98	95.00	0.85
全部	24.00	1.00	88.00	1.00	112.00	1.00

图 4.2.45　添加聚合统计量后的结果

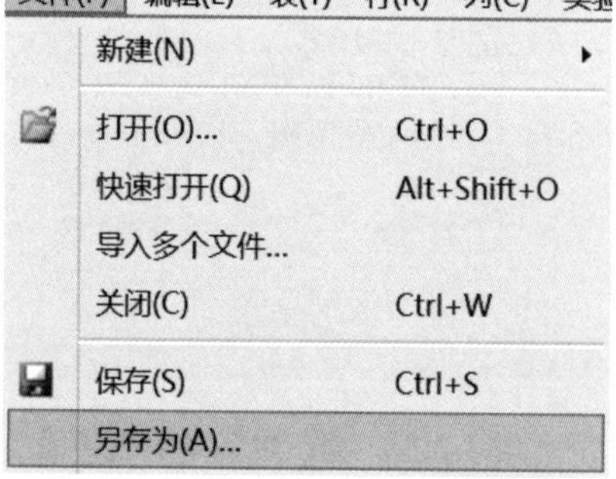

图 4.2.46　将表格输出为相应文件

4.2.4.6　表格的保存　这里主要介绍两种保存表格的方法。第一种方法通过点击**文件 > 另存为**（图 4.2.46），将其存成不同的格式。常见的格式主要有 rtf 格式、pptx 格式、html 格式等。存成 rtf 格式可以直接在 word 打开，而且打开后的内容仍为表格格式；pptx 格式即 Powerpoint，可在 PPT 中以表格形式编辑使用；html 格式保存为表格形式，而且可以将其原封不动粘贴到 Excel 中进行其他编辑。

第二种方法是将其制成数据表再进行编辑。可点击**制表**左侧三角形下拉菜单，点击**制成数据表**（图

4.2.47)，可以将制表结果直接生成 JMP Pro 软件的数据表，然后可在数据表中进行其他操作，如复制粘贴到 Excel、Word 中进行编辑。

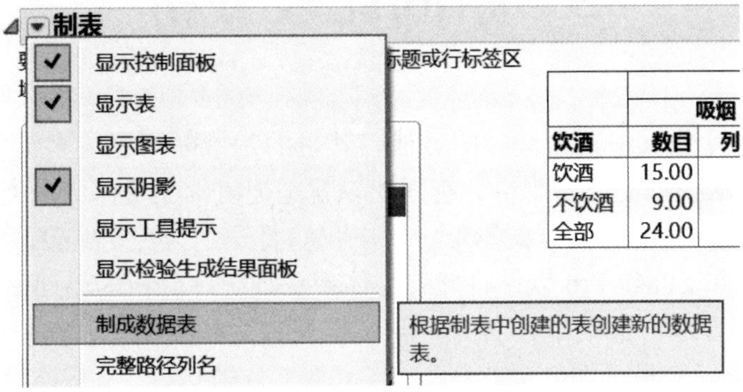

图 4.2.47　将表格保存为数据表

5　组间比较分析

组间比较是统计分析中较为基础的方法，其目的是推断两组或多组的均值、率等指标有无统计学差异。从模型的角度来讲，组间比较就是把组别变量作为分类自变量 x，把比较的指标作为因变量 y，分析 x 对 y 的影响。所以我们要先学会转变思想，要从模型的角度去理解组间比较的思路。JMP Pro 软件将此思想体现在其统计分析的界面设计中，JMP Pro 软件关于组间比较的方法，都集中在名为“以 X 拟合 Y”的菜单中，这里的 x 指自变量（即组别因素），y 是指因变量（即结局指标）。当 x 是二分类指标，y 是连续变量时，相当于 t 检验（或考虑 Wilcoxon 秩和检验）；当 x 是多分类指标，y 是连续变量时，相当于方差分析（或考虑 Kruskal-Wallis 秩和检验）；当 x 是二分类或多分类指标，y 是分类变量时，相当于 χ^2 检验。

因此，基于自变量 x 和因变量 y 的不同类型，组间比较需要选择不同的统计方法。本章主要基于这一思路，介绍医学研究中各种常见的组间比较方法。

5.1　连续变量组间比较方法的选择

连续变量的组间比较方法的选择，跟变量的分布和方差有关，数据是否满足正态分布，直接决定了方法的选择；而各组的方差是否相等，也是选择方法的一个重要因素。因此，对于连续变量的组间比较，一定要结合其分布和方差来考虑。如何判断数据是否符合正态分布详见第 4 章。

5.1.1　判断数据是否满足方差齐性

方差齐性检验，就是判断两组或多组的方差是否相等。常见的几种方法有：

方差比（F 双边检验），主要用于两组方差齐性的检验，求出两组方差，用较大的方差除以较小的方差，得到 F 值。如果 F 值很大，说明两组方差差别较大，可以认为方差不等。

Bartlett 检验，主要用于多组的方差齐性检验，该法在数据服从正态分布时效率很高，但对正态性很敏感，一旦数据偏离正态，该法效果不佳。

Levene 检验，主要用于多组的方差齐性检验，可用于数据不满足正态分布的情形。其思想是基于每一组内的每一观测值与各自组均值的偏差程度。

Brown-Forsythe（BF）检验，是对 Levene 检验的改进，其思想是基于每一组内的每一观测值与各自组中位数和截取均值的偏差程度。

O’Brien 检验，是对 Levene 检验的调整方法。

JMP Pro 软件中，如果是两组比较，可输出上述 5 种方差齐性检验结果，如果是多组比较，可输出后 4 种方差齐性检验结果。实际中使用较多的是 Bartlett 检验和 Levene 检验。

5.1.2 组间比较方法的选择

对于连续变量的组间比较，要先进行正态性检验以及方差齐性检验，然后统计结果选择相应的方法。

如果是比较两组数据，满足正态性和方差齐性，通常可考虑 t 检验；如果不满足正态性，可考虑 Wilcoxon 秩和检验；如果满足正态性但方差不齐，可考虑 t' 检验。

如果是比较多组数据，满足正态性和方差齐性，通常可考虑方差分析；如果不满足正态性，可考虑 Kruskal-Wallis 秩和检验；如果满足正态性但方差不齐，可考虑 Welch 检验。

5.2 分类变量组间比较方法的选择

分类变量的组间比较相对简单，不需要考虑分布和方差的问题，只需要判断结局指标的分类性质即可。

如果结局指标（y）是二分类（如发病、未发病）或无序多分类变量（如血型的 A 型、B 型、O 型、AB 型），不管是两组比较还是多组比较，均可考虑 χ^2 检验。

如果结局指标（y）是有序多分类变量（如疗效分为无效、有效、显效），通常采用秩和检验，分组指标为二分类则使用 Wilcoxon 秩和检验，为多分类则使用 Kruskal-Wallis 秩和检验。

5.3 多组两两比较方法的选择

两两比较方法有很多，如比较常见的 Tukey'HSD（honestly significant diffenence）法、Dunnett 法、Bonferroni 法。这些方法并无优劣之分，每种方法有其特定的适用情形。这里主要介绍几种 JMP Pro 软件中提供的两两比较方法。

Tukey 法是不少统计学家公认的检验效率较高的两两比较方法，控制假阳性较为严格。一开始的 Tukey 法主要是用于各组例数相等的情形，后有研究者提出了改进的 Tukey 法，可用于各组例数不等的情形。JMP Pro 软件提供的是改进的 Tukey 法，即 Tukey-Cramer 法。如果数据并无特殊，可将其作为首选。

Bonferroni 法在实际中应用非常广泛，一个主要原因是该法思路简单。组间比较通常以 0.05 作为检验水准。Bonferroni 法的思想是：假定共比较 c 次，为了减少假阳性，采用 $0.05/c$ 作为检验水准。如比较 3 次，校正的检验水准为 $0.05/3 = 0.0167$，即认为 $P < 0.0167$ 有统计学差异。

Dunnett t 检验是一种比较特殊的检验，它不是用于两两比较，而是特定的比较。通常情况下是如果有一个对照组、多个试验组，多个试验组之间不做比较，但是每个试验组分别与对照组做比较，这时候就选择用 Dunnett t 检验。

5.4 重复测量数据组间比较方法

重复测量资料是指对同一研究对象的同一测量指标在不同时间点的多次测量数据（测量次数≥ 3）。重复测量数据中的每一条记录（不同时间点获得的多次测量数据）均来自同一个研究对象，因此数据间存在一定的相关性。重复测量设计主要用于分析观察指标的变化趋势和相关影响因素。

在统计分析中常见误用 *t* 检验或方差分析的方法分析重复测量数据，*t* 检验和方差分析的使用条件是观察指标符合正态分布，并且每个观察值间是相互独立的，而重复测量数据中同一研究对象前后测量的数值存在相关性，因此不满足 *t* 检验或方差分析的使用条件。通常，在处理重复测量数据时常选用重复测量方差分析。

重复测量设计的方差分析有两种方法：一元方差分析和多元方差分析，需根据 Mauchly 球性检验的判断采用哪种方法。若统计学检验结果提示满足球性假定（$P > 0.05$），则说明重复测量数据实际上不存在相关性，此时采用一元方差分析。若结果不满足球性假定（$P < 0.05$）则需要对一元方差分析进行校正，或采用多元方差分析。

重复测量方差分析考虑两个因素的影响，一个因素是处理分组，另一个因素是测量时间。因此，对于重复测量数据的变异可分解为处理组、测量时间、处理组与测量时间的交互作用、研究对象的随机误差以及重复测量误差 5 个部分。

重复测量方差分析要求数据必须是均衡的，即每一时间点测量值的数量必须相等，每个研究对象的观察时间点也必须相同。倘若某个研究对象缺失某个时间点的记录，那么这个研究对象的所有记录将被排除在外，不纳入分析。

5.5　多指标的组间比较方法

多指标比较是指同时比较组间的多个指标，这些指标之间往往具有很强的关联性，如病例组和对照组中每一研究对象都测了数百个基因的结果，量表中多个维度的得分等。由于比较指标太多，通常需要进行检验水准的校正，否则很容易出现假阳性。例如比较 1000 个基因的表达差异，假阳性率为 1%，在统计分析结果中则会出现 10 个假阳性的结果。在多重假设检验中，我们需要控制在做出的多个统计推断中犯错误的概率，即伪发现率（false discovery rate，FDR）。FDR 法计算 P 值的基本思想为：首先将 n 个变量的原始 P 值由大到小排序，将最大 P 值赋值为 n，最小 P 值赋值为 1。校正 P 值 = 原始 P 值 ×（n/i）。其中 n 表示所有的变量个数，i 表示从小到大第 i 个 P 值。

5.6　基于 JMP 的组间比较分析

在 JMP Pro 软件中，大多数的组间比较都可通过**分析＞以 X 拟合 Y** 来实现。如前所述，*x* 就是组别变量（自变量 *x*），*y* 就是结局指标（因变量 *y*），因此**以 X 拟合 Y** 实际上代表了很多种情形，取决于 *x* 和 *y* 的类型。在 JMP Pro 软件的这一菜单中，根据 *x* 和 *y* 的类型，可以组合成几种方法：① *x* 是分类变量，*y* 是连续变量，软件可输出 *t* 检验、方差分析和秩和检验；② *x* 是分类变量，*y* 是分类变量，软件可输出 χ^2 检验；③ *x* 是连续变量，*y* 是连续变量，软件可输出线性回归；④ *x* 是连续变量，*y* 是分类变量，软件可输出 logistic 回归。

本章主要介绍的是组间比较的方法，即 *x* 是分类变量的情形，即上文中的①和②所涉及的统计分析操作。

5.6.1 样本均值与总体均值的比较

例 5.6.1 在“1.5.2 躯体健康分析数据”案例中，假定正常人群的躯体健康评分值为 50，本案例拟分析数据 1.5.2 中的 113 名研究对象的躯体健康评分值与正常值是否有统计学差异。

确定分析方法 本例希望探索单样本均值与总体均值是否存在统计学差异，分析变量为躯体健康评分，属于连续型变量。结合研究目的，可以考虑的分析方法为单样本 t 检验或秩和检验，具体还应进一步看资料是否服从正态分布。

资料的正态性检验 首先对躯体健康评分的正态性进行检验，具体操作参见章节 4.2.2。

正态性检验结果显示躯体健康评分为非正态分布（$P < 0.001$），因此可以考虑采用单样本秩和检验。但从直方图（图 5.6.1）来看，似乎偏离不是特别严重，因此我们也同时做了单样本 t 检验。

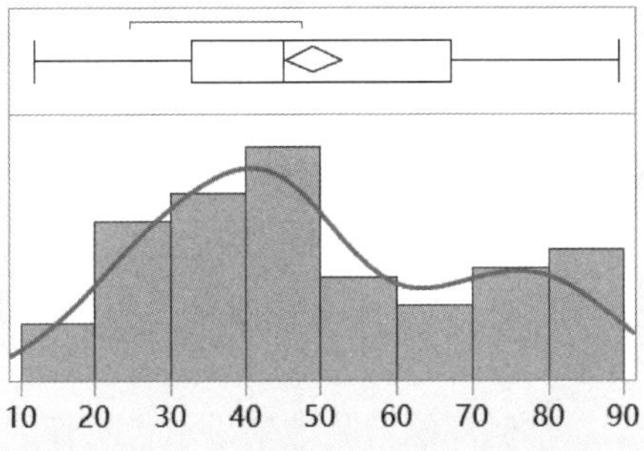

图 5.6.1 躯体健康评分的直方图

单样本 t 检验与秩和检验 选择**分析**>**分布**。将躯体健康评分放入 **Y,列**。在输出结果的界面中点击**躯体健康评分**左侧的三角形下拉菜单，在下拉菜单中选择**检验均值**（图 5.6.2）。

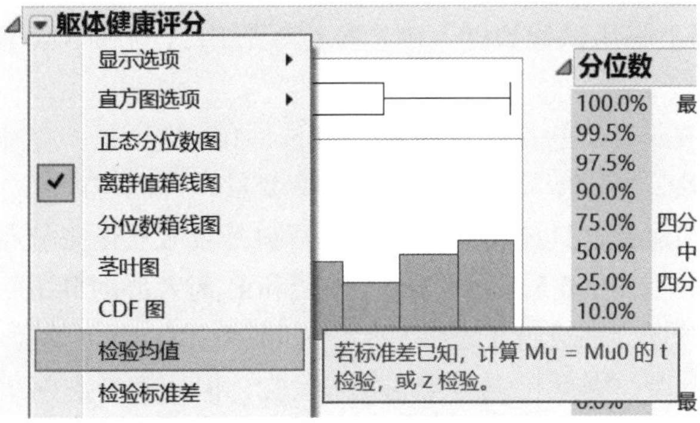

图 5.6.2 输出检验均值操作界面

在弹出的对话框中的**指定假设均值**中填写 50（图 5.6.3），即检验该组人群的躯体健康评分均值与总体均值 50 是否存在差异。同时为了执行单样本秩和检验，勾选 **Wilcoxon 符号秩**。

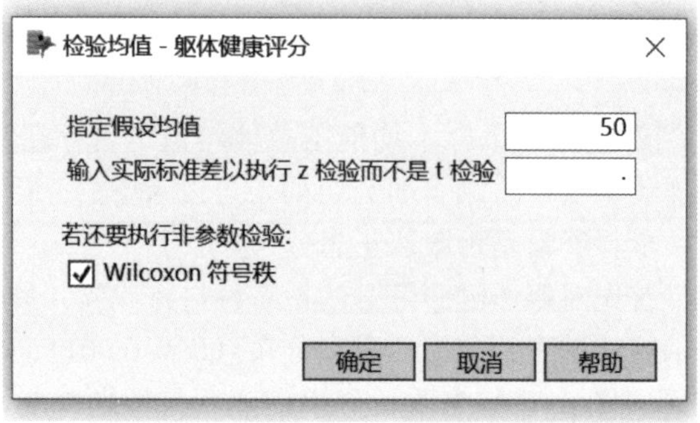

图 5.6.3　检验均值界面中输入参数并勾选 Wilcoxon 符号秩

检验均值

假设值	50	
实际估计值	49.0619	
自由度	112	
标准差	20.3522	
	t 检验	符号秩
检验统计量	−0.4900	−252.500
概率>|t|	0.6251	0.4719
概率>t	0.6874	0.7641
概率<t	0.3126	0.2359

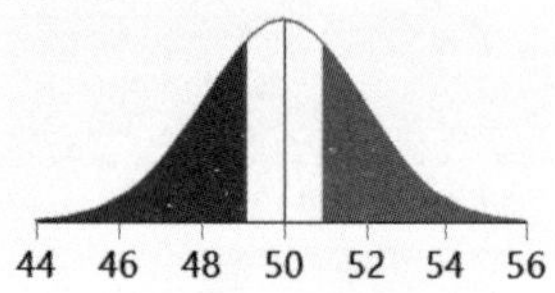

图 5.6.4　检验均值输出结果

结果如图 5.6.4 所示，结果部分的左侧为 *t* 检验的统计结果，右侧为秩和检验的统计结果（即符号秩）。其中**概率＞|t|** 表示双侧检验结果，检验的是样本均值不等于 50 这一假设；**概率＞t** 和**概率＜t** 为单侧检验结果，**概率＞t** 检验的是样本均值大于 50 这一假设，**概率＜t** 检验的是样本均值小于 50 这一假设。除非我们在设计时明确考虑了单侧检验，否则一般选择双侧检验结果。

本例双侧检验结果显示，不管是单样本 *t* 检验（$P = 0.6251$），还是秩和检验（$P = 0.4719$），均提示差异无统计学意义。

结论　研究样本的躯体健康评分值与正常值无统计学差异（符号秩 = −252.500，$P = 0.4719$）。

5.6.2　两组正态资料比较——*t* 检验与 *t′* 检验

两组正态资料的比较通常采用 *t* 检验，如果方差不齐，可采用校正的 *t* 检验（即 *t′* 检验）。本小节主要介绍这两种方法的思路及如何用 JMP Pro 软件实现。

例 5.6.2　在“1.5.1 临床试验数据”中，拟比较服用 A 药和 B 药人群的 il-10b 是否有统计学差异。

确定分析方法　该研究目的是比较两种药物的 il-10b 指标是否存在差异，服用药物的两组人群为独立研究对象，分析变量 il-10b 为连续型变量。可以考虑的分析方法有独立样本的 *t* 检验或 Wilcoxon 秩和检验，具体还应进一步看资料是否服从正态分布。

资料的正态性检验　图 5.6.5 显示了服用 A 药和 B 药人群的 il-10b 的分布情况。通过**分析＞分布**菜单对两组数据分别进行正态性检验，Anderson-Darling 检验结果显示 A 药和 B 药的 il-10b 均满足正态分布。因此可以考虑采用 *t* 检验，但还需考虑两组方差是否相等，若方差不等则需采用 *t′* 检验。

方差齐性检验　然后通过**分析＞以 X 拟合 Y** 菜单执行方差齐性检验和组间比较。本例中 il-10b 为结局变量，药物为分组变量，所以在对话框中将 il-10b 放入 **Y, 响应**，将药物放

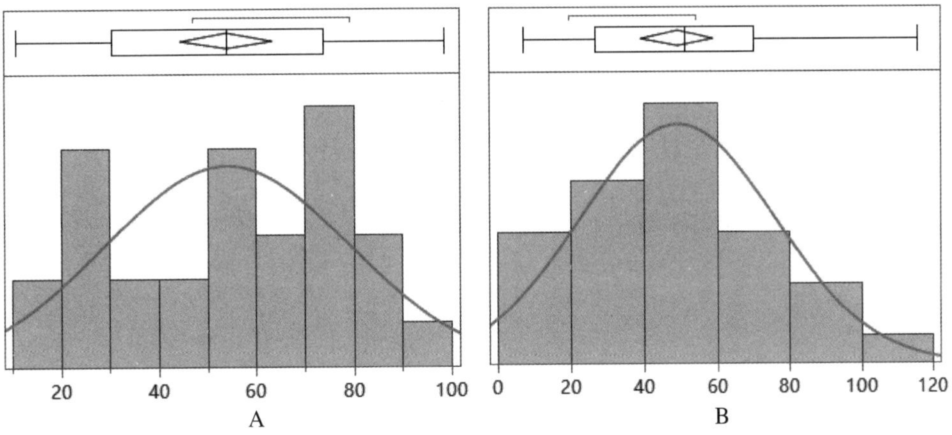

图 5.6.5 A 药（左）和 B 药（右）的 il-10b 直方图

入 **X, 因子**（图 5.6.6）。

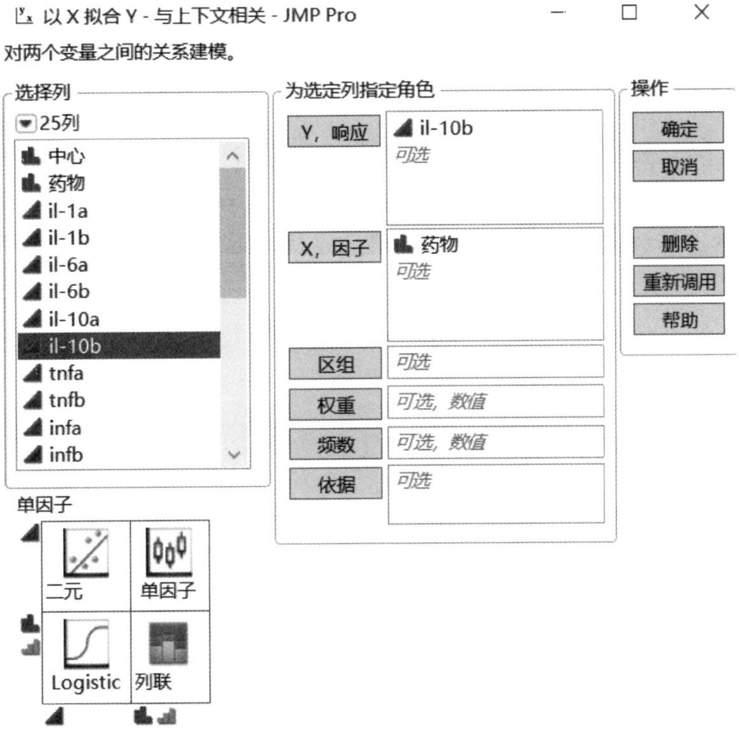

图 5.6.6 以 X 拟合 Y 菜单的变量选择界面

在结果界面中，点击**“药物 -il-10b”单因子分析**左侧的三角形下拉菜单，在下拉菜单中选择**不等方差**（图 5.6.7）。

5 种方差齐性检验结果的 *P* 值均大于 0.05（图 5.6.8），提示两组方差齐。

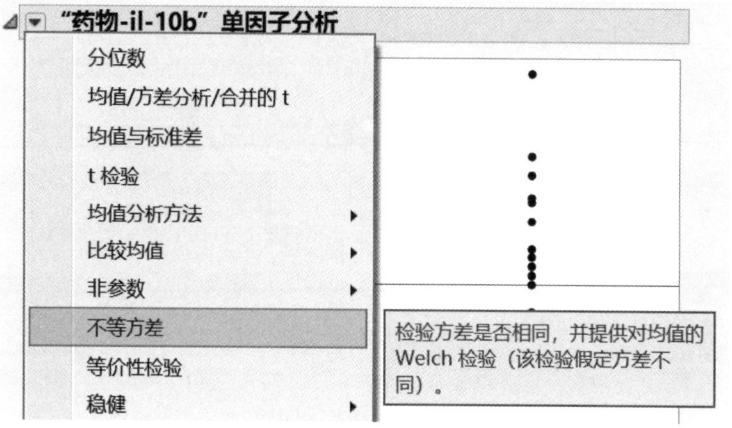

图 5.6.7　输出不等方差的操作界面

检验	F 比	分子自由度	分母自由度	p 值
O'Brien[.5]	0.2224	1	58	0.6390
Brown-Forsythe	0.0233	1	58	0.8793
Levene	0.0430	1	58	0.8364
Bartlett	0.1516	1	.	0.6970
F 双边检验	1.1573	30	28	0.7002

图 5.6.8　不等方差输出结果

基于方差齐的 *t* 检验　由于两组数据的方差齐，因此选用 *t* 检验进行数据分析。点击 **"药物 -il-10b" 单因子分析**左侧的三角形下拉菜单，在下拉菜单中选择**均值 / 方差分析 / 合并的 t**（图 5.6.9）。

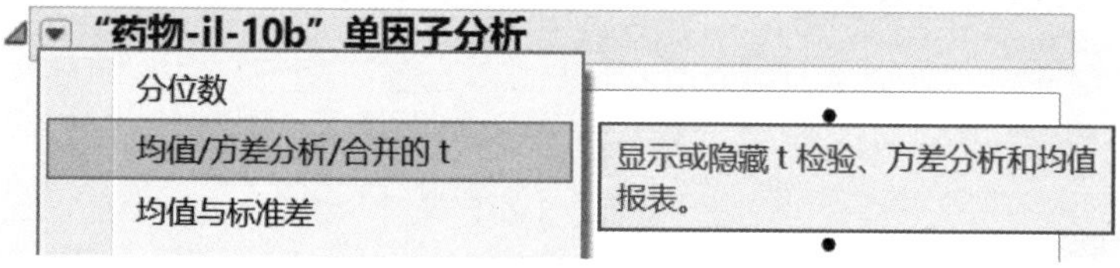

图 5.6.9　输出 *t* 检验的操作界面

结果如图 5.6.10 所示。其中第一行的 B-A 意思是 B 组与 A 组比较（而不是 A 组与 B 组比较），两组均值差值为 –4.826。**t 比**即 *t* 值，为 –0.719。**概率 > |t|** 表示双侧 *t* 检验结果，

合并 t 检验

B-A

假定方差相等

差值	-4.826	t 比	-0.71937
差值标准误差	6.709	自由度	58
差值置信上限	8.603	概率>|t|	0.4748
差值置信下限	-18.256	概率>t	0.7626
置信	0.95	概率<t	0.2374

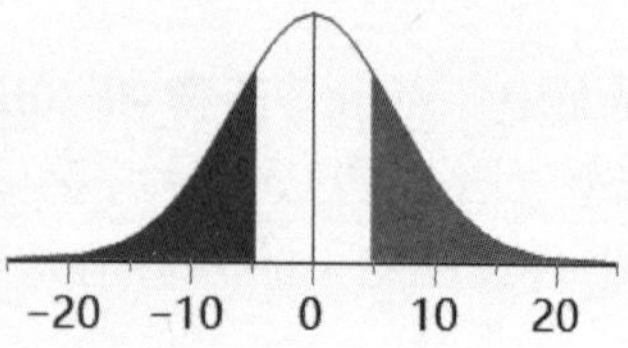

图 5.6.10　*t* 检验输出结果

检验两组差值是否等于 0；**概率 > t** 是单侧检验，检验两组差值是否大于 0；**概率 < t** 也是单侧检验，检验两组差值是否小于 0。本例为双侧检验，因此采用**概率 > |t|** 的结果。结果显示差异无统计学意义（$P = 0.4748$）。

基于方差不齐的 *t′* 检验　本例数据满足方差齐性条件，但作为补充，此处也将介绍方差不齐条件下的 t' 检验的实现。点击“**药物 -il-10b**”**单因子分析**左侧的三角形下拉菜单，在下拉菜单中选择 **t 检验**（图 5.6.11），即可获得 t' 检验的结果。其结果解读方式与图 5.6.10 相同，只是在 **B-A** 下 方不是显示**假定方差相等**，而是**假定方差不等**。

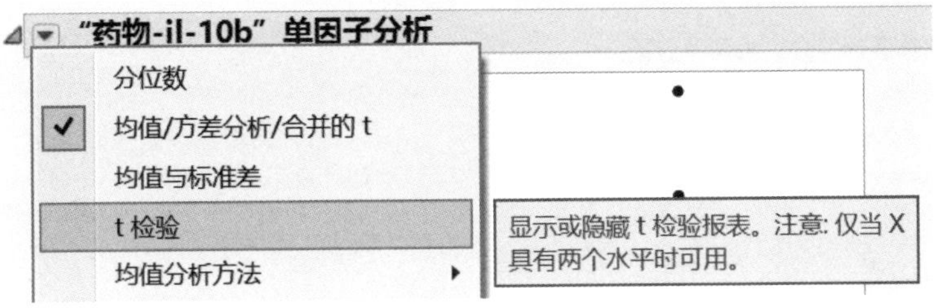

图 5.6.11　输出 *t′* 检验的操作界面

结论　本研究结果服用 A 药和 B 药患者的 IL-10β 的差异无统计学意义（$t = -0.719$，$P = 0.4748$）。

5.6.3　两组非正态资料比较——Wilcoxon 检验

例 5.6.3　在“1.5.2 躯体健康分析数据”中，我们拟探索吸烟与躯体健康评分是否有关，即比较吸烟组和不吸烟组的躯体健康评分的差异。

确定分析方法　本例分析变量为躯体健康评分，属于连续型变量。两组连续资料比较可以考虑的分析方法有独立样本的 t 检验或 Wilcoxon 秩和检验，具体还应进一步看资料是否服从正态分布。

资料的正态性检验　首先通过**分析 > 分布**菜单对两组数据分别进行正态性检验，结果显示吸烟组的躯体健康评分满足正态分布（$P = 0.224$），而不吸烟组则不满足正态分布（$P = 0.001$）。图 5.6.12 显示了两组躯体健康评分的分布情况。由于不吸烟组不满足正态性，应采用 Wilcoxon 秩和检验。

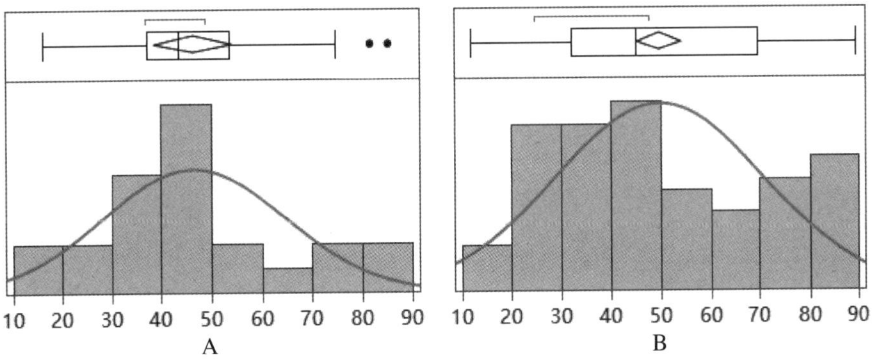

图 5.6.12　吸烟组（A）和不吸烟组（B）的躯体健康评分直方图

小提示

两组均为正态分布时才能使用 t 检验，而只要有一组数据为非正态，则使用秩和检验进行分析。

Wilcoxon 秩和检验 点击“**吸烟 - 躯体健康评分**”**单因子分析**左侧的三角形下拉菜单，在下拉菜单中选择**非参数**＞ **Wilcoxon 检验**（图 5.6.13）。

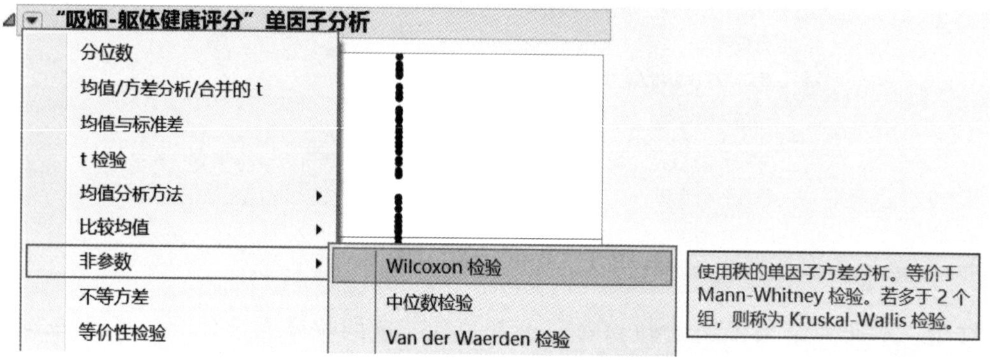

图 5.6.13　输出 Wilcoxon 检验的操作界面

结果如图 5.6.14 所示，包括两部分内容，第一部分是数据描述，给出了例数、秩和、得分等。吸烟人群的得分均值低于不吸烟人群，说明吸烟人群的躯体健康评分水平低于不吸烟人群，但差异是否具有统计学意义还需看第二部分的结果。

第二部分为统计检验结果。**双样本检验**为 Wilcoxon 检验的分析结果，结果显示两组差异无统计学意义（$Z = -0.456$，$P = 0.648$）。**单因子检验**为 Kruskal-Wallis 秩和检验的分析结果，主要用于多组样本的秩和检验，两组作为多组的特例，其结果与 Wilcoxon 检验一致，在报告统计结果时任选其一即可。

Wilcoxon / Kruskal-Wallis 检验（秩和）

水平	计数	得分和	期望得分	得分均值	(Mean-Mean0)/Std0
吸烟	24	1302.50	1368.00	54.2708	-0.456
不吸烟	89	5138.50	5073.00	57.7360	0.456

双样本检验，近似正态分布

S	Z	概率>|Z|
1302.5	-0.45635	0.6481

单因子检验，近似卡方分布

卡方	自由度	概率>卡方
0.2115	1	0.6456

图 5.6.14　Wilcoxon 检验输出结果

结论　吸烟组和不吸烟组的躯体健康评分的差异无统计学意义（$Z = -0.456$，$P = 0.648$）。

5.6.4 定量资料的配对比较——配对 t 检验与 Bland-Altman 图

例 5.6.4 在“1.5.1 临床试验数据”中，有多次医生评价指标，我们拟分析治疗前（医生评价 0）与最后一次随访（医生评价 3）的医生评价是否有所变化。

确定分析方法 本例拟比较最后一次医生评价与疗前评价的差异，由于这些评价都是针对同一人的两次结果，因此属于配对资料。评价结果是连续变量，可以根据数据分布情况考虑采用配对 *t* 检验或配对秩和检验。

资料的正态性检验 配对检验可以看作是一个样本均值与总体均值的比较，先计算前后两次测量的差值，然后将差值的均值与 0 进行比较，分析是否有统计学差异，因此正态性检验的对象是差值（差值计算可通过**新建公式列**快速生成，详见第 2 章 2.3）。本例 Anderson-Darling 检验结果显示差值满足正态分布（$P = 0.496$），因此可以考虑采用配对 *t* 检验。

配对 *t* 检验 配对 *t* 检验是通过**分析**>**专业建模**>**配对**这一菜单实现（图 5.6.15）。

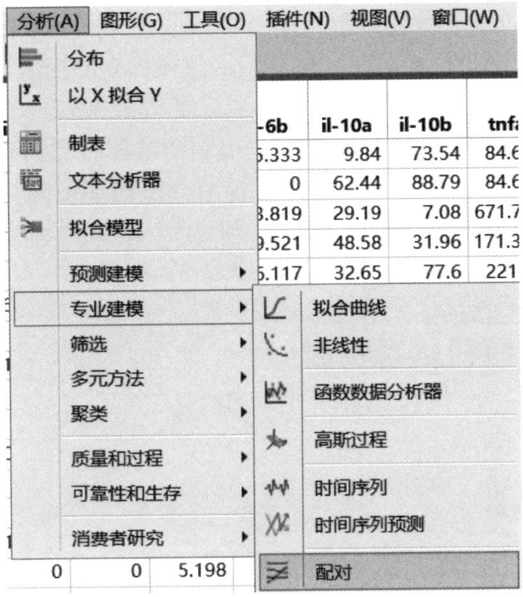

图 5.6.15 选择配对菜单界面

在配对界面中，将医生评价 0 和医生评价 3 放入 **Y, 配对响应**（图 5.6.16）。

小提示

JMP Pro 软件计算配对差值的方式是 **Y, 配对响应**中的第二行变量值减第一行变量值，如本例医生评价 0 在第一行，医生评价 3 在第二行，因此计算的差值为医生评价 3－医生评价 0。实际操作可根据目的确定放入变量的先后顺序。

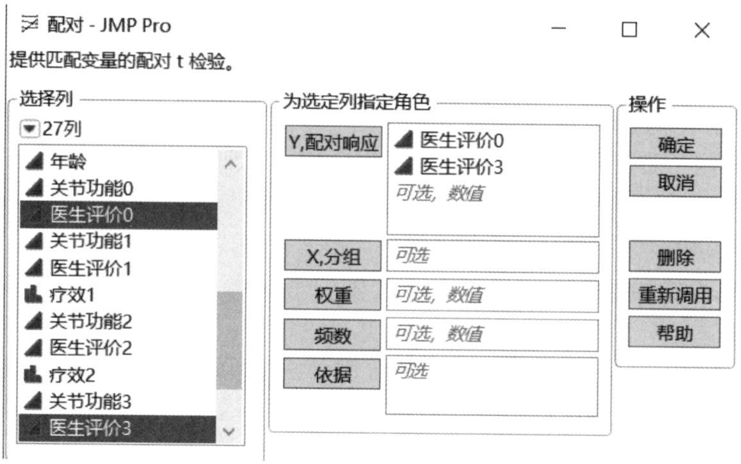

图 5.6.16　配对菜单中的变量选择界面

输出结果主要是两部分（图 5.6.17），第一部分是 Bland-Altman 图，纵坐标为医生评价 3 与医生评价 0 的差值，横坐标为医生评价 3 与医生评价 0 的均值，它反映了两个指标的一致性情况。第二部分是配对 *t* 检验结果，结果形式类似于 5.6.2 节介绍的 *t* 检验。结果显示均值差为 –2.390，*t* 值为 –7.510，$P < 0.0001$，提示两组配对数据有统计学差异。且医生评价 3 的数值低于医生评价 0，即治疗后医生评价的分值出现下降。从 Bland-Altman 图也不难发现，差值大都小于 0，只有少数值大于 0。

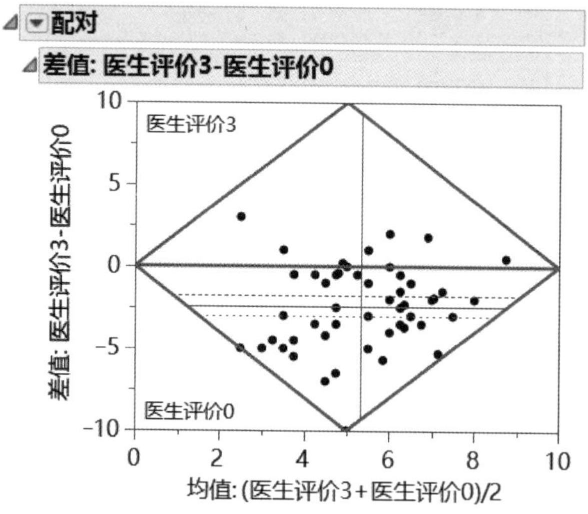

医生评价3	4.12034	t 比	−7.5099
医生评价0	6.51017	自由度	58
均值差	−2.3898	概率>|t|	<.0001*
标准误差	0.31822	概率>t	1.0000
95% 上限	−1.7528	概率<t	<.0001*
95% 下限	−3.0268		
数目	59		
相关性	0.11249		

图 5.6.17　配对操作输出结果

如果想显示配对秩和检验的结果，只需在结果界面点击**配对**左侧的三角形下拉菜单，在下拉菜单中选择 **Wilcoxon 符号秩**即可（图 5.6.18）。

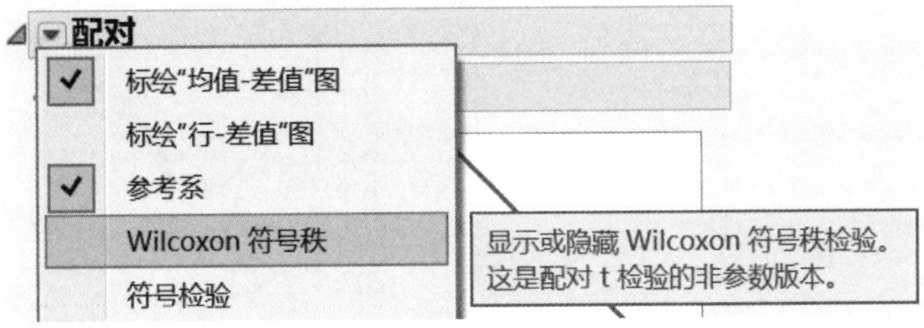

图 5.6.18 输出配对秩和检验的操作界面

结论 治疗前和最后一次随访的医生评价具有统计学差异（$t = -7.510$，$P < 0.0001$）。

5.6.5 多组非正态资料比较——Kruskal-Wallis 秩和检验及两两比较

例 5.6.5 在“1.5.2 躯体健康分析数据”中，拟探索心功能水平与躯体健康评分是否有关，即比较躯体健康评分在不同心功能分级的组间差异。

确定分析方法 该研究属于差异性检验，共 4 组独立人群，分析变量是躯体健康评分，为连续型变量。可以考虑的分析方法有方差分析或 Kruskal-Wallis 秩和检验。

资料的正态性检验 分别对 4 组人群进行正态性检验，结果显示，1 至 4 级人群躯体健康评分的 Shapiro-Wilk 检验的 *P* 值分别为 0.370、< 0.001、0.021、0.184。我们同时展示了 4 组人群的正态分位数图（图 5.6.19），从图中来看，1 级（A）和 4 级（B）尽管偏离不大，但例数较少，2 级（B）偏离较大，3 级（C）也有一定偏离。因此，该数据应选择秩和检验进行分析。

Kruskal-Wallis 秩和检验 通过**分析**>**以 X 拟合 Y** 菜单输出结果后，点击“**心功能分级 - 躯体健康评分”单因子分析**左侧的三角形下拉菜单，在下拉菜单中选择**非参数**> **Wilcoxon 检验**（图 5.6.20）。

小提示

秩和检验的两组比较和多组比较的 JMP Pro 软件操作步骤相同，都是选择 Wilcoxon 检验，JMP Pro 软件自动根据组别数输出相应结果。如果是两组，输出 Wilcoxon 秩和检验和 Kruskal-Wallis 秩和检验结果；如果是多组，输出 Kruskal-Wallis 秩和检验结果。

Kruskal-Wallis 法的检验结果提示四组总的差异有统计学意义（$\chi^2 = 34.1214$，$P < 0.0001$）（图 5.6.21）。如果想进一步了解具体哪两组之间有差异，需要再做组间两两比较。

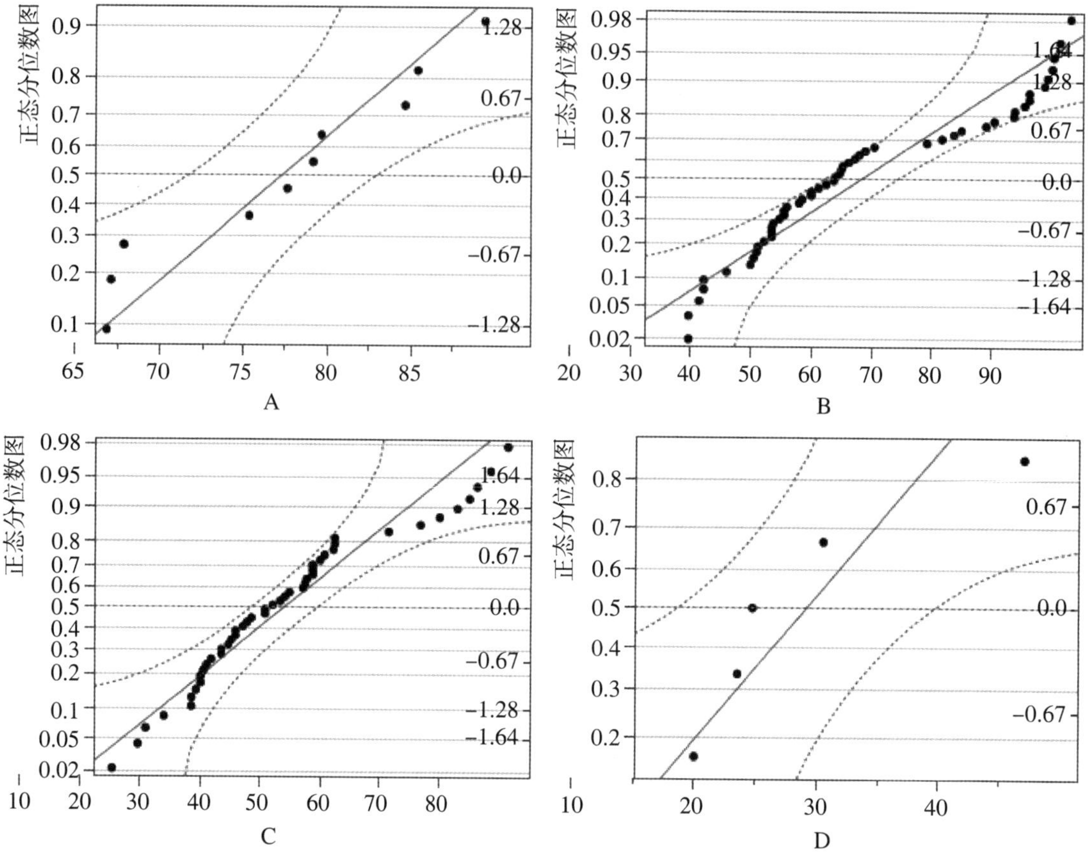

图 5.6.19　1 级（A）、2 级（B）、3 级（C）、4 级（D）4 组人群躯体健康评分的正态分位数图

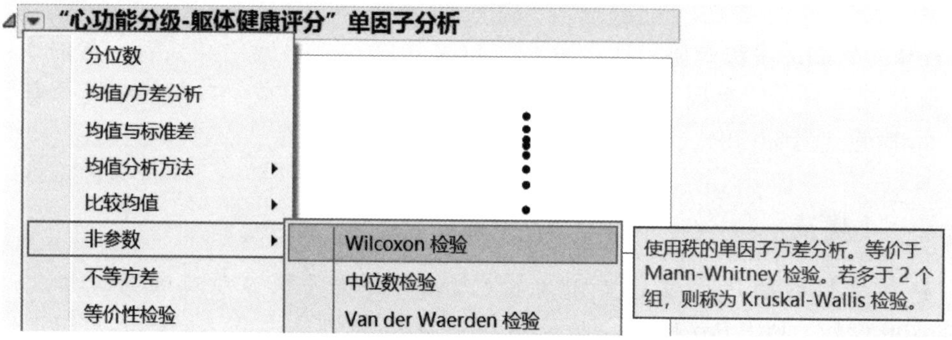

图 5.6.20　输出 Wilcoxon 检验的操作界面

Wilcoxon / Kruskal-Wallis 检验（秩和）

水平	计数	得分和	期望得分	得分均值	(Mean-Mean0)/Std0
1	10	932.500	570.000	93.2500	3.660
2	52	3470.00	2964.00	66.7308	2.912
3	46	1969.00	2622.00	42.8043	-3.814
4	5	69.500	285.000	13.9000	-3.002

单因子检验，近似卡方分布

卡方	自由度	概率>卡方
34.1214	3	<.0001*

图 5.6.21　Wilcoxon 检验的输出结果

小提示

此处的统计量叫作 χ^2，但此 χ^2 不是用于分类变量的差异检验的 χ^2 检验。

秩和检验的两两比较　JMP Pro 软件提供了多种秩和检验的两两比较方法，建议选择 **Steel-Dwass 检验**或**联合秩的 Dunn 检验**，如果有明确的参照组，比较各组与参照组间的差异，则可以选择**带控制组的 Steel 检验**方法。

点击**“心功能分级 - 躯体健康评分”单因子分析**左侧的三角形下拉菜单，在下拉菜单中选择**非参数**＞**非参数多重比较**＞**对所有对执行 Steel-Dwass 检验**（图 5.6.22）。

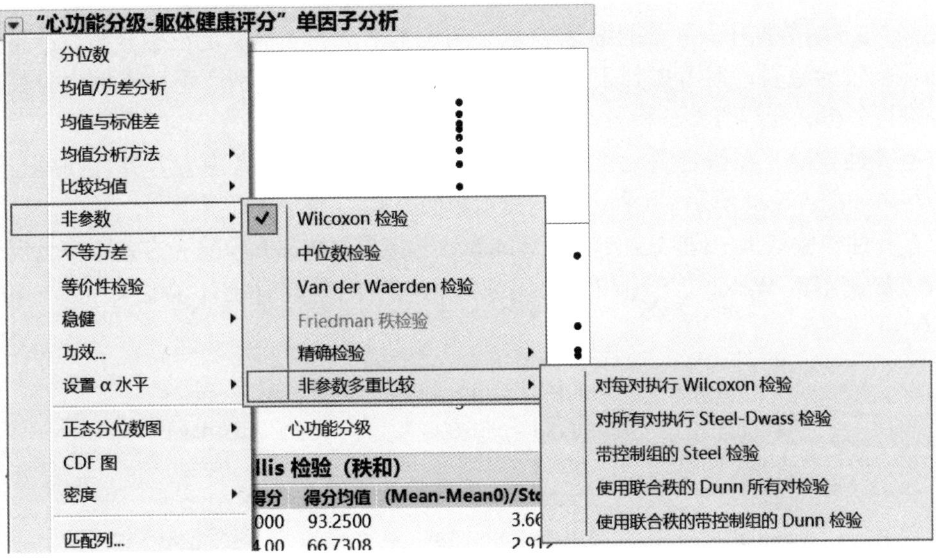

图 5.6.22　非参数多重比较的操作界面

小提示

如果选择对每对执行 Wilcoxon 检验，需要根据检验次数对检验水准进行校正，如本例共比较 6 次，需要将检验水准调整为 0.05/6 = 0.0083。

Steel-Dwass 两两比较结果表明，心功能分级中的水平 1 和 4（$Z = -3.0006, P = 0.0143$）；水平 2 和 3（$Z = -3.7448$，$P = 0.0010$）；水平 1 和 3（$Z = -4.3330$，$P < 0.0001$）；水平 2 和 4（$Z = -3.2022$，$P = 0.0075$）的差异有统计学意义（图 5.6.23）。

结论　不同心功能水平的躯体健康评分具有统计学差异（$\chi^2 = 34.1214$，$P < 0.0001$），两两比较的结果显示心功能分级中的水平 1 和 4（$Z = -3.0006$，$P = 0.0143$）；水平 2 和 3（$Z = -3.7448$，$P = 0.0010$），水平 1 和 3（$Z = -4.3330$，$P < 0.0001$），水平 2 和 4（$Z = -3.2022$，$P = 0.0075$）的差异有统计学意义。

使用 Steel-Dwass 方法对所有对进行非参数比较

q*	Alpha
2.56903	0.05

水平	- 水平	均值差得分	差值标准误差	Z	p 值	Hodges-Lehmann	置信下限	置信上限	差异图
4	1	-7.3500	2.449490	-3.00062	0.0143*	-50.5000	-67.0000	-22.5000	
2	1	-15.9769	6.228952	-2.56495	0.0505	-23.0000	-35.0000	0.2500	
4	3	-16.8522	6.998093	-2.40811	0.0755	-15.6250	-34.5000	1.7500	
3	2	-21.5502	5.754644	-3.74483	0.0010*	-12.5000	-22.5000	-4.5000	
3	1	-24.6522	5.689405	-4.33300	<.0001*	-35.5000	-46.5000	-20.2500	
4	2	-24.8827	7.770486	-3.20221	0.0075*	-27.8750	-61.1250	-9.0000	

图 5.6.23　Steel-Dwass 检验的输出结果

5.6.6　多组正态资料比较——方差分析、Welch 检验及两两比较

在例 5.6.5 的数据中，正态性检验显示心功能水平 2 和 3 不满足正态分布，严格来说采用秩和检验较为稳妥，但考虑到正态分位数图中的偏离不是特别严重，本例也将其作为正态数据进行分析，介绍方差分析及其两两比较的实现。

方差齐性检验　在假定满足正态性的条件下，接着就需要考虑方差齐性问题。方差齐性检验结果如图 5.6.24 所示，4 种方法均提示组间方差不齐。

方差齐性检验结果中同时也会输出 Welch 检验结果，Welch 检验为方差不齐情况下的组间比较方法。本例 Welch 检验结果显示，4 组间均值的差异有统计学意义（$F = 40.2951$，$P < 0.001$）。

检验	F 比	分子自由度	分母自由度	概率>F
O'Brien[.5]	3.1130	3	109	0.0293*
Brown-Forsythe	2.9718	3	109	0.0350*
Levene	4.2401	3	109	0.0071*
Bartlett	3.1969	3	.	0.0224*

警告：样本量太小。请谨慎使用。

Welch 检验

Welch 方差分析检验均值是否相等。该方法允许标准差不等

F 比	分子自由度	分母自由度	概率>F
40.2951	3	17.681	<.0001*

图 5.6.24　方差齐性检验输出结果

方差分析　如果数据为正态分布且方差齐，则可选择方差分析的结果。点击“**心功能分级 - 躯体健康评分**”**单因子分析**左侧的三角形下拉菜单，在下拉菜单中选择**均值 / 方差分析**（图 5.6.25）。

“心功能分级-躯体健康评分”单因子分析

分位数

均值/方差分析

显示或隐藏方差分析和均值报表。

图 5.6.25　输出方差分析的操作界面

图 5.6.26 给出了总的方差分析结果，表明 4 组的躯体健康评分差异有统计学意义（F = 16.0080，P < 0.0001）。

源	自由度	平方和	均方	F 比	概率>F
心功能分级	3	14188.394	4729.46	16.0080	<.0001*
误差	109	32203.454	295.44		
校正总和	112	46391.848			

图 5.6.26　方差分析输出结果

两两比较　为了了解具体哪两组之间有统计学差异，可进一步做两两比较。点击**“心功能分级 - 躯体健康评分”单因子分析**左侧的三角形下拉菜单，在下拉菜单中选择**比较均值>所有对 ,Tukey HSD**（图 5.6.27）。

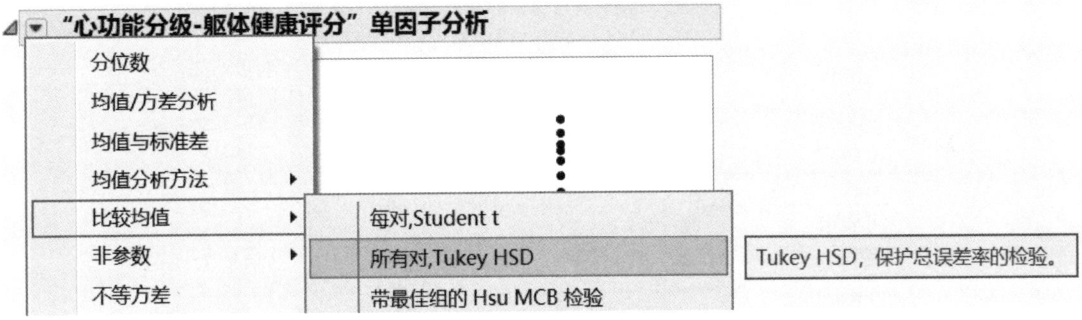

图 5.6.27　均值两两比较的操作界面

结果显示除了心功能分级 3 和 4 间无差异，其他所有两两比较的结果均有差异（图 5.6.28）。

差值排序报表

水平	- 水平	差值	差值标准误差	置信下限	置信上限	p 值
1	4	49.77500	9.414529	25.2114	74.33858	<.0001*
1	3	32.82174	5.997263	17.1742	48.46928	<.0001*
2	4	31.19615	8.048014	10.1980	52.19434	0.0010*
1	2	18.57885	5.935156	3.0933	34.06435	0.0119*
3	4	16.95326	8.093924	-4.1647	38.07123	0.1614
2	3	14.24289	3.479128	5.1655	23.32033	0.0005*

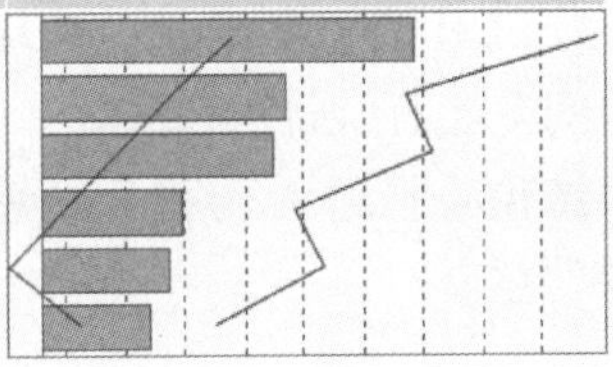

图 5.6.28　均值两两比较输出结果

小结　我们分别采用秩和检验、方差分析和 Welch 检验分析了例 5.6.5 的数据。实际分析数据时并不是简单地根据正态性或方差齐性检验的 P 值大小来决定选择方差分析还是秩和检验，因为其与各组的样本例数大小有直接联系。一般在例数较少时，均值和方差都不太稳定，基于均值和方差所得的统计结果也不太可靠，因此在样本例数较少时推荐使用秩和检验。本案例中 1 级和 4 级两组的例数太少，这种情况下方差和均值都不稳定。因此最终推荐选择报告秩和检验的结果。

5.6.7 多指标的组间比较 FDR 法

例 5.6.6 在“1.5.1 临床试验数据”中，拟分析服用 A 药和 B 药的两组人群间的 10 个生化指标是否有统计学差异。

确定分析方法 研究目的为探索 10 个生化指标是否有差异，为差异性比较。由于比较的组数较多，因此采用多指标的组间比较方法。

多指标的组间比较 选择**分析**>**筛选**>**响应筛选**（图 5.6.29），进入响应筛选的操作界面。

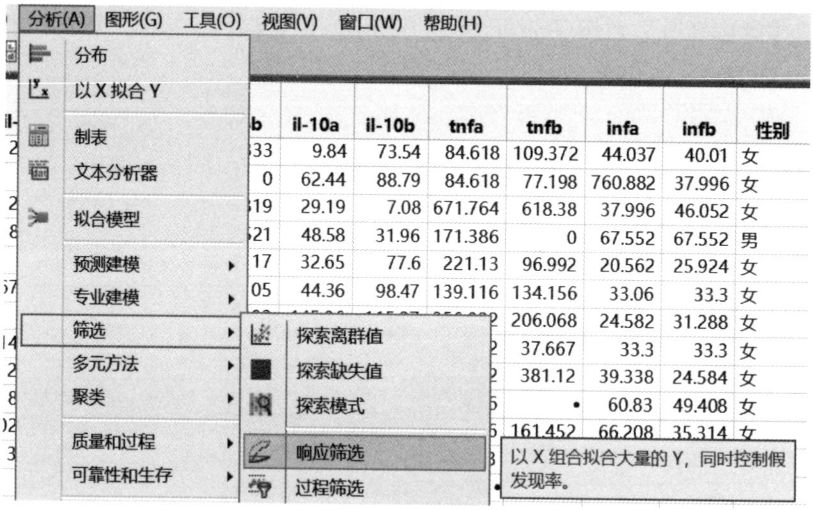

图 5.6.29 选择响应筛选菜单界面

本例中 10 个参数为结果，药物为分组。所以在对话框中将 10 个参数放入 **Y, 响应**，将药物放入 **X**。响应筛选见图 5.6.30。

不同于其他统计的结果呈现，此方法的结果一部分呈现在新建的数据表中（图 5.6.31），一部分呈现在统计结果的界面（图 5.6.32）。图 5.6.31 中的 **p 值**为原始的未校正 P 值。**FDR p 值**为 FDR 法校正 P 值，**FDR p 值**小于 0.05 则有统计学意义。结果如图所示，tnfb 和 tnfa 的组间差异有统计学意义。

结论 服用 A 药和 B 药患者的 **tnfb**（$P = 0.0065$）和 **tnfa**（$P < 0.0001$）的组间差异有统计学意义。

5.6.8 样本率与总体率的比较

例 5.6.7 在“1.5.3 儿童 OSAS 分析数据”中，在 157 名就诊儿童中诊断出 100 名 OSAS 患者，已知在正常人群中，OSAS 的患病率为 8%，欲分析在本例数据中 OSAS 的患病率是否与总体不同。

确定分析方法 本例是比较样本比例与总体比例的差异，即单样本比例的分析。

单样本比例分析 选择**分析**>**分布**。将 OSAS 变量放入 **Y, 列**（图 5.6.33），点击确定。在出现的结果界面中，点击 **OSAS** 左侧的三角形下拉菜单，在下拉菜单中选择**检验概率**

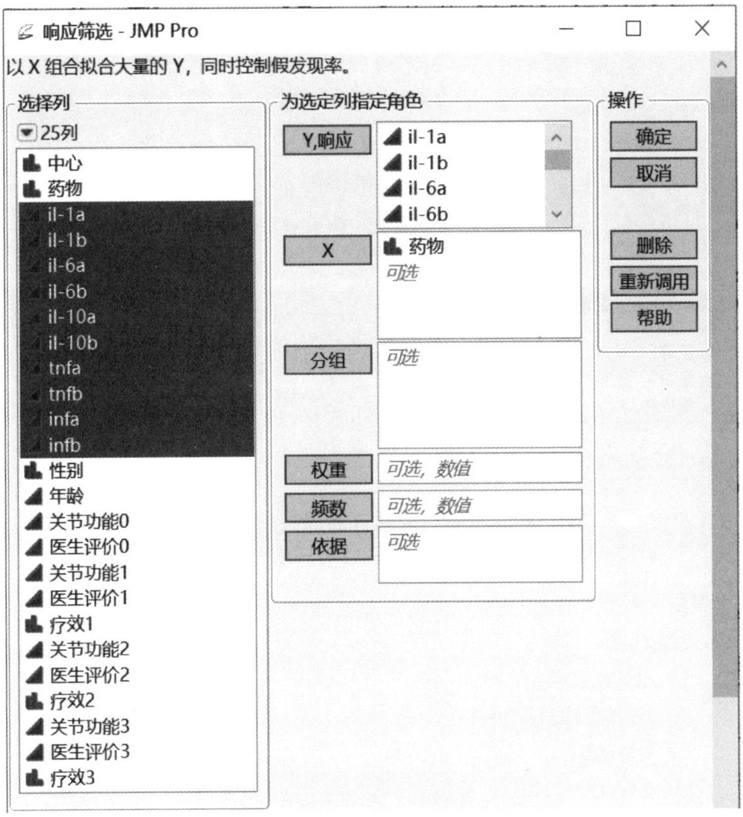

图 5.6.30　响应筛选的变量选择

	Y	X	计数	p 值	LogWorth	FDR p 值	FDR LogWorth	效应大小	秩分数	YMean	误差平方和	误差自由度
1	il-1a	药物	60	0.0942784515	1.0255875592	0.3142615051	0.5027088139	0.2161703739	0.3	8.1363833333	13775.741982	58
2	il-1b	药物	58	0.2987396353	0.5247071535	0.5136584686	0.2893255474	0.1543750864	0.5	6.670137931	3136.3260793	56
3	il-6a	药物	60	0.1752993662	0.7562196541	0.4382484155	0.3582796455	0.5711695295	0.4	77.889	1367511.7694	58
4	il-6b	药物	58	0.4739360649	0.3242802417	0.5275568142	0.277730763	0.1597237553	0.8	21.544862069	36542.520664	56
5	il-10a	药物	60	0.6369118742	0.1959206543	0.6369118742	0.1959206543	0.0543605854	1	70.463333333	89997.413601	58
6	il-10b	药物	60	0.4748011328	0.3234882536	0.5275568142	0.277730763	0.0745219176	0.9	51.628166667	39115.481782	58
7	tnfa	药物	59	0.0012939864	2.8880702756	0.0064699322	2.1891002713	0.5986013249	0.2	244.2319322	2287633.4652	57
8	tnfb	药物	57	9.0530532e-6	5.0432049284	0.0000905305	4.0432049284	0.4591921098	0.1	246.35819298	1943993.633	55
9	infa	药物	58	0.3081950811	0.511174297	0.5136584686	0.2893255474	0.1349640892	0.6	75.603155172	615076.70188	56
10	infb	药物	58	0.4702893915	0.3276348177	0.5275568142	0.277730763	0.1178119645	0.7	43.399344828	11417.407731	56

图 5.6.31　响应筛选所产生的新数据表

响应筛选

结果表

Y	X	计数	p 值	LogWorth	FDR p 值	FDR LogWorth	效应大小	秩分数	R 方
tnfb	药物	57	0.00001	5.04320	9.053e-5	4.04320	0.45919	0.1	0.3033
tnfa	药物	59	0.00129	2.88807	0.00647	2.18910	0.5986	0.2	0.1674
il-1a	药物	60	0.09428	1.02559	0.314262	0.50271	0.21617	0.3	0.0475
il-6a	药物	60	0.1753	0.75622	0.438248	0.35828	0.57117	0.4	0.0314
il-1b	药物	58	0.29874	0.52471	0.513658	0.28933	0.15438	0.5	0.0193
infa	药物	58	0.3082	0.51117	0.513658	0.28933	0.13496	0.6	0.0185
il-6b	药物	58	0.47394	0.32428	0.527557	0.27773	0.15972	0.8	0.0092
il-10b	药物	60	0.4748	0.32349	0.527557	0.27773	0.07452	0.9	0.0088
infb	药物	58	0.47029	0.32763	0.527557	0.27773	0.11781	0.7	0.0093
il-10a	药物	60	0.63691	0.19592	0.636912	0.19592	0.05436	1	0.0039

图 5.6.32　响应筛选输出结果

（图 5.6.34）。

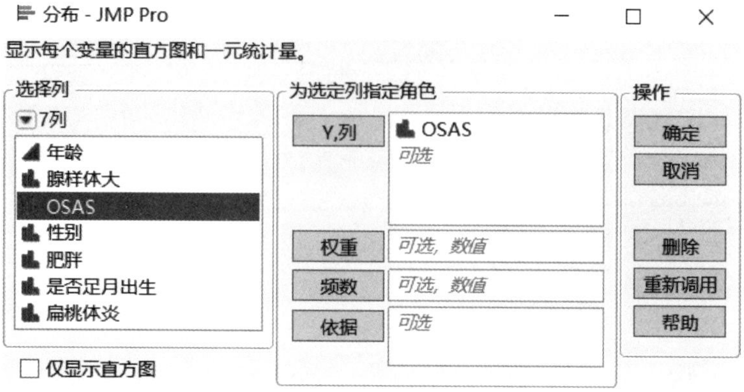

图 5.6.33　分布界面的变量选择

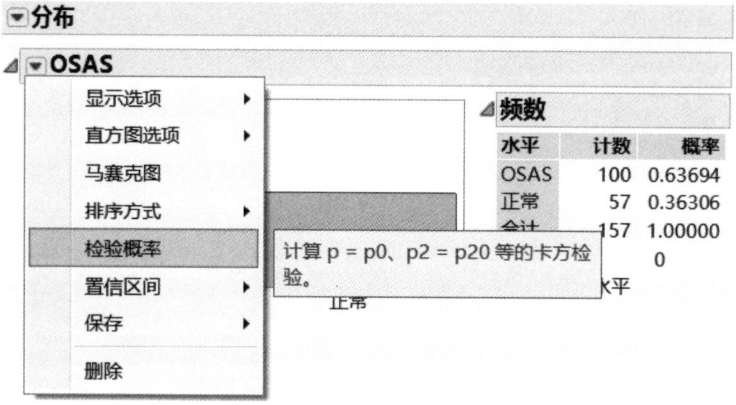

图 5.6.34　输出检验概率的操作界面

此时结果界面中出现**检验概率**的结果（图 5.6.35），在**假设概率**栏输入 OSAS 对应的假设概率，即 0.08，下方的假设检验选择**双侧 χ^2 检验**。如果实际中想做单侧假设，根据实际情况进行选择。

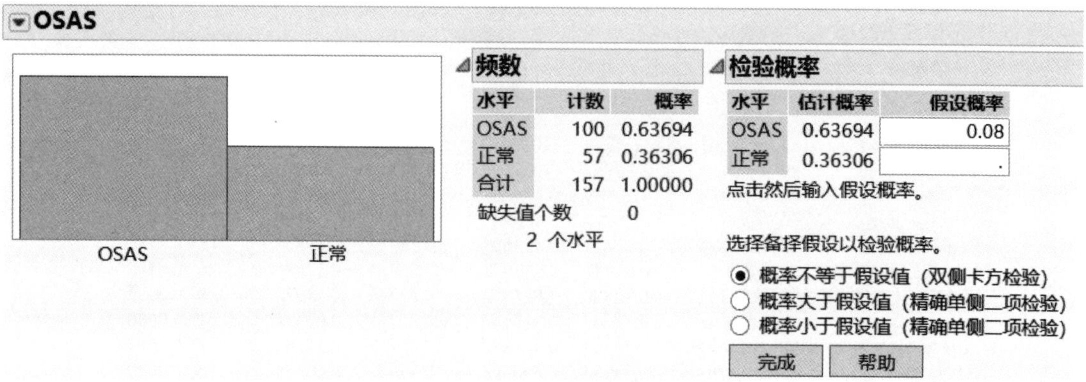

图 5.6.35　输出检验概率的参数输入操作

图 5.6.36 的结果为样本比例（0.637）和总体比例（即假设概率，0.080）比较的统计量和 P 值。

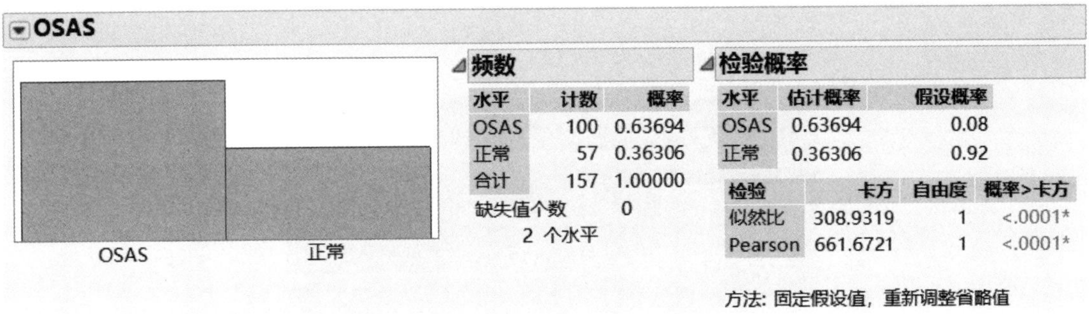

图 5.6.36　检验概率的输出结果

结论　样本比例（0.637）和总体比例（0.080）的差异有统计学意义（$\chi^2 = 661.672$，$P < 0.0001$）

5.6.9　两组率的比较——χ^2 检验与精确检验

例 5.6.8　在"1.5.3 儿童 OSAS 分析数据"中，拟探索肥胖人群和正常人群是 OSAS 的比例是否有差异。

确定分析方法　该研究目的是比较肥胖人群和正常人群的 OSAS 发生率是否有差异，属于差异性检验，结局变量为二分类资料，首选可以考虑 χ^2 检验。

χ^2 检验与 Fisher 精确检验　选择**分析 > 以 X 拟合 Y**。本例中 OSAS 为结果，肥胖为分组，所以在对话框中将肥胖放入 **X, 因子**，将 OSAS 放入 **Y, 响应**（图 5.6.37）。

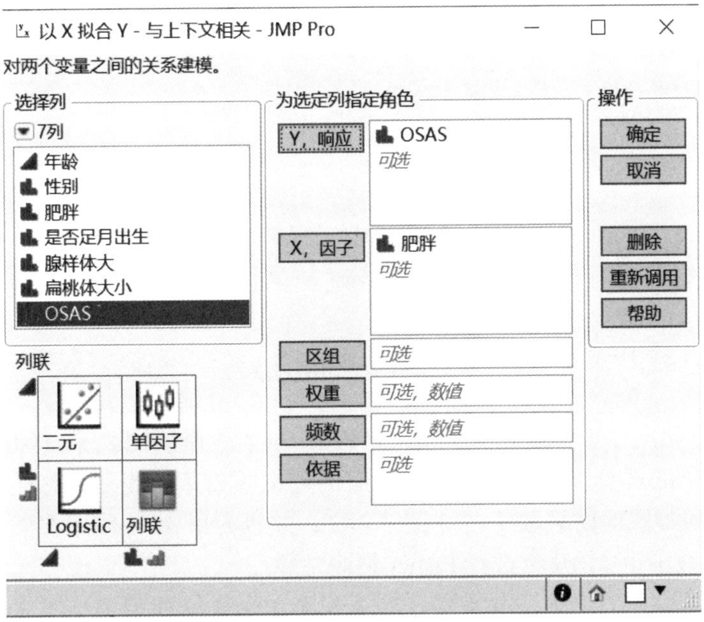

图 5.6.37　χ^2 检验的变量选择

JMP Pro 软件默认的输出结果包括 3 部分：马赛克图、列联表和 χ^2 检验。

马赛克图见图 5.6.38，其直观反映了肥胖组和正常组是 OSAS 的比例，可以看出，肥胖组发生 OSAS 的比例更高（图中灰色区域）。但该差异是否有统计学意义，还需经过 χ^2 检验结果验证。

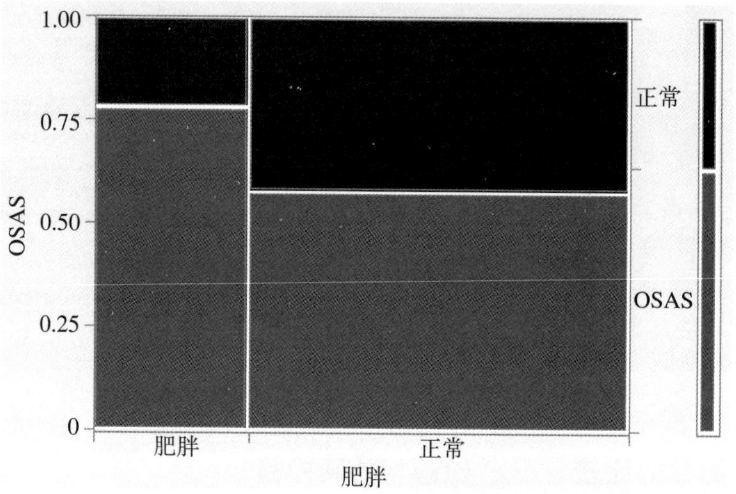

图 5.6.38　输出的马赛克图

列联表见图 5.6.39，以数值形式反映肥胖和正常两组人群的 OSAS 和非 OSAS 例数及比例。默认情况下，每个格子中有 4 行数据，表格左上方的表头给出了每个格子内 4 行数据的含义，分别为**计数**、**合计百分比**、**列百分比**和**行百分比**。

肥胖 \ OSAS	OSAS	正常	合计
计数 合计百分比 列百分比 行百分比			
肥胖	36 22.93 36.00 78.26	10 6.37 17.54 21.74	46 29.30
正常	64 40.76 64.00 57.66	47 29.94 82.46 42.34	111 70.70
合计	100 63.69	57 36.31	157

图 5.6.39　输出的列联表

JMP Pro 软件给出了 3 个统计分析结果：**Pearson χ^2**、**似然比 χ^2 和 Fisher 精确检验**（图 5.6.40）。关于结果的选择，一般认为如果所有的理论频数 $T \geqslant 5$ 并且总样本量 $n \geqslant 40$，可选择 Pearson χ^2；如果理论频数 $T < 5$ 但 $T \geqslant 1$，并且 $n \geqslant 40$，使用似然比的结果；如果 $n < 40$ 或理论频数小于 1，建议选择 Fisher 精确检验。

点击**列联表**左侧的三角形下拉菜单，在下拉菜单中选择**期望值**（图 5.6.41），即可得到每个格子的理论频数。本例中，研究例数远远大于 40，且所有理论频数均大于 5，故可报

检验	卡方	概率>卡方
似然比	6.285	0.0122*
Pearson	5.970	0.0146*

Fisher 精确检验	概率	备择假设
左侧	0.9964	Prob(OSAS=正常) 在 "肥胖=肥胖" 的情况下大于 "正常"
右侧	0.0106*	Prob(OSAS=正常) 在 "肥胖=正常" 的情况下大于 "肥胖"
双侧	0.0176*	各 "肥胖" 的 Prob(OSAS=正常) 不同

图 5.6.40 χ^2 检验统计分析输出结果

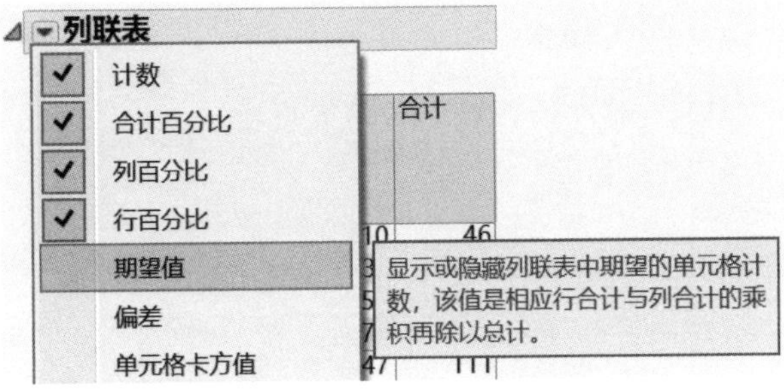

图 5.6.41 输出期望值的操作界面

道 Pearson χ^2 结果。

RR 和 OR 的输出 有时根据研究目的，还需提供相对风险（relative risk，RR）和优势比（odds ratio，OR）。这两个指标在流行病学中很常用，RR 值常用于队列研究，是暴露组与非暴露组的某事件发生（如发病、死亡）率之比，表示暴露组人群中事件发生的风险是非暴露组人群的倍数。OR 值常用于病例对照研究中，是病例组的暴露比值与对照组的暴露比值之比，它也反映了暴露与事件发生的关联强度。一般情况下，如果某事件发生率很低，RR 值和 OR 值往往比较接近，如果发生率较高，二者可能会有所差别。

输出 RR 值可点击"**肥胖 -OSAS**"**列联分析**左侧的三角形下拉菜单，在下拉菜单中选择**相对风险**（图 5.6.42）。

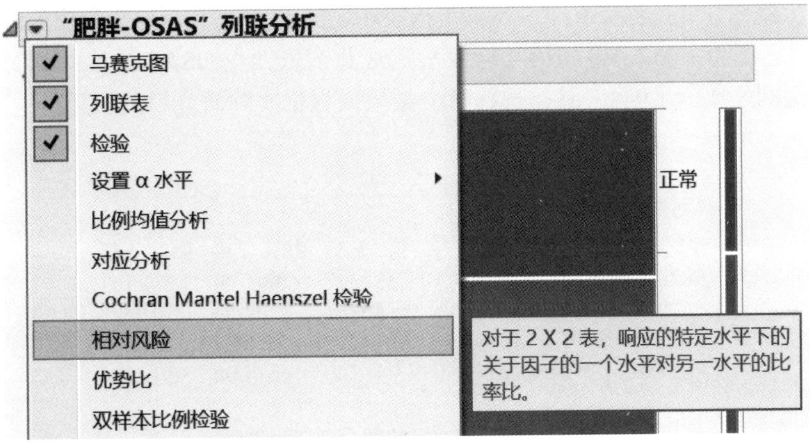

图 5.6.42 输出相对风险的操作界面

在出现的**选择相对风险类别**界面中，需要根据研究目的选择相应的参照类。在本案例中想了解的是肥胖组相比正常组发生 OSAS 的相对风险，因此结局变量选择我们所关注的 OSAS，而自变量选择肥胖表示关心的是肥胖相对正常的风险（图 5.6.43）。

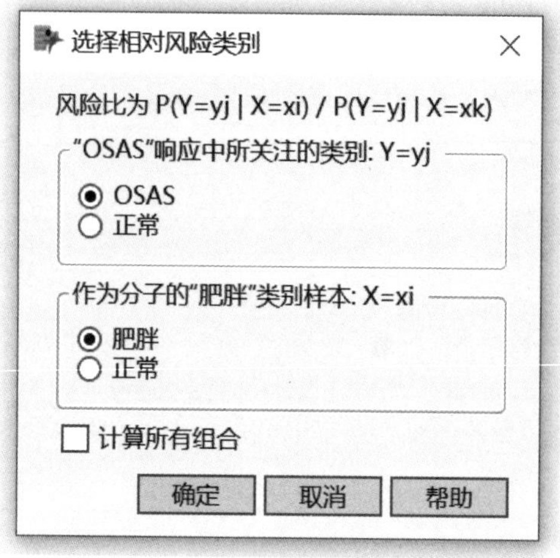

图 5.6.43　相对风险类别选择界面

结果显示相对风险为 1.357，95% CI：1.089 ～ 1.692（图 5.6.44），表明肥胖儿童发生 OSAS 的风险是正常儿童的 1.357 倍。

相对风险

说明	相对风险	95% 下限	95% 上限
P(OSAS|肥胖)/P(OSAS|正常)	1.357337	1.088764	1.692161

图 5.6.44　所选择的相对风险输出结果

也可在图 5.6.43 中勾选**计算所有组合**，此时可以输出所有 4 种组合的 RR 值（图 5.6.45）。图中的 **P** 表示概率，"|" 表示条件。如第 1 行表示肥胖儿童发生 OSAS 的比例与正常儿童是 OSAS 的比例之比为 1.357，再如第 4 行表示正常儿童未发生 OSAS 的比例与肥胖儿童未发生 OSAS 的比例之比为 1.948。具体选择哪一结果需根据实际研究目的而定。

相对风险

说明	相对风险	95% 下限	95% 上限
P(OSAS|肥胖)/P(OSAS|正常)	1.357337	1.088764	1.692161
P(OSAS|正常)/P(OSAS|肥胖)	0.736737	0.59096	0.918473
P(正常|肥胖)/P(正常|正常)	0.513414	0.284681	0.925926
P(正常|正常)/P(正常|肥胖)	1.947748	1.08	3.512706

图 5.6.45　相对风险的全部输出结果

OR 值的输出可点击“**肥胖 -OSAS**”**列联分析**左侧的三角形下拉菜单，在下拉菜单中选择**优势比**（图 5.6.46）。

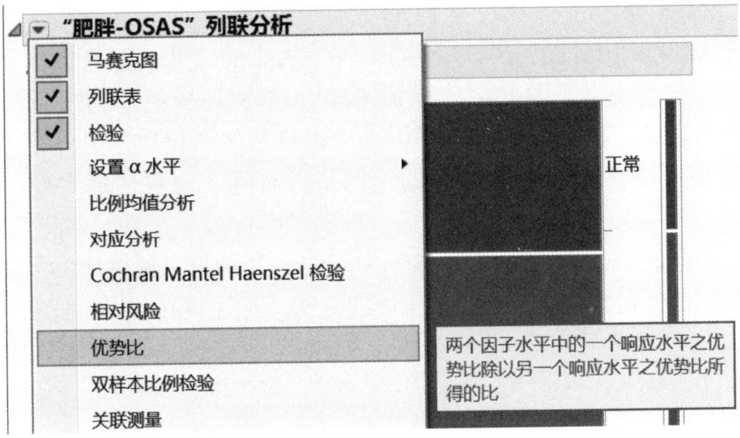

图 5.6.46　输出优势比的操作界面

优势比指病例组中暴露人数与非暴露人数的比值除以对照组中暴露人数与非暴露人数的比值。优势比无需选择变量的参照类，它是基于数据集中的值顺序自动计算。关于值顺序的设定参见第 2 章。本例中肥胖和 OSAS 这两个变量设定的参照类分别为正常和非 OSAS（即正常），因此优势比反映的是 OSAS 儿童中的肥胖与正常人群的比值 / 非 OSAS 儿童中肥胖与正常人群的比值。

本例结果显示**优势比**为 2.644，95% CI：1.193 ～ 5.857（图 5.6.47），提示肥胖儿童发生 OSAS 的风险是正常儿童的 2.644 倍。从本例可以看出，由于发生 OSAS 比例很高，此时 OR 值和 RR 值差别非常大，实际中应注意这一问题，谨慎做出解释。

优势比

优势比	95% 下限	95% 上限
2.64375	1.19343	5.856579

图 5.6.47　优势比的输出结果

小提示

尽管 OR 不同于 RR，但在病例对照研究中，由于无法计算 RR 值，我们通常也会做出这种结论——肥胖儿童发生 OSAS 的风险是正常儿童的 2.643 倍（尽管严格来说其含义并非如此）。但在队列研究中我们尽量计算 RR 值。

结论　肥胖人群和正常人群发生 OSAS 的比例具有统计学差异（$\chi^2=5.970$，$P=0.0146$）。

5.6.10　多组率比较——χ^2 检验及趋势 χ^2 检验

例 5.6.9　在“1.5.3 儿童 OSAS 分析数据”中，欲分析不同扁桃体大小的患儿发生 OSAS 的比例是否有差异。

确定分析方法　该研究目的是探索不同扁桃体大小的患儿 OSAS 比例是否有差异，结局指标 OSAS 为二分类变量，因此可选择 χ^2 检验。本例的分组数为 3 组，因此如果总的组间差异有统计学意义，根据研究目的还可以考虑执行两两比较。另外，由于分组变量是一个有序变量，还可以考虑发生 OSAS 的比例是否有随着扁桃体增大而增加的趋势，即趋势 χ^2 检验。

χ^2 检验　选择**分析**＞**以 X 拟合 Y**。本例中 OSAS 为结果，扁桃体大小为分组。所以在对话框中将 OSAS 放入 **Y, 响应**，将扁桃体大小放入 **X, 因子**。输出结果见图 5.6.48。

扁桃体大小	计数 合计百分比 列百分比 行百分比	OSAS: OSAS	OSAS: 正常	合计
	<2	33 21.02 33.00 54.10	28 17.83 49.12 45.90	61 38.85
	=2	42 26.75 42.00 64.62	23 14.65 40.35 35.38	65 41.40
	>2	25 15.92 25.00 80.65	6 3.82 10.53 19.35	31 19.75
	合计	100 63.69	57 36.31	157

图 5.6.48　χ^2 检验输出列联表

χ^2 检验结果显示，扁桃体大小不同的患者 OSAS 发生比例的差异有统计学意义（χ^2 = 6.305，P = 0.0428）（图 5.6.49）。

检验	卡方	概率>卡方
似然比	6.630	0.0363*
Pearson	6.305	0.0428*

图 5.6.49　χ^2 检验输出统计分析结果

趋势 χ^2 检验　列联表的结果第一列 OSAS 患者的行百分比提示 OSAS 发生比例似乎有随扁桃体变大逐渐增加的趋势，我们可以对这种趋势进行检验。

点击“**扁桃体大小-OSAS**”**列联分析**的左侧三角形下拉菜单，在下拉菜单中选择 **Cochran-Armitage 趋势检验**（图 **5.6.50**）。

Cochran-Armitage 趋势检验结果分别给出了单侧检验和双侧检验结果，我们仍然主要

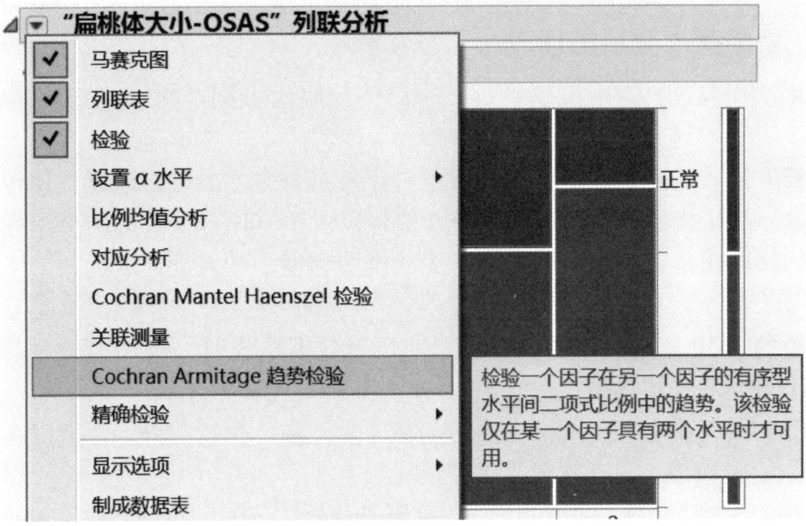

图 5.6.50 输出趋势检验的操作界面

关注双侧检验，结果显示列联表中发现的趋势有统计学意义（$Z = 2.487$，$P = 0.013$，图 5.6.51）。

Cochran Armitage 趋势检验

渐近检验	Z	概率>Z	概率>|Z|
	2.487055	0.0064*	0.0129*

图 5.6.51 趋势检验的输出结果

小提示

趋势检验仅适用于分组为等级资料，结局为二分类资料的数据，如果分组变量无等级顺序，做趋势检验的实际意义不大。

χ^2 检验的两两比较 如果我们想进一步了解具体哪两组之间有统计学差异，可继续做两两比较。χ^2 检验的两两比较一般采用 Bonferroni 法对检验水准进行校正，然后对其中的任意两组执行 χ^2 检验，与校正后的检验水准进行比较。本例共比较 3 次，因此校正后的检验水准为 0.05/3 = 0.0167，即两两比较的 χ^2 检验只有 P 值小于 0.0167 才算差别有统计学意义。

我们分别对执行 0 和 1、0 和 2、1 和 2 共 3 次 χ^2 检验，P 值分别为 0.229、0.013 和 0.110，与 0.0167 相比，只有 0 和 2 相比有统计学差异。

结论 扁桃体大小不同的患者 OSAS 发生比例的差异有统计学意义（$P = 0.0428$），主要差别体现在扁桃体＜ 2 和扁桃体＞ 2 这两组之间。趋势检验结果提示，随着扁桃体的增大，OSAS 发生比例随之增加。

5.6.11　两组有序资料的比较——秩和检验

例 5.6.10　在“1.5.1 临床试验数据”中，比较服用不同药物的两组患者的关节功能（关节功能 3）是否有统计学差异。

确定分析方法　该研究目的是比较两组的疗效是否有差异，是差异性比较。分组指标是二分类变量，分析指标则是有序的多分类变量。对于有序多分类的结果指标，χ^2 检验只能说明组间的构成比是否有统计学差异，无法说明程度上的差异，因此通常采用的方法是秩和检验。

秩和检验的 JMP 实现　需要注意的是在设置数据格式时，组别定义为名义型，结局（关节功能 3）需定义为连续型。

选择**分析＞以 X 拟合 Y**。本例中关节功能 3 为结果，药物为分组。所以在对话框中将关节功能 3 放入 **Y, 响应**，将药物放入 **X, 因子**。

在结果中，点击“**药物 - 关节功能 3**”**单因子分析**左侧的三角形下拉菜单，在下拉菜单中选择**非参数＞ Wilcoxon 检验**（图 5.6.52）。

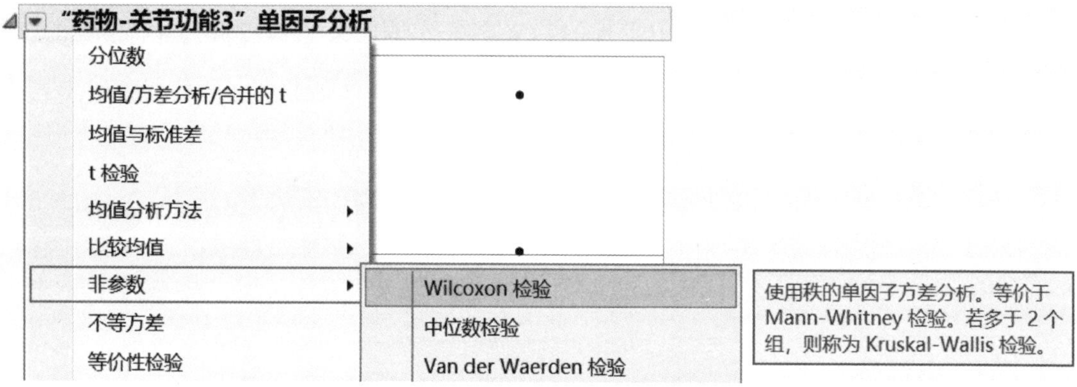

图 5.6.52　Wilcoxon 检验的操作界面

结果见图 5.6.53，吸烟患者和不吸烟患者的心功能分级差异无统计学意义（$Z = -0.223$，$P = 0.8235$）。

Wilcoxon / Kruskal-Wallis 检验（秩和）

水平	计数	得分和	期望得分	得分均值	(Mean-Mean0)/Std0
A	29	857.000	870.000	29.5517	-0.223
B	30	913.000	900.000	30.4333	0.223

双样本检验，近似正态分布

S	Z	概率>|Z|
857	-0.22310	0.8235

单因子检验，近似卡方分布

卡方	自由度	概率>卡方
0.0538	1	0.8165

图 5.6.53　Wilcoxon 检验的输出结果

小提示

两组/多组有序资料的比较方式与连续变量秩和检验的操作一致，包括两两比较的操作也一样。

结论 本次结果表明，两组疗效差异无统计学意义（$Z = -0.223$，$P = 0.8235$）。

本例如果采用χ^2检验，结果显示两组的分布无统计学差异（似然比 = 2.166，$P = 0.3386$）。χ^2检验不说明吸烟对心功能分级的影响，如果将结果指标的顺序打乱，如按“1、3、2、4”的顺序排列，χ^2检验的结果仍然不变，而秩和检验的结果则发生变化（有兴趣的读者可以自行验证），由此说明χ^2检验不适用于有序资料的组间比较。

5.6.12 分类资料的配对比较——配对χ^2检验

例 5.6.11 在“1.5.1 临床试验数据”中，比较所有患者治疗前后的疗效（疗效 1 *vs.* 疗效 3）是否有统计学差异。

确定分析方法 该研究目的是比较两种方法的诊断结果是否有差异，为差异性比较。但与前述案例不同，该案例并无分组指标，而是同一人群的两种结果比较，这是医学诊断试验中常见的设计类型，即自身配对设计，同一研究人群接受两种不同处理。两个结果指标均为二分类变量，对于分类变量的配对设计，一般常用的方法是配对χ^2检验。

配对χ^2检验的 JMP 实现 JMP Pro 软件进行配对χ^2检验时需要特殊的数据格式，在进行分析前需将原始数据整理为图 5.6.54 所示的格式，才能进行后续分析。

	疗效1	疗效3	人数
1	有效	有效	8
2	有效	无效	11
3	无效	有效	4
4	无效	无效	34

图 5.6.54 数据格式示意图

选择**分析**>**以 X 拟合 Y**。本例中疗效 1 和疗效 3 是同一人群的两种结果，所以可将任意一个放入 **Y, 响应**，另一个放入 **X, 因子**，将人数放入**频数**（图 5.6.55）。

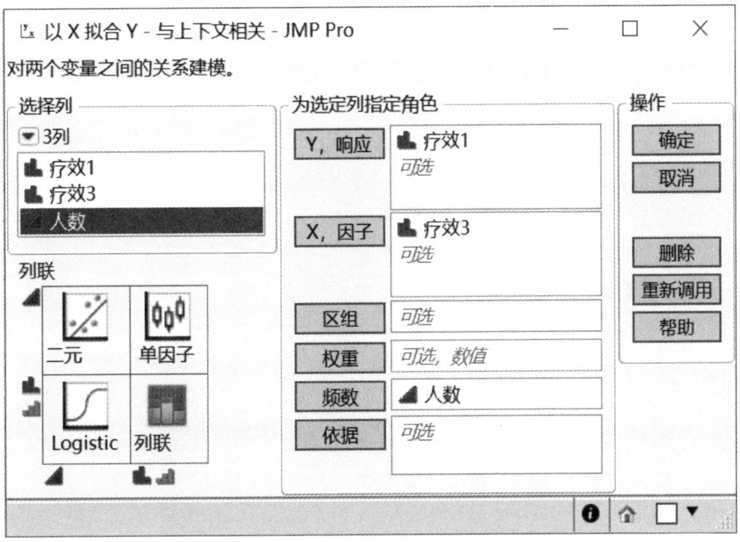

图 5.6.55 配对χ^2检验的变量选择

在结果中，点击“**疗效 3- 疗效 1**” **列联分析**左侧的三角形下拉菜单，在下拉菜单中选择**一致性统计量**（图 5.6.56）。

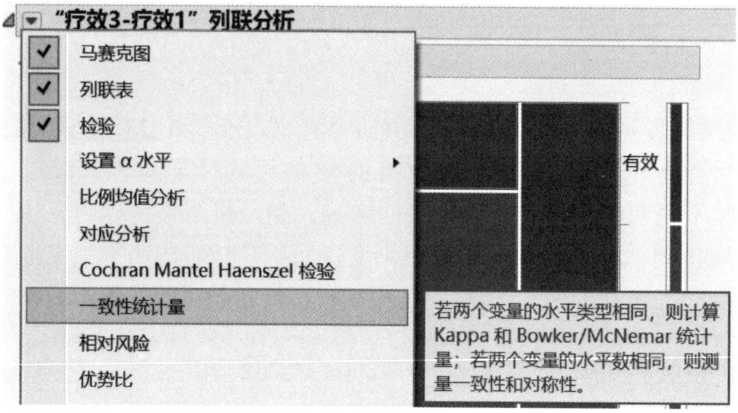

图 5.6.56　一致性统计量的操作界面

结果如图 5.6.57 所示，统计结果见 **Bowker 检验**，结果表明两种诊断方法的阳性率并无统计学差异（Z = 3.267，P = 0.0707）。此外，软件还输出了治疗前后疗效的 **Kappa 系数**为 0.3478。Kappa 系数在本例中其实并不需要，只是选项输出的附带产品。

小提示

配对分类资料的差异性检验与一致性检验不同，需要根据研究目的选择相应的结果。Bowker/McNemar 检验结果表明两种诊断方法检出阳性率是否有统计学差异，而一致性检验表明两种诊断方法是否一致。

一致性统计量

Kappa 系数

一致性程度	Kappa	标准误差	95% 下限	95% 上限
	0.347826	0.13091	0.091246	0.604406

渐近检验	概率>z	概率>|Z|
	0.0029*	0.0058*

Bowker 检验

不一致的对称性	卡方	概率>卡方
	3.266667	0.0707

图 5.6.57　一致性统计量的输出结果

结论　本例的目的是比较两种方法的差异，因此结果选择第二部分 Bowker 检验的结果，即两种方法的诊断阳性率并无统计学差异（Z = 3.267，P = 0.0707）。

5.6.13 重复测量方差分析

例 5.6.12 在“1.5.1 临床试验数据”中，有多次医生评价指标，拟分析服用 A 药和 B 药患者的多次医生评价指标是否有统计学差异。

确定分析方法 该数据为基于同一批患者的 4 次随访数据，属于重复测量数据，因此选择重复测量方差分析。

比较 A 药与 B 药医生评价的差异是否有统计学意义 选择**分析**>**拟合模型**。将医生评价 0、1、2、3 放入 **Y**，下拉菜单选择**多元方差分析**，然后点击**药物**，点击**添加**，将分组依据药物放入自变量的模块（图 5.6.58）。

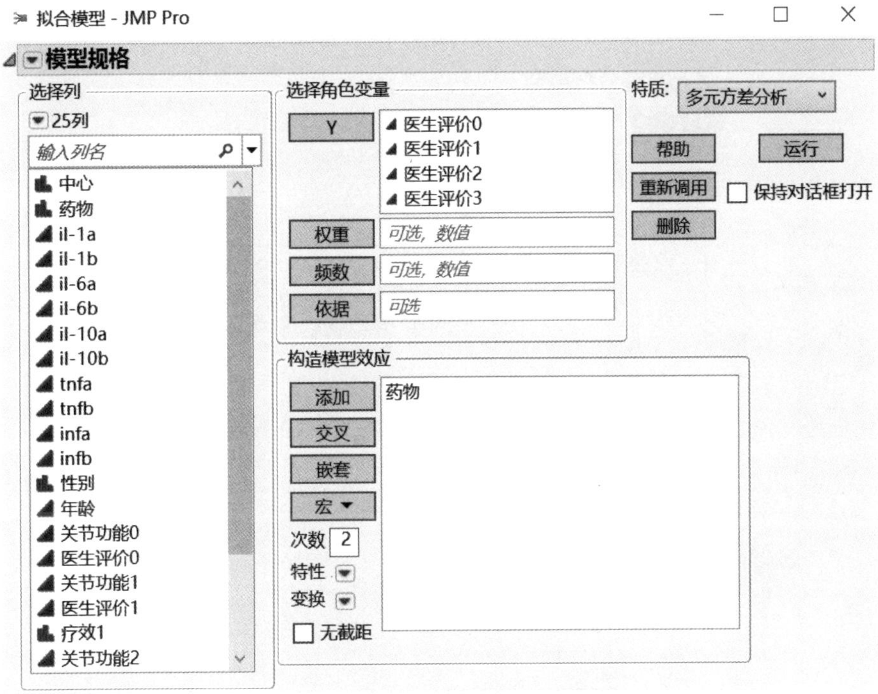

图 5.6.58 模型变量选择操作

在结果界面，首先可以看到两组数据的变化趋势和均值（图 5.6.59）。

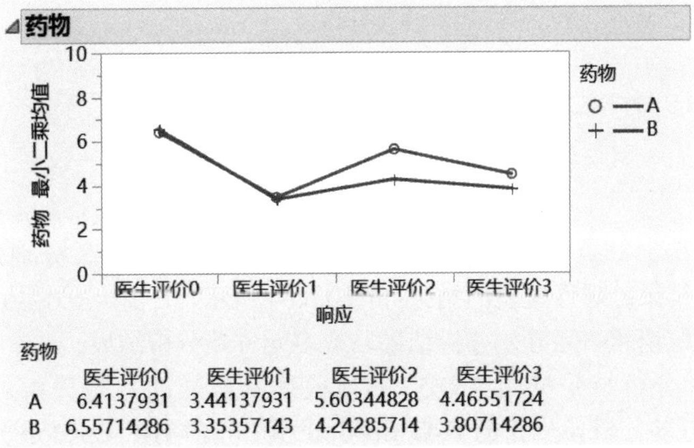

图 5.6.59 两组患者的医生评价的变化趋势

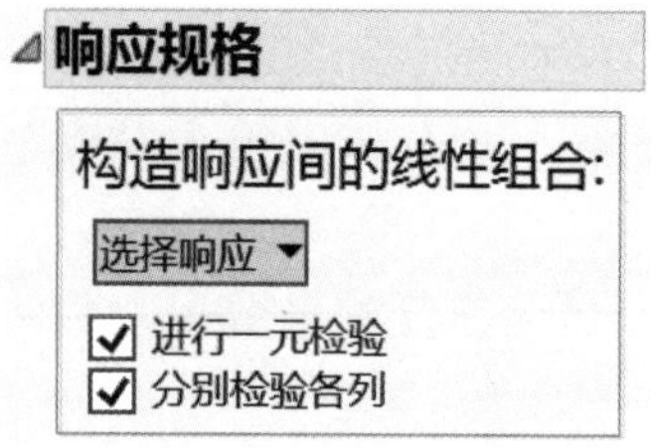

图 5.6.60　响应规格勾选操作

在**响应规格**中勾选**进行一元检验**和**分别检验各列**（图 5.6.60）。在**选择响应**的下拉菜单中选择**重复测量**（图 5.6.61）。

弹出的对话框如图 5.6.62 所示，点击确定。

结果包括 5 部分：对象间、对象内、列 1、列 2、列 3（列 1、2、3 的结果与重复测量次数有关，结果数为重复测量次数减 1）。

对象间反映了组间差异的结果（图 5.6.63），这部分只需看**药物**的结果即可。它反映了两组药物之间的差异，结果显示，两药物医生评价的差异无统计学意义（$P = 0.1837$）。

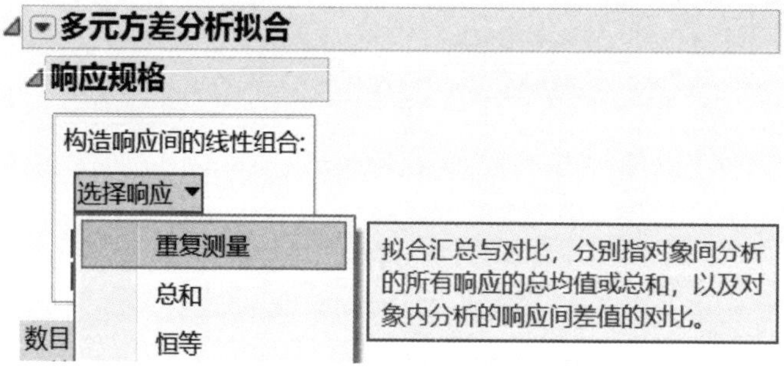

图 5.6.61　响应规格菜单选择

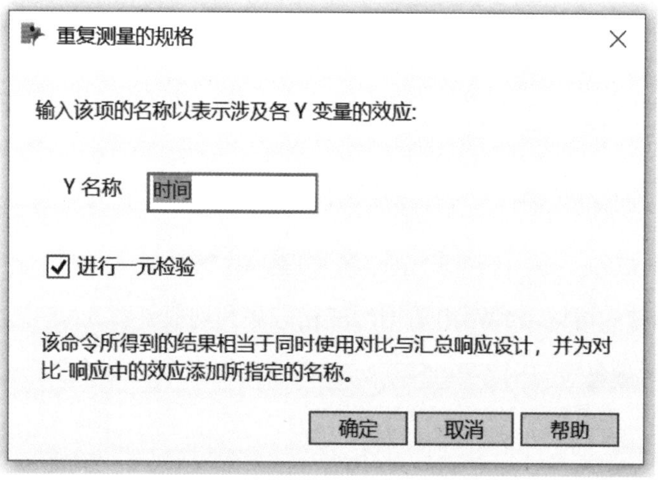

图 5.6.62　重复测量对话框操作

对象内反映了与时间点有关的结果。这里面包含两部分结果，分别是球形检验结果和时间点的统计分析结果。球形检验的结果如图 5.6.64 所示，P 值为 0.0336，提示不满足球形检验，则可以采用校正的一元方差分析结果，或多元方差分析结果。

时间点的统计分析结果见图 5.6.65，**F 检验**表示普通的方差分析，**一元的未调整的 Epsilon** 表示一元方差分析，**一元的 G-G Epsilon** 和**一元的 H-F Epsilon** 分别表示 G-G 校正和 H-F 校正。

对象间

总和

M 矩阵

M 变换参数估计值

其间所有项

检验	值	精确的 F 值	分子自由度	分母自由度	概率>F
F 检验	0.0329576	1.8127	1	55	0.1837

截距

检验	值	精确的 F 值	分子自由度	分母自由度	概率>F
F 检验	12.270414	674.8728	1	55	<.0001*

药物

检验	值	精确的 F 值	分子自由度	分母自由度	概率>F
F 检验	0.0329576	1.8127	1	55	0.1837

图 5.6.63　重复测量的对象间统计结果

球形检验

Mauchly 准则	0.7985405
卡方	12.085869
自由度	5
概率>卡方	0.0336299

图 5.6.64　球形检验结果输出

若满足球形假设，则采用一元方差分析结果，即一元的未调整的ε。若不满足球形假设，则结果参见**一元的 G-G Epsilon** 和**一元的 H-F Epsilon**。通常根据ε判断使用 G-G 校正还是 H-F 校正，ε值见图 5.6.65 中的**值**。当$\varepsilon > 0.75$时，推荐采用 H-F 校正；当$\varepsilon < 0.75$时，推荐采用 G-G 校正。本例数据不满足球形假设，且 G-G 校正的ε为 0.900，H-F 校正的ε为 0.950，因此推荐采用 H-F 校正。

交互作用中的所有项在本案例中即为药物，其结果与**时间 * 药物**相同。**时间**有统计学差异（$P < 0.0001$），提示 4 个时间点间的差异有统计学意义。**时间 * 药物**交互项无统计学差异（$P = 0.0517$），提示使用不同药物的患者的医生评价在不同时间点的差异无统计学差异，不能认为药物 A 和药物 B 的医生评价两条曲线不平行。

交互作用中的所有项

检验	值	精确的 F 值	分子自由度	分母自由度	概率>F
F 检验	0.1663525	2.9389	3	53	0.0415*
一元的未调整 Epsilon=	1	2.6672	3	165	0.0495*
一元的 G-G Epsilon=	0.8958641	2.6672	2.6876	147.82	0.0561
一元的 H-F Epsilon=	0.9633964	2.6672	2.8902	158.96	0.0517

时间

检验	值	精确的 F 值	分子自由度	分母自由度	概率>F
F 检验	1.7766341	31.3872	3	53	<.0001*
一元的未调整 Epsilon=	1	41.4907	3	165	<.0001*
一元的 G-G Epsilon=	0.8958641	41.4907	2.6876	147.82	<.0001*
一元的 H-F Epsilon=	0.9633964	41.4907	2.8902	158.96	<.0001*

时间*药物

检验	值	精确的 F 值	分子自由度	分母自由度	概率>F
F 检验	0.1663525	2.9389	3	53	0.0415*
一元的未调整 Epsilon=	1	2.6672	3	165	0.0495*
一元的 G-G Epsilon=	0.8958641	2.6672	2.6876	147.82	0.0561
一元的 H-F Epsilon=	0.9633964	2.6672	2.8902	158.96	0.0517

图 5.6.65　重复测量的对象内统计结果

上述研究结果显示两组变化趋势一致，但从图 5.6.59 仍可看出两组数据的升降的幅度不同，升降幅度即为时间点间的差值，此时可参考列 1、2、3 的结果，此结果展示了时间点间的差值在 A、B 两组间是否有统计学差异。

列 1 反映了时间点 2 与时间点 1 的比较结果，本例中为医生评价 1 – 医生评价 0，**药物**部分评价（医生评价 1 – 医生评价 0）这一差值在 A、B 两组间是否有统计学差异，结果显示差异无统计学意义（$P = 0.7205$）（图 5.6.66）。

列1

列1

M 矩阵

M 变换参数估计值

整体模型

截距

药物

检验	值	精确的 F 值	分子自由度	分母自由度	概率>F
F 检验	0.0023514	0.1293	1	55	0.7205
一元的未调整 Epsilon=	1	0.1293	1	55	0.7205
一元的 G-G Epsilon=	1	0.1293	1	55	0.7205
一元的 H-F Epsilon=	1	0.1293	1	55	0.7205

图 5.6.66 医生评价 1 – 医生评价 0 的差值的组间差异统计结果输出

列 2 反映了时间点 3 与时间点 1 的比较结果，即医生评价 2 – 医生评价 0（图 5.6.67），**药物**部分的结果显示 A 组与 B 组差值的差异有统计学意义（$P = 0.0085$），说明（医生评价 2 – 医生评价 0）这一差值在 A、B 两组间有统计学差异。图 5.6.59 给出了 A、B 两药物在各个时间点的医生评分均值，从数值上也可看出两组医生评价 2 – 医生评价 0 的差值差异较大。

列2

列2

M 矩阵

M 变换参数估计值

整体模型

截距

药物

检验	值	精确的 F 值	分子自由度	分母自由度	概率>F
F 检验	0.1353942	7.4467	1	55	0.0085*
一元的未调整 Epsilon=	1	7.4467	1	55	0.0085*
一元的 G-G Epsilon=	1	7.4467	1	55	0.0085*
一元的 H-F Epsilon=	1	7.4467	1	55	0.0085*

图 5.6.67 医生评价 2 – 医生评价 0 的差值的组间差异统计结果输出

列 3 为医生评价 3 – 医生评价 0（图 5.6.68），**药物**部分的结果显示 A 组与 B 组差值的差异无统计学意义（$P = 0.2096$）。

若交互项有统计学差异，还可继续分析其在 n 阶曲线是否有意义，即两组的变化趋势是否有差异，此时可使用**多项式**操作。在**选择响应**的下拉菜单中选择**多项式**，然后勾选**进行一元检验**和**分别检验各列**，点击**运行**。

图 5.6.69 反映了一阶的结果，在本例中只有一个变量即药物，因此**整体模型**与**药物**的

列3

列3

M 矩阵

M 变换参数估计值

整体模型

截距

药物

检验	值	精确的 F 值	分子自由度	分母自由度	概率>F
F 检验	0.0293082	1.6120	1	55	0.2096
一元的未调整 Epsilon=	1	1.6120	1	55	0.2096
一元的 G-G Epsilon=	1	1.6120	1	55	0.2096
一元的 H-F Epsilon=	1	1.6120	1	55	0.2096

图 5.6.68　医生评价 3 – 医生评价 0 的差值的组间差异统计结果输出

结果一致，**截距**为参照组与 0 比较的结果，上述结果不是我们关注的统计分析结果，为了方便展示结果，图 5.6.69 中隐藏了**整体模型**和**截距**的结果。**药物**部分的结果显示曲线在一阶上差异无统计学意义（$P = 0.0738$），提示如果用直线拟合，两条线是平行的，即不能认为两组趋势不同。

列1

列1

M 矩阵

M 变换参数估计值

整体模型

截距

药物

检验	值	精确的 F 值	分子自由度	分母自由度	概率>F
F 检验	0.0603958	3.3218	1	55	0.0738
一元的未调整 Epsilon=	1	3.3218	1	55	0.0738
一元的 G-G Epsilon=	1	3.3218	1	55	0.0738
一元的 H-F Epsilon=	1	3.3218	1	55	0.0738

图 5.6.69　一阶曲线的分析结果

图 5.6.70 反映了二阶的结果，结果显示曲线在二阶上差异无统计学意义（$P = 0.1840$），提示如果用二阶拟合，不能认为两条线的趋势不同。

列2

列2

M 矩阵

M 变换参数估计值

整体模型

截距

药物

检验	值	精确的 F 值	分子自由度	分母自由度	概率>F
F 检验	0.0329153	1.8103	1	55	0.1840
一元的未调整 Epsilon=	1	1.8103	1	55	0.1840
一元的 G-G Epsilon=	1	1.8103	1	55	0.1840
一元的 H-F Epsilon=	1	1.8103	1	55	0.1840

图 5.6.70　二阶曲线的分析结果

图 5.6.71 反映了三阶的结果，结果显示曲线在三阶上差异无统计学意义（$P = 0.1195$），提示如果用三阶拟合，不能认为两条线的趋势不同。结合图 5.6.59 可以看出，两组患者的医生评价的变化趋势基本一致，都是先降后升再降。

列3

列3

M 矩阵

M 变换参数估计值

整体模型

截距

药物

检验	值	精确的 F 值	分子自由度	分母自由度	概率>F
F 检验	0.0454755	2.5012	1	55	0.1195
一元的未调整 Epsilon=	1	2.5012	1	55	0.1195
一元的 G-G Epsilon=	1	2.5012	1	55	0.1195
一元的 H-F Epsilon=	1	2.5012	1	55	0.1195

图 5.6.71　三阶曲线的分析结果

结论　不同药物间医生评价变化趋势的差异无统计学意义，A 组与 B 组在医生评价 2 - 医生评价 0 的差异上具有统计学意义（$P = 0.0085$）。

6 变量间的相关分析

相关（correlation）这个术语很常见，很多人容易把它与关联（association）混淆。二者其实并不是一回事。统计学中的关联是一个较为广泛的概念，是指两个随机变量之间的关系（relationship），这种关系可以是线性的，也可以是非线性的，可以是因果关系，也可以是非因果关系。相关则是用来度量关联大小的一种方法，通常用相关系数来定量刻画这种关联大小。统计学中常见的几个相关系数，通常都是用来描述线性相关，如 Pearson 相关系数、Spearman 相关系数。但实际中除了线性相关外，还存在大量的非线性相关关系，因此在使用相关系数时应有一个清醒的认识，只有想度量线性关联的时候，才考虑这些常见的相关系数。如果散点图显示两个变量之间可能是非线性关系，最好是先考虑对其中某一变量进行变量变换，然后再计算相关系数。

相关系数是度量两个变量间线性相关强度和方向的统计量。大多数的相关系数取值范围为在 –1 和 1 之间。相关系数大于 0 表示正相关，即随着一个变量值的增加，另一变量值也增加；相关系数小于 0 表示负相关，即随着一个变量值的增加，另一变量值减少。相关系数等于 0 则表示无相关。相关系数绝对值越接近 1，说明两个变量之间的关联越强。

本章主要介绍几种常见的度量连续变量线性相关的系数，同时介绍几种度量分类变量之间关联的相关系数。

6.1 连续资料的相关系数

连续资料的相关系数常见的主要是 Pearson 相关、Spearman 相关。

当两个变量服从正态分布时，它们之间的关联通常用 Pearson 相关系数来度量。

如果有变量不服从正态分布，两个变量之间的关联通常用 Spearman 相关系数或 Kendall 相关系数来度量。

如果想了解在控制了其他变量后，两个变量之间的相关系数大小，还可以计算偏相关（partial correlation）。例如有身高、体重、收缩压 3 个变量，体重与收缩压之间的 Pearson 相关可能包含了身高的作用在其中，利用偏相关可以调整身高的影响，得到二者之间的“纯”相关。

6.2 分类资料的相关系数

分类资料的相关系数不像 Pearson 相关系数那样容易理解，往往需要考虑观测的变化顺序对。我们通过表 6.2.1 的示例数据，介绍 3 个相对常用的相关系数，分别为 Lambda 系数、Gamma 系数和 Kendall Tau-b 系数。

表 6.2.1 示例数据

观测	1	2	3	4	5	6	7	8	9
x	1	0	0	0	1	1	1	0	1
y	1	0	0	1	1	0	1	1	1

6.2.1 Lambda（λ）系数

λ 系数的思想是：假定有 $x*y$ 的一个列联表，如果 x 与 y 完全独立，那就无法根据 x 判断 y 的情况。但如果 x 与 y 不是独立的（如 $x=1$ 时 $y=1$ 的比例更高），那就可以根据 x 的取值对 y 的取值做出一定判断。

λ 系数反映了判断误差减少的比例，其公式大致为：

$$\lambda=\frac{\text{不知道 }x\text{ 时的判断误差}-\text{知道 }x\text{ 时的判断误差}}{\text{不知道 }x\text{ 时的判断误差}}\qquad \text{公式 6.2.1}$$

从 λ 系数的公式中可以看到，如果 x 与 y 无关，那么根据 x 判断 y 就会有很大误差，因为无从判断；而如果 x 与 y 有关，那么根据 x 判断 y 的误差就会较小。也就是说，x 与 y 的相关性越强，根据 x 判断 y 的误差就越小，此时 λ 系数也就越大。

如果不知道 x 的情况，只知道 $y=1$ 有 6 人，$y=0$ 有 3 人。假定把所有人都判断为 $y=1$（因为其例数更多），则此时判断错误人数为 3 人。如果知道了 x 的情况，在 $x=1$ 的 5 例中，把所有人群都归到最多的类别（4 例），此时判断错误人数为 1 人；在 $x=0$ 的 4 例中，把所有人群都归到最多的类别（2 例），此时判断错误人数为 2 人。

因此，当不知道 x 状况时，判断错误人数为 3；当知道 x 状况时，判断错误人数为 $1+2=3$。因此可以计算 λ 系数为（3 – 3）/3 = 0。

6.2.2 Gamma（γ）系数

γ 系数的计算是基于数据中的同序对、异序对和同分对。同序对是指如果第 1 个观测的 x 变量大于第 2 个观测，同时 y 变量也大于第 2 个观测，这两个观测组成的对子即同序对。异序对是指如果第 1 个观测的 x 变量大于第 2 个观测，而 y 变量小于第 2 个观测，这两个观测组成的对子即异序对。同分对是指 x 变量和 y 变量取值至少有一个是相同的对子。

以表 6.2.1 数据为例，观测 1 和 2 顺序一致，是同序对；观测 4 和 6 顺序不同，是异序对；观测 1 和 4、2 和 4、1 和 5 至少有一个对子相同，因此都是同分对，其中 1 和 4 是 x 不同而 y 相同，2 和 4 是 x 相同而 y 不同，1 和 5 是 x 相同 y 也相同。

将同序对用 C 表示，异序对用 D 表示，γ 系数可由以下公式来计算：

$$\gamma=\frac{C-D}{C+D}\qquad \text{公式 6.2.2}$$

如表 6.2.1 中，可计算出 $C=8$，$D=2$，因此 γ 系数为（8 – 2）/（8 + 2）= 0.6。

6.2.3 Kendall Tau-b（τ_b）系数

将同序对用 C 表示，异序对用 D 表示，x 相同 y 不同用 X 表示，x 不同 y 相同用 Y 表示，

x 和 y 都相同用 XY 表示。Kendall τ_b 系数的公式为：

$$\tau_b = \frac{C-D}{\sqrt{\frac{1}{2}\times n(n-1)-X-XY}\sqrt{\frac{1}{2}\times n(n-1)-Y-XY}} \quad \text{公式 6.2.3}$$

表 6.1 中，$C=8$，$D=2$，$X=8$，$Y=10$，$XY=8$，$n=9$，可计算得到 τ_b 系数为 6/18.97 = 0.316。

λ 系数、γ 系数和 Kendall τ_b 系数都具有一定的减少判断误差比例的含义，其分母意为猜测的结果，而分子则是假定知道了一定信息后的误差，系数反映了如果 x 和 y 有关的话，能够减少的误差比例，减少的比例越多，说明 x 和 y 的关系越强。

λ 系数可用于对称和非对称的情况。对称形式指两个变量间的关系是对等的，无自变量与因变量之分，非对称形式指两个变量间的关系有自变量与因变量之分，如上述计算的 λ 系数是根据 x 判断 y，而不是根据 y 判断 x，这就是不对称的。是否对称，取决于研究目的。γ 系数和 Kendall τ_b 系数用于对称的情况。Kendall τ_b 系数只能用于行列相等的列联表，即 x 和 y 类别数相同。

6.3 连续变量相关系数的 JMP 实现

6.3.1 Pearson 相关和 Spearman 相关

例 6.3.1 在“1.5.1 临床试验数据”中，拟初步探索 il-10a、il-10b 这 2 个指标的相关性。

确定分析方法 2 个指标均为连续变量，因此相关分析可以考虑 Pearson 相关或 Spearman 相关，具体选择哪一个需要根据数据分布而定。

资料的正态性检验 分别对 2 个变量进行正态性检验（具体过程参考第 4 章）。Anderson-Darling 检验结果显示，il-10a 和 il-10b 均服从正态分布，因此可以考虑 Pearson 相关系数。

Pearson 相关 Pearson 相关和 Spearman 相关均可通过**分析**>**多元方法**>**多元**来实现（图 6.3.1）。

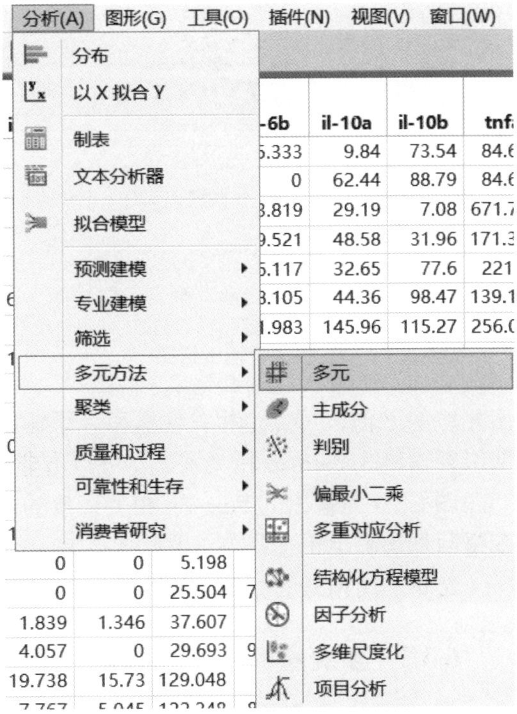

图 6.3.1 多元分析菜单选择

在出现的**多元与相关性**界面中，将所分析的变量放到 **Y, 列**（图 6.3.2）。

默认结果输出 Pearson 相关系数矩阵和散点图矩阵（图 6.3.3）。可以看出两个变量的相关系数为 0.5119。

想显示其他结果均可通过点击**多元**左侧的三角形下拉菜单来输出（图 6.3.4）。如想输

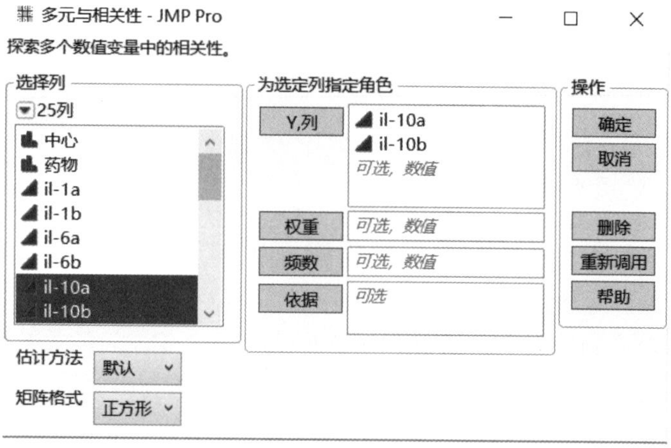

图 6.3.2　多元分析变量选择

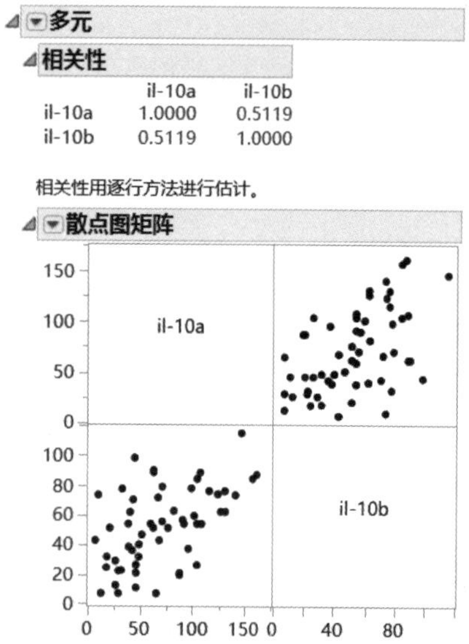

图 6.3.3　相关性分析输出结果

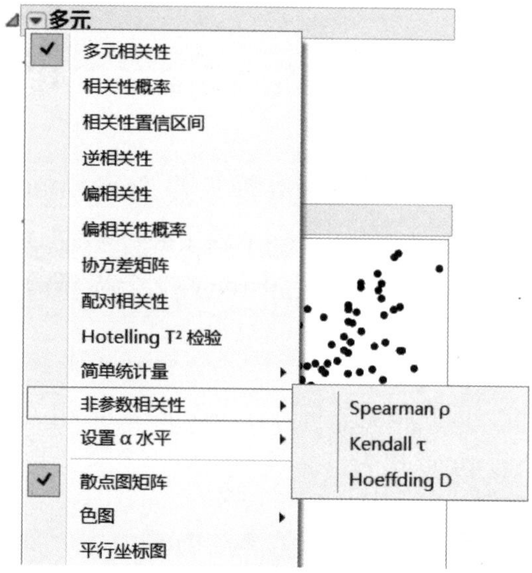

图 6.3.4　非参数相关性菜单选择

出相应的 P 值，可点击**相关性概率**；想输出相关系数的置信区间，可点击**相关性置信区间**；如果要输出 Spearman 相关系数，可点击**非参数相关性＞ Spearman ρ**。

图 6.3.5 为输出的 Pearson 相关系数的 P 值、置信区间和 Spearman 相关系数。本例两个变量数据均满足正态分布，因此选择 Pearson 相关系数的结果即可。

结论　两指标的相关性具有统计学意义（$r = 0.5119$，$P < 0.0001$）。

6.3.2　多变量的偏相关

例 6.3.2　在“1.5.1 临床试验数据”中，拟探索在校正年龄后，il-10a、il-10b 之间的相关性。

确定分析方法　当我们仅需分析一对变量的相关性，其他变量作为校正变量，这种情况下通常可以计算偏相关。

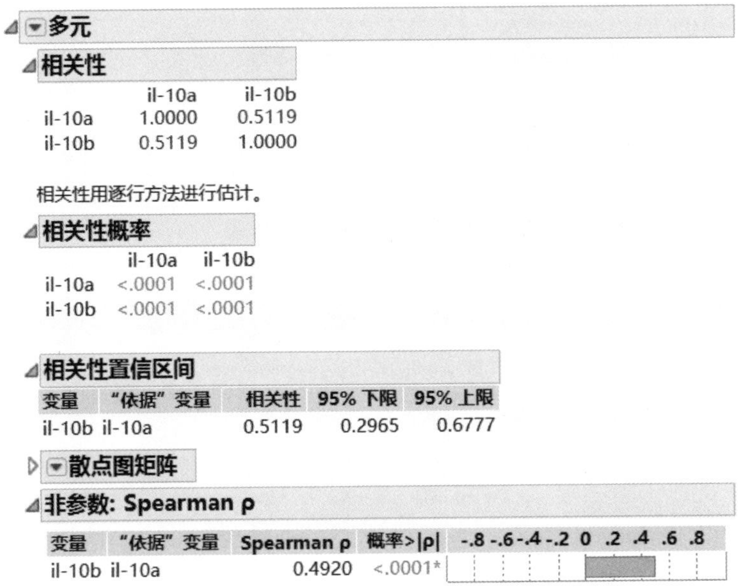

图 6.3.5 非参数相关性结果输出

偏相关 偏相关也是通过**分析**>**多元方法**>**多元**来实现。同时将 3 个变量拖入图 6.3.2 中的 **Y, 列**。点击**确定**后，在出现的结果界面中，点击**多元**左侧的三角形下拉菜单中的**偏相关性**和**偏相关性概率**（图 6.3.6），输出结果见图 6.3.7。

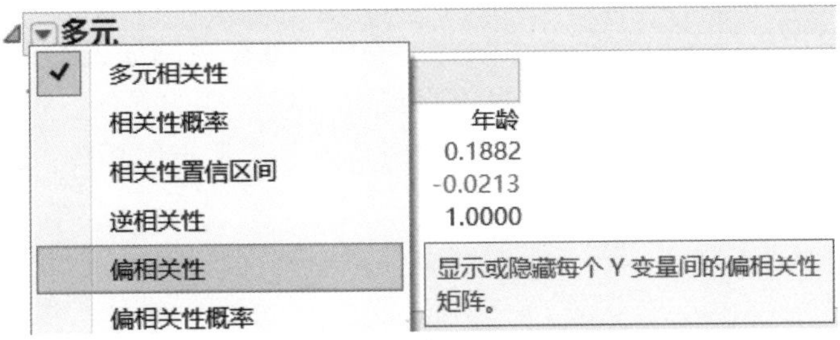

图 6.3.6 偏相关菜单选择

可以看出，校正年龄的影响后，il-10a 和 il-10b 之间的相关性略有提高，从 0.5119 提高到 0.5254，说明年龄对这两个变量之间的关系有一定影响，但影响很小。

结论 两指标相关性在校正年龄后具有统计学意义（偏相关系数 = 0.5254，$P < 0.0001$）。

6.3.3 多变量相关分析及可视化

实际情况中，相关分析通常作为数据分析前的探索，因此往往会同时纳入很多变量一起分析，有时甚至是成百上千的变量。这种情况下，仅靠肉眼去看相关系数或其 P 值难免眼花缭乱，最好是通过可视化方式快速发现一定的规律。本小节主要介绍如何利用 JMP Pro 软件展示相关分析的可视化效果。

例 6.3.3 在“1.5.1 临床试验数据”中，拟初步探索 il-1a、il-1b、il-6a、il-6b、il-10a、il-10b、tnfa、tnfb、infa、infb 这 10 个变量之间的相关性。

多元

相关性

	il-10a	il-10b	年龄
il-10a	1.0000	0.5119	0.1882
il-10b	0.5119	1.0000	-0.0213
年龄	0.1882	-0.0213	1.0000

相关性用逐行方法进行估计。

偏相关性

	il-10a	il-10b	年龄
il-10a	.	0.5254	0.2319
il-10b	0.5254	.	-0.1395
年龄	0.2319	-0.1395	.

与所有其他变量偏相关

偏相关性概率

	il-10a	il-10b	年龄
il-10a	.	<.0001	0.0772
il-10b	<.0001	.	0.2920
年龄	0.0772	0.2920	.

图 6.3.7　偏相关结果输出

确定分析方法　作为数据分析前的探索，我们通常对数据分布并不做严格要求，更多的是探索一种粗略的、有提示性的大致结果即可，因此我们暂时不考虑数据的分布情况，而是直接将所有变量一起纳入分析。

相关分析可视化　10 个变量的相关系数矩阵和散点图矩阵分别见图 6.3.8 和图 6.3.9。尽管图 6.3.8 默认采用不同颜色将相关系数分了等级（如蓝色越深表示正相关系数越大，红色越深表示负相关系数越大），但依然难以直接看出相关性的强弱。通常在变量很多的时候，图形是更有实用价值的方式，因此我们这里重点关注散点图矩阵。图 6.3.9 是默认的散点图形式，能提供的信息仍然有限。

相关性

	il-1a	il-1b	il-6a	il-6b	il-10a	il-10b	tnfa	tnfb	infa	infb
il-1a	1.0000	0.2048	0.8236	-0.0694	0.0415	-0.0459	0.0548	-0.0641	-0.0705	-0.0405
il-1b	0.2048	1.0000	0.0394	-0.0448	0.0523	-0.2265	-0.1816	0.1376	-0.0024	0.2683
il-6a	0.8236	0.0394	1.0000	-0.1157	-0.0515	-0.0934	0.0659	-0.0836	-0.0792	-0.1651
il-6b	-0.0694	-0.0448	-0.1157	1.0000	-0.0841	-0.0433	-0.1209	-0.1314	-0.1357	0.2697
il-10a	0.0415	0.0523	-0.0515	-0.0841	1.0000	0.5119	-0.1465	0.2011	0.0965	0.0414
il-10b	-0.0459	-0.2265	-0.0934	-0.0433	0.5119	1.0000	-0.0122	-0.1102	0.1783	-0.1525
tnfa	0.0548	-0.1816	0.0659	-0.1209	-0.1465	-0.0122	1.0000	0.3103	-0.1515	-0.1707
tnfb	-0.0641	0.1376	-0.0836	-0.1314	0.2011	-0.1102	0.3103	1.0000	-0.0123	0.2401
infa	-0.0705	-0.0024	-0.0792	-0.1357	0.0965	0.1783	-0.1515	-0.0123	1.0000	0.0252
infb	-0.0405	0.2683	-0.1651	0.2697	0.0414	-0.1525	-0.1707	0.2401	0.0252	1.0000

图 6.3.8　相关性结果输出（相关系数矩阵）

图 6.3.9 的信息量较少，可以通过点击**散点图矩阵**左侧的三角形下拉菜单，对散点图矩阵进行修饰，输出更多有价值的信息。如点击**显示相关性**，可在散点图上显示相关系数。点击**密度椭圆**和**着色椭圆**，可在散点图上显示多元置信区间并着色。点击**矩阵选项**>**显著性圆圈**，可输出以圆圈大小和颜色来标示统计学显著性大小和相关性大小的图形。点

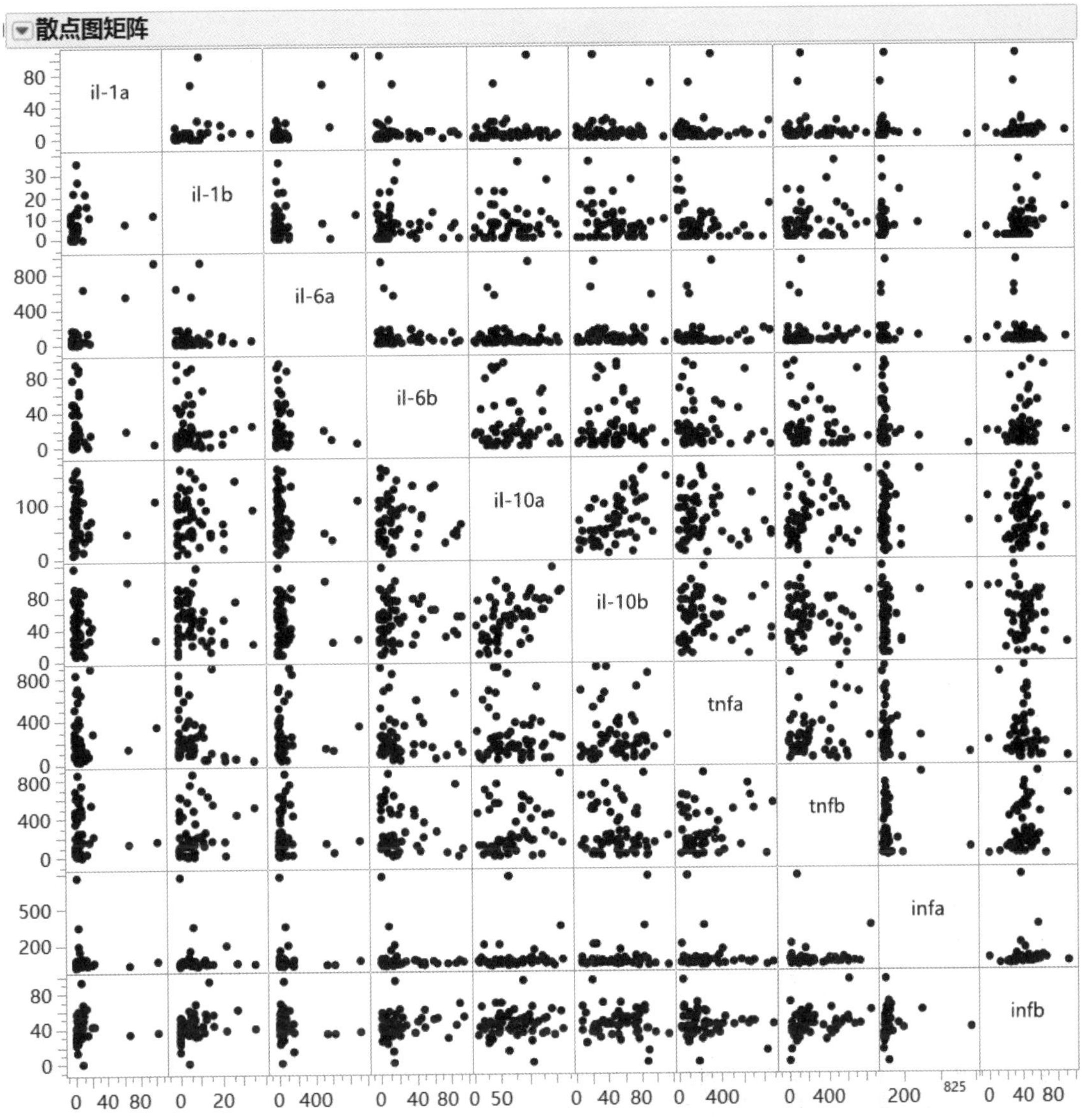

图 6.3.9 指标散点图输出结果

击**显示直方图**，可在散点图矩阵中显示变量的直方图分布，以提供更多的信息。上述操作的操作菜单见图 6.3.10，输出结果见图 6.3.11。图 6.3.11 是同时显示了相关系数、多元置信区间、显著性圆圈和直方图的散点图矩阵，使得散点图更为丰富多彩，而且信息更多。图 6.3.11 中圆圈颜色表示相关系数大小，圆圈越接近深红色，提示正相关系数越大，越接近 1；圆圈越接近深蓝色，提示负相关系数越大，越接近 −1。圆圈大小反映相关系数的 *P* 值，这里用 **−log10（pValue）**表示，即对 *P* 值取以 10 为底的对数然后取其负数，总的来说，*P* 值越小，**−log10（pValue）**越大，因此圆圈越大说明 *P* 值越小。

从图 6.3.11 我们可以很快地发现 il-1a 和 il-6a 相关性很强，为 0.82，其次是 il-10a 和 il-10b，为 0.51。

如果变量有上百个，此时散点图矩阵依然看起来比较吃力，这种情况下可以使用色图（在其他软件中通常称为热图）。色图是完全通过颜色深浅来反映变量相关性的大小。点击

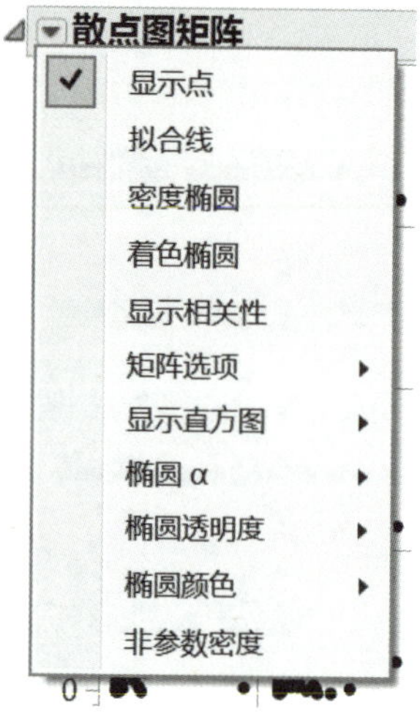

图 6.3.10　可视化操作菜单

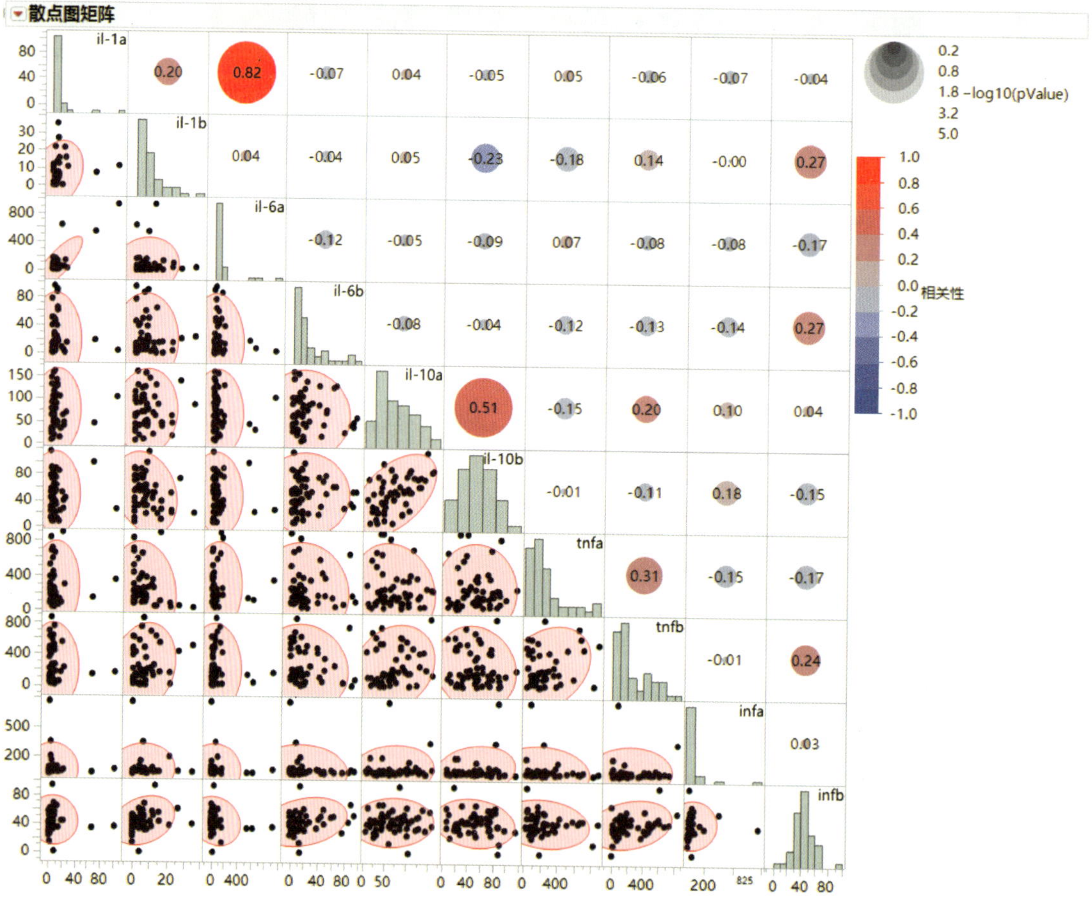

图 6.3.11　可视化的结果输出

多元左侧的三角形下拉菜单中的**色图**，并选择相应的输出内容，如**相关性色图**、**p 值色图**（图 6.3.12）。

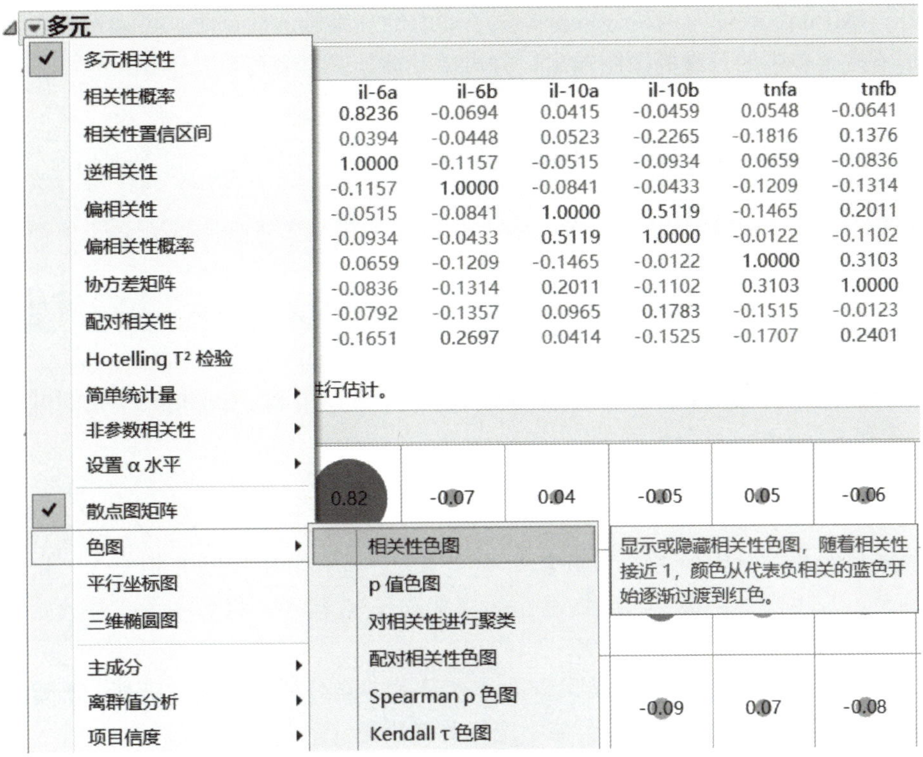

图 6.3.12 色图的菜单选择

色图的输出结果见图 6.3.13。可以通过寻找深红和深蓝的颜色来快速定位到相关性较强的两个变量，这在变量数特别多的时候尤为方便。

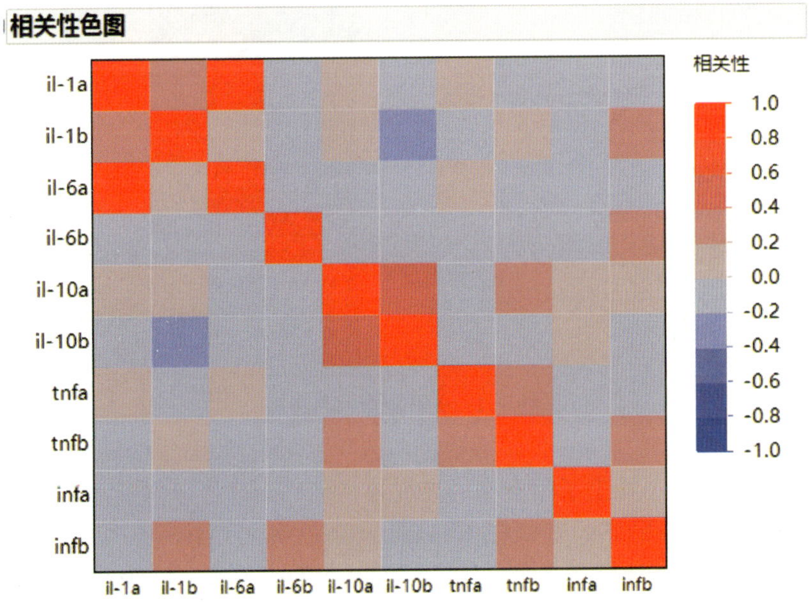

图 6.3.13 色图的结果输出

此外，JMP Pro 软件的相关分析还提供了动态的三维椭圆散点图，可通过点击**多元**左侧的三角形下拉菜单中的**三维椭圆图**输出，并可手动调整。读者可自行尝试。

6.4 分类资料相关系数的 JMP 实现

例 6.4.1 在“1.5.2 躯体健康分析数据”中，我们拟探索吸烟和饮酒之间是否存在一定的关联。

确定分析方法

吸烟和饮酒均为分类资料，二者的相关分析不能直接用 Pearson 相关，我们可采用 λ 系数、γ 系数和 Kendall τ_b 系数来测量。

分类资料的 3 种相关系数

分类资料的相关分析是在**以 X 拟合 Y** 中实现的。选择**分析**>**以 X 拟合 Y**。相关分析中的两个变量不分主次，可将吸烟或饮酒任一变量放入 **Y, 因子**，将另一个变量放入 **X, 响应**。这里我们将饮酒放入 **Y**，吸烟放入 **X**。

默认结果界面给出了 χ^2 检验结果，两个变量的关联分析可点击“**吸烟 - 饮酒**”**列联分析**左侧的三角形下拉菜单，在下拉菜单中选择**关联测量**（图 6.4.1）。

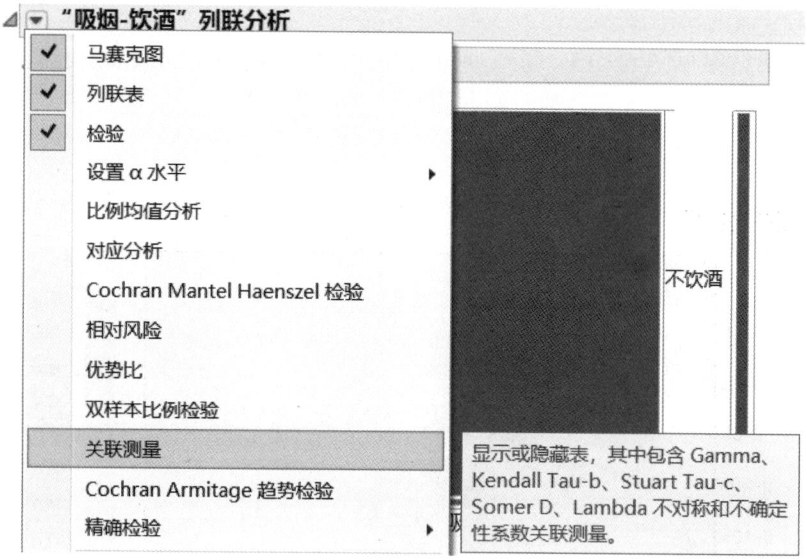

图 6.4.1　关联测量菜单选择

结果如图 6.4.2 所示，输出了很多相关性度量指标，而且指标值差别较大。我们前面介绍的 3 个指标中，γ 系数最高为 0.973，Kendall τ_b 系数次之为 0.689，λ 系数最低为 0.463。这么多的关联性指标应该选择哪一个？这一问题并无明确答案，因为并无证据说明哪一指标一定优于其他指标。但从指标的含义我们可以看出一些端倪。Kendall τ_b 系数是对 γ 系数的校正，因为 γ 系数并未考虑同分对的问题。从这一角度来看，Kendall τ_b 系数比 γ 系数更符合实际一些。λ 系数是一种单纯的反映误差减少概念的指标，其反映“相关”的含义较弱，但仍然具有一定的实际含义。

其他在前文未介绍的指标，如 Stuart Tau-c、Somer *D*、不确定性系数，它们的含义与 λ 系数等类似，都是反映了用某一变量预测其他变量时，误差下降程度，只是在细节上有所不同。

另外需注意，Somer *D* 指标只能用于非对称情形，λ 系数和不确定性系数可用于对称情形，也可以用于非对称情形。

尽管软件提供了很多指标，但实际真正选择时，一个指标即可。如本例综合来看，大多数（对称的）指标值都在 0.4 ~ 0.5 左右，如 Stuart Tau-c、λ 对称系数、对称的不确定性系数等，因此可以考虑选择这几个系数其中之一。

关联测量

测量	值	标准误差	95% 下限	95% 上限
Gamma	0.9728	0.0223	0.9291	1.0000
Kendall Tau-b	0.6893	0.0843	0.5241	0.8546
Stuart Tau-c	0.4032	0.0856	0.2354	0.5709
Somer D C|R	0.6025	0.1001	0.4064	0.7986
Somer D R|C	0.7886	0.0836	0.6247	0.9525
Lambda 不对称 C|R	0.3529	0.2318	0.0000	0.8073
Lambda 不对称 R|C	0.5417	0.1163	0.3137	0.7696
Lambda 对称	0.4634	0.1559	0.1579	0.7689
不确定性系数 C|R	0.4682	0.1094	0.2537	0.6828
不确定性系数 R|C	0.3835	0.1033	0.1810	0.5859
对称式不确定性系数	0.4216	0.1050	0.2158	0.6274

图 6.4.2 关联测量结果输出

小提示

分类变量的一致性通常用 Kappa 值描述，需注意分类变量的相关性与一致性是不同的概念，一致性包括相关性。一致性不仅指数据相关，还指数据相似。例如 A 组数据为 1、2、3，B 组数据为 2、3、4，则数据相关性好且一致性好；A 组数据为 1、2、3，B 组数据为 10、20、30，则数据相关性好但一致性差。

7　线性回归分析及其扩展

相比第6章介绍的仅含一个组别变量的单因素分析，多因素分析在实际中更为常见，因为绝大多数的结局都受不止一个因素影响。如比较两种不同药物治疗糖尿病的疗效，即使两组间疗效有差异，也未必能归因到药物因素，因为像BMI、血压、饮食等诸多因素也会同时影响到药物治疗的效果，如果这些因素在两组间不均衡，就会影响到药物效果的评价。因此，实际中我们经常要用到多因素分析，通常说的“校正”年龄、性别等因素的影响，或吸烟是肺癌的“独立预后因素”，这些其实都是在说多因素分析。

多因素分析最常见的方法是回归分析。利用各种回归分析方法，可以探索疾病的危险因素，如在横断面调查或病例对照研究中，想了解胃癌与哪些因素有关，可通过问卷调查询问以往的一些生活习惯或暴露因素，探索哪些因素可能是胃癌发生的影响因素；回归分析也可以用于校正混杂因素，如在队列研究或病例对照研究中，想了解胃癌发生是否与幽门螺杆菌感染有关，考虑到饮食、吸烟等其他因素可能是混杂因素，可以对这些潜在混杂因素进行校正，以探讨胃癌与幽门螺杆菌之间的真实关系。

很多人在做回归分析时，往往简单地将所有待分析的因素放入软件，直接给出结果，这是一种错误的分析方式。不同的研究目的、设计方法，往往需要采用不同的分析策略。如果没有一个合理的分析思路指导，软件中的操作往往是没有什么区别的，这也是很多初学者容易疑惑之处：既然软件操作都是一样的，那实际中还需要区分队列研究和病例对照研究吗？所以实际分析数据时，一定要先明确分析思路，不能直接把一切都交给软件，否则很容易出现问题。

回归分析的方法很多，医学中比较常见的是线性回归和logistic回归，本章及第8章分别对这两种最常用的回归分析方法进行介绍。但本书的重点并不是介绍方法本身，而是侧重介绍回归分析的思路及解决实际问题的办法，同时结合JMP Pro软件给出简便的实现方案。本章首先介绍线性回归的分析思路，通过实例详细介绍分析过程中的各种问题及解决办法，同时介绍针对非线性和非正态数据常见的扩展方法。

7.1　线性回归分析思路

线性回归常用于连续型结局变量的单因素或多因素分析，主要用于描述1个或多个自变量与结局的线性关系。当我们想对某连续型结局变量进行危险因素探索，通常首先会考虑线性回归（但并非一定要用线性回归），如果线性回归不合适，再考虑其他替代方法。

如果拟对一份数据采用线性回归，以下分析思路可进行参考。虽然这并非唯一有效的思路，但实际中这些思路通常是值得借鉴的。

7.1.1　判断能否采用线性回归的几个条件

7.1.1.1　判断结局变量 y 是否符合正态分布。常见的判断方式包括绘制直方图、正态分位数图等（详见章节 4.1.3）。如果满足正态分布，可以考虑线性回归；如果不满足，可考虑对因变量进行变量变换（如 Box-Cox 变换，详见本章节 7.2.1），使其满足正态分布；如果严重偏态，难以通过变量变换满足正态性条件，可采用中位数回归（详见本章节 7.6）。

7.1.1.2　判断结局变量 y 和自变量 x 是否为线性关系。判断线性关系最常见的方式为绘制散点图（详见章节 3.6.1）。如果自变量与因变量的关系大致为线性，可以考虑线性回归；如果明显不符合线性关系，通常可考虑相应的自变量变换，使其近似满足线性关系，即进行非线性拟合（详见本章节 7.5）。

7.1.1.3　实际中，正态性和线性是采用线性回归之前必须考虑的两个条件，如果条件不满足而强行使用线性回归，很容易导致结果出现偏差。除此之外，还有两个条件比较重要，分别是方差齐性和独立性。方差齐性的意思是结局变量 y 的方差不会随着 x 的变化而变化（减小或增大），体现在散点图中即随着 x 的增加，y 值的波动范围基本一致。独立性通常从专业角度就可以判断，简单来说就是各观测值之间不会相互影响，如重复测量数据就是典型的非独立数据，同一个体前一时间点的观测值可能会影响到后一时间点的值。这两个条件如果不满足，也容易导致结果出现问题。

线性回归尽管在实际中得到普遍应用，但其应用条件其实是比较苛刻的，并非所有的连续型结局变量都可以使用。更为客观的情况是，现实中很多数据其实并不满足线性回归的使用条件，条件不满足而强行使用，犹如让低血糖患者服用降糖药，其后果可想而知。

7.1.2　单因素分析与多因素分析的关系

如果上述几个条件满足，基本就可以考虑采用线性回归。线性回归分析过程中，一个争议比较多，且很容易让初学者混淆的问题就是单因素与多因素分析的关系。

单因素分析通常被认为是有必要的，通过单因素分析可以初步考察每一个自变量与因变量的关系，还可以初步判断这种影响的大小。但从另一方面来说，单因素分析结果并不十分可靠，因为它没有排除其他自变量的影响。所以单因素分析结果可以作为一个初步探索的结果，但又不能太过于相信。

目前国内流行的一些做法是：先进行单因素分析，然后定一个检验水准（如 0.2、0.1），把 P 值小于该检验水准的自变量再纳入多因素分析。这种做法是为了减少假阴性，避免遗漏一些本来有意义但却未能引入多因素分析的变量。这种一刀切的方式在有些场合下有效，但在一些特殊场景下也会有问题，尤其是自变量之间存在较强相关性的时候，即使将单因素分析的检验水准提高到 0.2 甚至更高，仍有可能出现一些本来有意义的变量未能进入多因素分析的情况。

理论上，如果自变量之间完全独立，没有任何相关性，此时单因素和多因素分析结果是一致的，也无需进行多因素分析了。然而，实际中自变量之间不可能完全独立，或多或少存在一定相关性，这种相关性越大，对多因素结果的影响越大。有时即使某变量在单因素分析中 P 值大于 0.5，仍有可能在多因素分析中 P 值小于 0.05。

因此，单因素分析中，尽管提高检验水准在一定程度上减少了一些假阴性，但仅靠这一点是不够的，还需要同时考虑自变量之间相关性大小。如果自变量之间的相关性很强，建议不要采用这种方式，而是需要综合考虑相关性大小、相关性方向等，具体问题具体分析。

多因素分析中，我们通常需要考虑这样的问题：哪些变量应纳入回归模型？这不是一

个仅靠 P 值来回答的简单问题，需要综合考虑研究目的、专业知识、统计学方法等多个方面。如校正混杂因素的分析思路中，感兴趣的主要研究变量必须包含在模型中，不可能将其筛选掉；再如构建模型过程中，也许变量 a 和 b 组合的拟合效果，与变量 c 和 d 的组合拟合效果接近，是确定唯一的一个模型还是允许多个模型的存在，这也是需要考虑的问题。

7.1.3　如何比较哪个模型更好

在危险因素筛选或混杂因素校正过程中，有时可能会出现多个模型，每个模型中可能包含不同的变量，当从专业上难以对模型进行取舍时，此时可以利用一些统计学指标来辅助判断，这些统计学指标主要是从数据和模型的角度来评价模型的优劣。一个好的回归模型，并不是纳入的自变量越多越好，有时“少而精”的模型反而效果更好，也便于实际应用。常用的判断模型优劣的指标如下：

决定系数（determination coefficient，R^2）　R^2 反映的是不同个体因变量间的变异能够被纳入模型的自变量所解释的比例，即模型解释的变异占总变异的比例。因此，R^2 的数值在 0 ~ 1 之间。R^2 越大，表示模型中自变量的解释能力越强。但是 R^2 达到哪个数值可以认定模型较好，尚无定论。在医学或社会学领域，模型的 R^2 能达到 0.4 就很好了；而在一些实验室数据中，R^2 大于 0.9 则很常见。

但是，需要注意的是，该指标存在一个缺陷，即模型纳入的自变量越多，R^2 则越大。而且无论加入的变量是否有统计学意义，R^2 都会随之增大。因此在实际中，R^2 一般不用于自变量个数不同的模型比较，而是更常用于自变量个数相同的模型比较，如对 x 进行对数变换后，比较 x 对 y 的 R^2 与 ln（x）对 y 的 R^2 哪个更大，可以判断对数变换后模型拟合是否更好。

校正决定系数（adjusted determination coefficient，R^2_{adj}）　R^2_{adj} 又被称为调整 R^2，正是基于 R^2 的缺陷而被提出的，R^2_{adj} 考虑到自变量的个数对模型的影响，对 R^2 进行了校正，增加了对自变量个数的惩罚，以保证其不随着纳入自变量个数的增加而增大。同样，R^2_{adj} 越大，表示模型拟合效果越好，其数值同样在 0 ~ 1 之间。R^2_{adj} 可用于自变量个数不同的模型比较，如含 a、b 的模型与含 a、b、d 的模型哪个更好，可以用 R^2_{adj} 进行比较。

赤池信息准则（akaile's information criterion，AIC）　AIC 同 R^2_{adj} 一样，考虑了对自变量个数的惩罚，因此也可以用于自变量个数不同的模型之间的相互比较。此外，有一些类似于 AIC 的指标，如贝叶斯信息准则（Bayesian information criterion，BIC），可应用于相同的场景。AIC 和 BIC 的值都是越小越好，其基本原则同样是构建“变量少而精”的模型。

残差均方（mean squared error，MSE）　MSE 表示预测值与真实值差值（即残差）的平方和除以自由度，实际中通常使用 RMSE（即 MSE 的平方根）更多一些。MSE 和 RMSE 都是值越小，表示模型拟合效果越好。

以上是实际中较为常用的一些模型评价指标，这些指标很实用，很多情况下我们都需要借助它们来做出一些抉择。实际中通常是多个指标一起使用，然后综合考虑判断。

7.2　线性回归案例分析

例 7.2.1　在“1.5.2 躯体健康分析数据”的案例中，研究者想探讨年龄（岁）、BMI、饮酒、吸烟、心功能分级和呼吸困难这六个因素哪些可能是影响躯体健康评分的因素。

通过本例，我们将详细介绍危险因素筛选过程中可能遇到的问题，以及一些有效的处理思路。但这些思路并非固定不变，读者也不要将其作为固定模式来套用，更重要的是学会这种处理问题的理念。

7.2.1 正态性判断与 Box-Cox 变换

首先考虑因变量是否满足正态分布，尽管严格来说应该是因变量残差而非因变量本身，但实际应用中我们通常观察因变量的正态性分布情况。正态性的判断在章节 4.2.2 已有详细介绍，这里不再赘述其过程，仅说一下结果。

本例中躯体健康评分的直方图和正态分位数图见图 7.2.1，可以看出，躯体健康评分的直方图似乎并不是正态分布，正态分位数图中可以看出躯体健康评分的点值同样有些偏离 $y = x$ 这条直线，这种偏离主要体现在 70 分以后的高值。同时，正态分布的拟合优度 **Shapiro-Wilk** 检验结果显示，$P = 0.0003$，提示不满足正态分布。

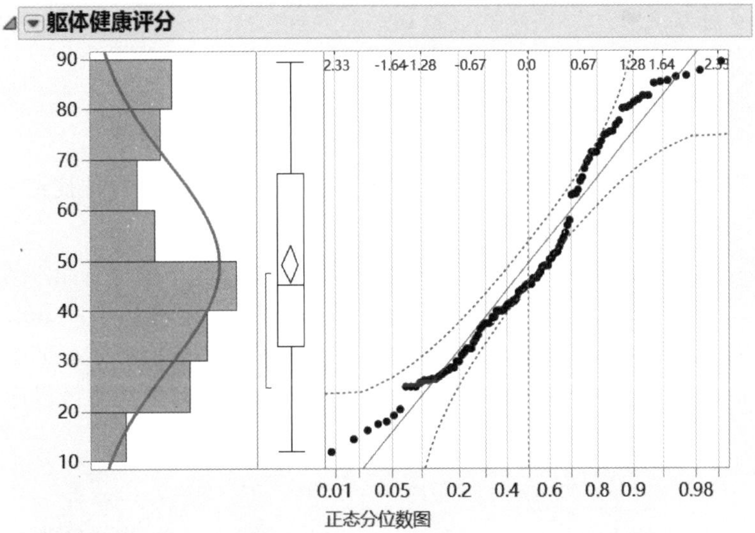

▷ 比较分布

▷ 分位数

▷ 汇总统计量

◢ 拟合的"正态"分布

参数		估计值	标准误差	95% 下限	95% 上限
位置	μ	49.061947	1.914576	45.309447	52.814447
散度	σ	20.352222	0.3021019	19.768643	20.701117

测量	
-2*对数似然	1000.6611
AICc	1004.7702
BIC	1010.1158

◢ 拟合优度检验

	W	概率<W
Shapiro-Wilk	0.9487727	0.0003*

	A2	Simulated p-Value
Anderson-Darling	1.986085	<.0001*

图 7.2.1 躯体健康评分的正态性检验结果

由于因变量不满足正态分布，直接采用线性回归未必合适。这时我们至少可以考虑两种方式：第一，对因变量进行变量变换，使其变换后更接近正态分布；第二，采用基于偏态分布的方法，如中位数回归。我们在这里先介绍变量变换，中位数回归在后面的 7.6 中介绍。

关于因变量的变量变换，比较实用的方法是 Box-Cox 变换，Box-Cox 变换可以看作是多种变换方式的汇总，其公式如下：

$$y(\lambda)=\begin{cases}\dfrac{y^{\lambda}-1}{\lambda}, & \lambda\neq 0\\ \ln(\lambda), & \lambda=0\end{cases}$$

公式 7.2.1

基于公式 7.2.1 可以看出，不同的 λ 对应不同的变换方式，其中最常见的变换方式以及对应的 λ 如下：

$\lambda=-1$，对应倒数变换；

$\lambda=0$，对应对数变换；

$\lambda=0.5$，对应平方根变换；

$\lambda=1$，对应线性变换，即不进行变换；

$\lambda=2$，对应平方变换。

Box-Cox 变换的好处在于节省一一尝试不同变换方式的时间，自动找到一种最佳变换方式，再运用该变换方式对因变量进行变换即可。

Box-Cox 变换在 JMP Pro 软件中非常容易实现，在数据集中躯体健康评分变量名位置点击右键，在出现的菜单中点击**新建公式列＞分布＞ Box Cox**，弹出界面 **Box-Cox 变换**会给出最佳的变换提示。**Box-Cox 变换**界面中 λ_1 即上文中提到的变换方式，如倒数变换、对数变换；λ_2 指 y 加或减某个值。本例中提示 $\lambda_1=0$，$\lambda_2=0$，即对变量躯体健康评分直接进行对数变换（图 7.2.2）。

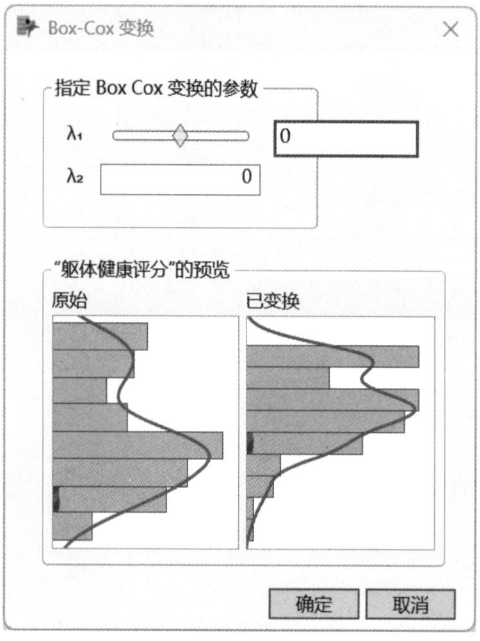

图 7.2.2　躯体健康评分 Box-Cox 变换结果

我们对比一下对数变换前后的数据，从箱线图和正态分位数图中可以看出（图 7.2.3），变换后的数据更接近正态分布。此外，拟合优度 **Shapiro-Wilk** 检验的 W 值从 0.949 增加到 0.963，更接近 1。尽管变换后 P 值仍小于 0.05，但与原数据相比已有改进。因此，在后续分析中，我们将采用因变量的对数变换形式，变换后的变量命名为 ln（躯体健康评分），后续都是针对 ln（躯体健康评分）进行分析。

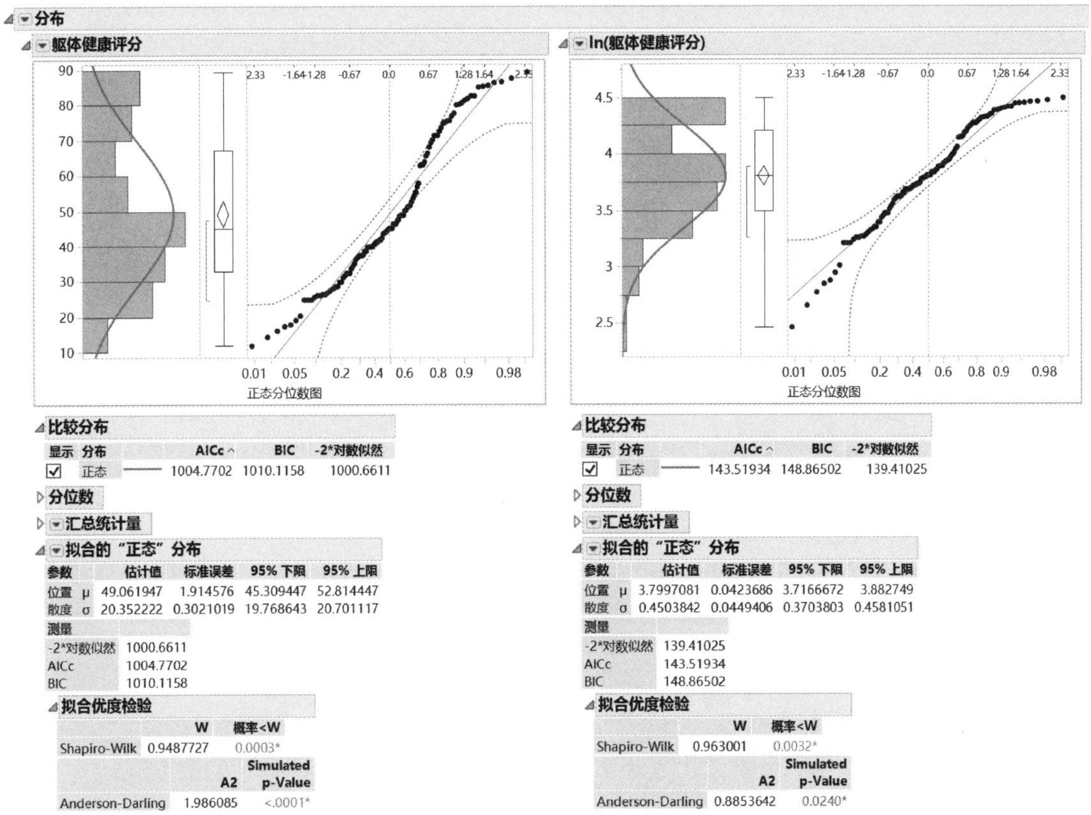

图 7.2.3　对数变换前后躯体健康评分的分布

可能有的人会觉得，既然拟合优度检验仍不满足正态性条件，是否有必要进行变换？这是一个比较灵活的问题。实际中不可能有一种变换能够将数据变换为完美的正态分布，只能是相对于原始数据更接近正态分布。如果更为接近，可以看作近似满足正态性这一条件，可以继续分析。当然，如果尝试各种变换后始终呈偏态，还可以考虑中位数回归。

7.2.2　连续和等级变量的线性关系判断

自变量与因变量的线性关系判断，主要是针对连续型自变量和有序分类的自变量。二分类自变量可直接纳入模型，无序多分类变量一般建议以虚拟变量形式纳入模型，因此这两类自变量都无需考虑线性关系。本例中吸烟、饮酒、呼吸困难程度为二分类变量，不用考虑线性问题。BMI 和年龄是连续变量，心功能分级是有序分类变量，下面主要针对这三个变量进行线性判断。

7.2.2.1　作为连续变量的年龄和 BMI　判断线性关系最常见也最直观的工具是散点图。

当样本量不大时，可以轻松观察是否为线性；但当样本量很大时，由于数据点过多，往往肉眼很难判断是否呈线性关系，这时候就需要借助一定的方法和工具，JMP Pro 软件提供的一个有力工具是核平滑法，可以用来初步判断两变量间的线性关系。

在 JMP Pro 软件中依次点击**分析**>**以 X 拟合 Y**，打开**以 X 拟合 Y** 窗口，将 ln（躯体健康评分）导入 **Y, 响应**，年龄和 BMI 导入 **X, 因子**（图 7.2.4）。

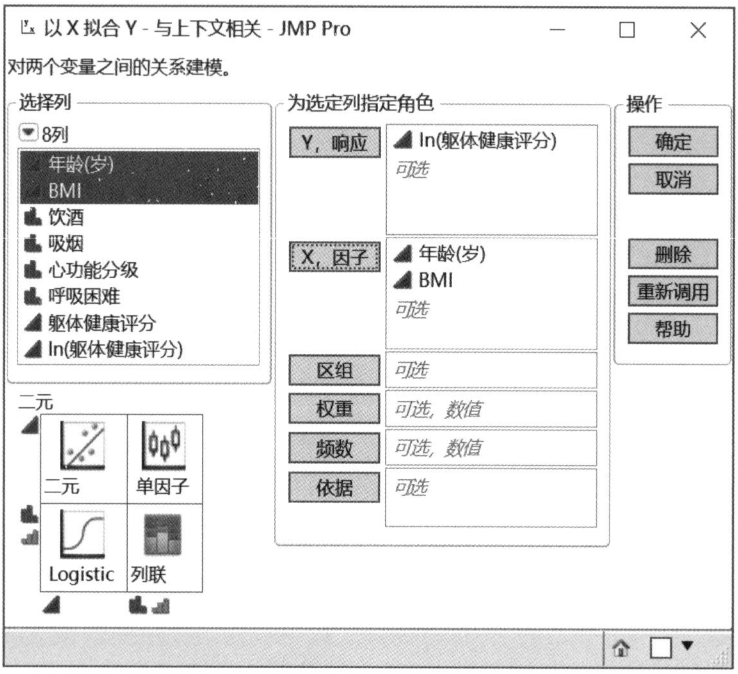

图 7.2.4　以 X 拟合 Y 的操作界面

结果如图 7.2.5 所示，分别给出了年龄、BMI 与 ln（躯体健康评分）的散点图。

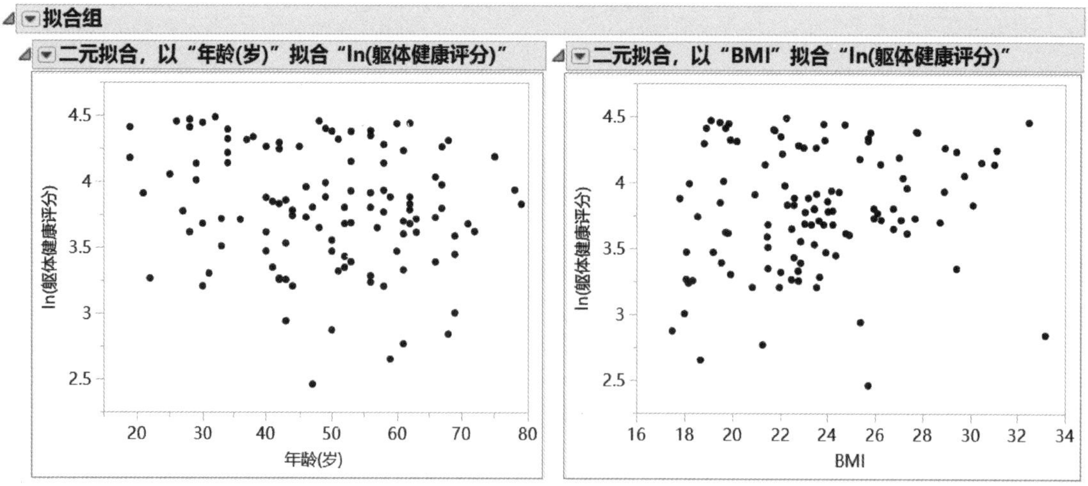

图 7.2.5　年龄、BMI 与 ln（躯体健康评分）的散点图

从散点图中我们可以看到，由于数据点太多，很难判断是否服从线性关系，这时可借助 JMP Pro 软件中的核平滑法来大致判定。在图 7.2.5 界面中点击**二元拟合**左侧的三角形下拉菜单，依次点击**灵活**>**核平滑法**（图 7.2.6）。

小提示

可先按 Ctrl 键，然后点击三角形下拉菜单中的**核平滑法**，可实现所有变量的核平滑法曲线的输出。

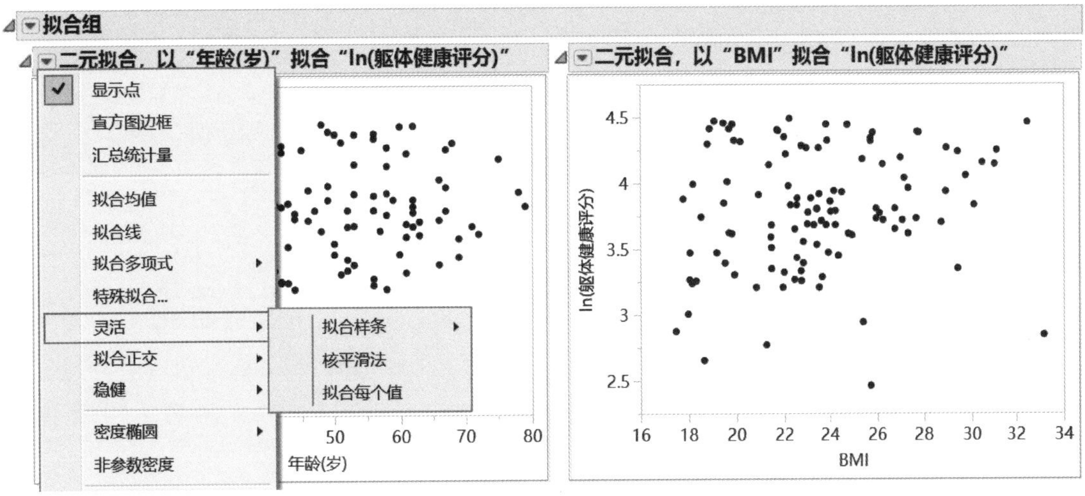

图 7.2.6 核平滑法操作界面

结果如图 7.2.7 所示，图中均拟合了一条局部平滑曲线，这时我们需要结合图形做出一定的主观判断。默认的拟合结果是平衡了拟合效果（即 **R 方**）和平滑性的一种折中情况，即**平滑性**（**alpha**）参数 = 0.5 对应的局部平滑曲线。当拟合效果越好，往往平滑性越差，反之平滑性越好，拟合效果越差。以年龄为例，如图 7.2.8 所示，**平滑性**（**alpha**）参数分别设置为 0.1、0.5 和 1，该参数越大说明平滑性越好，可以看到随着拟合的曲线越来越光滑，而 **R 方**越来越小。需要注意的是，读者往往只需要观察默认拟合的曲线进行判断即可。

本例中通过观察默认拟合的局部平滑曲线，我们认为年龄与 ln（躯体健康评分）的关系可能是线性的，也有可能是二次项；BMI 与 ln（躯体健康评分）的关系似乎也有点像二次项，但也可以大致看作是线性关系。这就需要进一步分析比较到底哪种关系更为合适。下面我们分别对年龄、BMI 拟合线性关系和二次项关系。

JMP Pro 软件的操作步骤：拟合线性关系通过点击图中**二元拟合**左侧的三角形下拉菜单，再点击**拟合线**；拟合二次项关系通过点击三角形下拉菜单，依次点击**拟合多项式**> **2**。此时主要关注**拟合汇总**的结果，首先从**多项式拟合次数 = 2** 这部分参数估计值来看（图 7.2.9），两个变量的二次项并无统计学意义（$P = 0.167$，$P = 0.462$）；再从**调整 R 方**（R^2_{adj}）来看，两个变量的二次项拟合（0.032 和 0.017）相较于线性拟合（0.024 和 0.021）并无明显差异，另外，两个变量二次项（0.443 和 0.446）和线性拟合（0.445 和 0.446）的**均方根误差**同样非常接近。由于变量之间关系的拟合应遵循简单原则，因此我们认为年龄和 BMI 均与 ln(躯

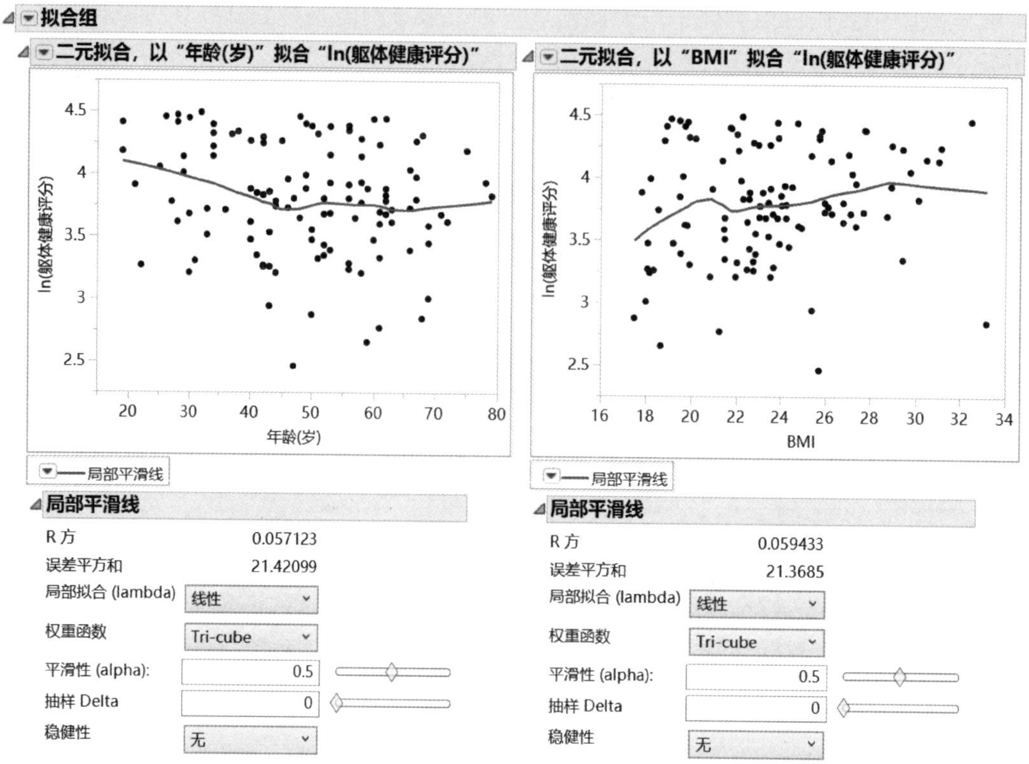

图 7.2.7　核平滑法拟合结果

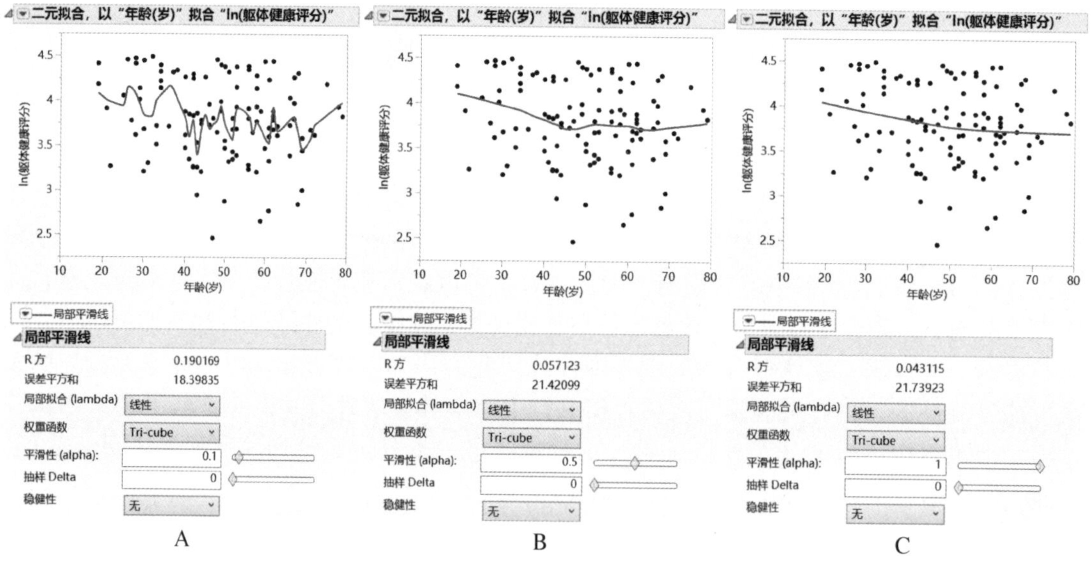

图 7.2.8　核平滑法不同平滑性参数对应的拟合结果

A. 平滑参数为 0.1；B. 平滑参数为 0.5；C. 平滑参数为 1.0。

体健康评分）呈线性关系。

7.2.2.2　作为有序分类变量的心功能分级　心功能分级是四分类变量，且从临床角度，我们认为这四个类别之间具有一定的等级顺序，因此可以看作是有序分类变量。我们可以

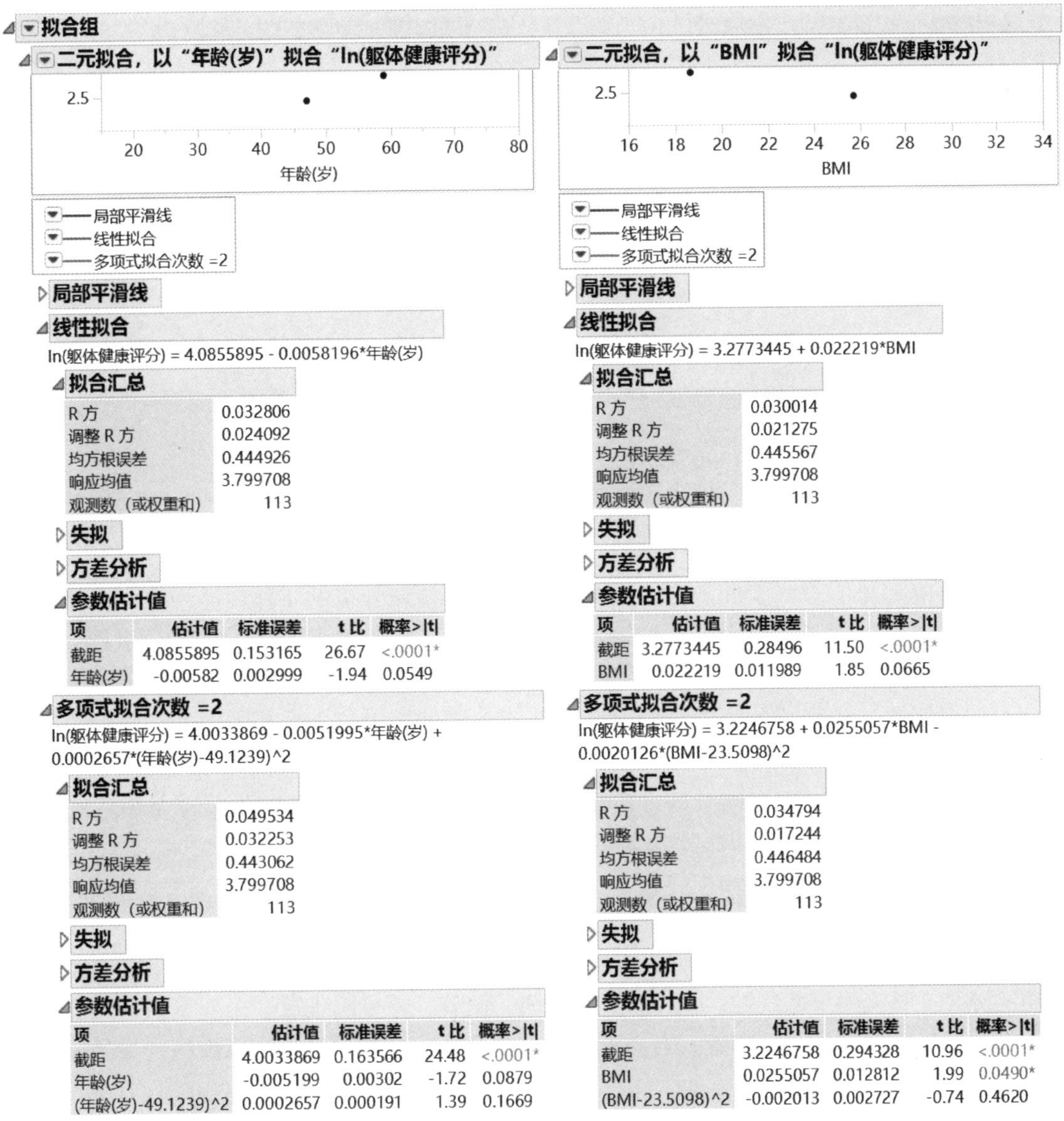

图 7.2.9　年龄、BMI 与 ln（躯体健康评分）的线性拟合和多项式拟合结果

先判断该自变量与因变量间是否为线性关系，如果呈线性，可以作为连续变量纳入，此时可节省自由度；如果呈明显的非线性，则不能作为连续变量，需以虚拟变量的形式纳入。

JMP Pro 软件的操作步骤：依次点击**分析＞以 X 拟合 Y**，打开**以 X 拟合 Y** 窗口，将 ln（躯体健康评分）导入 **Y, 响应**，心功能分级导入 **X, 因子**。输出结果如图 7.2.10A 所示，由于在数据库中心功能分级是名义型，因此其结果输出与年龄和 BMI 不同。继续点击“**心功能分级 -ln（躯体健康评分）**”**单因子分析**左侧的三角形下拉菜单，依次点击**显示选项＞连接均值**，结果如图 7.2.10B 所示，将 4 个不同心功能分级组的 ln（躯体健康评分）的均值连接起来。

从图 7.2.10B 中可以看出，4 个组别的心功能分级与 ln（躯体健康评分）间大致可以认为呈线性关系，尤其前三类更为明显。因此，我们可以对变量心功能分级考虑以下几种处理方案：第一，将心功能分级直接作为连续变量纳入模型；第二，心功能分级的第 4 类例数

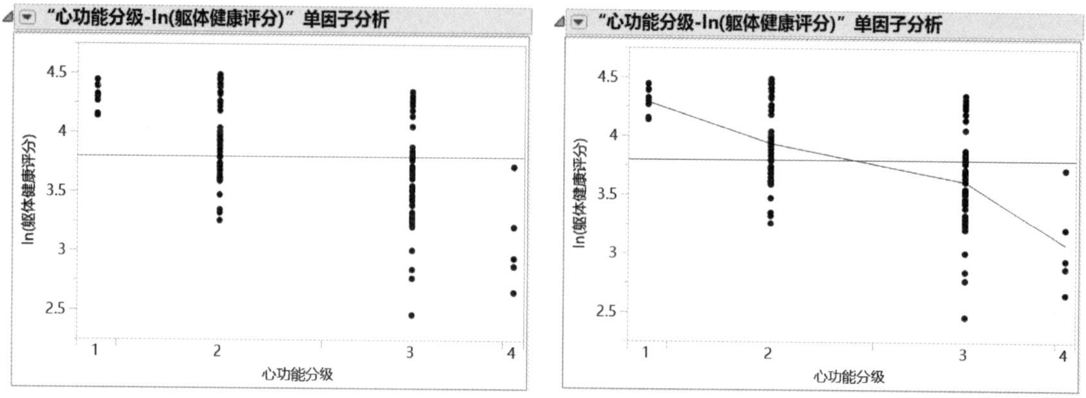

A　　B

图 7.2.10　心功能分级与 ln（躯体健康评分）的拟合结果

A．心功能分级与 ln（躯体健康评分）单因子分析拟合结果；B．在 A 图的基础上将 4 个不同心功能分级组的 ln（躯体健康评分）的均值连接。

太少，且下降趋势明显高于前 3 类，因此可考虑将心功能分级的 4 和 3 进行合并，然后作为连续变量纳入；第三，本例样本量相对于自变量个数充足，也可以将心功能分级作为虚拟变量纳入模型。

本例根据统计图提示，且考虑到合并心功能分级的 4 级和 3 级并无不妥，我们考虑将心功能分级合并为 3 类，分别为 1 级、2 级、3 级及以上。合并后通过统计图发现，三类之间的直线关系非常明显，因此后续分析将心功能分级分为 3 类，且以连续变量形式纳入模型，产生的新变量命名为心功能分级 2。

7.2.3　分类变量的线性判断和虚拟变量化

第 1 章我们已经提到过，分类变量一般需要将其作为虚拟变量分析，除非像前面提到心功能分级 2 具有明显的线性。例 7.1 中的吸烟、饮酒、呼吸困难这三个变量都是二分类变量，在数据集中定义为名义变量。名义型变量在 JMP Pro 软件中可直接以虚拟变量的形式输出结果。

本例中分别将饮酒、吸烟、呼吸困难这三个变量的参照组设为不饮酒（数据集中赋值为 2）、不吸烟（数据集中赋值为 2）和轻度呼吸困难（数据集中赋值为 0）。JMP Pro 软件默认以**值顺序**对话框中的最后一行作为参照组，如果想修改参照组，仅需将参照组调至最后一行即可（具体操作详见章节 2.2.5）。

需要注意的是，虚拟变量的结果可以输出不同的效应方式。JMP Pro 软件中线性回归的默认输出结果并非我们常见的虚拟编码结果，但可以在结果中额外输出虚拟编码结果，这在后面的内容中会继续介绍。总之，要输出虚拟变量的结果，首先在数据集中将变量设定为名义型，并且根据实际情况指定虚拟变量的参照组，其余的在结果界面中进行设定。

7.2.4　单因素线性回归

上述关于正态性、线性等条件的判断，可以看作数据分析前的预处理，尽管这些预处理工作不会得到最终结果，但却是分析过程中必不可少的环节。通过预处理使数据满足统计方法使用条件后，接下来再考虑如何将变量纳入模型。

首先进行单因素分析，观察每一个自变量对因变量的大致影响。JMP Pro 软件可通过**以 X 拟合 Y** 菜单一次性执行每一自变量分别与因变量的单因素分析。在**以 X 拟合 Y** 窗口中，将 6 个自变量拖入 **X, 因子**，将 ln（躯体健康评分）导入 **Y, 响应**，便可输出 6 个自变量的单因素分析结果。

由于自变量的类型不同，其输出的单因素分析结果也不同。3 个连续变量默认输出的是二元拟合结果（即自变量和因变量都是连续变量），而 3 个分类变量默认输出的是单因子分析结果（即自变量是分类变量而因变量是连续变量）。

对于连续型自变量，即年龄、BMI 和心功能分级 2，分别点击结果界面中**二元拟合**左侧的三角形下拉菜单，点击**拟合线**（或按住 Ctrl 键，点击其中一个即可）。此时这 3 个变量分别给出了单因素线性回归的结果（图 7.2.11），该部分结果包括每一自变量的**线性拟合**方程、**拟合汇总**、**参数估计值**等。从图中可以看出，年龄、心功能分级 2 与 ln（躯体健康评分）间呈负线性关系，BMI 与 ln（躯体健康评分）呈正向线性关系。从**参数估计值**和**方差分析**结果来看，心功能分级 2 与 ln（躯体健康评分）的关系有统计学意义（$P < 0.001$），年龄、BMI 与 ln（躯体健康评分）的关系在 0.05 的检验水准上无统计学意义（$P = 0.055$；$P = 0.067$）。

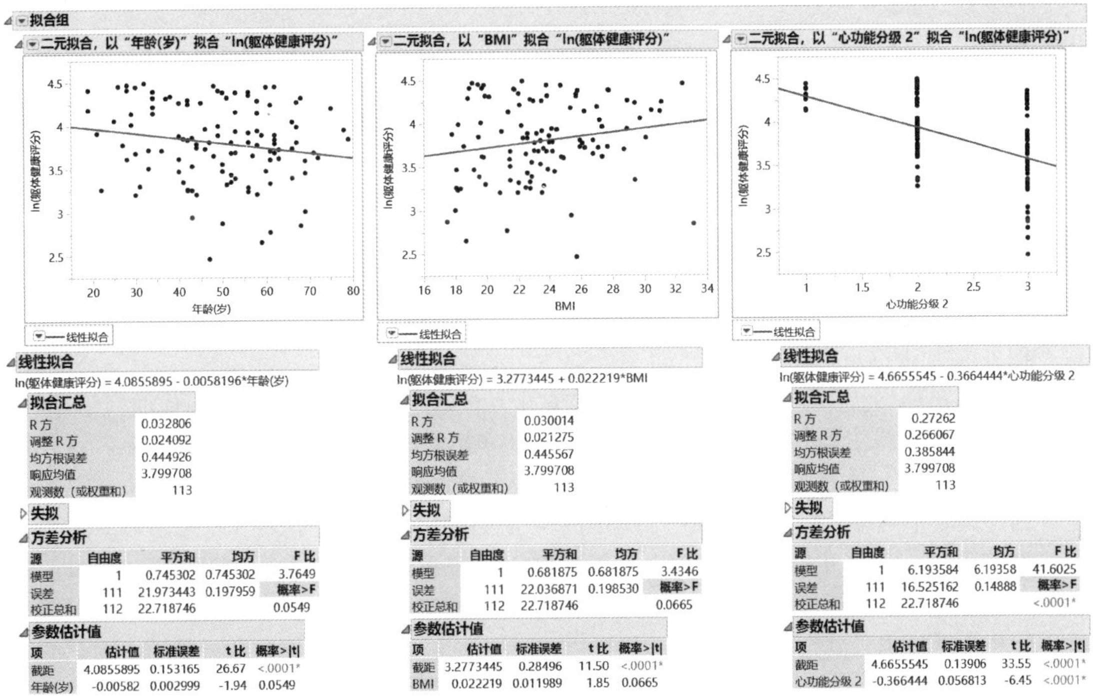

图 7.2.11 多个连续型自变量的单因素分析结果

对于分类变量，即饮酒、吸烟和呼吸困难，分别点击“**饮酒 -ln（躯体健康评分）**”**单因子分析**、“**吸烟 -ln（躯体健康评分）**”**单因子分析**和“**呼吸困难 -ln（躯体健康评分）**”**单因子分析**左侧的三角形下拉菜单（或按住 Ctrl 键，点击其中一个即可），再点击**均值 / 方差分析 / 合并的 t**。

如图 7.2.12 所示，结果中同时给出了 t 检验和单因素方差分析的结果，当然二者一致。

结果发现，饮酒对应的 P 值为 0.665，吸烟对应的 P 值为 0.636，呼吸困难对应的 P 值为 < 0.001，提示呼吸困难与 ln（躯体健康评分）的关系有统计学意义。

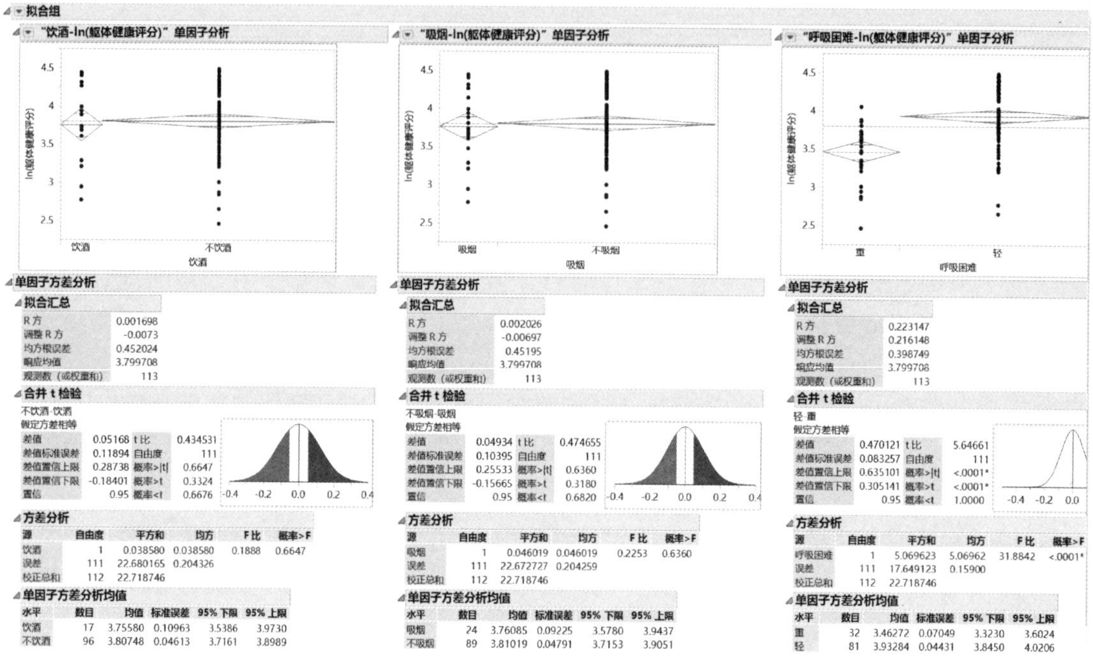

图 7.2.12　多个分类自变量的单因素分析结果

7.2.5　多因素线性回归

通过单因素分析，我们发现心功能分级 2 和呼吸困难与躯体健康评分的关联有统计学意义；年龄和 BMI 无统计学意义，其 P 值略大于 0.05；饮酒和吸烟的影响无统计学意义，其 P 值远大于 0.05。

这时候面临的一个重要问题就是哪些变量进一步纳入多因素分析？我们在前面提到过，做多因素分析，最主要是考虑在调整其他变量的情况下，自变量对因变量的影响。这种调整的大小，与自变量之间的关系有关，如果自变量之间相关性很强，多因素分析越需要慎重，因为此时单因素分析和多因素分析的结果可能会差别很大。

本例中我们先初步观察了一下几个变量之间的关系，连续变量直接用相关系数即可，分类变量可用 γ 系数等，详见第 6 章。结果发现，吸烟和饮酒之间、心功能分级 2 和呼吸困难之间相关性较强，其余变量相关性较弱。

根据这一发现，并结合单因素分析结果，我们考虑将饮酒变量剔除。主要原因包括：第一，饮酒与吸烟相关性太强，同时纳入模型容易导致模型不稳定；第二，相对而言，饮酒变量对应的 P 值更大，因此保留吸烟变量；第三，吸烟和饮酒这两个行为并无太明显的重要性区分，并无专业上的保留考虑。如果专业上对某一变量有倾向性，则以专业为主。总的来说，自变量的确认需要基于专业知识，并考虑样本量以及自变量之间的相关性，同时结合每个变量单因素分析的 P 值等情况。

本例中我们将保留的 5 个自变量纳入模型，执行多因素线性回归。

JMP Pro 软件操作步骤为：依次点击**分析**>**拟合模型**，打开**拟合模型**窗口，输入上述 5

个自变量和因变量。由于因变量为连续变量，因此右侧**特质**下拉菜单默认设置为**标准最小二乘法**。这里需要注意图 7.2.13 右侧**重点**下拉菜单，可选择**效应杠杆率**、**效应筛选**和**最小报表** 3 种模式，这三种模式各有侧重，其对应的默认输出结果不同。**最小报表**给出最简洁的结果，**效应杠杆率**给出的默认结果最多。不过即使选择最小报表，仍可在结果界面自行手动选择输出所有结果，3 种模式只是默认的输出结果不同。

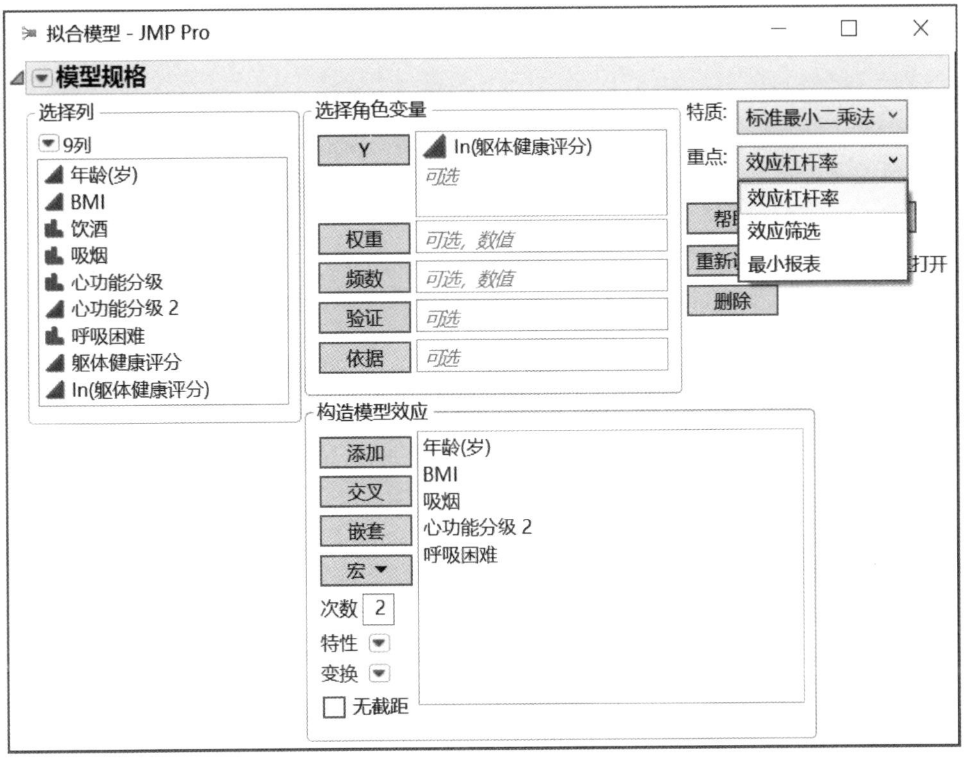

图 7.2.13 多因素线性回归拟合模型的操作界面

我们选择**效应杠杆率**这一模式，默认输出结果除了常规的模型相关结果（参数估计值、统计检验结果等）外，还包括了直观反映自变量影响大小的杠杆图。

杠杆图反映的是校正了其他因素后某个自变量与因变量的关系，也称为偏残差图。图 7.2.14 分别展示 5 个自变量在校正了其他 4 个自变量后与 ln（躯体健康评分）的偏残差图。连续变量和分类变量的结果略有不同，分类变量的结果中多出一部分内容，该部分展示了**最小二乘均值**（校正其他变量后分类变量不同组别的均值）、**标准误差**以及**均值**（未进行校正的均值）。**杠杆率**结果显示，在校正其他变量后，年龄、BMI 和吸烟对躯体健康评分的影响无统计学意义（$P = 0.187$，$P = 0.083$，$P = 0.289$），心功能分级 2 和呼吸困难仍然具有统计学意义（$P < 0.001$，$P < 0.001$）。

除各个自变量的**杠杆图**外，模型的分析结果主要包括**“预测值 - 实际值”图**、**效应汇总**、**“预测值 - 残差”图**、**拟合汇总**、**方差分析**、**参数估计值**等内容。

“预测值 - 实际值”图（图 7.2.15）反映了模型预测值与实际观测值的吻合程度，横坐标是**预测值**，纵坐标是**实际值**，二者越接近 45° 线，则说明模型拟合效果越好。结果显示，预测值与实际值基本一致，**RSq**（R^2）= 0.40，说明模型总的拟合效果还可以。在医学领域，一个模型能解释结局变异的 40%，就已经很不错了。

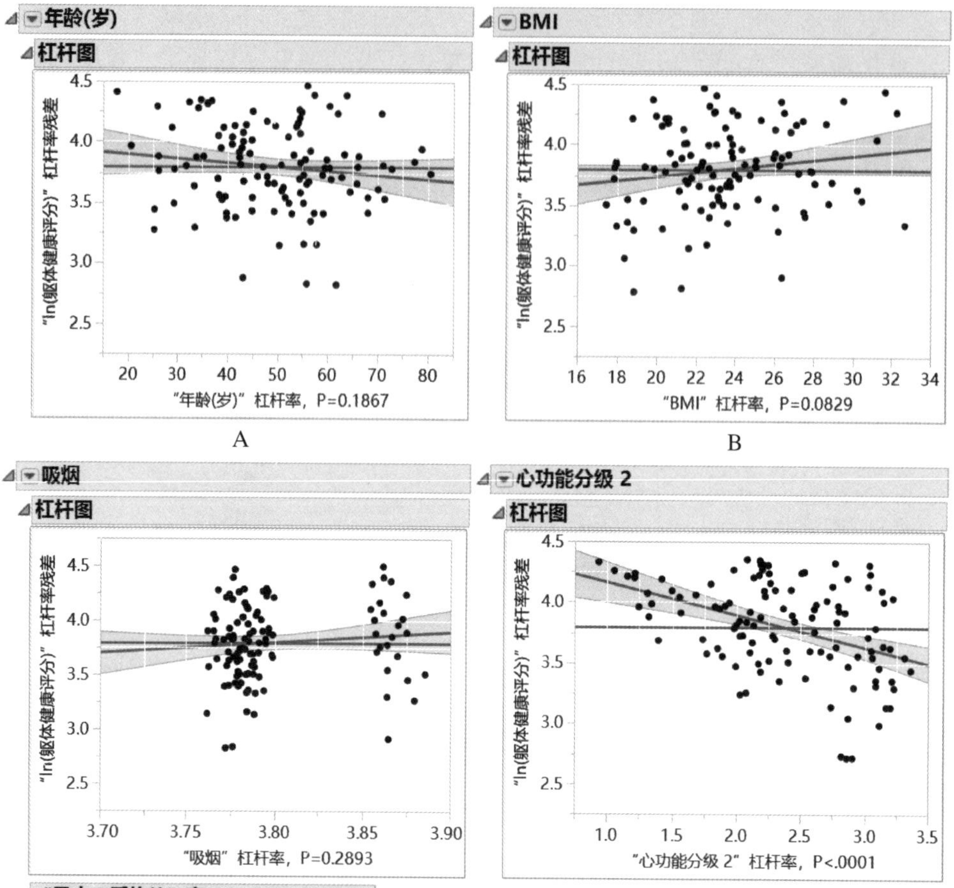

"最小二乘均值"表

水平	最小二乘均值	标准误差	均值
吸烟	3.7953160	0.07493380	3.76085
不吸烟	3.7051811	0.04245267	3.81019

C

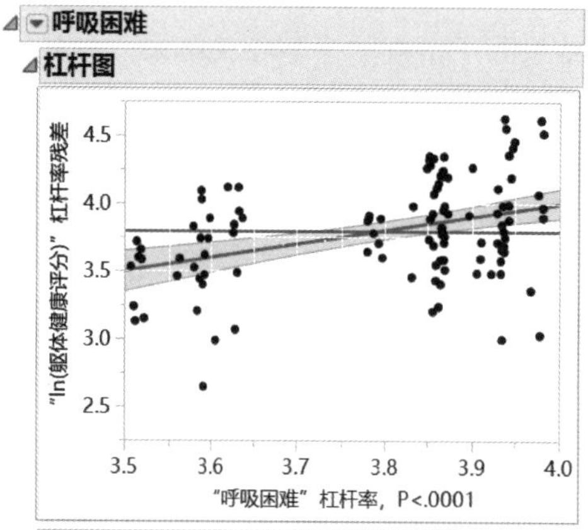

"最小二乘均值"表

水平	最小二乘均值	标准误差	均值
重	3.5764054	0.06801420	3.46272
轻	3.9240917	0.04825972	3.93284

E

图 7.2.14　多因素线性回归中 5 个自变量的杠杆图

A．年龄杠杆图；B．BMI 杠杆图；C．吸烟杠杆图；D．心功能分级 2 杠杆图；E．呼吸困难杠杆图。

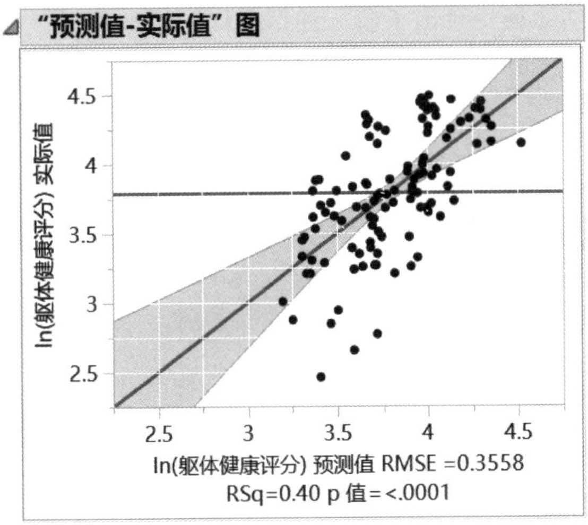

图 7.2.15 多因素线性回归"预测值 - 实际值"图

效应汇总结果反映的是各自变量的贡献值大小，主要通过 **LogWorth** 值来反映，**LogWorth** 值等于 $-\log_{10}P$。从图 7.2.16 中可以看出，5 个自变量中贡献最大的是心功能分级 2 和呼吸困难，而 BMI、年龄和吸烟的影响较小。该结果可以直观反映出自变量的贡献大小，也可以作为变量筛选的参考依据。

效应汇总

源	LogWorth	p 值
心功能分级2	5.098	0.00001
呼吸困难	4.593	0.00003
BMI	1.081	0.08290
年龄(岁)	0.729	0.18675
吸烟	0.539	0.28931

删除 添加 编辑 □ FDR

图 7.2.16 多因素线性回归 5 个自变量的效应汇总结果

"预测值 - 残差图"（图 7.2.17）是以因变量**预测值**为横坐标，以**残差**为纵坐标绘制的散点图。该图可以提示模型拟合是否合理，如果残差随机分布在 $y = 0$ 的上下两侧，提示模型拟合较好，如果是非随机分布（如呈现某种特定的变化趋势），则说明模型可能存在问题，需要重新考虑模型构建的前提条件是否满足。本例结果显示，残差分布较为均匀，并未发现明显的变化趋势，可以认为模型对数据的拟合较好。

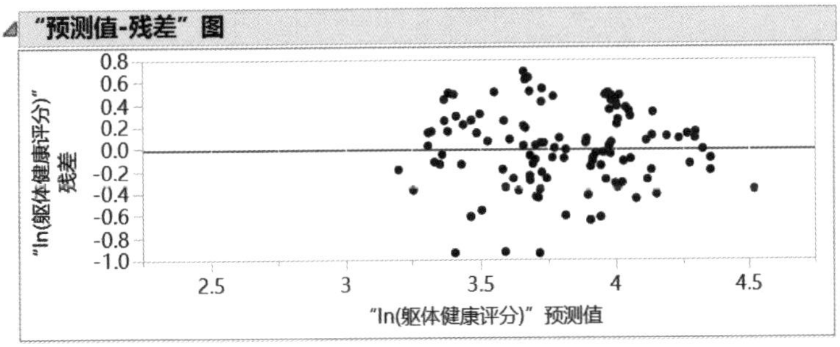

图 7.2.17 多因素线性回归"预测值 - 残差"图

拟合汇总结果（图 7.2.18）给出了模型的拟合优度指标。主要包含 **R 方**（R^2）、**调整 R 方**（R^2_{adj}）、**均方根误差**（RMSE）等。本例结果显示，整体模型对应的 R^2_{adj} 为 0.376，拟合效果尚可。由于本例的研究目的不是用于预测，而是危险因素筛选，因此 R^2 和 R^2_{adj} 并不是必须参考的。但这些指标仍可以大致反映模型的拟合情况，尤其在与其他模型进行比较时更为有用。

方差分析部分给出了模型和误差对应的**自由度**、**平方和**（方差）和**均方**，以及整体模型对应的 **F 比**（F 值）和**概率＞ F**（P 值）。从图 7.2.19 中可以看出，本研究的总体模型对应的 P 值小于 0.001。这部分反映的是整个模型的显著性，而实际中我们通常更关心具体每一变量的影响，因此这部分结果在实际中意义不是很大。

拟合汇总

R 方	0.403736
调整 R 方	0.375873
均方根误差	0.355811
响应均值	3.799708
观测数（或权重和）	113

图 7.2.18　多因素线性回归拟合汇总结果

方差分析

源	自由度	平方和	均方	F 比
模型	5	9.172369	1.83447	14.4901
误差	107	13.546377	0.12660	概率>F
校正总和	112	22.718746		<.0001*

图 7.2.19　多因素线性回归方差分析结果

参数估计值（图 7.2.20）是我们较为关心的结果，给出了每一自变量对应的**估计值**、**标准误差**、**t 比**（t 值）和**概率＞ |t|**（P 值）。对于分类变量吸烟和呼吸困难，参照组分别设定为“不吸烟”和“轻”，研究目的是将吸烟与不吸烟进行比较，呼吸困难程度重与程度轻进行比较，因此在这部分结果中显示了分类变量比较组的赋值，分别为［吸烟］和［重］。但这里需要特别提醒一下：JMP Pro 软件中对名义型变量默认输出的是虚拟变量效应编码对应的结果，也就是说，图 7.2.20 输出的吸烟和呼吸困难结果并不是我们最熟知的虚拟编码结果。

参数估计值

项	估计值	标准误差	t 比	概率>|t|
截距	4.1437702	0.292936	14.15	<.0001*
年龄(岁)	-0.003391	0.002552	-1.33	0.1867
BMI	0.0173467	0.00991	1.75	0.0829
吸烟[吸烟]	0.0450674	0.04232	1.06	0.2893
心功能分级2	-0.268635	0.057234	-4.69	<.0001*
呼吸困难[重]	-0.173843	0.039494	-4.40	<.0001*

图 7.2.20　多因素线性回归参数估计值结果

在这里简要介绍虚拟编码和效应编码的区别，对于有 n 个组别的自变量，通常需要选取 1 个分类作为参照，因此可以产生 $n-1$ 个虚拟变量。效应编码和虚拟编码的差别在于参照组的赋值，效应编码是将参照组全部赋值为 –1，而虚拟编码将参照组全部赋值为 0。例如二分类变量性别，以女性为参照组，若设置为效应编码，则男性为 1，女性为 –1；若设置为虚拟编码，则男性为 1，女性为 0。再比如四分类变量血型（AB 型、A 型、B 型、O 型），以 O 型为参照组，3 个虚拟变量设置如下表 7.2.1 所示。正是因为赋值的差异，导致两种编码方式估计出来的参数估计值含义不同，效应编码对应的参数估计值反映的是比较组与参照组效应差值的两倍，而虚拟编码对应的参数估计值反映的正是比较组与参照组的效应差值。从变量赋值方式以及对应的估计值含义可以看出，虚拟编码对应的参数估计值是大多数情况下我们想得到的分析结果。

表 7.2.1 虚拟变量的效应编码和虚拟编码的赋值方式

	效应编码			虚拟编码		
	X_1	X_2	X_3	X_1	X_2	X_3
AB 型	1	0	0	1	0	0
A 型	0	1	0	0	1	0
B 型	0	0	1	0	0	1
O 型	−1	−1	−1	0	0	0

如果要输出虚拟编码的结果，需要点击**响应**左侧的三角形下拉菜单，再依次点击**估计值**＞**指标参数化估计值**。此时结果会给出**指标函数参数化**的结果，即虚拟编码对应的估计值结果（图 7.2.21）。

小提示

线性回归分析中，参数估计值中的名义型变量默认给出的不是虚拟编码结果，如果想查看虚拟编码结果，需要在**指标参数化估计值**中显示。

从图 7.2.21 的**指标函数参数化**结果可以看出，年龄、BMI 和心功能分级 2 这三个连续型变量的结果与图 7.2.20 的**参数估计值**结果完全相同，而吸烟、呼吸困难这 2 个名义型变量的**估计值**（回归系数）和**标准误差**则有所不同。再次强调，**参数估计值**展示的是效应编码结果，而**指标函数参数化**展示的是虚拟编码结果，这部分是我们所关心的结果。

图 7.2.21 分析结果显示，心功能分级 2 每增加 1 级，ln（躯体健康评分）减少 0.269；呼吸困难重与轻相比，ln（躯体健康评分）下降 0.348。

指标函数参数化

项	估计值	标准误差	t 比	概率>|t|
截距	4.2725459	0.281187	15.19	<.0001*
年龄(岁)	-0.003391	0.002552	-1.33	0.1867
BMI	0.0173467	0.00991	1.75	0.0829
吸烟[吸烟]	0.0901349	0.08464	1.06	0.2893
心功能分级2	-0.268635	0.057234	-4.69	<.0001*
呼吸困难[重]	-0.347686	0.078988	-4.40	<.0001*

图 7.2.21 多因素线性回归指标参数化估计值结果

小提示

JMP Pro 软件中，分类变量名后面紧跟的类别是比较组，参照组不体现在结果部分，如图 7.2.21 所示，呼吸困难后面中括号里显示的是 [重]，意思是重度作为比较组，其参数估计值 0.348 反映的是：重度与轻度（参照组）相比，因变量的变化值，也就是 ln（躯体健康评分）下降 0.348。

效应检验（图 7.2.22）的结果与参数估计值一致，但该部分结果不展示参数估计值，而是显示作为每个变量整体的影响是否有统计学意义。我们可以看到，这部分结果中两个分类变量名后面并没有显示参照组，因为这里不考虑参数估计值，而是考虑变量的整体效应。一般情况下，我们实际中更关心的是变量的参数估计情况，因此这部分结果了解一下即可。

效应检验

源	参数数目	自由度	平方和	F 比	概率>F
年龄(岁)	1	1	0.2235360	1.7657	0.1867
BMI	1	1	0.3879336	3.0642	0.0829
吸烟	1	1	0.1435741	1.1341	0.2893
心功能分级2	1	1	2.7890778	22.0303	<.0001*
呼吸困难	1	1	2.4529550	19.3754	<.0001*

图 7.2.22 多因素线性回归效应检验结果

7.3 变量的逐步筛选法与最优子集法

7.3.1 几种变量筛选方法介绍

通过章节 7.2 我们详细介绍了变量筛选的一些基本思路和过程，但如果你对此并不是很熟悉，也有专门针对新手的变量筛选方法。JMP Pro 软件提供了 4 种变量筛选方式，分别为前进法、后退法、逐步法以及最优子集法。

前进法 该方法的初始模型为一个空集。第二步纳入第一个自变量，选择与结局变量 y 的相关系数绝对值最大的自变量作为待选变量，若回归系数具有统计学意义，则将这个变量引入回归方程。第三步是引进第二个自变量，过程为考察每一个尚未纳入回归模型的变量，计算每个变量与已纳入的自变量校正后的 y（即残差变量）的相关系数，同样取相关系数绝对值最大者作为待选变量，若回归系数具有统计学意义，则继续引入方程中。后续步骤与第三步完全一致，直到被引入的变量的回归系数不再具有统计学意义，或者所有的变量均已纳入模型时，模型构建终止。

后退法 该方法的初始模型为全部 p 个自变量的集合，然后采用一个接一个剔除的方法达到变量筛选的目的。第一个考虑被筛除的变量是在方程中 t 检验值的绝对值最小的变量，如果同时 t 检验结果无统计学意义，则被剔除。在剩下的 $p-1$ 个变量的回归方程中，同样重复上述的剔除过程。直到不能剔除或所有变量均被剔除为止。

逐步回归法 逐步回归法的本质是前向选择法，不过在每前进一步的同时添加了附加条件：将已纳入模型的变量进行逐个检验，如果先引入的变量由于后引入的变量变得没有统计学意义，再将其剔除。纳入和剔除的过程反复进行，直到方程外无显著变量可纳入，方程内无变量可剔除。

最优子集法 这是一种非常直接的方法，对于每一个可能的自变量集合的子集，建立对应的回归模型，若共有 p 个自变量，则可以构建 2^p 个回归模型（包括一个自变量都没有纳入的回归模型和全部自变量均纳入的回归模型）。通过一定的标准，如 AIC、BIC 或 RMSE，确定最优模型。

总结以上 4 种方法，当自变量不是很多的情况下，建议首选最优子集法。如果变量确实太多，再考虑采用前三种变量筛选方法。事实上，在当前计算机发达的时代，多数情况下，最优子集法的计算量大这一缺陷已不是问题，实际中可以优先考虑。当然，构建模型不能完全依赖统计软件给出的统计结果，必须结合相应的专业知识，综合考虑选择相对“最优”的模型。

7.3.2 逐步回归案例分析

例 7.3.1 在“1.5.2 躯体健康分析数据”的案例中，采用逐步筛选的方法探索危险因素。

在 JMP Pro 软件中依次点击**分析**>**拟合模型**，打开**拟合模型**窗口，输入相应的因变量和自变量，在**特质**中选择**逐步**（图 7.3.1）。

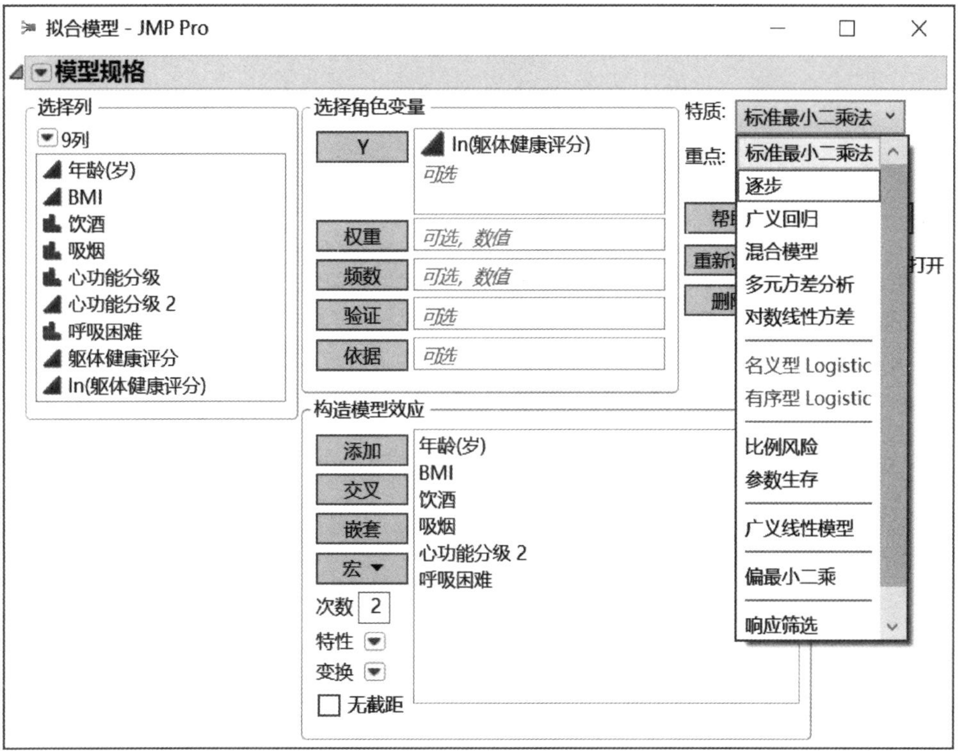

图 7.3.1 逐步回归的操作界面

输出结果见图 7.3.2。初始界面主要有两大部分，第一部分**逐步回归控制**用来对逐步回归进行设置，第二部分是逐步回归的结果。我们主要介绍一下如何对逐步回归进行设置。

逐步回归控制主要设置 3 项参数。其中**停止规则**表示变量筛选依据，可以是基于 BIC、AIC 或 *P* 值等，临床工作者可能会更喜欢基于 *P* 值的规则，因为有较为明确的界值（如 0.05），但 BIC 和 AIC 可能更适合模型比较；**方向**可以选择前进法、后退法或逐步法，实际中通常选择逐步法较为多见；**规则**控制变量的输出方式，只对多分类的名义型变量有影响，当作为虚拟变量时，*k* 类的名义型变量会有 *k* – 1 个参数估计值，规则中的不同选项控制了同一多分类变量 *k* – 1 个参数估计值的输出方式。实际中建议选择**整体效应**这一规则，其含义是对同一个多分类变量，在纳入或排除过程中遵循“同进同出”的原则。如果自变量中没有多分类变量，**规则**这部分可以忽略。

小提示

逐步回归控制中，如果方向选择后退法，必须先点击右侧的全部进入，再点击执行，否则无法执行筛选功能。

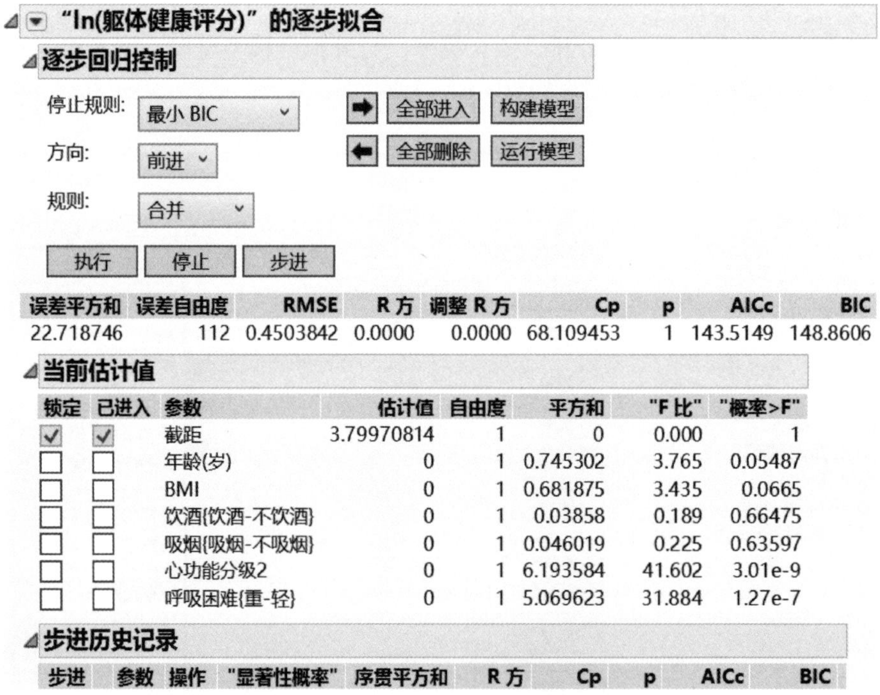
“ln(躯体健康评分)”的逐步拟合
逐步回归控制
停止规则:
最小 BIC
方向:
前进
规则:
合并
全部进入
构建模型
全部删除
运行模型
执行
停止
步进
误差平方和 误差自由度 RMSE R 方 调整 R 方 Cp p AICc BIC
22.718746 112 0.4503842 0.0000 0.0000 68.109453 1 143.5149 148.8606
当前估计值
锁定 已进入 参数 估计值 自由度 平方和 "F 比" "概率>F"
截距 3.79970814 1 0 0.000 1
年龄(岁) 0 1 0.745302 3.765 0.05487
BMI 0 1 0.681875 3.435 0.0665
饮酒{饮酒-不饮酒} 0 1 0.03858 0.189 0.66475
吸烟{吸烟-不吸烟} 0 1 0.046019 0.225 0.63597
心功能分级2 0 1 6.193584 41.602 3.01e-9
呼吸困难{重-轻} 0 1 5.069623 31.884 1.27e-7
步进历史记录
步进 参数 操作 "显著性概率" 序贯平方和 R 方 Cp p AICc BIC

图 7.3.2　逐步回归控制的设置界面

本例我们选择基于 *P* 值的逐步法进行变量筛选，分别在**停止规则**选择 **p 值阈值**，在**方向**选择**混合**（逐步法），由于本例并无多分类名义型变量，因此**规则**可以不考虑。当**停止规则**选择 **p 值阈值**时，此时会在其下方显示**进入的概率**和**剔除的概率**（图 7.3.3），分别对应自变量进入和剔除的标准。

关于纳入和剔除概率的设置，并无统一规则。如果想宽松一些，可以设置概率稍高，如 0.1 甚至 0.15；如果想严格一些，可以设置为 0.05，往往需要结合实际情况考虑。另外，很多人容易混淆到底这两个概率值应该哪个高一些，哪个低一些。这个问题有时很容易让人糊涂，因此建议实际中可将两个概率设置为相同值，如均设为 0.05。

本例将两个概率均设为 0.05，结果显示（图 7.3.3），模型纳入了**心功能分级 2** 和**呼吸困难（重 - 轻）**两个变量。**步进历史记录**还显示了变量筛选的过程，我们可以看出变量的筛选过程分为两步：第一步，心功能分级 2 是与结局变量 *y* 的相关系数绝对值最大的自变量，作为待选变量，其同时满足概率 0.05 的进入标准则被纳入模型；第二步，进入模型中的心功能分级 2 变量不符合概率 0.05 剔除标准未被剔除，呼吸困难作为剩下 5 个自变量中与校正后的结局变量 *y* 的相关系数绝对值最大者，同时满足进入标准被纳入模型。其实此处有个隐藏的第三步，对已纳入的心功能分级 2 和呼吸困难的两变量模型中的两个自变量分别进行判断，均不满足剔除标准未被剔除，剩余 4 个变量因未满足进入标准未被纳入模型。本例中第三步未进行任何纳入和剔除操作，因此结果中仅列出两步，模型构建完成。

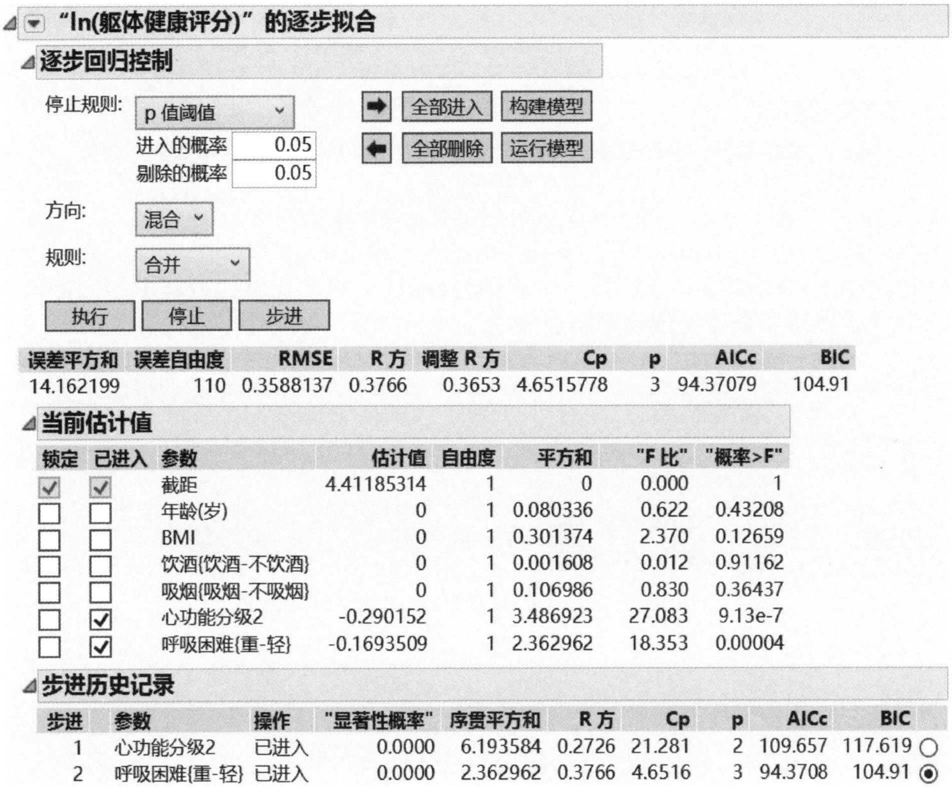

图 7.3.3 逐步回归的变量筛选结果

7.3.3 最优子集案例分析

例 7.3.2 在"1.5.2 躯体健康分析数据"的案例中，采用最优子集法探索危险因素。

最优子集法同样是通过图 7.3.1 的方式进入界面，点击"**ln（躯体健康评分）的逐步拟合**"左侧的三角形下拉菜单，在弹出的对话框中选择**所有可能的模型**（图 7.3.4）。

弹出对话框如图 7.3.5 所示，包括**模型中的最大项数**和**要查看的最佳模型数**，这两项均

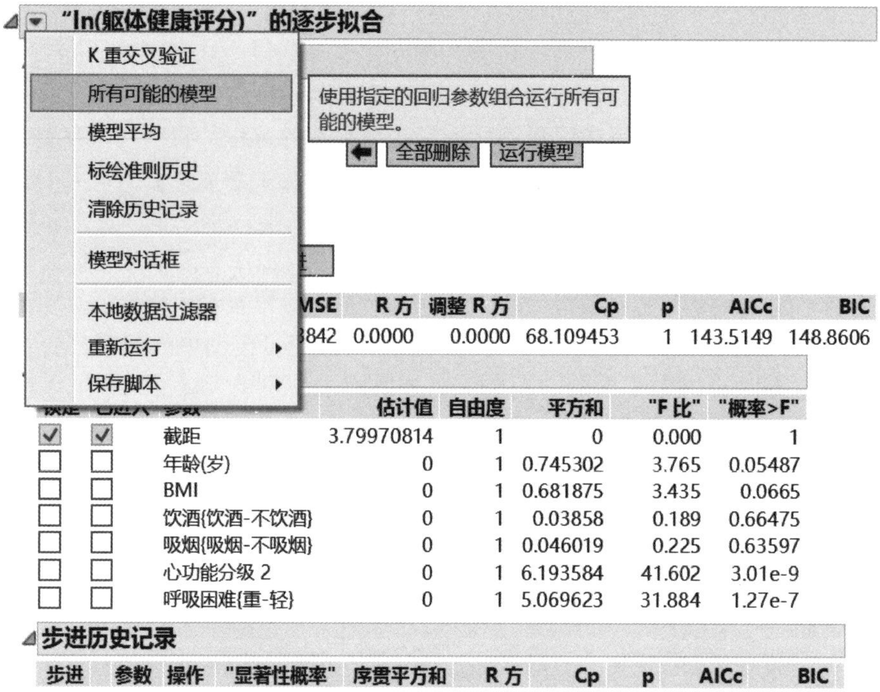

图 7.3.4　最优子集法的操作界面

保留默认即可，无需修改。本例中，拟合模型共选择了 6 个变量，因此模型中的最大项数默认显示为 6。默认要查看的最佳模型数为 15。

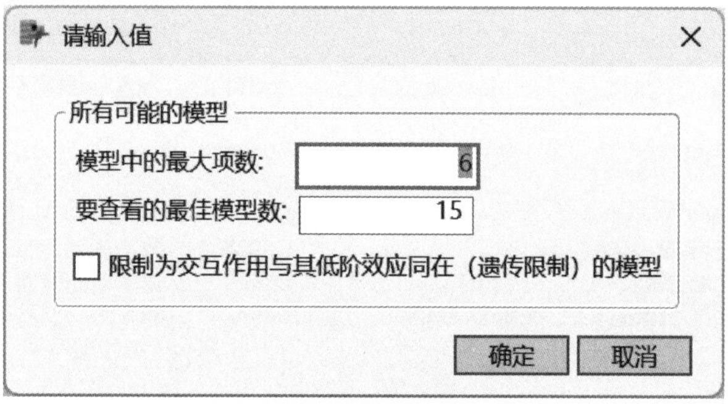

图 7.3.5　最优子集法的设置界面

输出结果如图 7.3.6 所示，由于结果太多，图中并未完全展示。主要查看**所有可能的模型**这一部分结果，第一列是自变量名称；第二列为模型中纳入的变量**数目**。第三至六列分别为该模型对应的 **R 方**（R^2）、**RMSE**、**AICc** 和 **BIC**，用于评价模型的优劣。

结果给出了默认要查看的可能变量组合，并根据变量**数目**、最优模型依次按顺序列出。具有相同变量**数目**的多个模型的第一行（图中深色标出）是相同变量**数目**下的最优模型。

从图 7.3.6 可以看出，当自变量个数较多，结果中显示的模型太多，看起来会比较吃力。此时可通过修改图 7.3.5 中的**要查看的最佳模型数**，让结果呈现更简洁。如本例将其改为 3，此时相同变量**数目**下仅呈现前 3 个相对最优的模型（图 7.3.7），这样在寻找最优模型

"ln(躯体健康评分)"的逐步拟合

所有可能的模型

已排序的最多 15 个最佳模型，每个模型最多 6 项。

模型	数目	R 方	RMSE	AICc	BIC	
心功能分级2	1	0.2726	0.3858	109.657	117.619	●
呼吸困难{重-轻}	1	0.2231	0.3987	117.093	125.055	○
年龄(岁)	1	0.0328	0.4449	141.857	149.819	○
BMI	1	0.0300	0.4456	142.182	150.144	○
吸烟{吸烟-不吸烟}	1	0.0020	0.4519	145.397	153.359	○
饮酒{饮酒-不饮酒}	1	0.0017	0.4520	145.434	153.396	○
心功能分级2,呼吸困难{重-轻}	2	0.3766	0.3588	94.3708	104.910	●
BMI,心功能分级2	2	0.2833	0.3847	110.137	120.676	○
年龄(岁),心功能分级2	2	0.2786	0.3860	110.882	121.421	○
吸烟{吸烟-不吸烟},心功能分级2	2	0.2736	0.3873	111.656	122.195	○
饮酒{饮酒-不饮酒},心功能分级2	2	0.2726	0.3876	111.805	122.344	○
BMI,呼吸困难{重-轻}	2	0.2517	0.3931	115.012	125.551	○
年龄(岁),呼吸困难{重-轻}	2	0.2394	0.3963	116.856	127.395	○
饮酒{饮酒-不饮酒},呼吸困难{重-轻}	2	0.2245	0.4002	119.050	129.590	○
吸烟{吸烟-不吸烟},呼吸困难{重-轻}	2	0.2239	0.4004	119.129	129.668	○
年龄(岁),BMI	2	0.0772	0.4366	138.702	149.241	○
年龄(岁),吸烟{吸烟-不吸烟}	2	0.0329	0.4469	144.000	154.540	○
年龄(岁),饮酒{饮酒-不饮酒}	2	0.0328	0.4469	144.005	154.544	○
BMI,吸烟{吸烟-不吸烟}	2	0.0325	0.4470	144.038	154.577	○
BMI,饮酒{饮酒-不饮酒}	2	0.0319	0.4471	144.107	154.646	○
饮酒{饮酒-不饮酒},吸烟{吸烟-不吸烟}	2	0.0022	0.4540	147.525	158.064	○
BMI,心功能分级2,呼吸困难{重-轻}	3	0.3899	0.3566	94.1306	107.207	●
吸烟{吸烟-不吸烟},心功能分级2,呼吸困难{重-轻}	3	0.3813	0.3591	95.7043	108.780	○
年龄(岁),心功能分级2,呼吸困难{重-轻}	3	0.3802	0.3594	95.9183	108.995	○
饮酒{饮酒-不饮酒},心功能分级2,呼吸困难{重-轻}	3	0.3767	0.3604	96.5483	109.625	○
年龄(岁),BMI,心功能分级2	3	0.2938	0.3837	110.666	123.742	○
BMI,吸烟{吸烟-不吸烟},心功能分级2	3	0.2840	0.3863	112.221	125.297	○
BMI,饮酒{饮酒-不饮酒},心功能分级2	3	0.2833	0.3865	112.320	125.396	○
年龄(岁),吸烟{吸烟-不吸烟},心功能分级2	3	0.2807	0.3872	112.738	125.814	○
年龄(岁),饮酒{饮酒-不饮酒},心功能分级2	3	0.2787	0.3877	113.053	126.129	○
年龄(岁),BMI,呼吸困难{重-轻}	3	0.2780	0.3879	113.161	126.237	○
饮酒{饮酒-不饮酒},吸烟{吸烟-不吸烟},心功能分级2	3	0.2748	0.3888	113.652	126.728	○
BMI,饮酒{饮酒-不饮酒},呼吸困难{重-轻}	3	0.2532	0.3945	116.971	130.048	○
BMI,吸烟{吸烟-不吸烟},呼吸困难{重-轻}	3	0.2522	0.3948	117.125	130.201	○
年龄(岁),吸烟{吸烟-不吸烟},呼吸困难{重-轻}	3	0.2423	0.3974	118.617	131.694	○
年龄(岁),饮酒{饮酒-不饮酒},呼吸困难{重-轻}	3	0.2395	0.3981	119.030	132.107	○
年龄(岁),BMI,心功能分级2,呼吸困难{重-轻}	4	0.3974	0.3560	94.9606	110.532	●
BMI,吸烟{吸烟-不吸烟},心功能分级2,呼吸困难{重-轻}	4	0.3939	0.3571	95.6187	111.191	○
BMI,饮酒{饮酒-不饮酒},心功能分级2,呼吸困难{重-轻}	4	0.3900	0.3582	96.3380	111.910	○
饮酒{饮酒-不饮酒},吸烟{吸烟-不吸烟},心功能分级2,呼吸困难{重-轻}	4	0.3874	0.3590	96.8231	112.395	○
年龄(岁),吸烟{吸烟-不吸烟},心功能分级2,呼吸困难{重-轻}	4	0.3867	0.3592	96.9598	112.532	○
年龄(岁),饮酒{饮酒-不饮酒},心功能分级2,呼吸困难{重-轻}	4	0.3802	0.3611	98.1480	113.720	○

图 7.3.6　最优子集法的输出结果（默认设置）

时更为方便。实际中通常综合 RMSE、AICc 和 BIC 一起考虑来选择最优模型。

但是如果自变量更多时，如十几个甚至几十个，此时即使每一变量组合数仅显示 2 个，结果依然太多，这种情况下最好是结合图形来观察。JMP Pro 软件默认给出了以 **p = 项数**（自变量个数）为横坐标、以 **RMSE** 为纵坐标的散点图（图 7.3.7），根据“自变量越少越好，RMSE 越低越好”这一原则，应选择图中最靠近左下角的模型，本例即“心功能分级 2 + 呼吸困难”的两变量模型。

"ln(躯体健康评分)"的逐步拟合

逐步回归控制

误差平方和	误差自由度	RMSE	R 方	调整 R 方	Cp	p	AICc	BIC
22.718746	112	0.4503842	0.0000	0.0000	68.109453	1	143.5149	148.8606

当前估计值

步进历史记录

所有可能的模型

已排序的最多 3 个最佳模型，每个模型最多 6 项。

模型	数目	R 方	RMSE	AICc	BIC	
心功能分级2	1	0.2726	0.3858	109.657	117.619	●
呼吸困难{重-轻}	1	0.2231	0.3987	117.093	125.055	○
年龄(岁)	1	0.0328	0.4449	141.857	149.819	○
心功能分级2,呼吸困难{重-轻}	2	0.3766	0.3588	94.3708	104.910	●
BMI,心功能分级2	2	0.2833	0.3847	110.137	120.676	○
年龄(岁),心功能分级2	2	0.2786	0.3860	110.882	121.421	○
BMI,心功能分级2,呼吸困难{重-轻}	3	0.3899	0.3566	94.1306	107.207	●
吸烟{吸烟-不吸烟},心功能分级2,呼吸困难{重-轻}	3	0.3813	0.3591	95.7043	108.780	○
年龄(岁),心功能分级2,呼吸困难{重-轻}	3	0.3802	0.3594	95.9183	108.995	○
年龄(岁),BMI,心功能分级2,呼吸困难{重-轻}	4	0.3974	0.3560	94.9606	110.532	●
BMI,吸烟{吸烟-不吸烟},心功能分级2,呼吸困难{重-轻}	4	0.3939	0.3571	95.6187	111.191	○
BMI,饮酒{饮酒-不饮酒},心功能分级2,呼吸困难{重-轻}	4	0.3900	0.3582	96.3380	111.910	○
年龄(岁),BMI,吸烟{吸烟-不吸烟},心功能分级2,呼吸困难{重-轻}	5	0.4037	0.3558	96.0434	114.068	●
BMI,饮酒{饮酒-不饮酒},吸烟{吸烟-不吸烟},心功能分级2,呼吸困难{重-轻}	5	0.3998	0.3570	96.7857	114.811	○
年龄(岁),BMI,饮酒{饮酒-不饮酒},心功能分级2,呼吸困难{重-轻}	5	0.3974	0.3577	97.2288	115.254	○
年龄(岁),BMI,饮酒{饮酒-不饮酒},吸烟{吸烟-不吸烟},心功能分级2,呼吸困难{重-轻}	6	0.4082	0.3561	97.5154	117.950	●

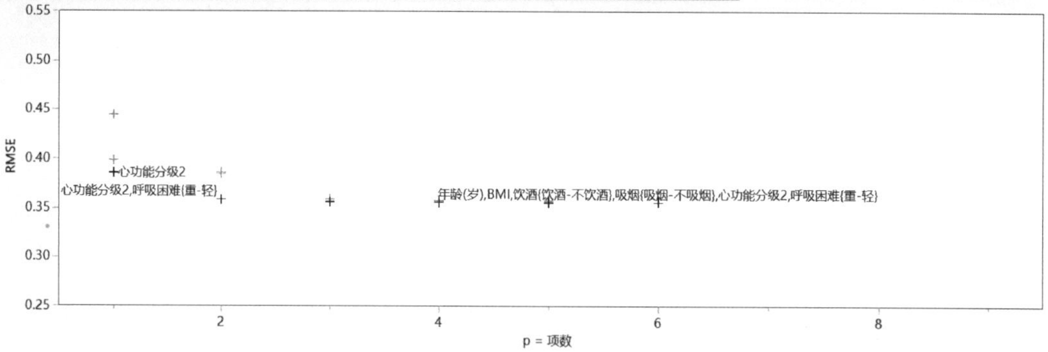

图 7.3.7　最优子集法的输出结果（"要查看的最佳模型数" = 3）

7.4　利用刻画器动态展示变量间关系

在当前的信息时代，仅展示统计结果已经不是最终目标，还有重要的一步是，如何利用可视化技术更有效地展示结果，甚至包括一些动态结果。JMP Pro 软件的"刻画器"正是实现该功能的有力工具。刻画器可以用于展示自变量与因变量的关系，观察自变量的变化是如何影响因变量的，特别是观察多个自变量同时变化对因变量的影响。

刻画器的显示很简单，在多因素线性回归的结果界面，点击**响应**左侧的三角形下拉菜单，依次点击**因子刻画**＞**刻画器**，图 7.4.1 显示了本章节 7.2.5 多因素线性回归中 5 个自变量的刻画器图。

预测刻画器图中，纵坐标为因变量对应的点估计值及其 95% 置信区间。横坐标为自变量，连续自变量的横坐标是从最小值到最大值的变动范围，分类自变量的横坐标显示其类别取值。这里需要注意心功能分级 2 这一有序分类变量，由于我们将其作为连续变量进行分析，因此在图中心功能分级 2 存在 1.5 这样的取值，但是在实际操作预测刻画器的时候需要注意，心功能分级 2 只能赋值为 1、2、3，赋予其他值没有实际意义。

刻画器图中显示的竖虚线，代表每一自变量的当前取值，横虚线代表对应的因变量取值。如果想通过刻画器观察因变量变化趋势，可利用鼠标左右拖拽，快速观察因变量随自变量的变化情况；如果想了解某几个自变量组合条件下因变量的取值，可直接输入特定的自

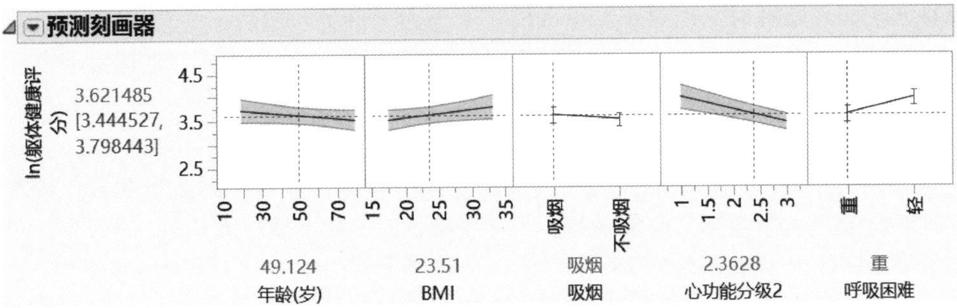

图 7.4.1 多因素线性回归 5 个自变量的预测刻画器

变量值。修改数值只需单击自变量上方的数值，此时该数值变成修订模式，自行填写合理的数值即可［如图 7.4.2 中的年龄（岁）］。

图 7.4.2 对应的结果解释为，当某个体为 49 岁、BMI 为 23、吸烟、心功能分级 2 为 2 级、呼吸困难程度为轻时，其 ln（躯体健康评分）的点估计为 4.06，95% 置信区间为 3.89 ~ 4.22。因此，利用预测刻画器能够快速简便地发挥模型的预测作用。

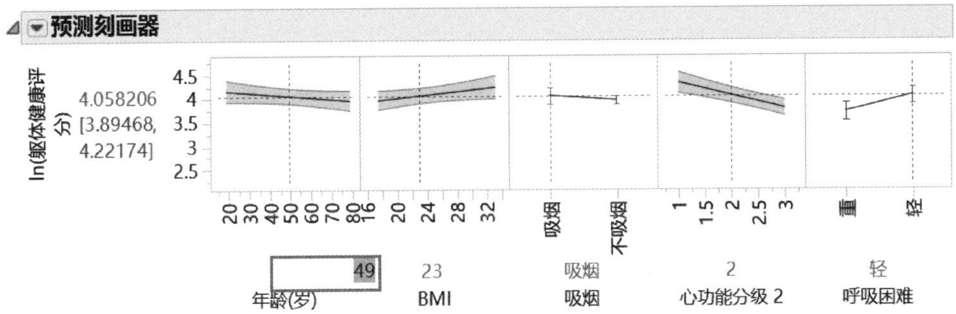

图 7.4.2 多因素线性回归编辑状态下的预测刻画器

刻画器的实用价值很大，可以快速观察多变量的相互影响。例如，想了解吸烟和不吸烟人群中，BMI 对 ln（躯体健康评分）的影响，可以先定位于“吸烟”，观察不同 BMI 下 ln（躯体健康评分）的变化趋势，再定位到“不吸烟”，观察不同 BMI 下 ln（躯体健康评分）的变化趋势。实际中建议多尝试该功能，可以达到事半功倍的效果。

7.5 非线性拟合案例分析

前面已经提到，要使用线性回归，最重要的两个前提条件是线性和正态。如果不满足线性，可以考虑拟合非线性关系，这也就是本小节的内容。

非线性的形式很多，医学中比较常见的如对数关系、指数关系、平方关系、平方根关系。这些非线性关系的拟合并不复杂，关键是如何确定是何种关系。如果两个变量的散点图看起来不像是直线关系，首先需要考虑更符合哪种曲线关系，这往往需要一定的经验。当然如果你缺少长期的数据分析经验，还有一种比较取巧的方法，就是把常见的几种非线性关系拟合全部都做一遍，然后比较哪种非线性模型的 R^2 最大，则确定为最佳非线性模型。这种方法虽然略耗时，但对于新手来说，不失为一种可取之法。

如果确定了是何种关系，我们通常可以对 *y* 或者 *x* 进行数据变换，使其满足线性关系。但实际上往往选择对自变量 *x* 进行数据变换。因为如果存在多个自变量，有的自变量与 *y* 是线性关系，而有的自变量与 *y* 是非线性关系，此时对 *y* 进行变换，容易顾此失彼，满足对某一自变量线性关系的同时，反而使另一自变量变成了非线性关系。因此当有多个自变量时，一般建议对自变量 *x* 作变换。如果只有 1 个自变量，对 *x* 或 *y* 做变换均可。

JMP Pro 软件中主要有两个菜单可以实现非线性关系的拟合，一个是**分析**模块中**以 X 拟合 Y** 菜单，可以实现常见的对数、指数、平方根等关系的变换，以及多项式关系的拟合等；另一个是**分析**模块中**专业建模**菜单中的**拟合曲线**，可以实现一些更专业的非线性变换，如 S 型曲线（logistic 曲线、probit 曲线等）、药代动力学曲线。本节分别对这两个选项进行介绍。

7.5.1 简单非线性关系拟合

例 7.5.1 在“1.5.2 躯体健康分析数据”的案例中，深入探讨年龄与 BMI 的关系。

如图 7.5.1A 所示，由于数据点较多，很难判断年龄与 BMI 服从何种关系，因此进一步借助**核平滑法**来大致判断两者的关系。

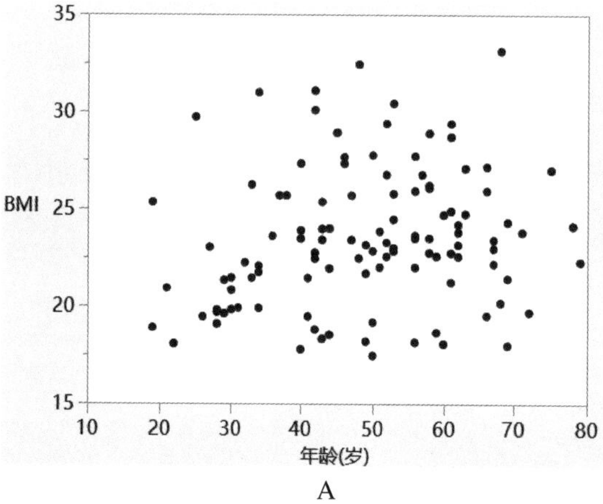

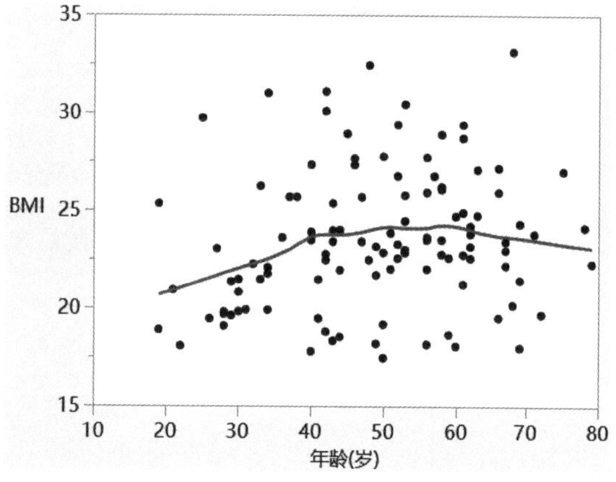

图 7.5.1 年龄与 BMI 的散点图（A）和核平滑曲线（B）

结果如图 7.5.1B 所示，图中拟合了一条局部平滑曲线，这时我们需要做出一定的主观判断。本例中我们认为年龄与 BMI 的关系可能是线性的，可能是二次项，似乎也有可能是对数关系。因此我们尝试分别进行线性、二次项和对数变换的拟合，通过比较各自的拟合效果来确定哪种关系更为合适。

线性和二次项拟合的操作详见本章节 7.2.2。对数拟合在 JMP Pro 软件中的操作步骤为：依次点击**分析**＞**以 X 拟合 Y**，打开**以 X 拟合 Y** 窗口，将 BMI 导入 **Y, 响应**，年龄导入 **X, 因子**。点击**二元拟合**左侧的三角形下拉菜单，选择**特殊拟合**，弹出的对话框如图 7.5.2 所示，对 *x* 和 *y* 可以分别或同时进行数据变换，变换形式包括**自然对数**、**平方根**、**平方**、**倒数**和**指数**。本例中选择 **X 变换**中的**自然对数：log（x）**选项（图 7.5.2）。

3 种不同拟合模型的比较，主要通过观察结果**拟合汇总**中的**调整 R 方**（R^2_{adj}）和**均方根误差**（RMSE）即可（图 7.5.3）。不难看出，二次项拟合的 R^2_{adj}（0.046）略大于线性拟合

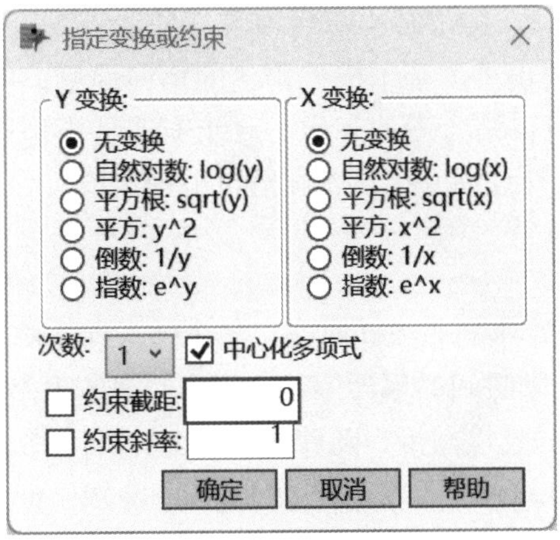

图 7.5.2 特殊拟合设置界面

线性拟合

BMI = 21.22078 + 0.0465959*年龄(岁)

拟合汇总

R 方	0.034593
调整 R 方	0.025896
均方根误差	3.465942
响应均值	23.50975
观测数（或权重和）	113

失拟

方差分析

源	自由度	平方和	均方	F 比
模型	1	47.7796	47.7796	3.9774
误差	111	1333.4154	12.0128	概率>F
校正总和	112	1381.1950		0.0486*

参数估计值

项	估计值	标准误差	t 比	概率>|t|
截距	21.22078	1.193146	17.79	<.0001*
年龄(岁)	0.0465959	0.023364	1.99	0.0486*

A

多项式拟合次数 =2

BMI = 22.051303 + 0.0403306*年龄(岁) - 0.0026842*(年龄(岁)-49.1239)^2

拟合汇总

R 方	0.06268
调整 R 方	0.045638
均方根误差	3.430639
响应均值	23.50975
观测数（或权重和）	113

失拟

方差分析

源	自由度	平方和	均方	F 比
模型	2	86.5740	43.2870	3.6780
误差	110	1294.6210	11.7693	概率>F
校正总和	112	1381.1950		0.0284*

参数估计值

项	估计值	标准误差	t 比	概率>|t|
截距	22.051303	1.266493	17.41	<.0001*
年龄(岁)	0.0403306	0.023382	1.72	0.0874
(年龄(岁)-49.1239)^2	-0.002684	0.001478	-1.82	0.0722

B

变换拟合 到 Log

BMI = 14.617195 + 2.3110531*Log(年龄(岁))

拟合汇总

R 方	0.044301
调整 R 方	0.035691
均方根误差	3.448471
响应均值	23.50975
观测数（或权重和）	113

失拟

方差分析

源	自由度	平方和	均方	F 比
模型	1	61.1881	61.1881	5.1453
误差	111	1320.0069	11.8920	概率>F
校正总和	112	1381.1950		0.0252*

参数估计值

项	估计值	标准误差	t 比	概率>|t|
截距	14.617195	3.933705	3.72	0.0003*
Log(年龄(岁))	2.3110531	1.018833	2.27	0.0252*

C

图 7.5.3 年龄与 BMI 的线性（A）、二次项（B）和对数拟合（C）的结果

(0.026) 和对数变换 (0.036), RMSE 小于后两者 (分别为 3.43、3.47、3.45), 但是 3 种拟合方式的 R^2_{adj} 和 RMSE 差别较小。基于模型构建的精简原则, 实际中可以考虑线性关系或对数关系, 最终的确定还需要结合专业知识。对于非线性模型的关系拟合, 统计学指标只是数据上的建议, 最终的选择还需要结合实际的可解释性进行综合考虑。

7.5.2　S 形曲线拟合

S 形曲线是医学中较为专业的非线性曲线, 如体外活性反应, 其浓度与反应值之间大多呈 S 形曲线, 再比如传染病随时间的累计例数, 很多情况下也呈 S 形曲线增长。S 形曲线反映了一种变化趋势: 初期增长速度较慢, 随后增长速度加快, 最终速度变慢并趋于某上限值。

S 形曲线包括多种不同的模型, 常见的如 logistic 曲线、probit 曲线、Gompertz 曲线和 Weibull 曲线。其中医学中最常见的是 logistic 曲线, 根据需要估计的参数个数, 可分为三参数、四参数以及五参数模型。

例 7.5.2　为研究某药物的浓度与吸光度的关系, 测量了不同浓度对应的吸光度 (数据见表 7.5.1), 试探讨两者的关系。

表 7.5.1　药物浓度与吸光度

浓度 (Dose)	0.025	0.050	0.075	0.100	0.150
吸光度 (Abs)	0.198	1.873	3.071	3.308	3.545

本例中尝试拟合三参数 logistic 曲线和四参数 logistic 曲线两种 S 型曲线。JMP Pro 软件的操作步骤为: 依次点击**分析**>**专业建模**>**拟合曲线**, 打开**拟合曲线**窗口, 将吸光度 (Abs) 导入 **Y, 响应**, 药物浓度 (Dose) 导入 **X, 回归变量**, 散点图输出到结果界面, 点击**拟合曲线**左侧的三角形下拉菜单, 依次点击 **S 形曲线**> **Logistic 曲线**> **三参数 Logistic 拟合**和**四参数 logistic 拟合** (图 7.5.4)。

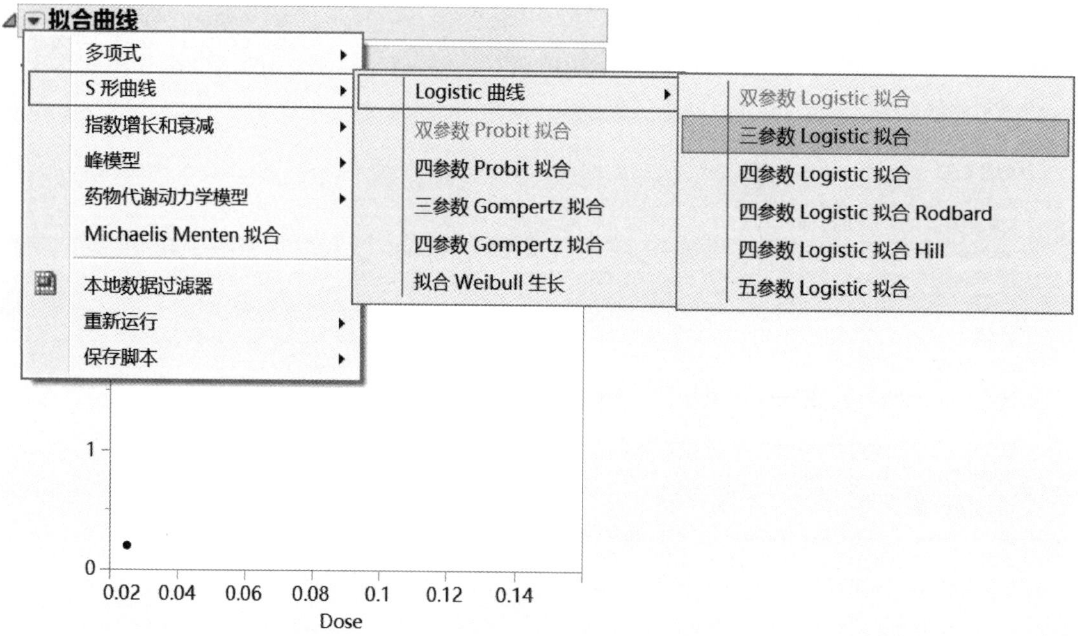

图 7.5.4　logistic 曲线拟合的操作界面

结果如图 7.5.5 所示，给出了两个模型的拟合曲线，并给出了三参数和四参数 logistic 模型的拟合效果、参数估计值等结果。三参数模型中包含 3 个参数，分别为**增长率**（例中吸光度随药物浓度的增长速度为 100.4）、**拐点**（例中药物浓度在 0.049 时，吸光度增长的速度最大）和**渐近线**（即上限值，例中吸光度最大值可达到 3.40）。四参数模型中除了包含上述 3 个参数外，另外一个参数为**下渐近线**（即下限值，本例中吸光度最小值为 –1.09）。从

拟合曲线

模型比较

模型	AICc	AICc 权重	.2 .4 .6 .8	BIC	误差平方和	均方误差	RMSE	R 方
三参数 Logistic	.	.		-2.520457	0.0487973	0.0243986	0.1562006	0.9936728
四参数 Logistic	.	.		-8.14986	0.011472	0.011472	0.1071073	0.9985125

图

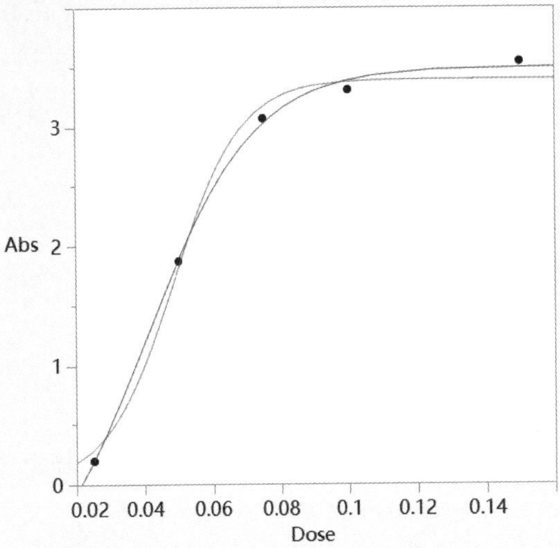

三参数 Logistic

预测模型

拟合汇总

参数估计值

参数	估计值	标准误差	Wald 卡方	概率>卡方	95% 下限	95% 上限
增长率	100.40556	20.381124	24.269411	<.0001*	60.459288	140.35183
拐点	0.0486242	0.0019055	651.19275	<.0001*	0.0448896	0.0523588
渐近线	3.3992207	0.1076272	997.50352	<.0001*	3.1882752	3.6101662

估计值的相关性

估计值的协方差

四参数 Logistic

预测模型

拟合汇总

参数估计值

参数	估计值	标准误差	Wald 卡方	概率>卡方	95% 下限	95% 上限
增长率	62.143944	16.676701	13.886005	0.0002*	29.45821	94.829678
拐点	0.0401957	0.0086939	21.376274	<.0001*	0.023156	0.0572354
下渐近线	-1.089123	1.0602287	1.0552483	0.3043	-3.167133	0.9888871
上渐近线	3.5007038	0.1004846	1213.7009	<.0001*	3.3037576	3.69765

估计值的相关性

估计值的协方差

图 7.5.5　三参数和四参数 logistic 曲线的拟合结果

模型比较结果来看，四参数模型的 **BIC**、**RMSE** 等均小于三参数模型（–8.15 *vs.* –2.52，0.11 *vs.* 0.16），而 **R 方**（R^2）大于三参数模型（0.999 *vs.* 0.994），因此可以认为四参数模型的拟合效果更好。

本例是一个实验室数据，对于这类数据，通常主要目的是追求精确的模型。尽管四参数模型与三参数模型相比可能拟合效果提高不大，但如果目的主要是追求一个更佳的拟合模型，仍可以选择更为复杂的四参数模型。但在临床研究中，往往不是单纯追求模型效果，还需要考虑实际应用的方便性，因此临床研究中通常不是只看统计学的拟合效果。

7.6　中位数回归与案例分析

如前所述，当因变量不符合正态分布或经数据变换后仍然呈偏态分布，此时可考虑分位数回归（quantile regression）。分位数回归在计量经济学领域应用比较广泛，近些年来在医学领域逐渐得到应用。其本质是基于因变量的多个分位数（如第 25 百分位数、中位数、第 95 百分位数）拟合得到自变量与因变量的多个线性回归方程。分位数回归不考虑正态分布、等方差的前提假设，估计结果对离群值表现得更加稳健。其中，基于中位数进行模型拟合的称为中位数回归（median regression），其与普通线性回归的含义接近，都是为了探索不同自变量对因变量集中趋势的影响，差别在于中位数回归用于分析自变量对因变量中位数的影响，而普通线性回归用于分析自变量对因变量均值的影响。

例 7.6.1　在“1.5.2 躯体健康分析数据”的案例中，由于躯体健康评分不满足正态分布，经对数变换后距离正态分布仍有一定差距，因此考虑采用中位数回归进行分析。

JMP Pro 软件中中位数回归操作如下：依次点击**分析**＞**拟合模型**，打开**拟合模型**窗口，纳入除饮酒外的 5 个自变量，如图 7.6.1 所示，在对话框右上角的**特质**部分选择**广义回归**，

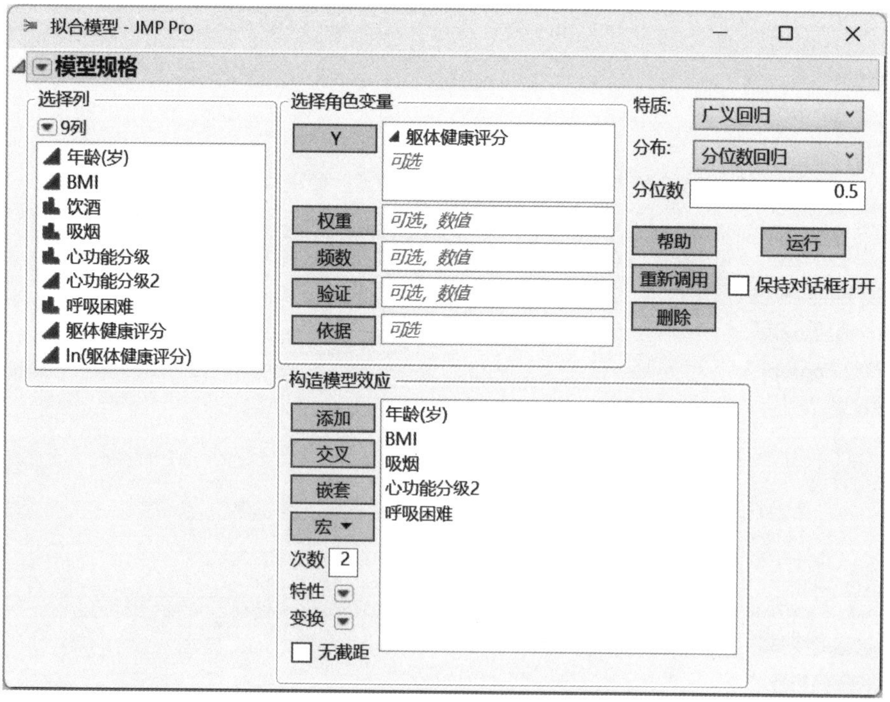

图 7.6.1　中位数回归的操作界面

分布部分选择**分位数回归**，**分位数**默认填写 **0.5**，点击**运行**。

结果如图 7.6.2 所示，我们主要关心**原始预测变量的参数估计值**这部分结果。可以看出，心功能分级 2 和呼吸困难的回归系数具有统计学意义，这与线性回归的结果一致，均认为心功能分级 2 和呼吸困难对躯体健康评分产生影响。但解释有所不同，线性回归模型中回归系数反映的是自变量对躯体健康评分均值变化的影响，而中位数回归中回归系数反映的是自变量对躯体健康评分中位数变化的影响。

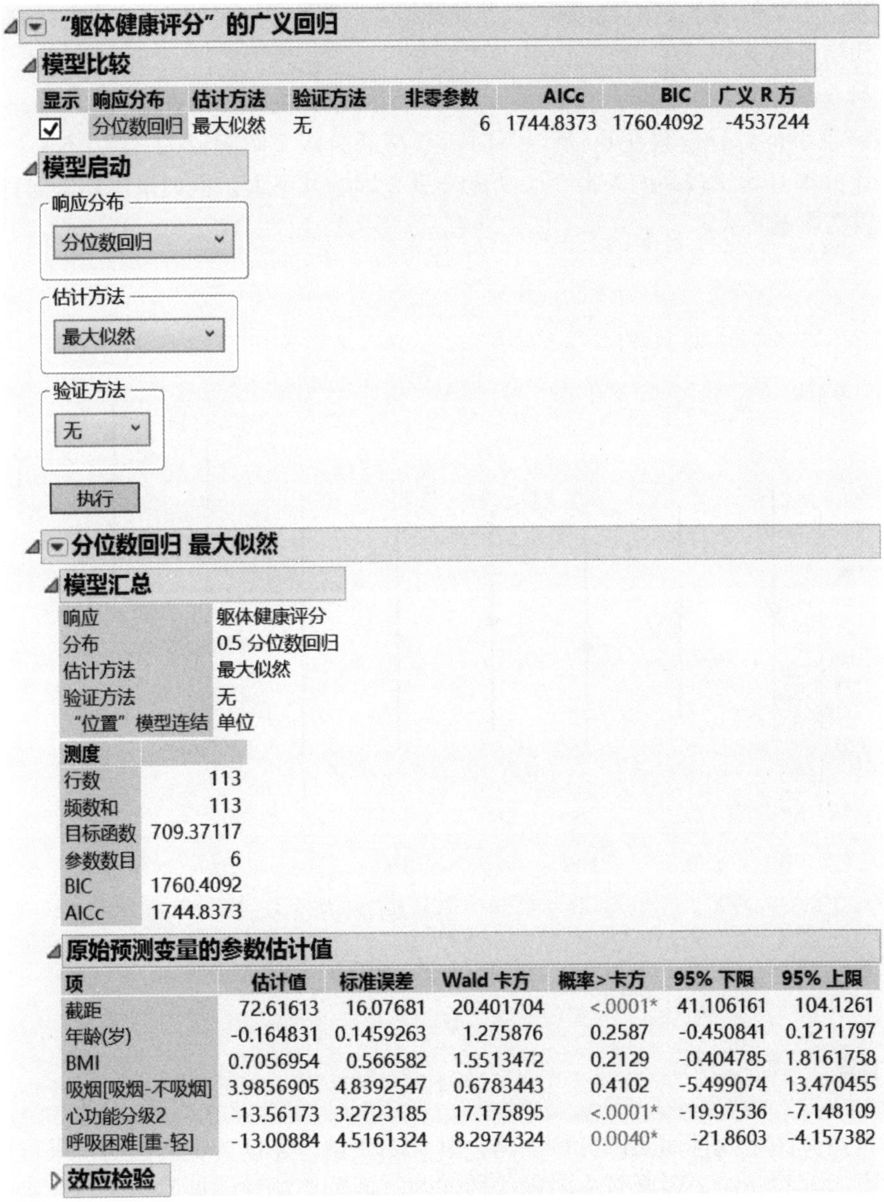

"躯体健康评分"的广义回归

模型比较

显示	响应分布	估计方法	验证方法	非零参数	AICc	BIC	广义 R 方
☑	分位数回归	最大似然	无	6	1744.8373	1760.4092	-4537244

模型启动

响应分布：分位数回归

估计方法：最大似然

验证方法：无

执行

分位数回归 最大似然

模型汇总

响应	躯体健康评分
分布	0.5 分位数回归
估计方法	最大似然
验证方法	无
"位置"模型连结	单位

测度	
行数	113
频数和	113
目标函数	709.37117
参数数目	6
BIC	1760.4092
AICc	1744.8373

原始预测变量的参数估计值

项	估计值	标准误差	Wald 卡方	概率>卡方	95% 下限	95% 上限
截距	72.61613	16.07681	20.401704	<.0001*	41.106161	104.1261
年龄(岁)	-0.164831	0.1459263	1.275876	0.2587	-0.450841	0.1211797
BMI	0.7056954	0.566582	1.5513472	0.2129	-0.404785	1.8161758
吸烟[吸烟-不吸烟]	3.9856905	4.8392547	0.6783443	0.4102	-5.499074	13.470455
心功能分级2	-13.56173	3.2723185	17.175895	<.0001*	-19.97536	-7.148109
呼吸困难[重-轻]	-13.00884	4.5161324	8.2974324	0.0040*	-21.8603	-4.157382

效应检验

图 7.6.2　中位数回归的结果

当因变量呈非正态分布时，同一变量在线性回归和中位数回归中的 P 值可能会不一致。如本例中，吸烟组和不吸烟组的中位数的差值要大于均值的差值，这种情况下就有可能出现中位数回归中吸烟的 *P* 值更小。

实际中，分位数回归通常是一系列的分析结果，中位数仅是其中之一，往往会同时分析第 10，20，……，90 百分位数的结果，然后观察自变量对因变量分位数的变化，这可以全面刻画自变量与因变量的关系，而不是像线性回归一样仅观察自变量与因变量均值的关系。

本例我们分别指定第 10，20，……，90 百分位数共 9 个分位数，每一自变量得到 9 套参数估计值，以心功能分级 2 为例，这 9 个参数估计值如图 7.6.3 所示。我们可以看出心功能分级 2 的回归系数均小于 0，提示无论在躯体健康评分何种水平上，心功能分级 2 与躯体健康评分均呈负向关系。

通过对 9 个分位数的综合，我们可以看出一定规律：当分位数在 70 以上时，心功能分级 2 的影响较小，而分位数在 60 及以下时，心功能分级 2 影响较大（图 7.6.3）。这提示，对于健康评分本身就比较高的人群，心功能分级 2 影响并不大；但如果躯体健康评分较低，心功能分级 2 影响更大。

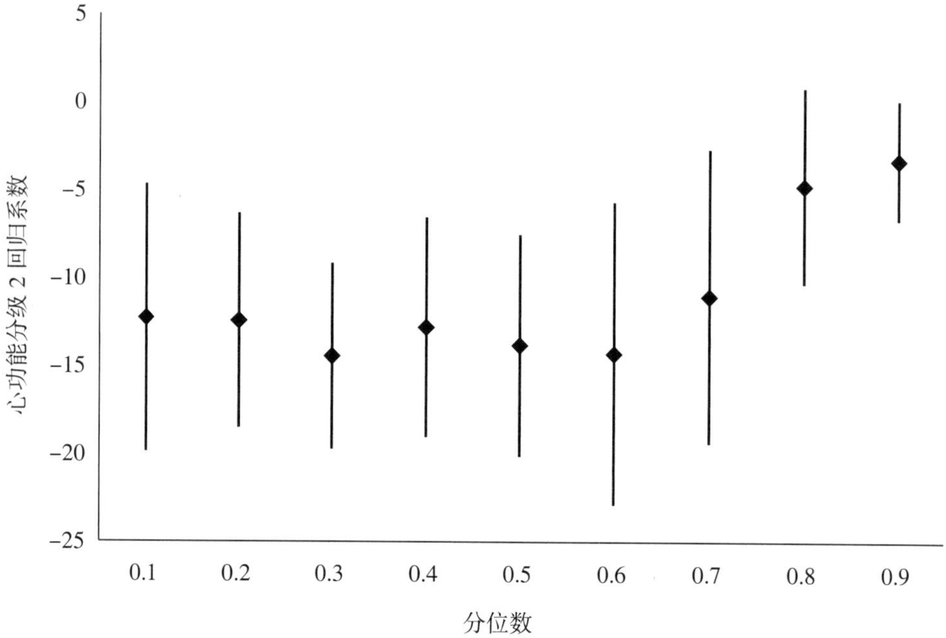

图 7.6.3　不同分位数回归模型心功能分级 2 的回归系数

7.7　小结

本章重点介绍了线性回归的分析思路，对于因变量为连续变量的数据，进行危险因素筛选或混杂因素校正时，通常首先考虑线性回归。但需要注意线性回归必须要满足一定的前提条件，如线性和正态性，只有条件满足，才能使用线性回归，否则应该换用其他方法。

在进行线性回归分析前，首先需要确定因变量是否满足正态分布，如果不满足，可以考虑进行适当变换；如果严重偏态，也可考虑中位数回归。其次还需要观察每一自变量与因变量的恰当关系，如果不呈线性关系，需要对自变量进行变量变换，或考虑将其分类，作为虚拟变量纳入模型。

在线性回归分析过程中，需要仔细厘清多个自变量之间的关系。危险因素的筛选不是简单依靠统计软件，更重要的是有自己明确的分析思路。通常需要考虑自变量之间是否存在较强的相关性，如果有，需要考虑删除其中之一或将相关性较强的几个自变量进行综合分析。“先执行单因素分析，将单因素分析中 P 值小于 0.1 或 0.2 的自变量再纳入多因素分析”这种方式尽管通用，但并非所有情况下都适合，有时容易造成结果的偏倚，因此需要随时警惕，不要将其作为金科玉律。

对于非统计学专业人员，有时可能难以掌握这些数据分析的思路，也可以考虑各种变量筛选方法。这些方法中，当变量不是很多，电脑运行顺畅的话，建议首选最优子集法；如果变量太多，影响电脑运行，可考虑逐步法筛选变量。筛选的标准具有很大灵活性，通常需要结合专业而定。

回归分析结束后，我们可以通过一些统计学指标来评价分析效果的优劣。常见的指标如调整 R^2、AICc、BIC、RMSE，均可用于判断构建的回归模型的拟合效果。实际应用中经常用这些指标来比较不同模型的效果，如最优子集法筛选出多个相对最优模型，最终可以用这些指标综合比较选出一个最终模型。

当然线性回归并非用于连续型因变量的唯一方法，实际应用中很多数据都不满足线性回归的前提条件，这时一定不要强行使用，否则很容易造成结果出现偏倚。有很多方法都可以作为线性回归的替代，本章介绍的非线性回归、分位数回归分别从线性、正态性这两个角度提供了两类可替代方法，可根据具体数据情况斟酌使用。

8 logistic 回归分析

上一章介绍的线性回归、中位数回归等都是针对连续型结局变量的分析，实际中我们还会经常遇到分类结局。分类结局可以是二分类变量，如是否死亡、是否患有高血压；也可以是多分类变量，如治疗效果（无效、有效、治愈）。对于此类数据，线性回归不再适用，此时可考虑采用 logistic 回归。本章主要介绍 logistic 回归的分析思路和过程，以实际案例详细说明 logistic 回归分析中的常见问题及其处理方式，并辅之以 JMP Pro 软件的具体操作过程。

8.1 logistic 回归分析前的准备

8.1.1 明确研究目的和类型

logistic 回归通常与研究类型密切相关，病例对照研究由于结局本身就是二分类变量（病例和对照），因此绝大多数情况下采用 logistic 回归分析；队列研究中很多医学结局通常也是二分类，如是否死亡、是否好转、预后好或差，因此也经常采用 logistic 回归。但两种研究方式的目的不同，因此在分析前就应有明确的分析思路。

病例对照研究往往以危险因素探索为主，而队列研究通常以危险因素验证为主，因此在分析时需考虑不同的分析策略。探索性的分析中，像第 7 章介绍的单因素分析和多因素分析的思路仍然适用，需要考虑自变量之间的相关性，考虑自变量与因变量之间的线性关系（稍后介绍）等。而验证性的分析中，思路要简单很多，只需考虑哪些协变量需要进行调整，得到调整后的结果即可。

另外，由于病例对照研究往往是回顾性的，而队列研究通常是前瞻性的，因此虽然均采用 logistic 回归分析，但其效应指标并不同。病例对照研究一般采用 OR 值，而队列研究一般采用 RR 值。

8.1.2 线性关系判断

logistic 回归本质上仍为线性模型，因此也需要满足线性条件，但它不是指因变量值（如 0 和 1）与自变量的线性关系，而是 $\ln\left(\frac{P}{1-P}\right)$ 即 logit P 与自变量的关系满足线性（P 表示阳性率）。实际中通常也可以用不同自变量值的阳性率变化来考察，如果随着自变量的增加，阳性率大致呈直线上升或下降，通常可以认为满足线性关系，否则可能不满足。如图 8.1.1 显示了以巨大儿为因变量（是或否）、以孕次为自变量（1、2、3 次）的马赛克图，可以看出，二者呈明显的非线性关系，孕次为 3 时，巨大儿的比例并未直线增加。

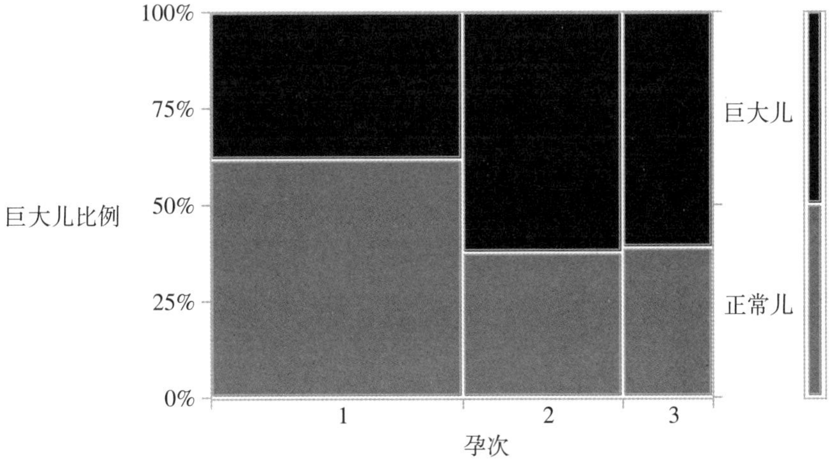

图 8.1.1 孕次与巨大儿发生率的马赛克图

8.1.3 自变量的预处理

理论上，logistic 回归的自变量可以是无序分类变量、有序分类变量和连续变量。其中无序分类变量设置为虚拟变量，使结果更容易解释，而且也避免了非线性关系。连续变量的系数有时解释较为困难，故实际中也可转换成分类变量，以便系数的意义更明确。需要注意的是等级变量需要与 logit P 呈线性关系，否则仍考虑以虚拟变量形式纳入模型。

自变量中的连续变量是否需要转换为分类变量，这一点没有明确答案，建议结合实际情况考虑。如血压值，出于实际专业应用的角度，可以考虑将其划分为分类变量，例如转换为是否有高血压，或者不同的高血压分级，这样可能在后期的结果解释中更为方便。但如果想充分考察血压值变动的影响，按连续变量纳入模型也没问题，只要满足线性关系即可。

8.2 危险因素筛选的 logistic 回归案例分析

例 8.2.1 在“1.5.3 儿童 OSAS 分析数据”的案例中，研究者想了解儿童 OSAS 发生与年龄、性别、是否足月出生、是否出现腺样肥大、扁桃体炎发生频率的关系。其中年龄为连续变量，性别、是否肥胖、腺样体大、足月出生为二分类变量，扁桃体炎发生频率为三分类等级变量。

8.2.1 连续型自变量的处理

本例中的年龄为连续变量，首先判断该自变量与因变量的线性关系。

JMP Pro 软件的操作步骤为：依次点击**分析**＞**以 X 拟合 Y**，在**以 X 拟合 Y** 的窗口中，将年龄输入 **X, 因子**，将 OSAS 输入 **Y, 响应**，结果如图 8.2.1 所示，年龄与 OSAS 的关系无统计学意义（$P = 0.128$）。

年龄作为连续变量，其与结局变量的关系无统计学意义。此时，也许有人会直接采纳该结果，但是如果尝试进一步对年龄进行变量处理，或许会产生与原始连续资料不一样的分析结果。因此，接下来考虑进一步对连续变量进行处理，其中最常见的处理方式是将连

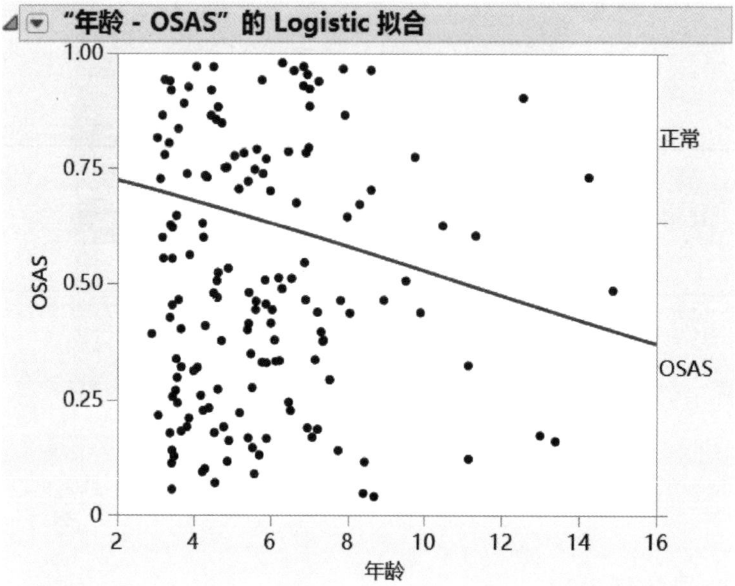

▷迭代

◢整体模型检验

模型	-对数似然	自由度	卡方	概率>卡方
差值	1.16824	1	2.336481	0.1264
完全	101.69141			
简化	102.85965			

R 方 (U)	0.0114
AICc	207.461
BIC	213.495
观测数（或权重和）	157

▷拟合详细信息

◢参数估计值

项	估计值	标准误差	卡方	概率>卡方
截距	1.18565324	0.4455862	7.08	0.0078*
年龄	-0.1069081	0.0702523	2.32	0.1281

对数优势比: OSAS/正常

▷估计值的协方差

图 8.2.1　连续变量年龄与 OSAS 的拟合结果

续变量转换为分类变量。但是如何分类、如何确定分类界值、分为几类，这些都是需要解决的问题，很多研究者往往卡在了这里。JMP Pro 软件提供的一个有力工具是分箱法，利用分箱法将连续型自变量划分为几组，简单观察自变量与因变量的大致关系，然后结合专业知识进行划分。

JMP Pro 软件中变量分箱的操作步骤为：首先选中自变量所在的列，点击菜单栏中的**列**，依次点击**实用工具＞生成分箱公式**，弹出的对话框如图 8.2.2 所示，左侧显示变量的直方图，右侧显示默认设置的变量分组方式，可以看出本例中默认设置的组别宽度为 2（可更改为其他数字），点击**生成公式列**。在原始数据集的最后生成一列新的变量，列名称为“年龄”分箱，该数据集中年龄的最小值为 2.88，最大值为 14.88，分箱后赋值分别为 2.00 ～ 4.00，4.00 ～ 6.00，6.00 ～ 8.00，8.00 ～ 10.00，10.00 ～ 12.00，12.00 ～ 14.00，14.00 ～ 16.00，宽度为默认的 2。

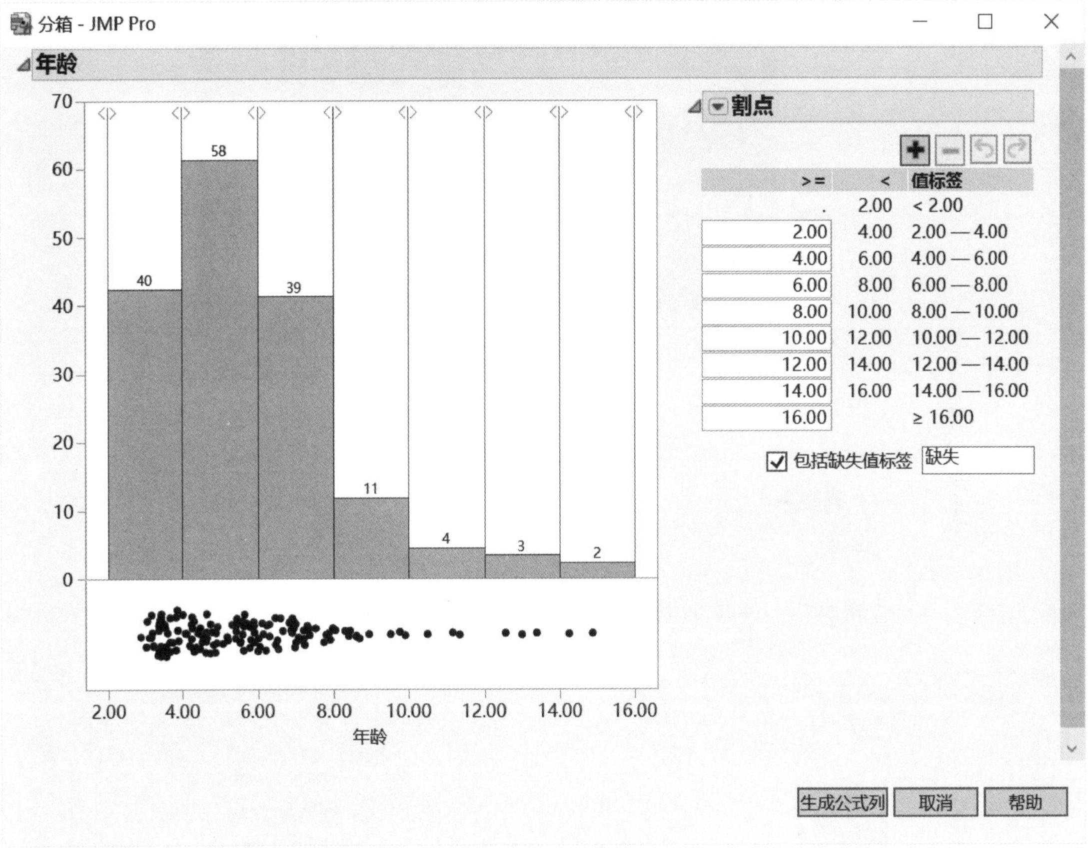

图 8.2.2　分箱操作界面

利用新生成的变量探讨年龄与 OSAS 间的关系，JMP Pro 软件的操作步骤为：依次点击**分析＞以 X 拟合 Y**，在**以 X 拟合 Y** 的窗口中，将新变量“年龄”分箱输入 **X, 因子**，OSAS 输入 **Y, 响应**，结果如图 8.2.3 所示，年龄与 OSAS 的关系显得比较复杂，大体趋势是在 2 ～ 4 岁到 6 ～ 8 岁发生 OSAS 的概率逐渐降低，但是在 8 ～ 10 岁呈升高趋势，后面几层由于各层样本量较少，趋势波动较大。由于默认方式导致年龄较大组样本量太小，因此考虑重新调整分箱方式。

JMP Pro 软件中调整分组方式的方法有多种，通过**分箱**对话框中**割点**的菜单来实现（图 8.2.4），包括 5 种不同的设置方式。接下来一一进行介绍。

使用等宽箱填充，需要设置**剩余偏差**和**宽度**两个参数（图 8.2.5）。**剩余偏差**指的是从哪一个数值起始进行分组，一般保留默认设置即可，**宽度**指的是组别宽度。比如，上述默认设置中组别宽度为 2，导致部分组别样本量过少，因此我们可以尝试扩大组别宽度，将宽度调整为 3 或 4，则产生新的“年龄”分箱变量。

使用箱计数填充，需要设置的参数为 3 项，分别为**开始**、**结束**和**箱计数**（图 8.2.6）。我

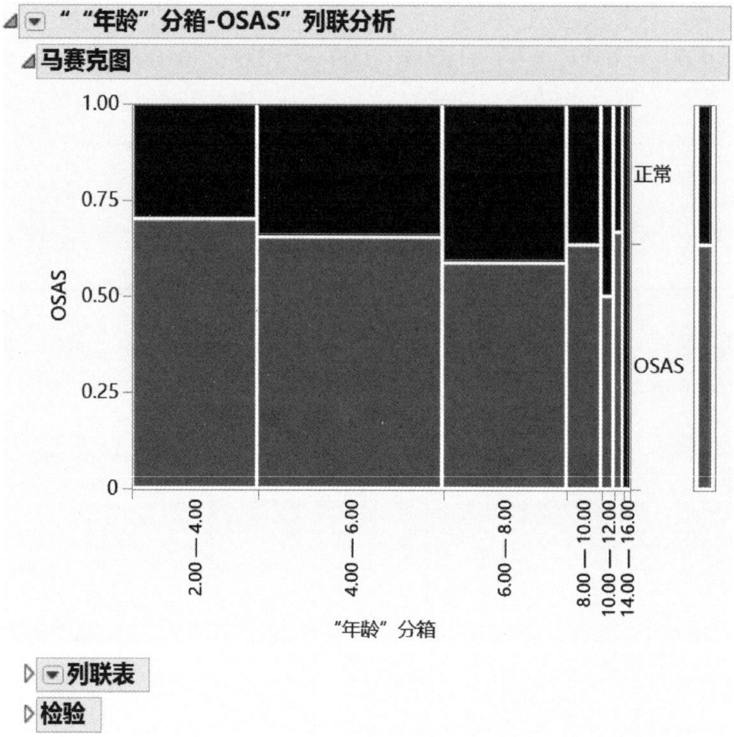

图 8.2.3　年龄分组变量（分组宽度为 2）与 OSAS 的拟合结果

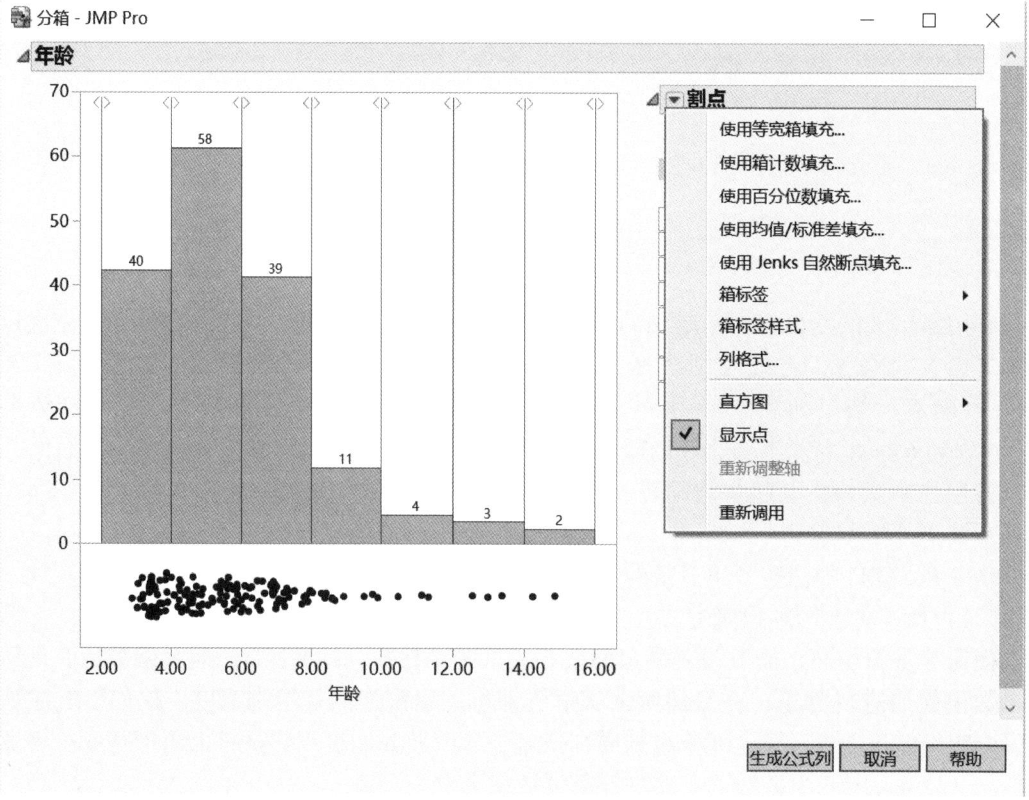

图 8.2.4　分箱法不同设置方式

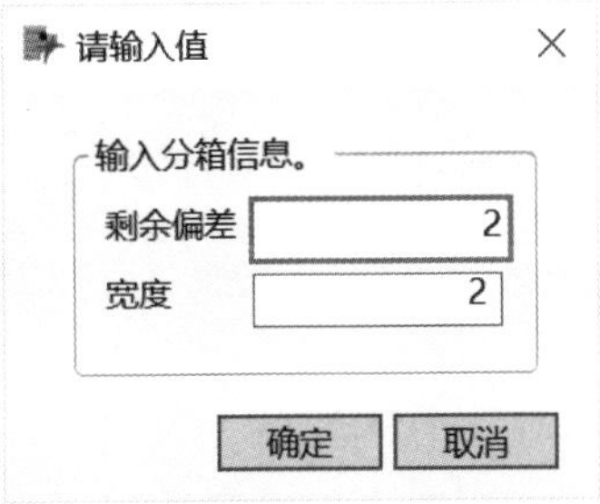

图 8.2.5 等宽箱填充的设置界面

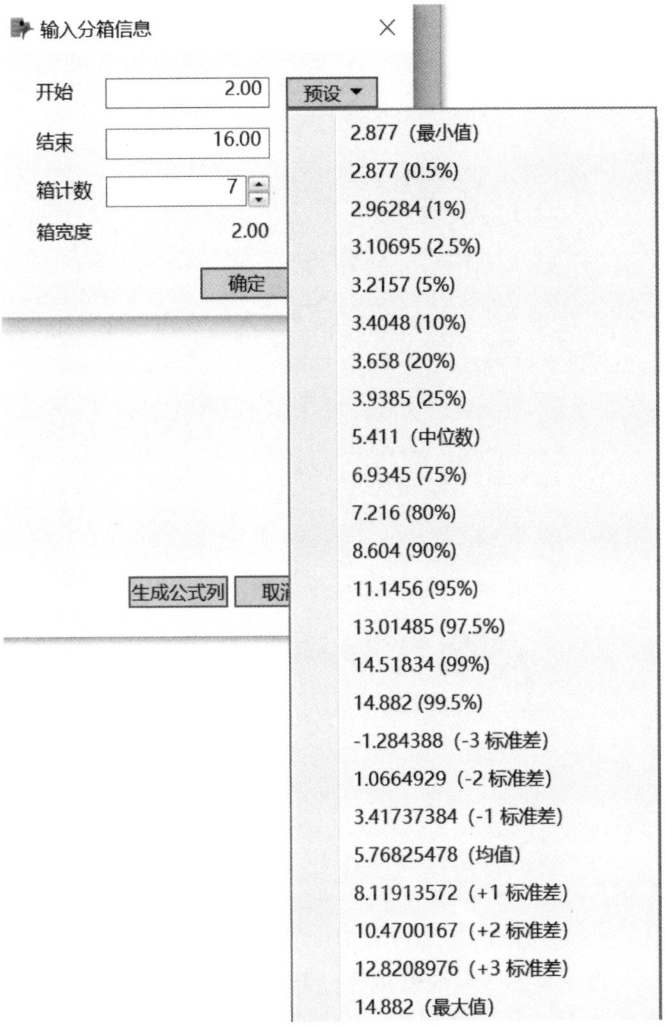

图 8.2.6 箱计数填充的设置界面

们可以看到开始和结束后面的**预设**对话框，点击**预设**后弹出对话框显示最小值、多个分位数、均值以及 ± 标准差和最大值等。可以将**开始**和**结束**分别设置为最小值和最大值，或者保留系统默认设置。此外，上面提到本例中我们需要扩大组别宽度，因此需要减少组别数，可以尝试调小**箱计数**，分别设置为 5、4、3 来进行探索。

使用百分位数填充，仅需设置百分位数的数值（图 8.2.7），设置范围为第 1 ~第 50 百分位数。例如设置为 20，则分组方式为第 20 百分位数以下、第 20 ~第 40 百分位数、第 40 ~第 60 百分位数、第 60 ~第 80 百分位数、第 80 百分位数以上这五组。点击**确定**后，可以看到数据根据百分位数分为 5 组，每组给出了对应的界值点（图 8.2.8）。由于年龄较大者的例数较少，因此以百分位数进行分组，前面几组的组距较窄，最后一组的组距明显宽于前面几组。

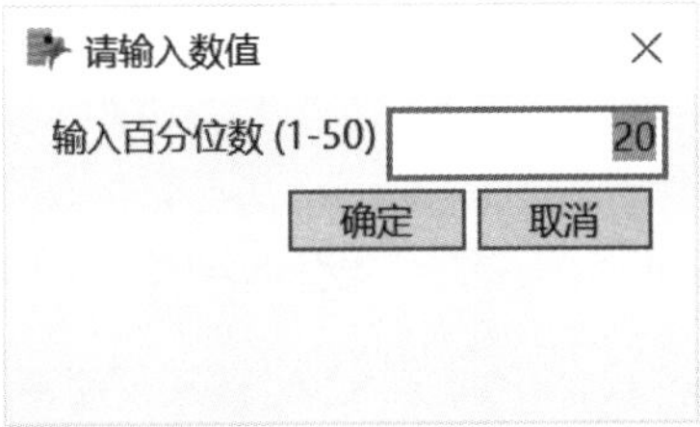

图 8.2.7 百分位数填充的设置界面

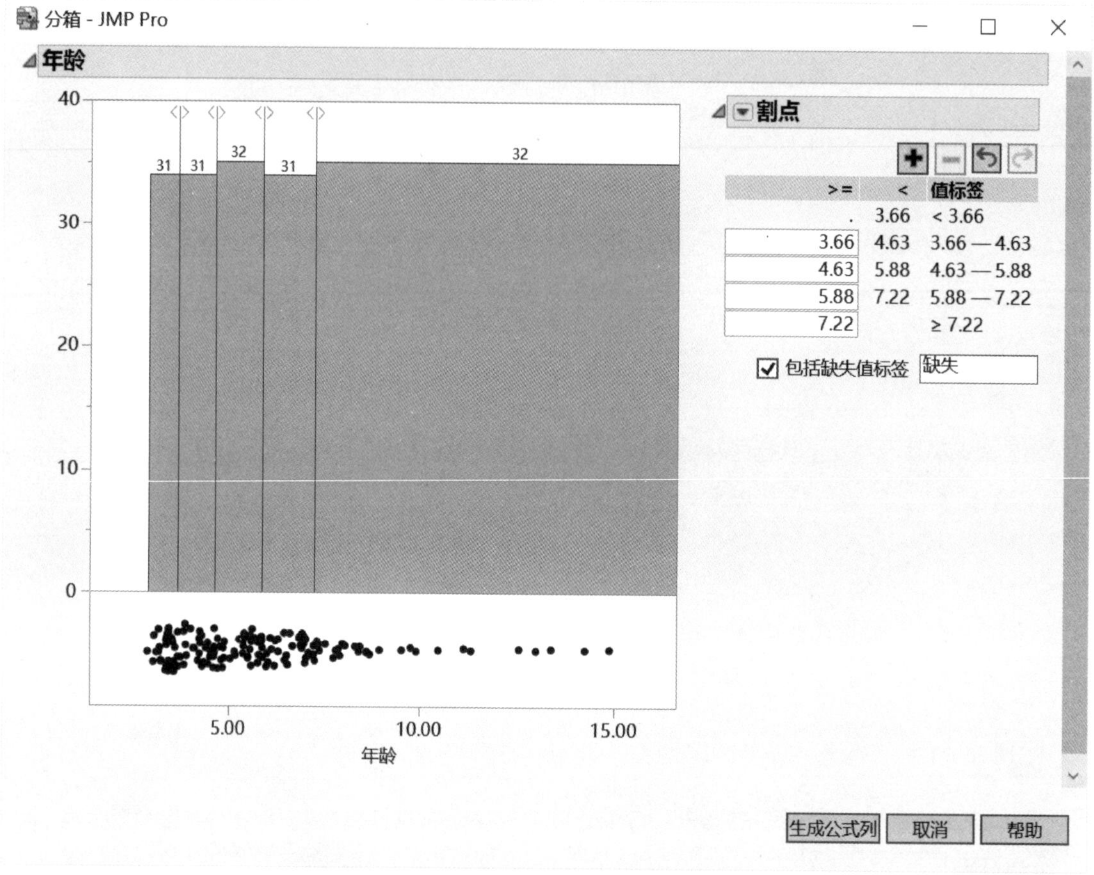

图 8.2.8 百分位数填充的分组结果

使用均值 / 标准差填充，其对话框如图 8.2.9 所示，其默认为 7 个分组界值。我们可以根据数据的实际情况进行选择，比如本例中我们认为组别可能为 5 组或 4 组更合适些，这时候可以仅勾选中间的 5 个界值，从 **+2 标准差**到 **–2 标准差**这五项。

使用 Jenks 自然断点填充，仅需设置**输入箱个数**（图 8.2.10），即分组数。其分组的基本原理是通过分组将每个组内的方差最小化，使各组之间的方差最大化。因此，其分组界值是根据设置的分组数并基于方差的计算得到的。

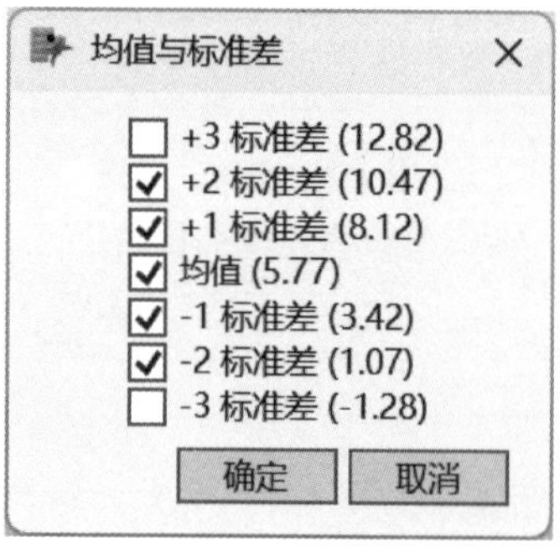

图 8.2.9 均值 / 标准差填充的设置界面

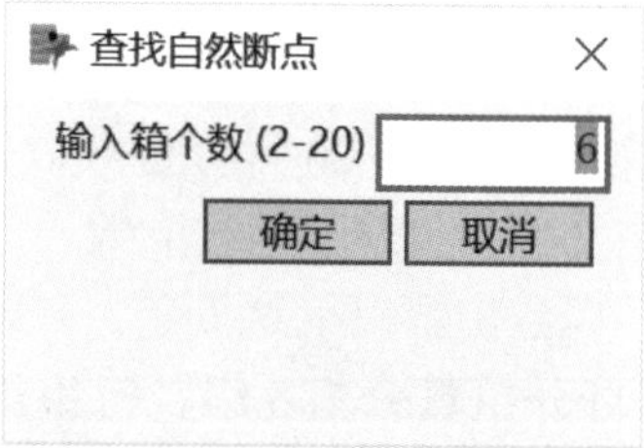

图 8.2.10 Jenks 自然断点填充的设置界面

除了上述 5 种方式外，还可以手动进行设置，如图 8.2.11 所示，通过点击并拖动左侧

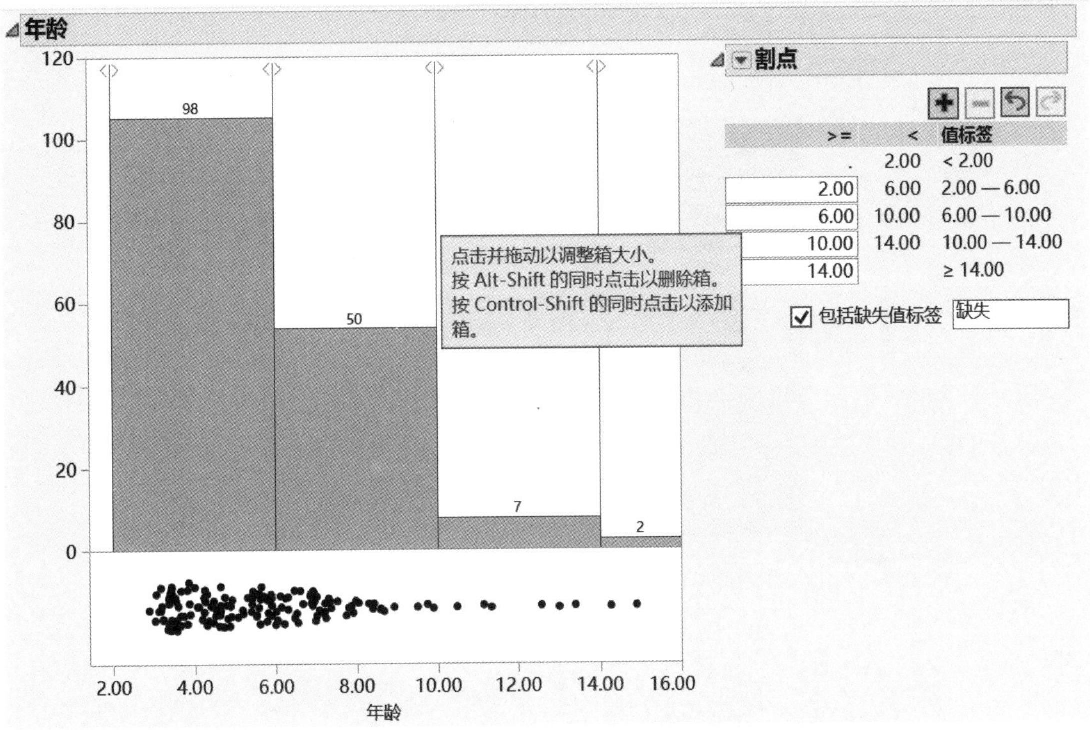

图 8.2.11 分箱法手动设置的操作界面

直方图中界值，可以获得新的分组方式。

本例中，我们尝试用第二种方式（箱计数）来调整分组方式，将组别数量设置为 4，**开始**和**结束**保留默认设置，获得新的分组变量，再重新分析新的年龄分组变量与 OSAS 的关系。如图 8.2.12 所示，四分类的年龄变量与 OSAS 患病率的关系呈线性关系，随着年龄变大，OSAS 患病率呈下降趋势。由于将年龄转换为多分类变量后，其与 OSAS 的关系同连续型变量一致，提示分析中可以不将年龄转换为分类变量，年龄与 OSAS 的关系确实呈线性关系，且由于斜率较低，因此线性关系无统计学意义。

对于连续型自变量而言，可以考虑将其转换为分类变量。JMP Pro 软件提供的分箱法可以用以辅助，但是注意一定要结合专业知识、样本量以及统计结果，选择相对合适的变量转换方法，或者仍作为连续型变量纳入模型。

8.2.2 等级自变量的处理

在本例数据中，扁桃体炎发生频率为等级变量，0、1、2 反映了频率的递增。尽管专业上是一个等级变量，但在统计分析时仍需要判断这 3 个等级之间是否是线性递增或递减关系，即是否满足线性条件。

JMP Pro 软件的操作步骤为：依次点击**分析** > **以 X 拟合 Y**，打开**以 X 拟合 Y** 的窗口，将 OSAS 导入 **Y, 响应**，扁桃体炎发生频率导入 **X, 因子**。结果如图 8.2.13 所示，随着扁桃体炎发生频率的增加，OSAS 发生比例逐渐升高，呈线性趋势，因此将扁桃体炎发生频率的变量类型重新设置为连续型（变量类型的设置详见章节 2.2.2），再进行后续分析。

需要注意的是，并非所有等级资料的线性判断结果与本例类似，它们可能不呈现逐渐

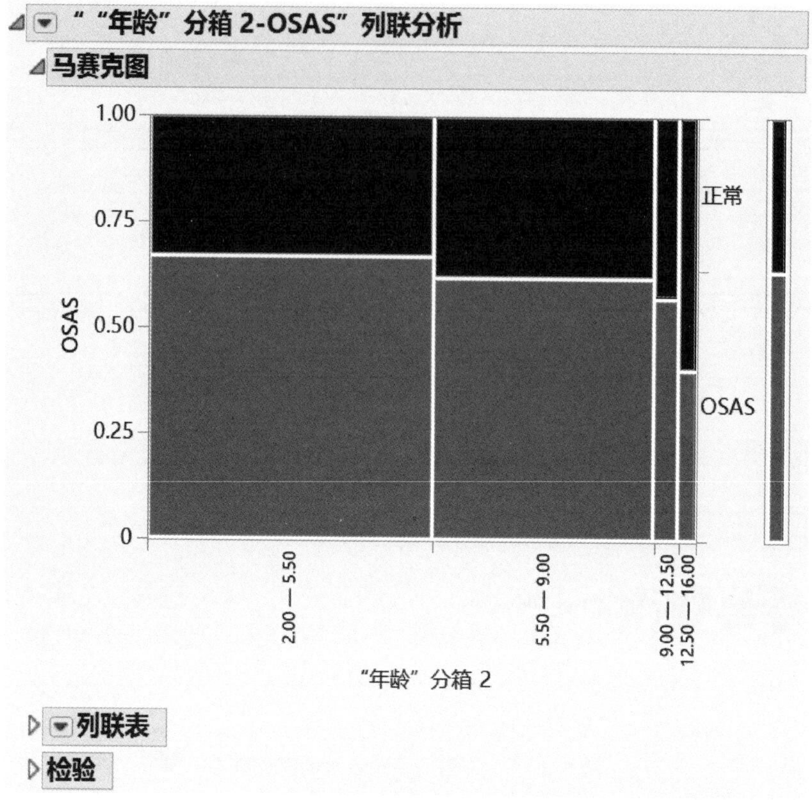

图 8.2.12　分组变量年龄（箱计数为 4）与 OSAS 的拟合结果

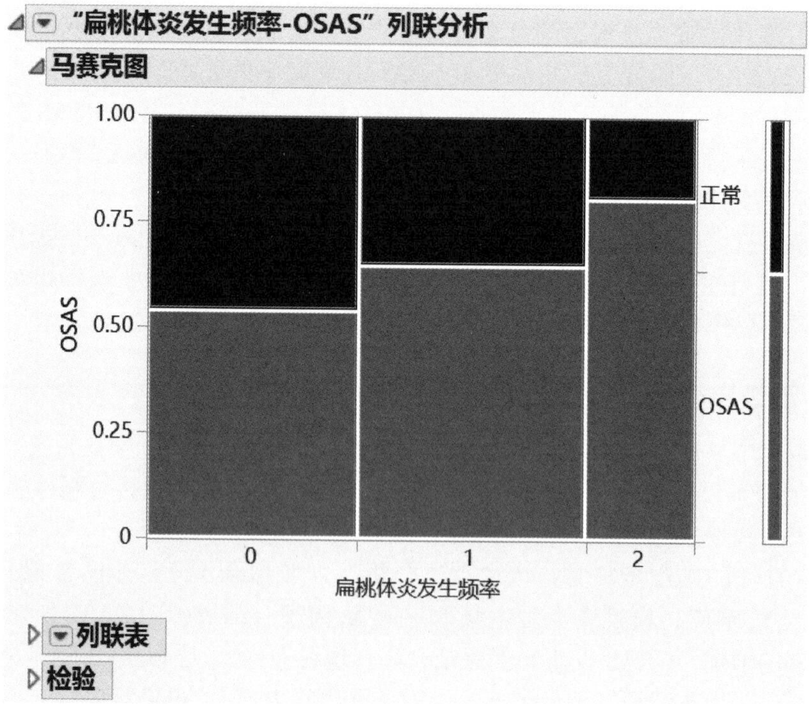

图 8.2.13　等级变量扁桃体炎发生频率与 OSAS 的拟合结果

升高或下降的趋势，而是表现为先升后降、先降后升或者更复杂的趋势。此时对于这些等级资料而言，其变量类型需要保留设置为名义型，即作为无序多分类变量进行后续分析。

8.2.3 单因素二分类 logistic 回归

连续变量的处理、等级变量线性关系判断以及分类变量参照组的设定，可以看作数据分析前的预处理。尽管这些预处理工作不会得到分析结果，却是分析过程中不可缺少的环节。通过预处理使数据满足 logistic 回归的应用条件后，接下来再考虑如何将变量纳入模型。

本例已完成连续变量的处理和等级变量的线性判断，接下来对分类自变量和因变量的参照组进行设置。分类自变量的参照组设置如下：腺样体大将赋值 0 设置为参照组，即无腺样肥大；性别将赋值 2 设置为参照组，即女性；肥胖将赋值 0 设置为参照组，即正常；是否足月出生将赋值 1 设置为参照组，即足月生产。因变量 OSAS 的赋值 0（即正常无 OSAS）被设置为参照组（具体操作详见章节 7.2.3）。

完成上述预处理工作后，首先进行单因素分析，观测每个自变量对因变量的影响。JMP Pro 软件同样可以通过**以 X 拟合 Y** 菜单一次性执行 logistic 回归中每一个自变量与因变量的单因素分析。**以 X 拟合 Y** 窗口中，将全部自变量（年龄、腺样体大、性别、肥胖、是否足月出生、扁桃体炎发生频率）导入 **X, 因子**，将 OSAS 导入 **Y, 响应**，即可输出全部自变量的单因素分析结果。我们可以看出操作步骤与单因素线性回归相同，区别仅在于输出结果的差异。本例中腺样体大、性别、肥胖和是否足月出生均为名义型变量，输出结果的形式一致，其单因素分析结果是以卡方检验的结果进行呈现；年龄和扁桃体炎发生频率作为连续型变量，输出结果形式与前者不尽相同，其输出结果为单因素 logistic 回归。

8.2.3.1 名义型自变量输出结果 对于名义型变量，输出结果分为 3 个部分。以腺样体大结果为例（图 8.2.14），第一部分为**马赛克图**，第二部分为**列联表**，第三部分为**检验**（卡方检验）。从马赛克图中可以看出，腺样体大者（赋值为 1）对应的浅色区域的高度更高，表示腺样体大的儿童发生 OSAS 的比例大于无腺样体大的儿童（赋值为 0）。列联表展示了腺样体大与 OSAS 交叉组合的分布情况，可以看出腺样体大儿童发生 OSAS 的比例为 70.65%，无腺样体大的儿童为 53.85%。**似然比**检验以及 **Pearson** 卡方检验的分析结果均显示腺样体大与 OSAS 发生风险存在统计学关联（$P = 0.031$）。此外，结果界面同时给出了 **Fisher 精确检验**的统计结果，可根据实际情况进行选择。

点击结果页面 **"腺样体大 -OSAS" 列联分析**左侧的三角形下拉菜单，选择**优势比**，可输出**优势比**的结果，即 OR 值。从图 8.2.15 可以看出，腺样体大儿童发生 OSAS 的风险是无腺样体大儿童的 2.06 倍（95% CI：1.06 ～ 4.00）。

小提示

在**以 X 拟合 Y** 菜单中，如果因变量和自变量均为名义型变量，软件默认执行卡方检验而不是单因素 logistic 回归。卡方检验与单因素 logistic 回归结果十分接近。如果读者想对名义型自变量执行单因素 logistic 回归，可通过**拟合模型**菜单来实现，在该菜单中每次仅放入 1 个自变量即可。

"腺样体大-OSAS"列联分析

马赛克图

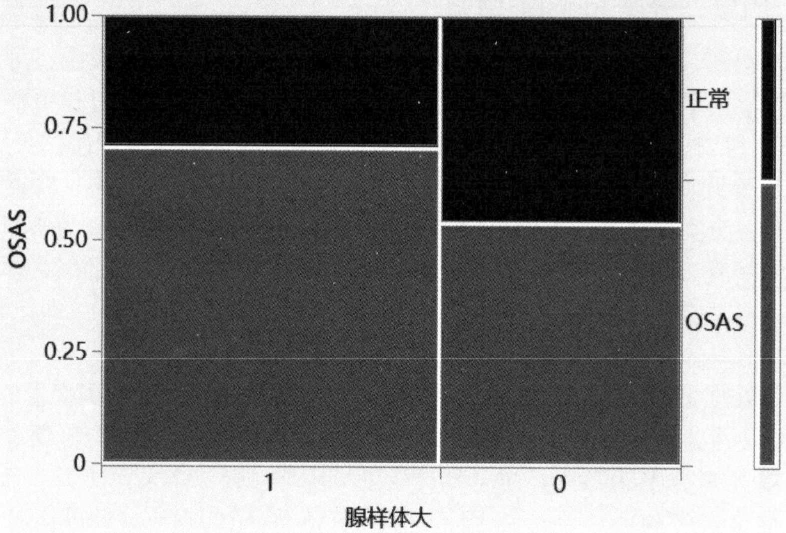

列联表

OSAS

腺样体大	计数 合计百分比 列百分比 行百分比	OSAS	正常	合计
	1	65 41.40 65.00 70.65	27 17.20 47.37 29.35	92 58.60
	0	35 22.29 35.00 53.85	30 19.11 52.63 46.15	65 41.40
	合计	100 63.69	57 36.31	157

检验

数目	自由度	-LogLike	R 方 (U)
157	1	2.3158005	0.0225

检验	卡方	概率>卡方
似然比	4.632	0.0314*
Pearson	4.652	0.0310*

Fisher 精确检验	概率	备择假设
左侧	0.9899	Prob(OSAS=正常) 在 "腺样体大=1" 的情况下大于 "0"
右侧	0.0236*	Prob(OSAS=正常) 在 "腺样体大=0" 的情况下大于 "1"
双侧	0.0428*	各 "腺样体大" 的 Prob(OSAS=正常) 不同

图 8.2.14 腺样体大与 OSAS 的卡方检验结果

优势比

优势比	95% 下限	95% 上限
2.063492	1.063636	4.00325

图 8.2.15 腺样体大患 OSAS 的 OR 值结果

为了节省篇幅，其他几个名义型变量的检验结果不再一一展示，仅说一下主要结果。肥胖、性别、是否足月出生的卡方检验 P 值分别为 0.015、0.264 和 0.962。

8.2.3.2 连续型自变量输出结果 以扁桃体炎发生频率为例，前面部分将扁桃体炎发生频率设置为连续型变量，其取值分别为 0、1、2，主要结果分为 3 个部分（图 8.2.16），第一部分为扁桃体炎发生频率与 OSAS 的散点图和拟合线，第二部分为**整体模型检验**，第三部分为**参数估计值**。此处主要关注**参数估计值**的结果。可以看出扁桃体炎发生频率与 OSAS 发生风险具有统计学关联（$P = 0.014$），参数估计值显示为 0.584。这说明随着扁桃体炎发生频率的增加，OSAS 发生风险逐渐升高，从散点图中同样可以看出相同的趋势。

“扁桃体炎发生频率 - OSAS”的 Logistic 拟合

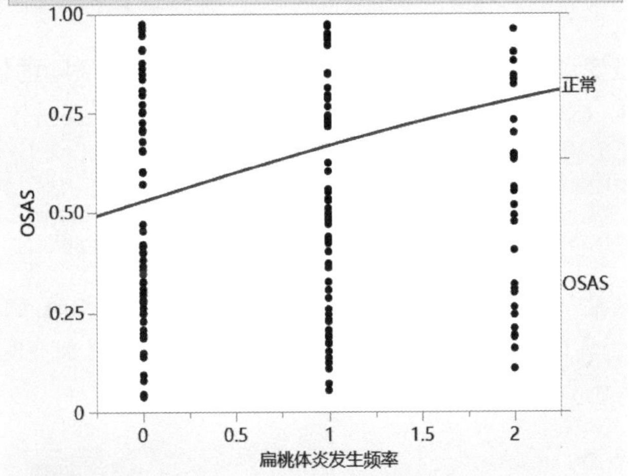

迭代

整体模型检验

模型	-对数似然	自由度	卡方	概率>卡方
差值	3.17589	1	6.351771	0.0117*
完全	99.68377			
简化	102.85965			

R 方 (U)	0.0309
AICc	203.445
BIC	209.48
观测数（或权重和）	157

拟合详细信息

参数估计值

项	估计值	标准误差	卡方	概率>卡方
截距	0.11681252	0.2401691	0.24	0.6267
扁桃体炎发生频率	0.58381612	0.2381533	6.01	0.0142*

对数优势比: OSAS/正常

估计值的协方差

图 8.2.16 扁桃体炎发生频率与 OSAS 的单因素 logistic 回归结果

点击左侧的三角形下拉菜单，选择**优势比**，显示在**参数估计值**结果中增加了两列结果，分别为**单位优势比**和**优势比**（图 8.2.17）。

参数估计值

项	估计值	标准误差	卡方	概率>卡方	单位优势比	优势比
截距	0.11681252	0.2401691	0.24	0.6267	.	.
扁桃体炎发生频率	0.58381612	0.2381533	6.01	0.0142*	1.79286719	3.21437275

对数优势比: OSAS/正常

图 8.2.17　扁桃体炎发生频率的参数估计值结果

单位优势比的含义为自变量每增加 1 个单位（具体含义取决于变量取值）所致的结局发生风险。本例中扁桃体炎发生频率取值为 0、1、2，因此“1 个单位”即从 0 到 1 或从 1 到 2。从结果可以看出，扁桃体炎发生频率每升高 1 个等级，OSAS 发生风险为 1.79 倍，$1.79 = e^{\beta} = e^{0.584}$。具体地说，扁桃体炎偶尔发生的儿童（扁桃体炎发生频率 = 1）发生 OSAS 的风险是未发生扁桃体炎儿童（扁桃体炎发生频率 = 0）的 1.79 倍；同样，扁桃体炎经常发生的儿童（扁桃体炎发生频率 = 2）发生 OSAS 风险是扁桃体炎偶尔发生儿童（扁桃体炎发生频率 = 1）的 1.79 倍。

优势比则指的是变量最大取值与最低取值相比，发生结局风险的倍数，此处最大值和最小值分别为 2 和 0，因此其含义为扁桃体炎经常发生的儿童（扁桃体炎发生频率 = 2）发生 OSAS 风险是未发生扁桃体炎者（扁桃体炎发生频率 = 0）的 3.21 倍。

小提示

对于连续型变量而言，**以 X 拟合 Y** 的结果中仅给出 OR 值的点估计，若想要得到其对应的 95% 置信区间，则需要利用**拟合模型**这一菜单来拟合单因素 logistic 回归模型，具体操作步骤详见下一部分的多因素二分类 logistic 回归。

8.2.4　多因素二分类 logistic 回归

通过单因素分析，我们可以发现腺样体肥大、肥胖和扁桃体炎发生频率对 OSAS 的影响有统计学意义；年龄和性别无统计学意义，P 值在 0.2 左右；是否足月出生无统计学意义，P 值为 0.962，接近于 1。

这时候，同样面临的一个重要问题是纳入哪些变量进行多因素分析？这与线性回归类似。本例中考虑到是否足月出生的 P 值接近于 1，且两组的 OSAS 比例几乎完全相同，因此后续多因素分析中不再考虑这一变量，其余变量考虑纳入模型。

JMP Pro 软件操作步骤为依次点击**分析**＞**拟合模型**，在**拟合模型**窗口中，将 OSAS 导入 **Y**，年龄等自变量添加到**构造模型效应**对话框，此时我们可以看到对话框右上角的**特质**对话框中系统自动选择**名义型 logistic**，原因在于因变量 OSAS 的变量类型为名义型，JMP Pro 软件通过识别因变量的变量类型自动选择适合的统计分析方法。**特质**的下一行为**目标水平**，即因变量中关注事件对应的赋值，本例中定义为 OSAS，其对应赋值为 1 且值标签为 OSAS，因此选择 OSAS 作为目标水平，设置界面如图 8.2.18 所示。

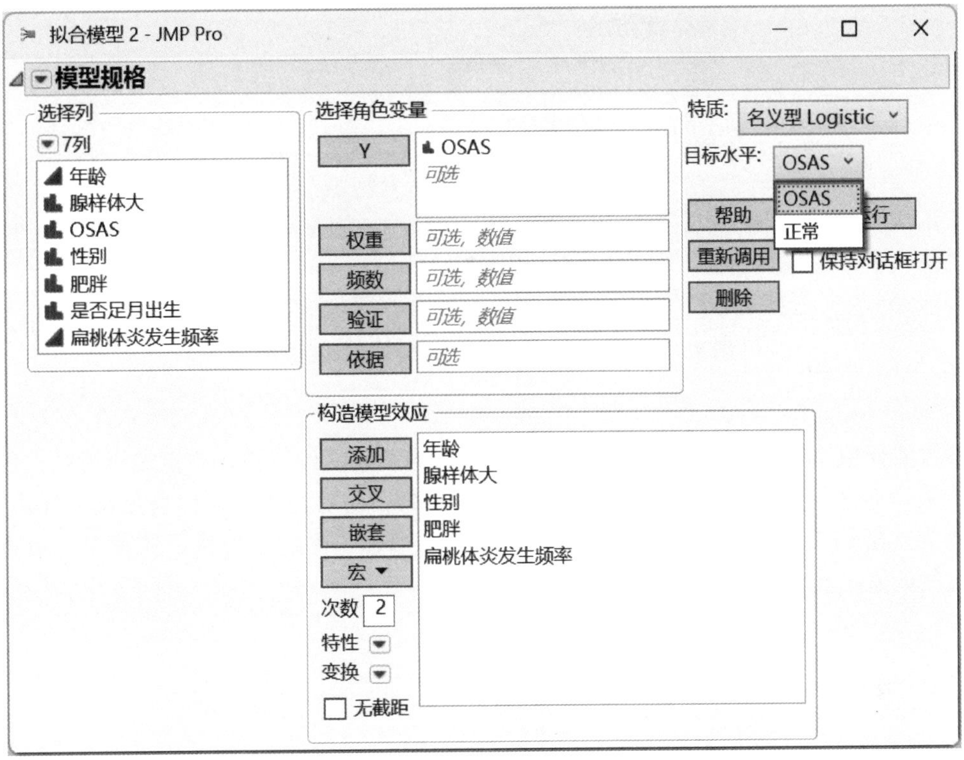

图 8.2.18　多因素 logistic 回归的设置界面

输出的主要结果包括**效应汇总**、**整体模型检验**、**参数估计值**和**效应似然比检验**等。

效应汇总结果反映的是各自变量的贡献值大小，也可以作为变量筛选的参考依据，主要通过 **LogWorth** 值来反映，**LogWorth** 值等于 $-\log_{10}P$，**LogWorth** 值越大，贡献越大。从图 8.2.19 中可以看出，5 个自变量中贡献最大的是扁桃体炎发生频率和肥胖，性别的影响最小。

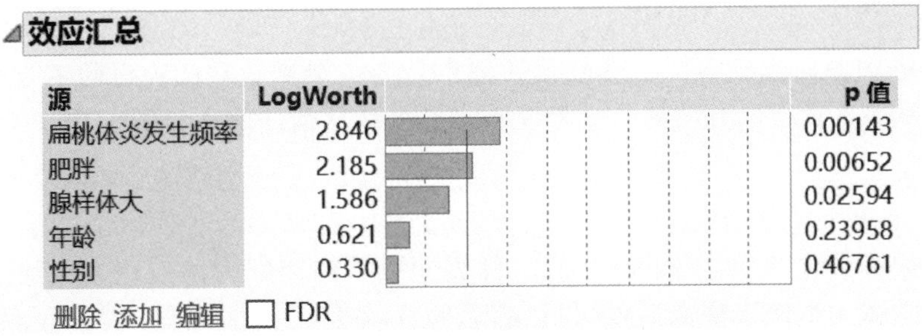

图 8.2.19　多因素 logistic 回归效应的汇总结果

整体模型检验结果见图 8.2.20，可以看出整体模型检验结果 $P = 0.0003$，整体模型具有统计学意义。此外，还给出了模型拟合相关的参数，包括 **R 方**（U）、**AICc**、**BIC**。R^2 结果显示，整体模型对因变量 OSAS 的解释能力为 11.38%。通常构建预测模型较为关注这一指标，危险因素筛选中可以无需关注。**AICc** 和 **BIC** 通常可用于对比模型删除或增加某变量后的变化情况，作为模型最终选择的部分参考依据，单看某一固定模型的 **AICc** 和 **BIC** 意义不大。

整体模型检验

模型	-对数似然	自由度	卡方	概率>卡方
差值	11.70182	5	23.40364	0.0003*
完全	91.15783			
简化	102.85965			

R 方 (U)	0.1138
AICc	194.876
BIC	212.653
观测数（或权重和）	157

图 8.2.20　多因素 logistic 回归整体模型检验结果

参数估计值结果见图 8.2.21，名义型变量输出的参数估计值并非虚拟编码形式，因此这部分结果并不是我们关注的。要展示虚拟编码的结果，需要输出“指标参数化估计值”。操作步骤为点击结果界面“**OSAS**”的**名义型 logistic 拟合**左侧的三角形下拉菜单，点击**指标参数化估计值**，此时结果中增加虚拟变量的参数估计值结果。

参数估计值

项	估计值	标准误差	卡方	概率>卡方
截距	0.66520614	0.5515614	1.45	0.2278
年龄	-0.0963798	0.0825728	1.36	0.2431
腺样体大[1]	0.44509755	0.202179	4.85	0.0277*
性别[男]	0.1436905	0.1974371	0.53	0.4667
肥胖[肥胖]	0.56643751	0.218448	6.72	0.0095*
扁桃体炎发生频率	0.80422496	0.2655263	9.17	0.0025*

对数优势比: OSAS/正常

图 8.2.21　多因素 logistic 回归参数估计值结果

小提示

logistic 回归同线性回归，参数估计值中的名义型变量默认给出的不是虚拟编码结果，如果想查看虚拟编码结果，需要点击**指标参数化估计值**来显示。

指标函数参数化结果详见图 8.2.22。分类变量后的类别为比较组，未显示的类别为参照组。以腺样体大为例，变量后的 [1] 表示腺样体大 = 1 与腺样体大 = 0（即参照组）进行比较。连续型变量则反映了每增加 1 个单位的效应变化情况。除了回归系数**估计值**和**概率>卡方**等指标外，还可输出回归系数的置信区间，通过点击结果界面“**OSAS**”的**名义型 logistic 拟合**左侧的三角形下拉菜单，选择**置信区间**来实现。

效应似然比检验反映了每一变量的整体效应（图 8.2.23），通常情况下，我们更关心指标参数化估计值，因此这部分结果无需太关注。

相比参数估计值，研究者往往更关注 logistic 回归的 OR 值。默认输出结果中并不包含 OR 值及其置信区间，可通过点击结果界面“**OSAS**”的**名义型 logistic 拟合**左侧的三角形下拉菜单，选择**优势比**，便可在结果中增加**优势比**这一部分内容（图 8.2.24）。

指标函数参数化

项	估计值	标准误差	卡方	概率>卡方
截距	-0.490019	0.695361	0.50	0.4810
年龄	-0.09638	0.082573	1.36	0.2431
腺样体大[1]	0.8901951	0.404358	4.85	0.0277*
性别[男]	0.287381	0.394874	0.53	0.4667
肥胖[肥胖]	1.132875	0.436896	6.72	0.0095*
扁桃体炎发生频率	0.804225	0.265526	9.17	0.0025*

图 8.2.22 多因素 logistic 回归指标函数参数化估计值结果

效应似然比检验

源	参数数目	自由度	似然比卡方	概率>卡方
年龄	1	1	1.38307625	0.2396
腺样体大	1	1	4.95994141	0.0259*
性别	1	1	0.52761309	0.4676
肥胖	1	1	7.39949907	0.0065*
扁桃体炎发生频率	1	1	10.1726212	0.0014*

图 8.2.23 多因素 logistic 回归效应似然比检验结果

优势比

用于 OSAS 对 正常 的 “OSAS” 优势比

单位优势比

回归变量中的单位变化

项	优势比	95 下限%	95 上限%	倒数
年龄	0.908119	0.772426	1.06765	1.1011772
扁桃体炎发生频率	2.234964	1.328171	3.760857	0.4474346

范围优势比

整个范围上回归变量中的变化

项	优势比	95 下限%	95 上限%	倒数
年龄	0.314416	0.045053	2.194261	3.1805043
扁桃体炎发生频率	4.995063	1.764039	14.14405	0.2001977

“腺样体大” 的优势比

水平1	/水平2	优势比	概率>卡方	95 下限%	95 上限%
1	0	2.4356048	0.0277*	1.1025964	5.380183
0	1	0.4105756	0.0277*	0.1858673	0.9069501

“性别” 的优势比

水平1	/水平2	优势比	概率>卡方	95 下限%	95 上限%
女	男	0.7502258	0.4667	0.3459988	1.6267076
男	女	1.332932	0.4667	0.6147386	2.8901838

“肥胖” 的优势比

水平1	/水平2	优势比	概率>卡方	95 下限%	95 上限%
正常	肥胖	0.3221059	0.0095*	0.1368082	0.758377
肥胖	正常	3.1045694	0.0095*	1.3186054	7.3095037

用于比值置信限效应的正态近似: 腺样体大 性别 肥胖

优势比的检验及其置信区间基于 Wald。

图 8.2.24 多因素 logistic 回归 OR 值结果

从结果中可以看出，连续型变量优势比包括**单位优势比**和**范围优势比**两部分结果，其含义等同于前面单因素分析中的说明，分别反映了每增加 1 个单位的 OR 值和从最小值到最大值变化范围的 OR 值。结果显示，扁桃体炎发生频率每变化 1 个单位（如从 0 到 1 或从 1 到 2），其 OR 值为 2.23，而最大值和最小值相比（即 2 和 0 相比）其 OR 值为 5.00。年龄每增加 1 个单位（本例为 1 岁）其 OR 值为 0.91，最大年龄与最小年龄相比的 OR 值为 0.31。

分类变量输出的是各个水平之间相互比较的 OR 值，以“腺样体大”的输出结果为例，我们可以看到有两行结果。第一行是**水平 1** 等于 1，**水平 2** 等于 0，这一行的含义是腺样体大 = 1 与腺样体大 = 0 相比，OR 值为 2.44（95% CI：1.11 ~ 5.47），即腺样体大的儿童发生 OSAS 的风险是无腺样体大儿童的 2.44 倍。第二行是**水平 1** 对应为 0，**水平 2** 对应为 1，这一行结果的含义是无腺样体大儿童与腺样体大儿童相比，OR 值为 0.41（95% CI：0.18 ~ 0.90）。两行结果完全等价，实际中根据具体情况来选择。

最终分析结果显示，扁桃体炎发生频率、腺样体大和肥胖为 OSAS 发生的独立危险因素，扁桃体炎发生频率越高、腺样体大、肥胖的儿童发生 OSAS 的风险较高。年龄和性别无论从贡献值大小还是 *P* 值大小，均无统计学意义，可以认为对 OSAS 的影响较小。

最后，如果初学者对 logistic 回归的变量筛选策略不是很熟悉，也可以考虑通过逐步回归的方法来筛选自变量。这一方式较为简单，仍可通过依次点击**分析**＞**拟合模型**，在**拟合模型**窗口中，**特质**选择**逐步**来实现。具体的操作步骤、参数设置等与线性回归完全相同，只是因变量类型不同，具体详见章节 7.3，这里不再重复介绍。需要注意的是，无论采用何种方式，前期的数据探索和预处理都是必不可少的环节。

8.3 混杂因素校正的 logistic 回归案例分析

对于临床研究而言，除了随机对照试验外，无论是横断面研究、病例对照研究还是队列研究，通常难以避免混杂因素的干扰。混杂因素的定义是某个因素在分析因素不同组别中分布不均衡，同时与研究结局有关联，从而可能扭曲分析因素与研究结局的真实关系，导致分析因素与结局间出现一种虚假的联系。研究者很难避免混杂因素，只能通过一些手段尽力消除混杂因素的影响，尽量还原分析因素与结局的真实关系。

控制混杂因素的手段主要包括：①在设计阶段对研究人群进行限制或匹配，如保证两组的性别相同，年龄相差不超过 3 岁。②统计分析采用分层或多因素分析进行控制。当分层较多时，分层分析很容易导致每层的例数太少，往往不大实用。实际中应用较多的是多因素分析。

要控制混杂因素的影响，首先需要识别混杂因素，通常可根据混杂因素的 3 个判断条件综合判定：①该因素在分析变量中的分布是否均衡，可通过该因素与分析变量之间的单因素分析来判断。②该因素对结局是否有影响，可通过该因素与结局之间的单因素分析进行判断。③从专业角度判断，该因素不能是分析变量与结局因果链上的中间环节，即分析变量不是通过该因素作用于结局。

如果某变量同时满足上述 3 个条件，则认为该变量是一个混杂因素，必须对该变量进行校正，否则很可能会造成结果的偏倚。

下面通过一个例子来说明混杂因素的识别过程。该例在第 1 章已有简单介绍，此处给出更为详细的分析过程。

例 8.3.1 某研究想探讨性别对幽门螺杆菌（Hp）感染的影响，同时收集了饮酒变量信息，欲判断饮酒是否为二者关系的混杂因素。数据基本信息见表 8.3.1。

表 8.3.1 不同性别、饮酒状态下的 Hp 感染情况

性别	饮酒	Hp 阴性	Hp 阳性
男	否	258	64
	是	343	146
女	否	530	110
	是	61	18

我们可通过以下几个简单步骤来识别饮酒是否为混杂因素。

条件 1 判断：饮酒与分析变量（性别）是否有关

由于两个变量均为二分类变量，可选择卡方检验来分析二者关系。卡方检验结果如图 8.3.1 所示，男女两组的饮酒比例存在统计学差异（$P < 0.001$），男性组的饮酒比例为 60.30%，女性组的饮酒比例仅为 10.99%。

因此，可以认为饮酒在分析变量（性别）中的分布不均衡，男性饮酒的比例远高于女性，满足混杂因素的第一个条件。

条件 2 判断：饮酒与结局（Hp 感染）是否有关

同样采用卡方检验，如图 8.3.2 所示，饮酒者中 Hp 感染的比例高于非饮酒者，差异有统计学意义（$P < 0.001$）。可以认为饮酒对结局有一定影响，满足混杂因素的第二个条件。

条件 3 判断：饮酒是否为性别与 Hp 感染关系链的中间环节

饮酒是行为因素，性别是生理因素，不能做出“性别引发饮酒”这种结论，即饮酒不可能是性别到 Hp 感染因果链上的中间环节。

基于以上 3 点，有理由认为饮酒是性别与 Hp 感染关系的混杂因素，必须对饮酒进行校正，否则可能会对结果造成影响。

为了让读者有更清晰的认识，下面我们对比一下不校正和校正后两个结果的差别。

采用 logistic 回归拟合两个模型，不校正模型仅纳入性别，校正模型纳入性别和饮酒。均通过**分析**＞**拟合模型**菜单来实现，Hp 变量导入 **Y**，不校正模型仅添加性别到**构造模型效应**对话框，校正模型添加性别和饮酒到**构造模型效应**对话框，指定**目标水平**为阳性，分别拟合结果。

图 8.3.3 和 8.3.4 分别给出了不校正模型和校正模型的两个结果。

对比之下不难发现二者差异，在不校正饮酒时，性别有统计学意义。而校正饮酒后，性别变得无统计学意义。无论从参数估计值还是 P 值，差别都非常大。校正后的参数估计值与不校正相比降低了 50% 多。换句话说，如果不校正混杂因素，将高估性别对 Hp 感染的影响，从而造成假阳性。

为什么会出现这么大的差异？主要原因在于男性的饮酒比例较高，而饮酒者感染 Hp 的风险高于非饮酒者。如果不校正饮酒，尽管性别显示男性的 Hp 风险远高于女性，但无法判断这种风险到底是性别本身的生理因素造成的，还是因为男性中饮酒人数太多而导致的。经过多因素分析，校正了饮酒的效应，相当于将饮酒的效应从性别中抽取出来，此时性别的效应就只剩下性别本身的生理因素作用。

“性别-饮酒”列联分析

马赛克图

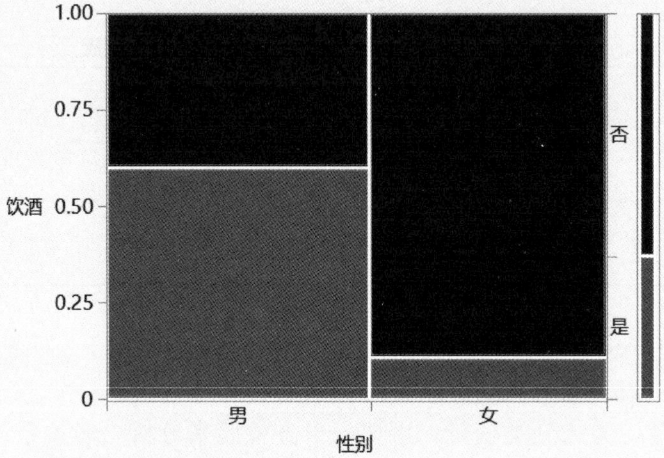

列联表

饮酒

性别	计数 合计百分比 列百分比 行百分比	是	否	合计
	男	489 31.96 86.09 60.30	322 21.05 33.47 39.70	811 53.01
	女	79 5.16 13.91 10.99	640 41.83 66.53 89.01	719 46.99
	合计	568 37.12	962 62.88	1530

检验

数目	自由度	-LogLike	R 方 (U)
1530	1	215.42750	0.2135

检验	卡方	概率>卡方
似然比	430.855	<.0001*
Pearson	396.973	<.0001*

Fisher 精确检验	概率	备择假设
左侧	1.0000	Prob(饮酒=否) 在“性别=男”的情况下大于“女”
右侧	<.0001*	Prob(饮酒=否) 在“性别=女”的情况下大于“男”
双侧	<.0001*	各“性别”的 Prob(饮酒=否) 不同

图 8.3.1　饮酒与性别的卡方检验结果

本例说明了混杂因素可能造成的影响，为了清晰展示，本例仅包含 1 个混杂因素。但实际中往往因素较多，是否需要每个因素都进行判断？理论上的确如此，如果除了主要研究因素外，还有多个协变量，需要对这多个协变量分别判断是否为混杂因素。可能读者会认为这过于繁琐，事实上，数据分析本来就不是简单的事情，合适的软件可以减轻一定的工作量。如在 JMP Pro 软件中，对条件 1 还是条件 2 的判断，不管有多少变量，只要通过**以**

“饮酒-Hp”列联分析

马赛克图

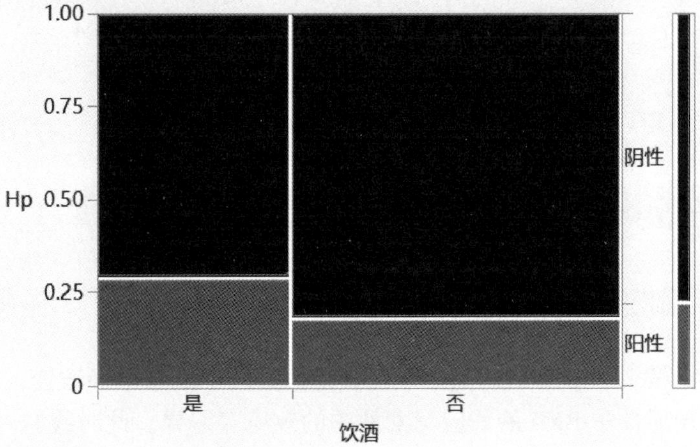

列联表

饮酒	计数 合计百分比 列百分比 行百分比	Hp 阳性	阴性	合计
是	计数	164	404	568
	合计百分比	10.72	26.41	37.12
	列百分比	48.52	33.89	
	行百分比	28.87	71.13	
否	计数	174	788	962
	合计百分比	11.37	51.50	62.88
	列百分比	51.48	66.11	
	行百分比	18.09	81.91	
合计	计数	338	1192	1530
	合计百分比	22.09	77.91	

检验

数目	自由度	-LogLike	R 方 (U)
1530	1	11.810339	0.0146

检验	卡方	概率>卡方
似然比	23.621	<.0001*
Pearson	24.140	<.0001*

Fisher 精确检验	概率	备择假设
左侧	1.0000	Prob(Hp=阴性) 在“饮酒=是”的情况下大于“否”
右侧	<.0001*	Prob(Hp=阴性) 在“饮酒=否”的情况下大于“是”
双侧	<.0001*	各“饮酒”的 Prob(Hp=阴性) 不同

图 8.3.2 饮酒与 Hp 感染的卡方检验结果

指标函数参数化

项	估计值	标准误差	卡方	概率>卡方
截距	-1.529786	0.097491	246.22	<.0001*
性别[男]	0.4782983	0.126215	14.36	0.0002*

图 8.3.3 不校正的 logistic 回归结果

指标函数参数化

项	估计值	标准误差	卡方	概率>卡方
截距	-1.591307	0.099839	254.04	<.0001*
性别[男]	0.2302857	0.147459	2.44	0.1184
饮酒[是]	0.4901239	0.145486	11.35	0.0008*

图 8.3.4　校正的 logistic 回归结果

X 拟合 Y 菜单，可一次性输出所有变量结果，已经大大减少了工作量。

8.4　logistic 回归中的交互效应案例分析

交互效应是指某个因素对结局的效应随其他因素的不同水平而改变，如研究 BMI 对高血压的影响，发现男性中 BMI 的效应与女性中的效应有差异。此时我们可以认为，性别与 BMI 存在交互效应。

初学者往往很容易混淆交互效应和混杂效应。混杂因素导致的效应是一种虚假效应，而交互作用是一种真实存在的效应。二者分析目的完全不同，混杂因素的分析是为了避免结果的偏倚，而交互效应的分析是为了发现更有针对性的信息，其作为一种客观效应，研究者希望能够对其加以准确而详尽地描述。混杂可以通过研究设计或者采用适当的统计分析方法予以消除，而交互效应可以通过统计学方法进行定量描述和分析。接下来举例对交互效应的分析进行说明。

例 8.4.1　在“1.5.3 儿童 OSAS 分析数据”的案例中，研究者拟探索扁桃体炎发生频率和肥胖对儿童 OSAS 是否存在交互作用。为了更好地解释交互效应，本例仅纳入扁桃体炎发生频率和肥胖这 2 个变量，并将扁桃体炎发生频率作为名义型变量纳入。

在交互效应分析前，首先需要明确什么是主效应和单独效应。主效应反映的是自变量的平均效应，其效应不受其他自变量取值的影响，当模型中未加入交互效应时，自变量体现的就是主效应。图 8.4.1 中，对于变量肥胖而言，肥胖对 OSAS 主效应 OR 值为 2.76（95% CI：1.23 ~ 6.21），该效应的含义是，无论扁桃体炎发生频率为 0、1 还是 2，肥胖对 OSAS 的影响都是固定的，都是 2.76。同样扁桃体炎发生频率的含义也是如此。如果两个自变量之间不存在交互效应，此时观察主效应即可。

如果两个自变量之间存在交互效应，此时主效应的实际意义不大，需要关注单独效应。单独效应是指在某自变量取不同值的情况下，另一自变量的效应。例如，假定扁桃体炎发生频率和肥胖之间存在交互效应，其含义为当扁桃体炎发生频率取值为 0、1、2 时，肥胖对 OSAS 的效应（如 OR 值）不同，如扁桃体炎发生频率取值为 0 时，肥胖的 OR 值为 1.50，而当扁桃体炎发生频率取值为 1 时，肥胖的 OR 值为 16.50。这里的 1.50 和 16.50 就是单独效应。

首先评估两个自变量之间是否存在交互效应，在 JMP Pro 软件的操作步骤为依次点击**分析＞拟合模型**，在**拟合模型**窗口中，将 OSAS 导入 **Y**，将待分析的两个自变量肥胖和扁桃体炎发生频率同时选中，拖至**构造模型效应**框中。然后再同时选中两个自变量，点击**构造模型效应**模块中的**交叉**按钮，便在**构造模型效应**框中生成了两个自变量的交互项（图 8.4.2）。

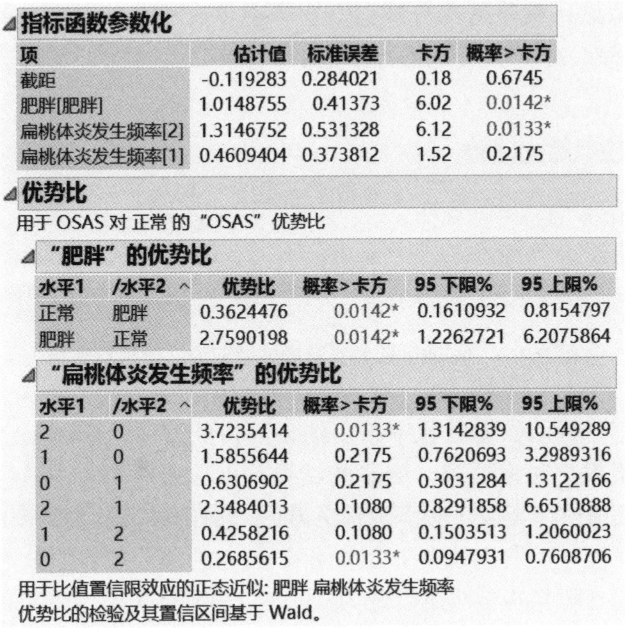

指标函数参数化

项	估计值	标准误差	卡方	概率>卡方
截距	-0.119283	0.284021	0.18	0.6745
肥胖[肥胖]	1.0148755	0.41373	6.02	0.0142*
扁桃体炎发生频率[2]	1.3146752	0.531328	6.12	0.0133*
扁桃体炎发生频率[1]	0.4609404	0.373812	1.52	0.2175

优势比

用于 OSAS 对 正常 的 "OSAS" 优势比

"肥胖" 的优势比

水平1	/水平2	优势比	概率>卡方	95 下限%	95 上限%
正常	肥胖	0.3624476	0.0142*	0.1610932	0.8154797
肥胖	正常	2.7590198	0.0142*	1.2262721	6.2075864

"扁桃体炎发生频率" 的优势比

水平1	/水平2	优势比	概率>卡方	95 下限%	95 上限%
2	0	3.7235414	0.0133*	1.3142839	10.549289
1	0	1.5855644	0.2175	0.7620693	3.2989316
0	1	0.6306902	0.2175	0.3031284	1.3122166
2	1	2.3484013	0.1080	0.8291858	6.6510888
1	2	0.4258216	0.1080	0.1503513	1.2060023
0	2	0.2685615	0.0133*	0.0947931	0.7608706

用于比值置信限效应的正态近似: 肥胖 扁桃体炎发生频率

优势比的检验及其置信区间基于 Wald。

图 8.4.1　主效应的估计结果

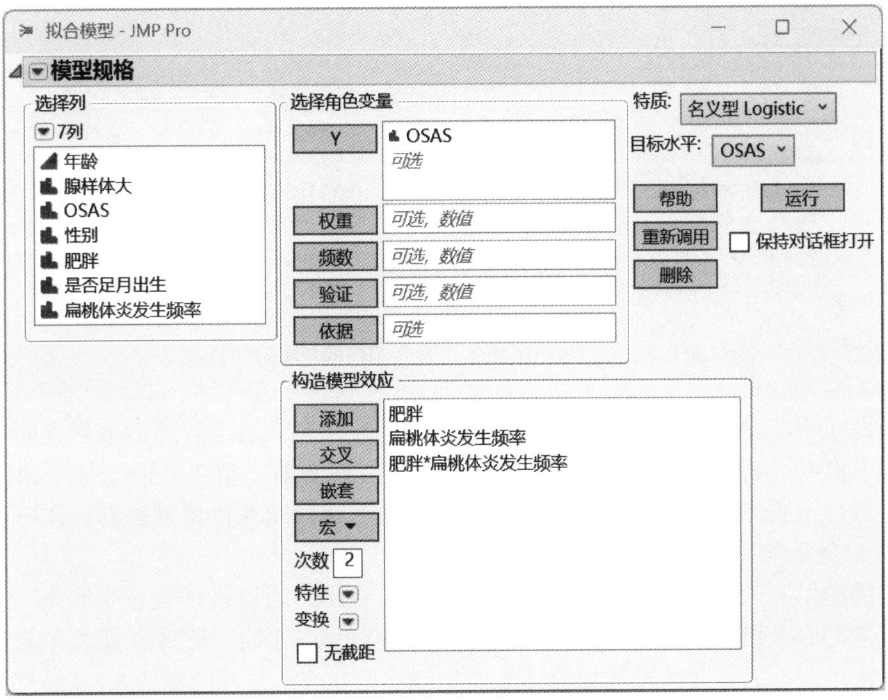

图 8.4.2　交互项的操作界面

小提示

在模型中加入交互项时，须将组成交互项的变量均纳入模型，如肥胖和扁桃体炎发生频率一定也要同时纳入模型。

首先通过**效应似然比检验**这部分观察交互项总体有无统计学意义。图 8.4.3 结果显示，交互项的 *P* 值为 0.031，可以认为交互项有统计学意义。

效应似然比检验

源	参数数目	自由度	似然比卡方	概率>卡方
肥胖	1	1	4.20478661	0.0403*
扁桃体炎发生频率	2	2	7.3867514	0.0249*
肥胖*扁桃体炎发生频率	2	2	6.94189014	0.0311*

图 8.4.3　logistic 回归交互项的效应似然比检验结果

我们再重点观察指标函数参数化中给出的参数估计值（图 8.4.4）。由于加入了交互项，此时肥胖和扁桃体炎发生频率这两个变量的结果是单独效应而非主效应。肥胖的参数估计值为 0.41，反映的是扁桃体炎发生频率取值为 0 时（扁桃体炎发生频率的参照组设定为 0），肥胖的效应；同样扁桃体炎发生频率 1 *vs*. 0 和 2 *vs*. 0 的参数估计值分别为 0.04 和 1.46，反映的是体重正常儿童（肥胖的参照组设定为 0）中，扁桃体炎发生频率的效应。结果中两个变量的相乘项即交互项，反映的是两个变量额外产生的交互效应，由于扁桃体炎发生频率有 2 个参数估计值，因此产生了 2 个交互效应。这两个交互效应分别为 2.40 和 –0.66。

指标函数参数化

项	估计值	标准误差	卡方	概率>卡方
截距	0.04652	0.30508	0.02	0.8788
肥胖[肥胖]	0.4054651	0.571699	0.50	0.4782
扁桃体炎发生频率[2]	1.4575574	0.631371	5.33	0.0210*
扁桃体炎发生频率[1]	0.0404914	0.424494	0.01	0.9240
肥胖[肥胖]*扁桃体炎发生频率[2]	-0.65678	1.129271	0.34	0.5608
肥胖[肥胖]*扁桃体炎发生频率[1]	2.3978947	1.212236	3.91	0.0479*

图 8.4.4　肥胖和扁桃体炎发生频率的单独效应结果

可借助于 JMP Pro 软件中的刻画器直观说明、解释交互效应。点击结果界面**“OSAS”的名义型 logistic 拟合**左侧的三角形下拉菜单，选择**刻画器**，结果界面增加了**预测刻画器**部分，然后点击**预测刻画器**左侧的三角形下拉菜单，选择**交互作用刻画器**，此时可生成图 8.4.5 所示的**交互作用刻画器**。

以肥胖的解释为例（图 8.4.5 的左下图），可以看出，当扁桃体炎发生频率 = 0 时，肥胖儿童发生 OSAS 风险高于正常，当扁桃体炎发生频率 = 1 时，肥胖儿童发生 OSAS 风险仍高于正常，但高的幅度远大于扁桃体炎发生频率 = 0 的人群，因此图 8.4.4 结果中的“肥胖［肥胖］* 扁桃体炎发生频率［1］”为正值。而当扁桃体炎发生频率 = 2 时，肥胖儿童发生 OSAS 的风险低于正常，因此图 8.4.4 结果中的“肥胖［肥胖］* 扁桃体炎发生频率［2］”为负值。由此可以看出交互效应的含义：如果没有交互项，三条线应该平行；当交互项为正值时，相当于增大了效应；当交互项为负值时，相当于减少了效应。读者需要仔细体会这一含义。

如果想更清晰地展示 2 个变量的交互效应，还可以将 2 个变量组合为 1 个变量，如本

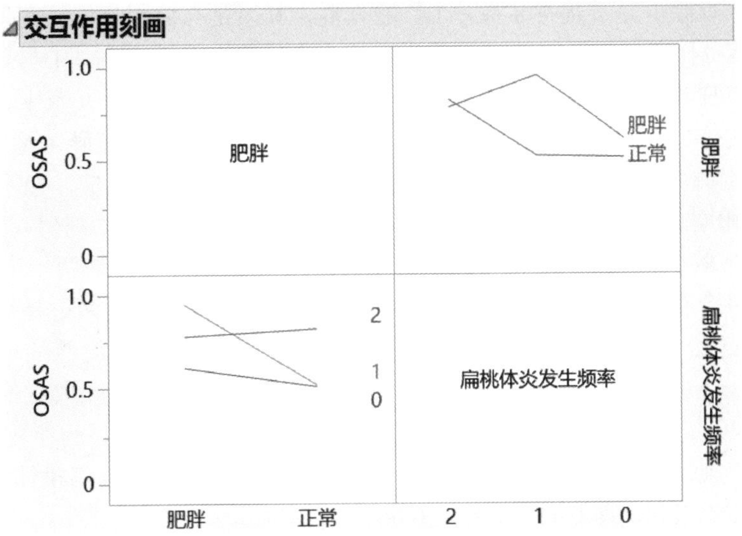

图 8.4.5 肥胖和扁桃体炎发生频率交互效应刻画器

例的 2 个变量分别为二分类和三分类，因此可以组合成 1 个六分类的变量。首先设置一个新变量，并将其命名为交互，其赋值情况如表 8.4.1 所示：

表 8.4.1 基于肥胖和扁桃体炎发生频率组合生成的交互变量

肥胖	扁桃体炎发生频率	交互	标签
0（正常）	0	0	正常 + 频率 0
0（正常）	1	1	正常 + 频率 1
0（正常）	2	2	正常 + 频率 2
1（肥胖）	0	3	肥胖 + 频率 0
1（肥胖）	1	4	肥胖 + 频率 1
1（肥胖）	2	5	肥胖 + 频率 2

将交互变量作为虚拟变量，以 0 设为参照组。点击**分析**＞**拟合模型**，在**拟合模型**窗口中，将 OSAS 导入 **Y**，将变量交互添加到**构造模型效应**对话框中。输出的虚拟编码结果如图 8.4.6 所示。

指标函数参数化

项	估计值	标准误差	卡方	概率>卡方
截距	0.04652	0.30508	0.02	0.8788
交互[正常+频率1]	0.0404914	0.424494	0.01	0.9240
交互[正常+频率2]	1.4575574	0.631371	5.33	0.0210*
交互[肥胖+频率0]	0.4054651	0.571699	0.50	0.4782
交互[肥胖+频率1]	2.8438511	1.071741	7.04	0.0080*
交互[肥胖+频率2]	1.206243	0.857864	1.98	0.1597

图 8.4.6 交互变量的指标参数估计值结果

首先，截距反映的是“正常 + 频率 0”的人群，其余是与截距相比的变化值。因此，**交互［正常 + 频率 1］**反映的是在正常体重儿童中，扁桃体炎发生频率 = 1 与扁桃体炎发生频率 = 0 相比的单独效应；**交互［正常 + 频率 2］**反映的是在正常体重儿童中，扁桃体炎发生频率 = 2 与扁桃体炎发生频率 = 0 相比的单独效应。同样，**交互［肥胖 + 频率 0］**反映的是在扁桃体炎发生频率 = 0 的人群中，肥胖与正常体重相比的单独效应。以上 4 项参数与图 8.4.4 中前四项相同。

再看与交互效应有关的结果。在图 8.4.4 的结果中，最后两行是两个变量的交互项结果，是两个变量合在一起产生的额外效应。图 8.4.6 的结果中，最后两行是单独效应与交互效应之和，如**交互［肥胖 + 频率 1］**的参数估计值为 2.84，其值为肥胖的单独效应、扁桃体炎发生频率 = 1 的单独效应、肥胖与扁桃体炎发生频率 = 1 的交互效应这三项之和，即 0.41 + 0.04 + 2.40（忽略四舍五入误差）。同样，**交互［肥胖 + 频率 2］**的参数估计值为 1.21，其值为肥胖的单独效应、扁桃体炎发生频率 = 2 的单独效应、肥胖与扁桃体炎发生频率 = 2 的交互效应这三项之和，即 0.41 + 1.46 − 0.66。

本例关于交互效应的解释是基于参数估计值，如果基于 OR 值进行解释，上述关系便不是相加关系，而是相乘关系，读者可自行计算并对比。

最后强调一点，两个变量之间是否存在交互效应，应该根据交互项本身是否有统计学意义来判断（如图 8.4.4 中最后两行结果），而不是将两个变量组合后观察统计学意义（如图 8.4.6 中最后两行结果）。换句话说，*a* 和 *b* 两个变量的组合效应如果大于 *a* 或 *b* 的单独效应，不一定有交互效应，只有产生了“1 + 1 > 2”的额外效应，才是真正具有交互效应。

8.5　多分类 logistic 回归案例分析

logistic 回归模型不仅可用于二分类结局，还可用于多分类结局。多分类可以是无序多分类，也可以是有序多分类。当结局是无序多分类时，可采用多项 logit 回归模型；当结局是有序多分类时，可采用累积比数 logit 模型。

在 JMP Pro 软件中，多项 logit 模型和累积比数 logit 模型均可通过**分析＞拟合模型**来实现，并根据因变量的类型，系统可自动选择相应的模型。对于一个多分类结局，如果因变量设为名义型，**拟合模型**中的**特质**对话框自动选择**名义型 logistic**，此时拟合的是多项 logit 模型；如果将其设为有序型，**拟合模型**中的**特质**对话框自动选择**有序型 logistic**，此时拟合的是累积比数 logit 模型。

对于多分类结局，实际中多项 logit 模型更常用一些，因为“有序”这一条件有时难以掌握。如疾病严重程度分为轻度、中度、重度，尽管从概念上看起来是个有序变量，但从数据上却未必是有序的。统计学上的“有序”往往暗含了各等级之间的线性关系，例如，分析吸烟对疾病严重程度的影响，假定 OR 值为 1.2，其含义是吸烟与不吸烟相比，中度和重度 *vs.* 轻度的 OR 值为 1.2，重度 *vs.* 中度和轻度的 OR 值也是 1.2。也就是说，无论从什么地方把因变量分为两类，其 OR 值都是相同的。然而这一条件在实际中未必满足。多项 logit 模型和累积比数 logit 模型，有点类似于前面介绍的是将等级变量作为名义型变量还是连续变量，作为连续变量必须满足线性关系，作为名义型变量则无需满足线性关系。

出于实际考虑，本节主要介绍多项 logit 模型，该模型无需考虑多分类结局的线性条件。多项 logit 模型是将因变量的多个分类作为虚拟变量，设置一个参照类，其余类别分别与参照类相比。因此最终产生的模型不止一个，k 类因变量则会产生 $k-1$ 个模型，分别表示每一类别与参照类的比较结果。事实上，二分类 logistic 回归可以看作多项 logit 模型的特例，二分类变量中，除了参照类外，只剩下一类，因此只有一个模型。在构建多项 logit 模型之前，首先需要明确哪一类别作为参照类，通常根据专业知识确定，其余的分析过程与二分类 logistic 回归类似。

例 8.5.1 在“1.5.4 妊娠结局分析数据”的案例中，研究者想了解 3 种治疗方式对妊娠结局的影响，年龄、流产史、妇科手术史、输卵管梗阻程度以及梗阻部位作为协变量。自变量中，年龄、流产史、妇科手术史、输卵管梗阻程度以及梗阻部位为二分类变量，治疗方式为三分类变量。因变量妊娠结局包括 3 类，分别为未妊娠、异位妊娠和正常妊娠。考虑到因变量为多分类结局，拟采用多项 logit 模型拟合。

8.5.1 设置参照类

在统计分析前，必须先设定好参照类。本研究将正常妊娠作为参照类，分析未妊娠、异位妊娠分别与正常妊娠相比的结果。参照类的设置与其赋值有关，本例中 0、1、2 分别表示未妊娠、异位妊娠和正常妊娠，符合 JMP Pro 软件的设置习惯，即以最大值作为参照，因此无需做任何处理，默认以正常妊娠为参照即可。如果正常妊娠不是最高值，则需要在**列属性＞值顺序**中进行修改。具体设置过程详见章节 2.2.5。

自变量的参照组设置如下：治疗方式（治疗方式 A 为 0）、年龄（年龄＜ 25 岁为 0）、流产史（无为 0）、妇科手术史（否为 0）、输卵管梗阻程度（部分梗阻为 1）和输卵管梗阻部位（近端为 1）。

8.5.2 多项 logit 模型的单因素分析

本研究目的是分析治疗方式与妊娠结局的关系，治疗方式是主要研究变量，其余变量为拟调整的协变量。然而并非所有协变量都需要调整，只有可能对结果造成混杂的因素才需要调整。因此先进行单因素分析，观察治疗方式和其他变量分别对妊娠结局的影响。

单因素分析可通过**以 X 拟合 Y** 一次性实现，也可通过**拟合模型**实现。本例中自变量均为分类变量，因此**以 X 拟合 Y** 会给出所有自变量与因变量的卡方检验结果，**拟合模型**给出的是单因素的多项 logit 模型结果，但这种方式无法一次性实现所有自变量的单因素分析，只能每次纳入 1 个自变量，重复多次来实现。本例采用**拟合模型**这种方式，给出每一个自变量的单因素分析结果。

以治疗方式这一变量为例，打开**分析＞拟合模型**，在**拟合模型**窗口中，将妊娠结局导入 **Y**，治疗方式添加到**构造模型效应**对话框，此时对话框右上角的**特质**自动选择**名义型 logistic**（图 8.5.1）。

图 8.5.2 给出了治疗方式的分析结果，其默认输出结构与二分类 logistic 回归类似，主要给出了**整体模型检验**结果和**参数估计值**结果。由于治疗方式是名义型变量，因此这部分的**参数估计值**结果并不是虚拟编码的效应。需要通过点击**“妊娠结局”的名义型 logistic 拟合**左侧的三角形下拉菜单，再点击**指标参数化**估计值，输出作为虚拟编码的参数估计结果。

点击**指标参数化估计值**后，同时再点击**置信区间**，结果给出了**指标函数参数化**估计值结果及其 95% 置信区间（图 8.5.3）。可以看出，结果共展示了 2 套截距和自变量的结果，这两套结果分别对应“0 *vs.* 2”和“1 *vs.* 2”，即“未妊娠 *vs.* 正常妊娠”和“异位妊娠 *vs.* 正常妊娠”。

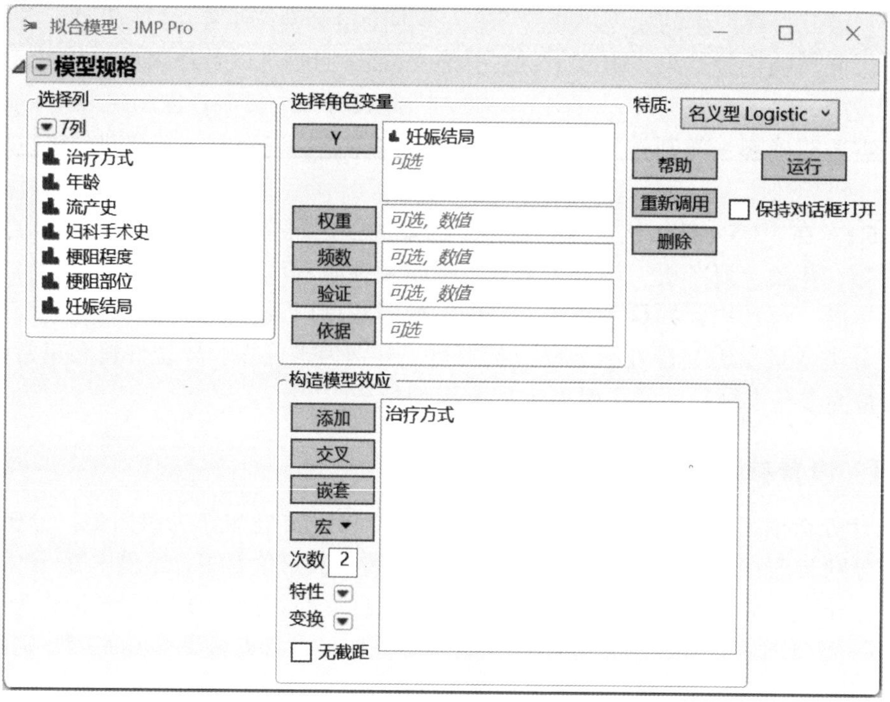

图 8.5.1　多项 logit 模型单因素分析的操作界面

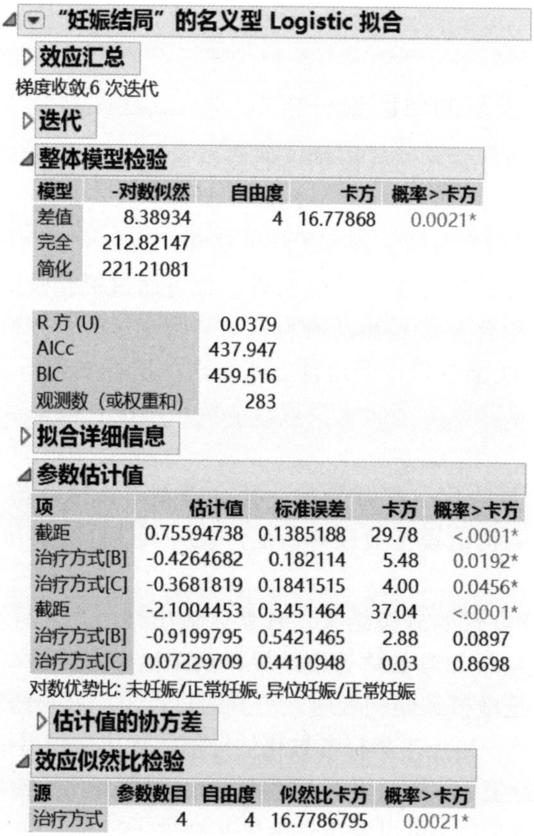

"妊娠结局"的名义型 Logistic 拟合

效应汇总

梯度收敛,6 次迭代

迭代

整体模型检验

模型	-对数似然	自由度	卡方	概率>卡方
差值	8.38934	4	16.77868	0.0021*
完全	212.82147			
简化	221.21081			

R 方 (U)	0.0379
AICc	437.947
BIC	459.516
观测数（或权重和）	283

拟合详细信息

参数估计值

项	估计值	标准误差	卡方	概率>卡方
截距	0.75594738	0.1385188	29.78	<.0001*
治疗方式[B]	-0.4264682	0.182114	5.48	0.0192*
治疗方式[C]	-0.3681819	0.1841515	4.00	0.0456*
截距	-2.1004453	0.3451464	37.04	<.0001*
治疗方式[B]	-0.9199795	0.5421465	2.88	0.0897
治疗方式[C]	0.07229709	0.4410948	0.03	0.8698

对数优势比: 未妊娠/正常妊娠, 异位妊娠/正常妊娠

估计值的协方差

效应似然比检验

源	参数数目	自由度	似然比卡方	概率>卡方
治疗方式	4	4	16.7786795	0.0021*

图 8.5.2　多项 logit 模型单因素分析默认输出结果

指标函数参数化

项	估计值	标准误差	卡方	概率>卡方	95% 下限	95% 上限
截距	1.5505974	0.294245	27.77	<.0001*	0.9737483	2.1274465
治疗方式[B]	-1.221118	0.358489	11.60	0.0007*	-1.923913	-0.518323
治疗方式[C]	-1.162832	0.361598	10.34	0.0013*	-1.871722	-0.453941
截距	-1.252763	0.566947	4.88	0.0271*	-2.364227	-0.141299
治疗方式[B]	-1.767662	0.919684	3.69	0.0546	-3.570646	0.0353223
治疗方式[C]	-0.775385	0.740098	1.10	0.2948	-2.226301	0.6755305

置信限是基于 Wald 的。

图 8.5.3 多项 logit 模型单因素虚拟效应参数估计结果

根据图 8.5.3 的参数估计值可以很容易计算出 OR 值及其置信区间结果，计算的 OR 值结果显示：与治疗方式 A 相比，治疗方式 B 发生未妊娠（*vs.* 正常妊娠）的风险为 $e^{-1.22}=0.29$ 倍，发生异位妊娠（*vs.* 正常妊娠）的风险为 $e^{-1.77}=0.17$ 倍；与治疗方式 A 相比，治疗方式 C 发生未妊娠（*vs.* 正常妊娠）的风险为 $e^{-1.16}=0.31$ 倍，发生异位妊娠（*vs.* 正常妊娠）的风险为 $e^{-0.77}=0.46$ 倍。

由于治疗方式 B 和 C 发生未妊娠和异位妊娠的风险均低于治疗方式 A，因此可以认为治疗方式 B 和 C 更为有效。从 *P* 值来看，治疗方式 B 和 C 仅在“未妊娠 *vs.* 正常妊娠”结果有统计学意义，提示治疗方式 B 和 C 可能对未妊娠这一结局更为有效，对异位妊娠的效果尚难以证实。

小提示

多项 logit 模型的结果界面中，没有优势比这一结果输出选项，如果要计算 OR 值，可将参数估计值及其置信区间结果复制到 JMP 表格或者 Excel 中，再利用指数函数计算 OR 值及其置信区间。

分别对其他自变量进行单因素分析，各自变量参数估计值对应的 *P* 值分别为：未妊娠与正常妊娠的模型中，年龄 $P=0.359$，流产史 $P=0.746$，妇科手术史 $P=0.195$，梗阻程度 $P=0.010$，梗阻部位 $P=0.398$；异位妊娠与正常妊娠的模型中，年龄 $P=0.071$，流产史 $P=0.917$，妇科手术史 $P=0.622$，梗阻程度 $P=0.846$，梗阻部位 $P=0.841$。单因素分析结果显示，仅治疗方式和输卵管梗阻程度与妊娠结局具有统计学关联。

8.5.3 多项 logit 模型的多因素分析

基于单因素分析结果，流产史、妇科手术史和梗阻部位对应 *P* 值均远大于 0.05，考虑到这几个自变量之间的相关性均较弱且 *P* 值较大，因此认为这三个变量应该不会对妊娠结局产生影响。从混杂因素的定义来看，只要一个条件不满足，便不定义为混杂因素。另外 2 个协变量中的梗阻程度对结局的影响有统计学意义，年龄的 *P* 值尽管略高于 0.05，但谨慎起见，仍考虑该变量作为混杂因素的可能性。

我们继续观察作为混杂的第二个条件：年龄和梗阻程度在治疗方式中的分布是否均衡，通过**以 X 拟合 Y** 菜单进行卡方检验，结果显示，年龄和梗阻程度的 *P* 值分别为 0.470 和 0.133，提示无统计学意义。但是我们观察其分布列联表，可以看出其分布比例存在一定的差异，尤其是治疗方式 C 组中其年龄≥ 25 的占比和完全梗阻的占比均远低于治疗方式 A 和 B。考虑到本研究的例数不算太少，因此仍考虑将这两个因素进行校正。当然这不是唯一思路，需要结合实际情况而定，如果例数太少，可考虑只校正梗阻程度这一协变量。

我们将治疗方式、年龄和梗阻程度这三个自变量同时导入**构造模型效应**中，输出多因素分析结果，主要包括**效应汇总**、**整体模型检验**、**参数估计值**和**效应似然比检验**等几部分。为了准确展示名义型自变量的虚拟编码效应，我们仍需通过点击**指标参数化估计值**输出虚拟编码的结果，再通过点击**置信区间**输出参数估计值的置信区间（图 8.5.4）。

指标函数参数化

项	估计值	标准误差	卡方	概率>卡方	95% 下限	95% 上限
截距	1.3911042	0.340473	16.69	<.0001*	0.7236274	2.0585811
治疗方式[B]	-1.246568	0.363169	11.78	0.0006*	-1.958538	-0.534598
治疗方式[C]	-1.128513	0.36723	9.44	0.0021*	-1.848446	-0.408581
年龄[>=25]	-0.242218	0.275313	0.77	0.3790	-0.781952	0.2975156
梗阻程度[完全梗阻]	0.6555423	0.280734	5.45	0.0195*	0.1051803	1.2059042
截距	-0.647797	0.644905	1.01	0.3151	-1.912093	0.6164987
治疗方式[B]	-1.823245	0.927535	3.86	0.0493*	-3.641621	-0.00487
治疗方式[C]	-0.960355	0.755652	1.62	0.2038	-2.441766	0.5210547
年龄[>=25]	-1.989772	1.077684	3.41	0.0648	-4.102505	0.1229612
梗阻程度[完全梗阻]	-0.222858	0.7305	0.09	0.7603	-1.654959	1.2092421

置信限是基于 Wald 的。

图 8.5.4　多因素多项 logit 模型指标参数估计值及置信区间

从结果中可以看出，在校正了年龄和梗阻程度后，治疗方式依然有统计学意义。从未妊娠这一结局来看，治疗方式 B 与治疗方式 A 相比，出现未妊娠的风险即 OR 值为 $e^{-1.25}$ = 0.29，OR 值的 95% 置信区间下限和上限分别为 $e^{-1.96}$ = 0.14 和 $e^{-0.53}$ = 0.59；治疗方式 C 与治疗方式 A 相比，出现未妊娠的风险即 OR 值为 $e^{-1.13}$ = 0.32，OR 值的 95% 置信区间下限和上限分别为 $e^{-1.85}$ = 0.16 和 $e^{-0.41}$ = 0.66。异位妊娠的解释与此相同，本例中尽管治疗方式在异位妊娠中并非都有统计学意义，但这应该与例数有关，异位妊娠例数占比仅为 4%。即使无统计学意义，也不能武断地认为治疗方式对异位妊娠无效，应该增加例数再进一步验证。

总的来说，本例分析结果显示，治疗方式 B 和 C 与治疗方式 A 相比，可以降低未妊娠的风险，对异位妊娠也有一定作用，但需在更大的样本中进行验证。

8.6　利用刻画器动态展示变量间关系

logistic 回归中的刻画器功能非常实用，该功能不仅可以展示自变量与因变量的关系，还可以初步观察在不同自变量的状态下，结局变量的发生比例。

以例 8.2.1 的结果说明 logistic 回归中刻画器的展示与功能。在 logistic 回归的结果界面，点击**“OSAS”的名义型 logistic 拟合**左侧的三角形下拉菜单，再点击**刻画器**，便可在结果中输出如图 8.6.1 所示的内容。

图 8.6.1 中，最左侧为结局阳性和阴性概率，本例分别为 OSAS 和正常的概率。图中显示，当年龄 = 5.768 岁、腺样体大 = 1、男童、肥胖、扁桃体炎发生频率 = 1 时，OSAS 发生

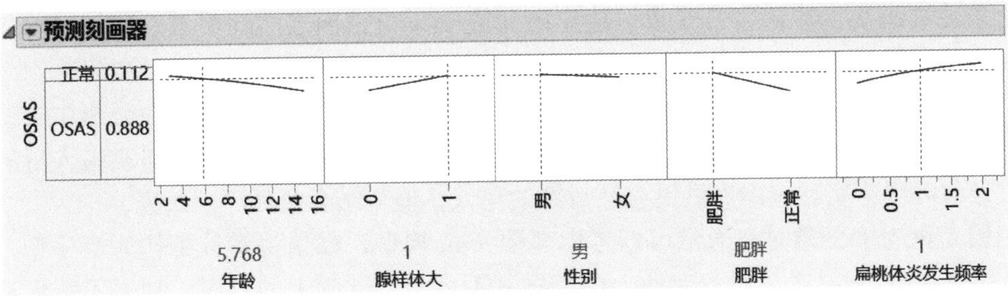

图 8.6.1 logistic 回归预测刻画器

的概率为 88.8%，不发生的概率为 11.2%。

右侧为构建模型的全部 5 个自变量。对于连续变量而言，横坐标的最小值和最大值分别为变量取值的最小值和最大值。如本例中的扁桃体炎发生频率，我们将其设为连续资料，因此刻画器中的横坐标不是显示为 0、1、2 三类，而是显示取值范围在 0 ~ 2 的任意值。但在实际应用中需要注意，扁桃体炎发生频率的取值只能为 0、1、2，不能将其指定为 1.5 等不可能的取值。对于分类变量而言，横坐标为该变量的可能取值，如图中性别只能取值为男或女。

对各自变量指定不同取值时，可观察阳性结局发生的概率变化。如图 8.6.2 所示，年龄 = 8 岁，腺样体大 = 1、男童、无肥胖、扁桃体炎发生频率 = 0 时，OSAS 发生的概率为 47.9%。通过对比不同自变量取值下 OSAS 概率的变化，可以观察各自变量的影响。

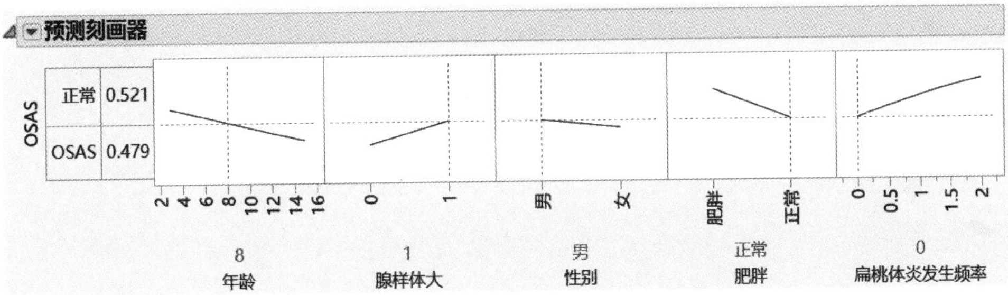

图 8.6.2 指定自变量取值的 logistic 回归刻画器

8.7 小结

本章主要介绍了 logistic 回归的分析思路，包括危险因素筛选和混杂因素的校正。logistic 回归分析首先需要明确目的，危险因素筛选和混杂因素校正是两种不同的分析思路，尽管从软件操作层面上都属于多因素分析，但研究者应该明确这两种分析思路的差别。

危险因素筛选的研究中，建议探索自变量与因变量间的线性条件是否满足。不同自变量类型应考虑不同处理方式，对二分类和无序多分类自变量，建议以虚拟变量的形式纳入模型；对有序多分类自变量，建议通过图形（如马赛克图）观察因变量的阳性率是否与自变量存在线性关系；对于连续自变量，建议利用分箱法来观察阳性率的变化是否为线性。

混杂因素校正的研究中，需根据混杂因素的 3 个条件判断协变量是否为混杂因素，只有 3 个条件都满足，才认为该变量可能影响研究变量与结局之间的关系。这种情况下，必须对该变量进行校正，否则会导致结果出现偏倚甚至明显的错误。

交互效应在 logistic 回归中很常见，尤其针对分类自变量，我们可以在分析中尝试探索两个自变量之间是否存在交互效应。一旦发现交互效应，通常意味着不同亚组人群的效应不同，通常可以为实际应用提供更有针对性的建议，值得结合实际深入研究。

当因变量为多分类时，通常可以考虑多项 logit 模型，如果将多分类作为有序型，使用累积比数 logit 模型时需注意，专业上的有序并不表示统计学上的有序。如果不能保证统计学上的有序，建议采用多项 logit 模型更为稳妥。多项 logit 模型的应用和实现并不难，关键要注意结果中有多套结果，与因变量的类别数有关，要分清楚每一套结果对应的解释。

JMP Pro 软件在 logistic 回归分析中提供了不少便利。如数据探索中的图形探索、分箱技术，可以快捷地观察线性条件；再比如，利用刻画器不仅可以观察不同变量组合下的结局阳性率情况，还可以观察多分类自变量与因变量是否为线性关系。JMP Pro 软件提供的各种工具可为 logistic 回归提供事半功倍的效果。